Karl Heinz Tragl

Handbuch der
Internistischen Geriatrie

SpringerWienNewYork

Univ.-Prof. Dr. Karl Heinz Tragl
Vorstand der I. Medizinischen Abteilung des Donauspitals und
Ärztlicher Leiter des Donauspitals, Wien,
Leiter des Ludwig-Boltzmann-Institutes für Altersforschung,
Donauspital, Langobardenstraße 122, A-1220 Wien, Österreich

Gedruckt mit Unterstützung des Ludwig-Boltzmann-Institutes für Altersforschung

Das Werk ist urheberrechtlich geschützt.
Die dadurch begründeten Rechte, insbesondere die der Übersetzung, des Nachdruckes, der Entnahme von Abbildungen, der Funksendung, der Wiedergabe auf photomechanischem oder ähnlichem Wege und der Speicherung in Datenverarbeitungsanlagen, bleiben, auch bei nur auszugsweiser Verwertung, vorbehalten.

© 1999 Springer-Verlag/Wien
Printed in Austria

Die Wiedergabe von Gebrauchsnamen, Handelsnamen, Warenbezeichnungen usw. in diesem Buch berechtigt auch ohne besondere Kennzeichnung nicht zu der Annahme, daß solche Namen im Sinne der Warenzeichen- und Markenschutz-Gesetzgebung als frei zu betrachten wären und daher von jedermann benutzt werden dürften. Produkthaftung: Für Angaben über Dosierungsanweisungen und Applikationsformen kann vom Verlag keine Gewähr übernommen werden. Derartige Angaben müssen vom jeweiligen Anwender im Einzelfall anhand anderer Literaturstellen auf ihre Richtigkeit überprüft werden.

Druck: Druckerei Theiss GmbH, A-9400 Wolfsberg
Graphisches Konzept: Ecke Bonk

Gedruckt auf säurefreiem, chlorfrei gebleichtem Papier – TCF
SPIN: 10695580

Mit 52 Abbildungen

ISBN 3-211-83227-0 Springer-Verlag Wien New York

Vorwort

Die unverminderte Zunahme der Lebenserwartung der Menschen der industrialisierten Welt rückt den älteren Menschen immer stärker in den Mittelpunkt des gesellschaftlichen Interesses. In diesem Interesse nimmt auch die Medizin einen immer breiteren Raum ein.

Geprägt wird dieses Interesse einerseits durch den Menschen, dessen höhere Lebenserwartung den Krankheiten mehr Zeit zur Entstehung aber auch mehr Zeit zur Entwicklung läßt, sodaß die Multimorbidität zur Regel wird. Es ist aber auch geprägt durch die rasch zunehmenden Möglichkeiten der Diagnostik und deren Therapie.

Tatsächlich gehören die Multimorbidität und die Chronizität der Leiden älterer Menschen, der Rückgang ihrer Mobilität sowie die Kumulierung der Umweltbelastungen zu den wichtigen allgemeinen Problemen älterer Patienten. Bei den Erkrankungen selbst stehen die Herz-Kreislaufkrankheiten (koronare Herzkrankheit und Zerebralsklerose), die Karzinome, die Hypertonie, der Diabetes mellitus, die Harninkontinenz und die degenerativen Gelenkserkrankungen im Vordergrund.

Unter diesen Krankheiten gibt es keine, welche ausschließlich auf das höhere Alter beschränkt sind. Vielmehr treten sie sowohl bei jüngeren wie auch bei älteren Menschen auf, allerdings werden ihr Erscheinungsbild, ihr Verlauf und ihre Behandlung vom Alter der Patienten geprägt. Das vorliegende Handbuch der internistischen Geriatrie widmet sich ausdrücklich diesen altersabhängigen Unterschieden der Erkrankungen bzw. ihrer Therapie.

Für den Patienten selbst besitzen jedoch vielfach nicht so sehr seine Krankheiten Bedeutung als vielmehr deren Auswirkungen auf seine Lebensumstände und auf seine soziale Stellung, wobei die Isolation oft das Endstadium darstellt. Dementsprechend verlangt die Betreuung des älteren Patienten mehr als nur die Applikation des medizinischen Wissens und der zur Verfügung stehenden Technik.

Entscheidend ist vielmehr die gesamtheitliche Betrachtung des Patienten, in der ihm zwar alle medizinischen Möglichkeiten offen stehen sollen, in die aber auch sein Lebensraum, seine sozialen Bedürfnisse sowie seine Lebenserwartung einbezogen werden müssen.

Wien, im Jänner 1999   K. H. Tragl

Inhaltsverzeichnis

Der betagte Mensch als Patient 1
   Literatur 3

Die Ernährung 4
   Der Kalorien- und Nährmittelbedarf im Alter 4
   Die Ernährung im Alter 5
   Der Eiweißbedarf 6
   Der Kohlenhydratstoffwechsel 7
   Der Cholesterinstoffwechsel 7
   Spurenelemente 8
   Vitamine 9
   Ballaststoffe 10
   Mangel- und Fehlernährung im Alter, Anorexie 11
      Ursachen einer Malnutrition 11
      Mangelernährung in Langzeit-Krankenanstalten, in Pensionistenheimen
      und in Pflegeheimen 12
   Karzinogene und Anti-Karzinogene in der Nahrung 12
   Alkohol als kanzerogener Stoff 14
   Antikanzerogene Nährmittel 14
      Vitamin A 14
      Vitamin E 14
      Vitamin C 15
   Ernährung und Immunabwehr 15
   Ernährungsempfehlung für das höhere Lebensalter 16
   Literatur 17

Das Immunsystem und Infektionen im Alter 21
   Das Immunsystem 21
   Infektionen im Alter 23
   Infektionen in Alten- und Pflegeheimen 24
      Die klinische Präsentation einer Infektion 24
   Die Infektion mit Methicillin-resistenten Staphylokokken 24
   Immunisierung als Schutz vor Infektionen 25
   Tuberkulose 25
      Das klinische Bild der Tuberkulose 26
      Der Tuberkulin-Test 26
      Die Behandlung der Tuberkulose 29
   Monoklonale Paraproteinämie, Gammopathie unbestimmter Signifikanz 30
   Das multiple Myelom 31

Klinik und Diagnostik des multiplen Myeloms	31
Die Behandlung des multiplen Myeloms	32
Literatur	33

Der Blutdruck im Alter – Hypertonie und Hypotonie ... 36

Die Hypertonie ... 38
    Systolische Hypertonie ... 38
        Klinik der Hypertonie ... 39
        Untersuchungen bei Auftreten oder bei der Diagnose eines Bluthochdruckes ... 39
    Die Hypertonie und das Herz ... 40
        Die linksventrikuläre Hypertrophie ... 40
    Die Zerebralsklerose ... 42
        Hypertonie und Autoregulation der zerebralen Durchblutung ... 42
        Die hypertensive Enzephalopathie ... 42
    Hypertonie und Niere ... 42
    Die Behandlung der Hypertonie ... 43
        Diuretika ... 45
        Beta-Rezeptorenblocker ... 46
        Alpha-Rezeptorenblocker ... 47
        Alpha-Beta-Rezeptorenblocker ... 48
        Kalziumantagonisten ... 48
        Angiotensin-Converting-Enzyme-Hemmer (ACE-Hemmer) ... 49
        Angiotensin-Rezeptorblockade ... 49
        Die zentral wirksamen, antihypertensiven Arzneimittel ... 50
            Clonidin ... 51
            Moxonidin, Rilmenidin ... 51
        Das Blutdruckmittel der Wahl bei der Behandlung der Hypertonie im Alter ... 51
    Literatur ... 52

Hypotonie ... 56
    Klinik der hypotonen Kreislaufdysregulation ... 57
        Arzneimittel als Ursachen einer Hypotonie ... 59
        Erkrankungen ... 59
    Die orthostatische Hypotonie ... 59
    Die postprandiale Hypotonie ... 60
    Diagnose und Differentialdiagnose der Hypotonie ... 61
        A. Test nach Thulesius ... 62
        B. Valsalva-Test ... 62
        C. Cold-Pressure-Test ... 62
        D. Infusionstest mit Noradrenalin ... 62
        E. Infusionstest mit Tyramin ... 63
        F. Kipptischuntersuchung ... 63
    Die Behandlung der Hypotonie ... 63
    Die Behandlung der orthostatischen Hypotonie ... 63
    Die Behandlung der postprandialen Hypotonie ... 64
    Literatur ... 64

Das Herz des alternden Menschen ... 67

Anatomisch-histologische Veränderungen des Herzens ... 67
Die Herzfunktion im Alter ... 69

Inhaltsverzeichnis

Herzrhythmusstörungen im Alter	71
Die atrioventrikuläre Überleitung	72
Die Symptome der Herzrhythmusstörungen	72
Vorhofflimmern	72
Symptome und Komplikationen des Vorhofflimmerns	73
Die Behandlung des Vorhofflimmerns	73
Die Antikoagulation des chronischen Vorhofflimmerns	75
Das Sick-Sinus-Syndrom	75
Ventrikuläre Arrhythmien	75
Die Behandlung der ventrikulären Rhythmusstörung	76
Ventrikuläre Rhythmusstörungen in der Post-Infarkt-Phase und ihre Behandlung	77
Die Schrittmachertherapie	78
Indikationen zur Schrittmachertherapie	79
Die Auswahl des Schrittmacher	79
Die Herzinsuffizienz im Alter	80
Die Ursachen der Herzinsuffizienz	81
Die Untersuchung des Patienten mit Herzinsuffizienz	82
Systolische und diastolische Dysfunktionen als Ursachen der Herzinsuffizienz	84
Die Behandlung der Herzinsuffizienz im Alter	86
Nicht-medikamentöse Therapie der Herzinsuffizienz	86
Die medikamentöse Therapie der Herzinsuffizienz	87
Diuretika	87
Vasodilatatoren	88
ACE-Hemmer	89
Angiotensin-Rezeptorenblocker	89
Die Kombination von Hydralazin und Nitraten	90
Digitalis-Präparate	90
Betablocker und Betablocker mit vasodilatatorischen Eigenschaften	90
Kalziumantagonisten	91
Das praktische Vorgehen bei der Behandlung der Herzinsuffizienz im Alter	91
Akutes Linksherzversagen (Lungenödem)	91
Chronische Herzinsuffizienz	92
Das Cor pulmonale	92
Die koronare Herzkrankheit	94
Die Angina pectoris	94
Praktisches Vorgehen bei der Behandlung der Angina pectoris	97
Stabile Angina pectoris	97
Instabile Angina pectoris	97
Prävention und Behandlung der koronaren Herzkrankheit	97
Die primäre Prävention der koronaren Herzkrankheit	98
Hypertonie und koronare Herzkrankheit	98
Cholesterin, Triglyzeride und koronare Herzkrankheit	100
Zigarettenrauchen als Risikofaktor	101
Die ischämische Präkonditionierung als endogene Prävention	102
Die Hormonsubstitution bei der postmenopausalen Frau als Präventivmaßnahme einer koronaren Herzkrankheit	102
Die Behandlung der koronaren Herzkrankheit	103
A. Konservative Behandlung	103
B. Invasive und chirurgische Therapie	108

Der Myokardinfarkt 110
Die Komplikationen des frischen Herzinfarktes 112
Die Behandlung des Myokardinfarktes 113
Re-Perfusionstherapie des Myokardinfarktes 114
   A. Thrombolytische Therapie 114
   B. PTCA 116
Therapeutisches Vorgehen bei Myokardinfarkt in der Praxis 116
Literatur 117

Die Niere im Alter 126
  Anatomie und Histologie 126
    Durchblutung der Nieren 127
  Die Nierenfunktion 127
    Die glomeruläre Funktion 127
    Die Tubulusfunktion 128
    Die endokrinen Funktionen der Niere im Alter 129
      A. Renin 129
      B. Erythropoietin 129
      C. Vasopressin 129
      D. Atriales natriuretisches Peptid (ANP) 129
      E. 1,25-Dihydroxy-Cholecalciferol 130
  Erkrankungen der Niere im Alter 130
    Die Glomerulonephritis 130
      Erscheinungsformen der Glomerulonephritis 130
    Die interstitielle Nephritis 131
    Nephrosklerose 132
      1. Benigne Nephrosklerose 132
      2. Maligne Nephrosklerose 132
    Die Nierenarterienstenose 133
  Der Harnwegsinfekt – die Pyelonephritis 133
    Die Behandlung des Harnwegsinfektes und der Pyelonephritis 135
      A. Asymptomatische Bakteriurie 135
      B. Der symptomatische Harnwegsinfekt 136
    Die akute Pyelonephritis 136
    Die Behandlung des Harnwegsinfektes bei oder nach einem Harnblasenkatheter 137
      a. Katheter mit kurzer Liegedauer 137
      b. Dauerkatheter 137
  Das akute Nierenversagen 138
    Die Therapie des akuten Nierenversagens 141
  Die chronische Niereninsuffizienz 141
    Die Behandlung der chronischen Niereninsuffizienz 142
  Die Nierenersatztherapie 143
    Hämodialyse 143
    Peritonealdialyse 144
    Die Nierentransplantation 145
  Literatur 146

Störungen des Flüssigkeits- und des Elektrolythaushaltes 150
  Ursachen von Störungen des Flüssigkeits- und Elektrolytstoffwechsels 151

Inhaltsverzeichnis XI

    A. Altersbedingte Änderungen der Steuerung der Flüssigkeits-
    und Elektrolyt-Homeostase 151
    B. Geänderte Lebensumstände 153
    C. Krankheiten 153
    D. Iatrogene Ursachen einer Störung der Flüssigkeits- oder Elektrolythomeostase 153
  Die Dehydration 154
  Die Hypernatriämie 155
  Die Hyponatriämie 156
  Die Hyperkaliämie 157
  Die Hypokaliämie 158
  Die Hyperkalzämie 158
  Literatur 159

Die Harninkontinenz 161
  Anatomie und Physiologie 162
  Die Ursachen der Harninkontinenz 164
    A. Detrusor-Überaktivität – instabile Harnblase – „Dranginkontinenz" 164
    B. Die Streßinkontinenz 164
    C. Die Überlauf-Harnblase 165
    D. Neurogene Blasenstörungen 166
    E. Andere Ursachen einer Harninkontinenz 167
  Die Diagnose der Harninkontinenz 167
  Die Behandlung der Harninkontinenz 168
    A. Behandlung der Dranginkontinenz 168
    B. Die Behandlung der Streßinkontinenz 169
    C. Die Behandlung der Überlaufblase 169
  Die benigne Prostatahyperplasie 170
    Die Therapie der benignen Prostatahyperplasie 170
  Literatur 171

Die Lunge im Alter 173
  Die Lungenfunktion 173
  Die chronisch obstruktive Lungenerkrankung (COPD) 175
    Die Behandlung der chronisch obstruktiven Lungenkrankheit 177
      Beta-2-Adrenozeptoren-Agonisten 179
      Anticholinergika 179
      Theophyllin 179
      Corticosteroide 179
      Adjuvante Therapie der COPD 179
  Die Pneumonie 180
  Das Asthma bronchiale 182
    Die Behandlung des Asthma bronchiale 183
  Literatur 184

Der Gastrointestinal-Trakt 187
  Zahnstatus und Kaukraft 187
  Der Ösophagus 187
    Dysphagien 188
  Der Magen 188

Der Dünndarm	189
Malabsorption	189
Das Immunsystem des Intestinaltraktes	190
Die Leber	191
Leber und Arzneimittelstoffwechsel	192
Gallensteine	192
Die Therapie der Gallensteinerkrankung	194
Das Kolon	196
Die Obstipation	196
Die Behandlung der Obstipation	197
Pharmakologische Therapie der Obstipation	197
Die ischämische Kolitis	198
Literatur	199

Glukosetoleranz und Diabetes mellitus im Alter — 203

Glukosetoleranz	203
Insulinresistenz, metabolisches Syndrom	204
Der Diabetes mellitus	206
Prävalenz	206
Kriterien der diabetischen Stoffwechsellage	207
Der orale Glukosetoleranztest (oGTT)	207
Die klinische Diagnose des Diabetes mellitus	208
Die Klassifikation des Diabetes mellitus	208
Die Ursachen des Diabetes mellitus	209
Die Behandlung des Typ-2-Diabetes mellitus	210
Die Schulung des Diabetikers	210
Die Behandlung der (initialen) Insulinresistenz	210
Die Behandlung des manifesten Typ-2-Diabetes	212
Die Diät des Diabetikers	212
Medikamentöse Therapie	214
Die intestinale Resorptionsverzögerung als therapeutisches Prinzip	215
Acarbose und Miglitol	215
Biguanide – Metformin	216
Sulfonylharnstoffe	217
Die Insulinbehandlung des älteren Diabetikers	219
Die Kontrolle der Diabetes-Behandlung	221
Die Komplikationen des Diabetes mellitus und seiner Behandlung	222
Akutkomplikationen	222
1. Die Hypoglykämie	222
2. Das ketoazidotische Koma	223
3. Das nicht-ketotische, hyperosmolare Koma	225
Die Gefäßschäden und die Spätfolgen des Typ-2-Diabetes mellitus	226
Die Mikroangiopathie	227
Die diabetische Nephropathie	228
Die diabetische Retinopathie	229
Weitere diabetische Augenveränderungen	230
Die diabetische Neuropathie	230
Die Makroangiopathie	232
Das kardiovaskuläre Risiko	233

Die koronare Herzkrankheit	234
Die diabetische Kardiomyopathie	235
Die Infektanfälligkeit bei Diabetes mellitus	235
Der diabetische Fuß	236
Literatur	237

Die Schilddrüse und ihre Erkrankungen im Alter … 244

Die Schilddrüsenfunktion im Alter	244
Schilddrüsenerkrankungen	245
Inzidenz	245
Autoimmunität	246
Die Hyperthyreose	246
Das klinische Bild der Hyperthyreose im höheren Lebensalter	247
Die Schilddrüse und das Herz	250
Die Behandlung der Hyperthyreose	251
Thyreostatische Therapie	251
Radiojodtherapie	252
Die chirurgische Therapie der Hyperthyreose	252
Betablocker in der Therapie der Hyperthyreose	252
Die Hypothyreose	253
Die Behandlung der Hypothyreose	254
Die Struma	254
Das toxische Adenom	254
Schilddrüsenknoten und maligne Tumoren	255
Die Behandlung des Schilddrüsenkarzinoms	256
Literatur	257

Knochenstoffwechsel und Osteoporose … 260

Der Kalziumhaushalt	260
1,25-Dihydroxy-Cholecalciferol (1,25(OH)2-D3)	260
Das Parathormon	261
Das Kalzitonin	261
Östrogene Hormone	261
Wachstumshormon und Wachstumsfaktoren	262
Vitamin K	262
Osteoblasten und Osteoklasten als funktionelle Einheit	262
Die Regulation des Knochenstoffwechsels im Alter	263
Die Osteoporose	264
Die Ursachen der Osteoporose	266
Die postmenopausale Osteoporose	266
Die senile Osteoporose	266
Sekundäre Osteoporosen	267
Die Diagnose der Osteoporose	267
Laboratoriumsdiagnostik	267
Röntgenuntersuchung	268
Die Differentialdiagnose der Osteoporose	269
Die Prävention der Osteoporose	269
Die Behandlung der Osteoporose	270
Kalzium und Vitamin D3 als Prävention und Basistherapie	270

Östrogene	270
Applikation und Dosierung der Östrogene	271
Kalzitonin	271
Bisphosphonate	272
Fluor	272
Androgene in der Therapie der Osteoporose	273
Wachstumshormon	273
Praktisches Vorgehen zur Prävention oder Therapie der Osteoporose	273
Literatur	274

Stürze im Alter — 278

Epidemiologie	278
Die Disposition für Stürze	279
Ursachen von Stürzen	279
Das Umfeld	279
Die Änderung physiologischer Abläufe	280
Schwindel- und Drop-Attacken	280
Dysregulation des Blutdruckes	281
Iatrogene Ursachen von Stürzen	281
Synkopen	282
Die Abklärung der Ursache einer Synkope	282
Zentralnervöse Ursachen von Synkopen	283
Synkopen anderer Genese	284
Das Sturzrisiko	284
Das Frakturrisiko	285
Die Prävention von Stürzen	286
Literatur	287

Die Karzinomkrankheit — 289

Epidemiologie und Ursachen	289
Epidemiologie	289
Ursachen	289
Die Behandlung der Karzinomkrankheit im Alter	290
Die Schmerztherapie bei Karzinomkrankheit	291
Prävention – Screening	292
Das kolorektale Karzinom	292
Klinik und Diagnose des kolorektalen Karzinoms	294
Die Behandlung des kolorektalen Karzinoms	294
Die Früherkennung des Dickdarmkarzinoms	296
Das Mammakarzinom	297
Die Klinik und die Diagnose des Mammakarzinoms	298
Die Behandlung des Mammakarzinoms	299
Die adjuvante Therapie des Mammakarzinoms	300
A. Präoperative adjuvante Chemotherapie	300
B. Postoperative adjuvante Therapie	300
Die Frühentdeckung des Mammakarzinoms	302
Das Prostatakarzinom	303
Die Klinik des Prostatakarzinoms	304
Die Diagnose des Prostatakarzinoms	304

Die Früherkennung des Prostatakarzinoms	305
Die Behandlung des Prostatakarzinoms	305
A. Erfassung des Karzinomstadiums (Staging)	305
B. Behandlung	306
Das Bronchuskarzinom	306
Klinik und Diagnose des Bronchuskarzinoms	307
Die Behandlung des Bronchuskarzinoms	309
Literatur	311

Die Operation des älteren Menschen aus internistischer Sicht ... 315

Die Beurteilung des Operationsrisikos	316
A. Patientenspezifische, allgemeine Kriterien	316
Lebensalter	316
Allgemeinzustand	317
B. Organspezifische Kriterien	318
1. Herzerkrankungen	318
2. Lungenerkrankungen	319
3. Nierenerkrankungen	320
C. Die Operation	320
D. Die Anästhesie	321
E. Operationsvorbereitung bei laufender Arzneimitteltherapie	321
F. Strategie für die präoperative Untersuchung	321
G. Vorhersehbare, allgemeine postoperative Komplikationen	321
1. Infektionen	321
2. Thromboembolische Komplikationen	322
Literatur	323

Arzneimittel im Alter ... 325

Pharmakokinetik	325
Pharmakodynamik	328
Compliance	328
Arzneimittelinteraktionen	329
Arzneimittelunverträglichkeit und Arzneimittelintoxikationen	330
Herzglykoside im Alter	332
Diuretika	333
Nebenwirkungen	334
1. Hypovolämie	334
2. Hyponaträmie	334
3. Hypokaliämie	334
4. Unerwünschte Wirkungen bei Anwendung kaliumsparender Diuretika oder Spironlaktone	334
5. Metabolische Wirkungen der Diuretika	335
Die nicht-steroidalen Antirheumatika (NSA)	335
Nebenwirkungen	336
1. Entzündungen und Läsionen der Schleimhaut in Magen und Duodenum	336
2. Störungen der Nierenfunktion und Nierenerkrankungen	337
3. Wirkung auf das Knochenmark	337
4. Überempfindlichkeitsreaktionen	338
5. Zentralnervöse Störungen	338

Psychopharmaka	338
Diazepam	339
Neuroleptika	340
Literatur	340
Sachverzeichnis	343

Der betagte Mensch als Patient

Innerhalb eines Jahrhunderts hat sich die Lebenserwartung der Bevölkerung der industrialisierten Welt nahezu verdoppelt. Wurden vor 100 Jahren kaum 40 Jahre als durchschnittliche Lebensdauer erreicht, so erlebt heute ein Großteil unserer Mitbürger bereits das 80. Lebensjahr (Abb. 1).

Diese Zunahme der Lebenserwartung wird vor allem durch den Rückgang prämaturer Todesfälle erreicht. Es ist vor allem der Rückgang der Infektionskrankheiten wie Pest, Pocken, Cholera, Diphtherie und Scharlach, der die Zunahme der Lebenserwartung ermöglicht hat.

Ersetzt werden die Infektionskrankheiten allerdings durch die kardiovaskulären Erkrankungen, die in der Industriegesellschaft durch Streß, Hypertonie, Rückgang der körperlichen Aktivität und durch Übergewicht entstehen und nun für über 50% aller Todesfälle verantwortlich sind. Die Krebskrankheiten nehmen die zweite Stelle aller Todesursachen ein (Vita 1998).

Zwei bedeutsame Problemkreise nehmen u.a. Einfluß auf die Beziehung zwischen dem betagten Patienten und seinem Arzt. Zum einen werden weder die diagnostischen noch die therapeutischen Herausforderungen im selben Maße ernst genommen wie beim jüngeren Patienten. Zum anderen präsentiert der ältere Mensch häufig mit einer veränderten, meistens abgeschwächten Symptomatik und seine vielfach reduzierten Organfunktionen bedingen eine veränderte Pharmakokinetik. Außerdem verlangt die oft vorliegende Multimorbidität ein entsprechend angepaßtes therapeutisches Vorgehen.

Die Zunahme der Lebenserwartung erhöht die Inzidenz und das Ausmaß der chronischen Krankheiten, des Diabetes mellitus, der atherosklerotischen Gefäßveränderungen und der Abnützungen des Stütz- und Bewegungsapparates. Sie führt darüber hinaus zur Zunahme der malignen Erkrankungen (Fries 1980).

Eine wichtige Rolle bei der Entstehung psychischer und somatischer Erkrankungen im höheren Alter spielt die durch Pensionierung erzwungene Ausgliederung aus dem Arbeitsprozeß und damit vielfach auch aus dem Sozialleben der Gesellschaft. Diese von außen auferlegte Inaktivität oder sogar Isolierung trifft viele Menschen unvorbereitet und gehört zu jenen Ursachen besonders psychischer Veränderungen, welche zu Unrecht dem Alternsprozeß angelastet werden (Bortz 1982).

Aus internistischer Sicht verlaufen die Erkrankungen des höheren Lebensalters häufig uncharakteristisch, werden oft mit sogenannten Altersbeschwerden verwechselt (reduzierte Leistungsfähigkeit, Konzentrationsschwäche usw.), gelegentlich überhaupt nicht wahrgenommen, manchmal aber auch durch psychische Veränderungen bzw. Erkrankungen (Demenz, Depression) vorgetäuscht. Es besteht eine Symptomenarmut nicht nur bei chronischen Erkrankungen, sondern vielfach auch bei akuten Ereignissen wie z.B. beim frischen Herzinfarkt oder bei einer intestinalen Perforation. Selbst schwere Infektionen (Pneumonie, Harnwegsinfekte) verlaufen im Alter oft ohne Temperaturanstieg (Rowe 1985).

Es kommt aber nicht nur zu einer Abschwächung einer ansonst typischen Symptomatik, sondern es treten bei Multimorbidität oder konsekutivem Multiorganversagen andere Symptome in den Vordergrund und verschleiern die auslösende Krankheit. So ist es nicht ungewöhnlich, daß sich Anämien oder Hyperthyreosen im Alter als Koronarinsuffizienz manifestieren oder daß sich eine Pneumonie als triviale Verwirrtheit präsentiert. Durchfallerkrankungen lassen häufig eine latente Niereninsuffizienz manifest werden.

Bei Multimorbidität präsentiert der Patient gleichzeitig die Symptome verschiedener Erkrankungen und es bedarf eines hohen diagnostischen Aufwandes, um die einzelnen Symptome den verschiedenen Krankheiten zuzuordnen. Auch die häufig geübte Praxis der Polypragmasie erschwert die Diagnostik. Die gleichzeitige Einnahme von schmerzstillenden, antirheumatischen, blutdrucksenkenden und antidepressiven Arzneimitteln beeinträchtigt die Anamnese und verzögert die Diagnose.

Das Erheben der Anamnese erfordert beim betagten Menschen Geduld, ein hohes Maß an Zuwendung, aber auch gute medizinische Kenntnisse.

Ein schlechtes Hörvermögen und eine eingeschränkte Erinnerung des Patienten verlangen viel Geduld. Dazu verkennen viele Patienten die Zusammenhänge von Ursache und Wirkung und neigen dazu, unmittelbare Ereignisse zu überwerten. In diesen Fällen ist es wichtig, daß Angehörige oder betreuende Personen in die Gespräche eingebunden werden.

Viele Patienten ziehen sich überhaupt mit ihren Beschwerden zurück und ergeben sich der Resignation. Bei ihnen müssen oft erst Lebenswille und Interesse geweckt werden.

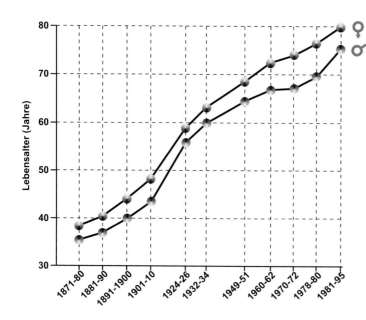

Abb. 1. Die Zunahme der Lebenserwartung eines Neugeborenen seit dem Jahre 1871 in der Bundesrepublik Deutschland (Statistisches Jahrbuch für die Bundesrepublik Deutschland)

Besonders beim älteren Menschen sollten mit der klinischen Untersuchung so viele diagnostische Schritte als nur möglich in seiner Wohnung durchgeführt werden, um den für ihn mühevollen Transport in eine fremde Umgebung (Laboratorium, Spitalsambulanz) zu ersparen.

Blutuntersuchungen, Harnbefund, EKG, Stuhluntersuchungen usw. sind durchaus in der Wohnung des Patienten abzunehmen. Überhaupt sollten die Untersuchungen gezielt durchgeführt und unnötig belastende Untersuchungen vermieden werden (Wright 1978).

Die Behandlung des älteren Patienten sollte die Wiederherstellung des Gesundheitszustandes jedoch auch die Verbesserung seines Wohlbefindens zum Ziele haben. Zur Erreichung dieser Ziele sind die letzten medizinischen und pflegerischen Kenntnisse aber auch die letzten technischen Möglichkeiten einzusetzen. „Nicht nur das Leben durch Jahre, sondern auch die Jahre durch Leben zu bereichern" sollte das ärztliche Ziel sein.

Letztlich sollten die Kenntnisse und das Wissen um die medizinische Versorgung älterer Menschen auch den Studenten zugänglich gemacht werden. Die Erziehung zur ganzheitsmedizinischen Betrachtung gerade des älteren Patienten sollte ein wesentlicher Bestandteil des Ausbildungskataloges sein. Die Erziehung zur Beachtung der Würde und Integrität auch oder gerade des älteren Menschen ist unverzichtbar.

Literatur

Bortz WM (1982) Disuse and aging. J Am Med Assoc 248: 1203–1208

Fries JF (1980) Aging, natural death, and the compression of morbidity. N Engl J Med 303: 130–135

Rowe JW (1985) Health care of the elderly. N Engl J Med 312: 827–835

Vita AJ, Terry RB, Hubert HB, Fries JF (1998) Aging, health risks, and cumulative disability. N Engl J Med 338: 1035–1041

Wright WB (1978) How to investigate an old person. Lancet ii: 419–420

Die Ernährung

Die Ernährung besitzt in jedem Lebensalter große Bedeutung für die körperliche und für die geistige Entwicklung des Menschen, aber auch für dessen Leistungsfähigkeit.
Die Ernährung und der unmittelbare Speisenverzehr selbst sind darüber hinaus lustvolle Lebensvorgänge und bestimmen deshalb auch mehr als andere Faktoren die Bestandteile und die Zubereitung der Speisen. Aus diesem Grunde ist die Ernährung nur selten vom Bedarf geprägt, am ehesten noch von genetischen Faktoren, welche Stoffwechselstörungen durch Änderung des Diätverhaltens kompensieren können (Anonymous 1977). Daneben bestimmen regionale Gegebenheiten sowie der kulturelle, der soziale und der wirtschaftliche Status das Ernährungsverhalten einer Person. Diese individuellen Besonderheiten sind im Einzelfall nur schwer zu beeinflussen (Hunter 1993). Beim älteren Menschen sind die individuellen Eigenschaften akzentuiert. Außerdem nehmen die altersabhängigen Veränderungen des Verdauungstraktes Einfluß auf die Ernährung.

Der Kalorien- und Nährmittelbedarf im Alter

Das höhere Lebensalter ist gekennzeichnet durch einen Rückgang des Energiebedarfes (Tabelle 1). Verantwortlich für diesen reduzierten Energiebedarf ist sowohl die mit dem Alter rückläufige körperliche Aktivität wie auch der Rückgang des Grundumsatzes (Tabelle 2) (Boothby 1936).
Allerdings kommt es im höheren Lebensalter durch die Optimierung motorischer Abläufe auch zu einer Ökonomisierung von Bewegungsabläufen mit dem Ziel einer Energieeinsparung, sodaß für Abläufe des täglichen Lebens entweder bei gleichem Zeitaufwand weniger Energie verbraucht wird oder bei gleichem Energieaufwand weniger Zeit benötigt wird (Didier 1993).
Der Rückgang der körperlichen Aktivität und des Grundumsatzes mit zunehmendem

Tabelle 1. Altersabhängiger Kalorienbedarf für Männer und Frauen

Alter	Männer	Prozent	Frauen
20–30	3200	100	2300
30–40	3100	97	2225
40–50	3000	94	2160
50–60	2775	85,6	1990
60–70	2565	79	1825
über 70	2110	69	1585

Die Werte für die 20–30jährigen sind mit 100% angenommen

Tabelle 2. Grundumsatz, ausgedrückt in Kalorien/m² Körperoberfläche/ Stunde (Boothby 1936)

Alter (Jahre)	Männer		Frauen	
	Mittelwert	Standardabweichung	Mittelwert	Standardabweichung
10	48,0	3,2	45,7	2,9
20	41,6	2,5	36,3	2,5
30	39,6	2,3	35,8	2,2
40	38,3	2,3	25,5	2,2
50	37,0	2,3	34,4	2,2
60	35,7	2,3	32,8	2,2
70	34,5	2,3	32,2	2,2
75	33,4	2,3	32,0	2,2

Lebensalter sind der Grund dafür, daß trotz der mit dem Alter verminderten Kalorienzufuhr das Körpergewicht über lange Zeit konstant bleibt. Nicht selten kommt es sogar zum Anstieg des Körpergewichtes und des „body mass index" (BMI):

$$\text{BMI} = \frac{\text{Körpergewicht (kg)}}{\text{Körperoberfläche (m}^2\text{)}}$$

Erst um das 75. Lebensjahr kommt es zu einem regelhaften Rückgang des Körpergewichtes (Forbes 1970). Diese Konstanz des Körpergewichtes hat seine Ursache allerdings auch darin, daß der schon früher einsetzende Rückgang des Trockenkörpergewichtes zunächst durch eine Zunahme des Körperfettes kompensiert wird.

Der große Unterschied im Kalorienbedarf zwischen jüngeren Männern und Frauen wird mit zunehmendem Lebensalter kleiner, geht aber auch im höchsten Lebensalter nicht vollständig verloren (Tabelle 1).

Ein ernsthaftes Ernährungsproblem stellt der mit dem reduzierten Trockenkörpergewicht und der verringerten körperlichen Aktivität einhergehende reduzierte Energiebedarf insoferne dar, als mit der daraus folgenden Konsequenz der verringerten Energiezufuhr auch andere Nährstoffe (Vitamine, Spurenelemente usw.) vermindert zugeführt werden, obwohl der Bedarf unverändert geblieben ist (Blumberg 1997).

Die Ernährung im Alter

Die Ernährung älterer Menschen sollte folgende Richtlinien zum Ziele haben:

1. Wahrung des subjektiven Wohlbefindens;
2. Bewahrung der körperlichen und geistigen Leistungsfähigkeit;
3. Prophylaxe hinsichtlich der im Alter dominierenden Ausfallserscheinungen oder Krankheiten.

Als Energieträger kommen im wesentlichen Kohlenhydrate, Fette und Proteine in Frage. Alkohol spielt eine untergeordnete Rolle, auch wenn im Ernährungsbericht 1980 der Deutschen Gesellschaft für Ernährung die Energiezufuhr durch Alkohol bei Männern zwischen 36 und 50 Jahren über 10% und bei Männern über 65 Jahren beinahe 8% ausmacht. Dieser Ernährungsbericht weist für die genannten Altersgruppen auch die Prozentanteile der übrigen Energieträger aus. Ihm müssen die Empfehlungen der WHO

Tabelle 3. Gegenüberstellung der Ernährungsgewohnheiten (DGE 1980) und der empfohlenen Nährstoffverteilung (WHO 1990) für ältere Menschen

	Ernährungsgewohnheiten (DGE 1980)		Empfohlene Nährstoffverteilung (WHO 1990) für ältere Menschen
	36–50 Jahre	über 65 Jahre	
Mono- und Disaccharide	16,5%	15,6%	bis 10%
Polysaccharide	26,5%	26,4%	50 bis 70%
Gesättigte Fettsäuren	15,5%	17,1%	bis 10%
Ungesättigte Fettsäuren	29,1%	32,1%	bis 10%
Proteine	11,3%	11,9%	10 bis 15%
Alkohol	10,5	7,8%	–
Ballast	keine Angabe		27 bis 40,0 g/d
Gemüse und Früchte	keine Angabe		über 400,0 g/d

(1990) für die wünschenswerte Nährstoffverteilung beim älteren Menschen gegenübergestellt werden (Tabelle 3).
Der Gegenüberstellung ist zu entnehmen, daß zuviel Alkohol, zuviel Fett und dafür zuwenig Kohlenhydrate konsumiert werden. Für den hohen Fettkonsum sind besonders die „versteckten Fette" in verschiedenen Käse-, Wurst- und Fleischsorten verantwortlich. Der Fettkonsum steigt mit zunehmendem Alter und es steigt auch das Mißverhältnis von gesättigten zu ungesättigten Fettsäuren (Abb. 2). Die wünschenswerte Steigerung der Zufuhr von Kohlenhydraten kann bei der mit zunehmendem Alter absinkenden Glukosetoleranz nur in einer vermehrten Zufuhr von gering aufgeschlossenen Kohlenhydraten bestehen. Hochraffinierte Kohlenhydrate würden die Neigung zum Diabetes mellitus und zum Übergewicht lediglich weiter akzentuieren (Wolfram 1984).

Der Eiweißbedarf

Die Eiweißsynthese des Menschen geht im höheren Lebensalter deutlich zurück, wobei für diesen Rückgang nahezu alle Faktoren der Proteinsynthese verantwortlich sind. Im besonderen findet sich die Aggregation und die Aktivität der Polyribosomen vermindert, ebenso sind die Initiations- und Elongationsprozesse reduziert (Johansen 1993). Der altersbedingte Rückgang der endogenen Eiweißsynthese führt bei ausreichender Ernährung zu keinen organischen oder funktionellen Schäden des Organismus, nicht zuletzt, weil der Eiweißbedarf im höheren Lebensalter sinkt (Millward 1997). Allerdings kann bei kalorischer Unterernährung, bei konsumierenden Erkrankungen oder bei Eiweißverlust ein Eiweißmangel auftreten, der am einfachsten durch Bestimmung des Serum-Albumins gemessen wird und der auch mit einem erhöhten Mortalitätsrisiko belastet ist (Shibata 1991, Sullivan 1995).
In einer ausgeglichenen Diät sollten für den gesunden älteren Menschen etwa 0,8 g/kg KG Eiweiß täglich vorgesehen werden. Bei höherem Eiweißverbrauch oder Eiweißverlust sollte die Eiweißzufuhr erhöht werden, wobei der Serum-Albuminspiegel einen guten Indikator für den Eiweißbedarf darstellt (Heber 1988).
Darüber hinaus stellt der Serum-Albuminspiegel ähnlich wie auch das Hämoglobin,

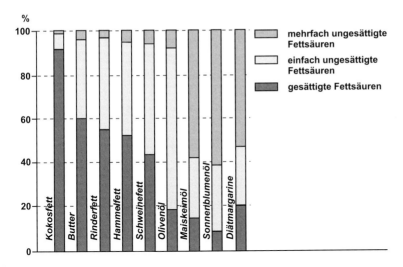

Abb. 2. Fettsäuregehalt wichtiger Nahrungsfette und Öle

der Serum-Eisenspiegel, der Vitamin-A-Spiegel und wie die Funktion des Immunsystems (Yearick 1980, Chandra 1990), einen guten Indikator für das Mortalitätsrisiko dar (Corti 1994).

Der Kohlenhydratstoffwechsel

Mit zunehmendem Lebensalter und mit zunehmendem Körpergewicht, aber auch mit reduzierter körperlicher Aktivität geht die Insulinempfindlichkeit zurück und die Inzidenz des Typ-2-Diabetes mellitus nimmt zu. Dabei stellt die androide Fettverteilung (Stammfettsucht) vor der gynoiden Fettverteilung (Hüften und Oberschenkel) ein besonders hohes Risiko dar.

Mit dem Rückgang der Insulinempfindlichkeit steigen der Blutzucker aber auch die Inzidenz des Typ-2-Diabetes mellitus. Als Konsequenz dieser Altersveränderungen leitet sich die Empfehlung zur Änderung der Nährmittelverteilung mit Reduktion der Zufuhr von raffinierten Zuckern (Mono- und Disaccharide) bei gleichzeitiger Steigerung des Angebotes an Polysacchariden besonders in Form von Leguminosen ab. Sehr empfehlenswert sind die Steigerung der körperlichen Aktivität und eine Gewichtsreduktion.

Der Cholesterinstoffwechsel

Der Cholesterinstoffwechsel ist im höheren Lebensalter gekennzeichnet durch eine Abnahme der Synthese, durch eine Abnahme des Turnovers und durch eine Abnahme des Abbaues von Cholesterin, wobei den zellulären Rezeptoren eine Schlüsselrolle zukommt. Als Ergebnis dieser Stoffwechseländerungen nimmt der Cholesterinspiegel mit dem Lebensalter gering zu (Forbes 1970).

Die Bedeutung von Cholesterin, von LDL und von HDL als Risikofaktoren bzw. Risikoindikatoren für kardiovaskuläre Erkrankungen (Castelli 1986) stellt auch im höheren Lebensalter die Indikation zur Senkung des Gesamt-Cholesterins oder des LDL (Miettinen 1997).

Die Reduktion des Konsums an tierischem Fett stellt die erste Maßnahme zur Senkung des Cholesterinspiegels dar. Entscheidend ist dabei die Reduktion der gesättigten Fett-

Tabelle 4. Bestand an Spurenelementen und täglicher Bedarf beim erwachsenen Menschen

	Bestand der Spurenelemente beim Erwachsenen	Täglicher Bedarf an Spurenelementen (mg/24 Stunden)
Eisen	4–5 g	10
Zink	1–2 g	15
Kupfer	60–120 mg	2–3
Mangan	12–20 mg	2,5–5,0
Selen	7 mg	0,05–0,2
Chrom	5 mg	0,05–0,2
Jod	10–20 mg	0,1–0,14
Molybdän	9 mg	0,1–0,14
Kobalt	1 mg	0,15–0,5

säuren, welche im Kokosfett und in der Butter besonders hoch angereichert sind (Abb. 2). Als Alternativen sollten viel eher Margarine, Maiskeimöl oder Sonnenblumenöl verwendet werden.

Wenn mit der diätetischen Einschränkung keine ausreichende Cholesterinsenkung erreicht wird, sind als Arzneimittel in erster Linie die HMG-CoA-Reduktase Hemmer („Statine") angezeigt. Wenn die Hypercholesterinämie mit einer Hypertriglyzeridämie kombiniert auftritt, dann sollten Fibrate oder Atorvastatin verabreicht werden (siehe S. 101).

Spurenelemente

Spurenelemente finden sich im Organismus als Bestandteile von Enzymen und Hormonen. Zwar kommen sie sowohl in der Ernährung wie auch im Organismus nur „in Spuren" vor (Tabelle 4), jedoch vermitteln sie basale Stoffwechselvorgänge wie z.B. Enzymreaktionen, oxydative Vorgänge oder Phosphorylierungen.

Ein gutes Beispiel für die Bedeutung eines Spurenelementes stellt Zink dar. Es ist Bestandteil von über 200 Enzymen, darunter der DNA- und der RNA-Polymerase. Es wird überwiegend über Fleisch und Milch aufgenommen.

Mit zunehmendem Lebensalter kommt es häufig zur Ausbildung eines Zinkmangels, der zur Anorexie führt, eine Makuladegeneration begünstigt und zu einer Schwächung der Immunabwehr mit Rückgang der T-Zellfunktion und mit Schwächung der Chemotaxis der Leukozyten führen kann (Morley 1988, Cossack 1989) (Tabelle 5).

Sowohl die generelle Zufuhr von Spurenelementen mit der Nahrung wie auch die gezielte Supplementierung mit Zink (Fortes 1998, Chandra 1992) steigern die Anzahl der T-Lymphozyten und verbessern die Immunreaktion älterer Menschen.

Die Supplementierung von Zink ist aber auch ein Beispiel dafür, daß ein Übermaß an

Tabelle 5. Gesundheitsstörungen im Alter mit Beziehung zu einem Zinkmangel

1. Anorexie
2. Geschmackstörung
3. Makuladegeneration
4. Potenzstörung
5. Störung der T-Zell Funktion
6. Störung der Leukozytenfunktion

Zufuhr von Spurenelementen einen ähnlichen Schaden anrichten kann wie der Mangel des Spurenelementes. Exzessive Zinkzufuhr führt nämlich ähnlich wie der Zinkmangel zu einer Störung der Immunabwehr (Chandra 1984).

Vitamine

Vitamine sind organische Verbindungen, welche im Körper gar nicht oder nicht ausreichend gebildet werden, welche aber zum Ablauf essentieller biochemischer Reaktionen notwendig sind.
Die Zufuhr von Vitaminen auf dem Wege der Ernährung erfolgt in den industrialisierten Ländern in aller Regel in ausreichendem Maße.
Diese Zufuhr sichert jedoch nicht in allen Fällen die notwendigen Serumspiegel (Tabelle 6), weil z.B. Resorptionsstörungen gerade im höheren Alter nicht ungewöhnlich sind. Eine unzureichende Sekretion von Gallensäuren wird meistens zu einer unzureichenden Resorption der fettlöslichen Vitamine A, D, E und K führen. Oft sind für Vitamine zusätzliche Stoffwechselabläufe notwendig, ehe sie in wirksamer Form vorliegen. Für Vitamin D ist z.B. für die erste Konversion UV-Licht notwendig, für die nächsten Stoffwechselschritte sind eine ausreichende Nieren- und eine ausreichende Leberfunktion Voraussetzung. Die unzureichende Lichtexposition ist auch die häufigste Ursache für den europaweit niedrigen Vitamin-D-Spiegel (van der Wilen 1995). Sie ist aber auch der Grund dafür, daß der Vitamin-D-Mangel bei Personen in Pflegeheimen wesentlich ausgeprägter ist als bei Menschen, welche außerhalb dieser Heime leben. Sonnenexposition und die Supplementierung mit Vitamin D gehören neben dem ausreichenden Konsum von Milch und Milchprodukten zu den einfachsten aber auch verläßlichsten Methoden der Prävention einer Osteoporose und einer Knochenfraktur im Alter (Chapuy 1992).
Vitamin K, welches in Gemüsen und im Fisch vorkommt, welches aber auch durch intestinale Bakterien in größerer Menge gebildet wird, ist ein weiteres Beispiel, daß für die Vitaminversorgung nicht nur die Zufuhr mit den Nahrungsmitteln von Bedeutung ist. Sehr häufig wird ein Vitamin-K-Mangel nämlich bei Vorliegen einer Malabsorption oder nach länger dauernder oraler Verabreichung eines Antibiotikums gefunden. Dieser Umstand gewinnt in jenen Fällen Bedeutung, in welchen der Patient mit Marcoumar antikoaguliert ist und die plötzliche Störung des Gleichgewichtes von Vitamin K und Marcoumar zur Blutungsneigung führt.
Schließlich ist noch darauf zu verweisen, daß gerade beim älteren Menschen gelegentlich Vitamin-abhängige biochemische Reaktionen verzögert oder abgeschwächt ablaufen, obwohl ausreichende Vitaminspiegel im Serum vorliegen (Naurath 1995). In solchen Fällen kann die zusätzliche Supplementierung mit diesen Vitaminen, meistens Vitamin B12, Vitamin B6 und Folsäure die Stoffwechselstörung beheben. Die Supplementierung mit Vitamin B12, besonders aber mit Folsäure besitzt darüber hinaus den Vorteil, daß mit ihr ein hoher Plasmaspiegel an Homocystin, welcher einen hohen Risikofaktor für das Auftreten von kardio-

Tabelle 6. Täglicher Bedarf des älteren Menschen an Vitaminen (Todhunter 1978, Wirth 1980)

Vitamin A (Retinol)	4000–5000 I.U.
Vitamin C (Ascorbinsäure)	45–75 mg
Vitamin E (Tokopherol)	12–15 I.U.
Niacin (Nikotinamid)	9–15 mg
Vitamin B1 /Thiamin, Aneurin)	1,0–1,6 mg
Vitamin B2 (Riboflavin)	1,8–2,0 mg
Vitamin B6 (Pyridoxin)	1,6–1,8 mg
Vitamin B12 (Cyanocobalamin)	3,0–3,5 ug
Folsäure	400 ug

vaskulären Erkrankungen bedeutet (Nygard 1997), gesenkt werden kann (Selhub 1993, Rimm 1998).

Ballaststoffe

Der Ballast unserer Nahrungsmittel besteht aus schwer oder nicht verdaulichen Nahrungsbestandteilen sowohl pflanzlichen wie auch tierischen Ursprungs und ohne wesentlichen verwertbaren Kalorien- oder Vitamingehalt.
Der Ballast tierischen Ursprungs findet sich vorwiegend in den verschiedenen Bindegeweben und besitzt chemisch den Charakter von Polysacchariden. Polysaccharide sind gemeinsam mit Lignin auch Bestandteil jener pflanzlichen Stoffe, welche als Ballast die größte Bedeutung aufweisen. Im Detail handelt es sich dabei um Zellulose, Hemizellulose, Pektine und bestimmte Harze (Trowell 1977). Auch ohne Kalorien- und Vitamingehalt besitzen Ballaststoffe große Bedeutung für die Verdauung. Ihre quellende Eigenschaft führt zur Dehnung des Darmes mit Steigerung des Tonus der Darmmuskulatur, mit Zunahme der Peristaltik und damit der Darmpassage (Walter-Sack 1984). Kleie ist hinsichtlich der genannten Wirkungen der effektvollste Ballaststoff. Dies geht auch aus ihrer Fähigkeit hervor, das Stuhlgewicht zu erhöhen (Burkitt 1979) (Tabelle 7).
Bei zunehmender Raffinierung der Nahrungsmittel ist in den vergangenen Jahrzehnten der Anteil der Ballaststoffe an den Nahrungsmitteln immer geringer geworden (Rottka 1980). Tatsächlich besteht eine inverse Beziehung zwischen dem „Entwicklungsstand" eines Landes und dem Fasergehalt der Nahrung seiner Bevölkerung (Trowell 1977). Mit der Abnahme der Ballaststoffe in der Nahrung ist es aber auch zur Zunahme einiger Leiden und Krankheiten gekommen.
Für die Obstipation und die Zunahme der oft symptomlos verlaufenden Divertikelkrankheit des Kolons bestehen klare Zusammenhänge zum Ballastgehalt der Nahrung (Berry 1984). Daneben bestehen Zusammenhänge zwischen einem verminderten Ballastgehalt und der Entstehung kolorektaler Karzinome (Burkitt 1978, Kromhout 1982), der Bildung von Gallensteinen (Wechseler 1984), aber auch der Entstehung einer diabetischen Stoffwechsellage (Kay 1981).
Ein hoher Ballastgehalt der Nahrung vermindert das Risiko der Entstehung eines kolorektalen Karzinoms mehrfach (siehe 13, 293). Er verkürzt die Passagezeit und modifiziert darüber hinaus auch die Bakterienbesiedelung des Darmes (Breuer 1985, Klurfeld 1992). Die Hemmung der Umwandlung von primären in sekundäre Gallensäuren durch Ballaststoffe führt auch zur Hemmung der Synthese von Deoxycholsäure. Weil aber Deoxycholsäure zur Übersättigung der Galle mit Cholesterin notwendig ist, hemmen Ballaststoffe auch die Bildung von Cholesterin-Gallensteinen (Wechseler 1984). Die industrielle Aufbereitung der Nahrungsmittel mit Aufschließung der Kohlenhydrate ergibt hohe postprandiale Blutzuckerspiegel und eine überschießende Insulinsekretion. Ballastreiche Nahrungsmittel verzögern die Glukoseabsorption, reduzieren den Blutzuckeranstieg und verhindern damit eine erhöhte Insulinsekretion (Kay 1981). Die Reduktion des Blutzuckeranstieges nach ballastreicher Kost ist beim Typ-1- und Typ-2-Diabetes zu beobachten und

Tabelle 7. Tägliches Nahrungsgewicht (g) zur Verdoppelung des Stuhlgewichtes

Kleie	47
Brot – Vollkorn	194
– Weißbrot	610
Karotten	905
Kohl	1066
Äpfel	3505

erleichtert die Behandlung dieser Stoffwechselstörung (Simpson 1981).

Ballaststoffe müssen demnach als wesentlicher Bestandteil der Nahrungsmittel gesehen werden. Sie haben unmittelbaren Einfluß auf die Darmtätigkeit und sind nicht nur für die Morbidität, sondern auch für die Mortalität von Stoffwechselerkrankungen und Dickdarmkarzinomen von Bedeutung (Kromhout 1982).

Mangel- und Fehlernährung im Alter, Anorexie

Während Mangelerscheinungen durch eine unzureichende Ernährung bei Kindern oder bei schwangeren Frauen rasch offenkundig werden, benötigen sie beim älteren Menschen meistens sehr lange bis sie erkannt werden. Besonders die Symptome Müdigkeit, Antriebslosigkeit, Schwäche und Rückgang der geistigen und/oder körperlichen Leistungsfähigkeit werden zu oft mit der „Last der Jahre" und zu selten mit der zugrunde liegenden Mangelernährung in Verbindung gebracht (Goodwin 1983). Mangel an Vitaminen, an Eiweiß und an Ballaststoffen gehören zu den häufigsten Ursachen von Mangelkrankheiten.

Der Fehlernährung kommt ebenso häufig eine krankmachende Bedeutung zu. Im Vordergrund stehen dabei der Konsum an hochraffiniertem Zucker, an tierischem Fett und an Kochsalz, welche mit dem Auftreten eines Diabetes mellitus, einer Atherosklerose und einer Hypertonie in Verbindung stehen.

Ernährung und Lebenserwartung stehen zueinander in einer U-förmigen Beziehung, in welcher das höhere Übergewicht ebenso wie ein niedriger „body mass index" (BMI) mit einer erhöhten Mortalität in Verbindung steht (Dyer 1975, Stevens 1998).

Ursachen einer Malnutrition

Der Appetitverlust stellt einen wichtigen Faktor für das Auftreten einer Mangel- oder Fehlernährung dar und bildet mit der Unwissenheit, mit physischen, psychischen, sozialen, finanziellen und gelegentlich auch iatrogenen Faktoren die häufigste Ursache für eine Malnutrition im Alter (Guigoz 1997) (Tabelle 8).

Veränderungen der Hypothalamus-Hypophysen-Achse mit einer Erhöhung des Corticotropin-Releasing-Faktors und/oder mit einer exzessiven Cortisolsekretion liegen in der Regel jenen Appetitstörungen zugrunde, welche bei einer Depression oder bei einer Anorexia (nervosa) angetroffen werden (Nemeroff 1984). Ein Absinken des Plasma-Norepinephrins führt ebenfalls zur Appetitlosigkeit. Umgekehrt steigern jene antidepressiven Arzneimittel, welche das Norepinephrin erhöhen, auch den Appetit

Tabelle 8. Ursachen der Anorexie im Alter

A. Physische Ursachen
 1. Veränderungen durch das Altern
  a. Veränderungen des Geruchsinnes
  b. Veränderungen des Geschmacksinnes
  c. Unzureichendes Kauvermögen (Zahnprobleme)
 2. Erkrankungen im Alter
  a. Herzinsuffizienz (kardiale Kachexie)
  b. Pulmonale Insuffizienz (Kachexie bei COPD)
  c. Krebserkrankung
  d. Chronische Obstipation
  e. Zinkmangel
  f. M.Parkinson
B. Psychische Ursachen
 1. Depression
 2. Demenz
C. Soziale Ursachen
 1. Isolation
 2. Finanzielle Ursachen
D. Iatrogene Ursachen
 1. Polypragmasie
 2. Arzneimittelunverträglichkeit (Digitalis, Euphyllin, Nitrate, Cortison, Antihypertensiva, Diuretika)

(Zung 1967). Überhaupt modifizieren verschiedene Neurotransmitter auch den Appetit für verschiedene Nahrungsmittelkomponenten (Kohlenhydrate oder Fette) (Silver 1988).
Die altersabhängigen Funktionseinschränkungen des Instestinaltraktes beginnen mit dem Rückgang der Duft- und Geschmackempfindung und einem damit verbundenen Verlust an Essenfreude (Norden 1979, Schiffmann 1997). Karies, Parodontose, Zahnverlust, mangelhafter Zahnersatz, aber auch ein Rückgang des Speichelflusses erschweren das Kauen und veranlassen alte Menschen oft, die Auswahl ihrer Lebensmittel weniger nach Bedarf als nach Kaufähigkeit auszusuchen (Storer 1985). Die Resorption der Nahrungsmittel ist im höheren Lebensalter verzögert und reduziert, wird allerdings durch eine verlängerte Passagezeit kompensiert (Dietze 1976). Die Einschränkung der Resorption ist fast immer multifaktoriell bedingt (Montgomery 1978).

Die häufigsten Ursachen einer Resorptionsstörung sind:

1. die Sub- und Anazidität des Magens (Kekki 1982) oder ein operierter Magen mit Änderung und Wucherung der Bakterienbesiedelung (Roberts 1977),
2. eine Divertikulose mit übermäßiger Bakterienabsiedelung,
3. eine intestinale Ischämie,
4. eine chronische Pankreasinsuffizienz,
5. eine Funktionsstörung der Gallenblase oder der Gallenwege,
6. eine Amyloidose bei entzündlichen, rheumatischen oder malignen Erkrankungen.

Allerdings gehören nicht nur Erkrankungen des Verdauungstraktes zu den Ursachen einer Mangelernährung. Auch die kardiale Insuffizienz (kardiale Kachexie) und die schwere chronisch obstruktive Lungenerkrankung gehören neben der Krebserkrankung zu den häufigen Ursachen einer Appetitstörung.
Unter den psychischen Ursachen einer Mangelernährung spielen die dementiellen Erkrankungen und die Depression die größte Rolle.

Mangelernährung in Langzeit-Krankenanstalten, in Pensionistenheimen und in Pflegeheimen

Mangelernährung in Krankenanstalten und Heimen ist keineswegs ein historisches, zurückliegendes Faktum, sondern ist unverändert aktuell (Bistrian 1874, Asplund 1981). Alte Menschen in Langzeit-Krankenanstalten weisen in nahezu 70% eine kalorische Unterernährung auf. Zu 100% besteht eine unzureichende Zufuhr der Vitamine D, E, B6 und Folsäure, zu nahezu 100% eine Mangelernährung für Magnesium und Zink und zu 90% für Retinol (Lipski 1993). Der wesentliche Grund für die Mangelernährung in diesen Gesundheits- oder Pflegeeinrichtungen liegt darin, daß die Speisen in diesen Institutionen unattraktiv sind und daß dem Aufwand für eine eventuell notwendige Fütterung nicht ausreichend nachgekommen wird (Thomas 1997).

Karzinogene und Anti-Karzinogene in der Nahrung

Systematische Untersuchungen der Grundstoffe unserer Nahrung zeigen, daß einigen von ihnen eine mutagene oder sogar eine kanzerogene Wirkung zukommt. Die Epidemiologie der verschiedenen Karzinome gibt tatsächlich Hinweis für Zusammenhänge zwischen ihrem Auftreten und dem Nahrungsverhalten der betroffenen Individuen (Rose 1986).
Andere Nährstoffe zeigen in vitro durch antioxydative oder gegen freie Radikale gerichtete Eigenschaften anti-kanzerogene

Wirkungen und stellen damit Abwehrmechanismen gegen eine Karzinogenese in Aussicht (Shamberger 1973). In vivo können jedoch keine allzu großen Hoffnungen in solche „anti-kanzerogene" Nährstoffe gesetzt werden (Hunter 1993).

Zu den kanzerogen wirkenden Substanzen, welche mit den Nahrungsmitteln konsumiert werden, müssen noch jene landwirtschaftlichen Zusätze gezählt werden, welche entweder sowie Hormone oder Zyklamate zur Hebung des Ertrages, zur Verbesserung der Haltbarkeit oder zur Geschmackskorrektur zugefügt werden oder welche so wie Nitrate ungewollt die Nahrungsmittel kontaminieren. Zu dieser letzten Gruppen müssen auch die aus Verbrennungsrückständen stammenden polyzyklischen, aromatischen Kohlenwasserstoffe gezählt werden.

In epidemiologischen Untersuchungen lassen sich Beziehungen zwischen dem Dickdarmkarzinom und einem erhöhten Fett- und Fleischkonsum herstellen (Wynder 1976). Damit in Zusammenhang stehen eine stärkere Besiedelung des Darmes mit Clostridien und ein höherer Gehalt des Stuhles an Gallensäuren und Cholesterinmetaboliten (Hill 1974). Durch die Änderung der Darmflora wird eine gesteigerte Umwandlung von primären in sekundäre Gallensäuren induziert, denen schließlich eine kanzerogene Wirkung zukommt (Reddy 1977).

Die übermäßige Zufuhr von Fett steht nicht nur mit der Entstehung von Dickdarmkarzinomen in Beziehung sondern auch mit der Entstehung vom Mammakarzinomen (Lubin 1981).

Während der Zusammenhang zwischen hohem Fettkonsum und der Entstehung des Dickdarmkarzinoms gesichert scheint (Willett 1990), ist der Zusammenhang zwischen Fettkonsum und Mammakarzinom unsicher (Willett 1992). Eher ist es der hohe Kaloriengehalt der Fette welche die Entstehung vieler Karzinome, darunter des Mammakarzinoms begünstigt (Rose 1986). Diese Zusammenhänge sind auch der Grund dafür, daß eine faserreiche Ernährung zwar der Entstehung des Dickdarmkarzinoms entgegenwirkt (Klurfeld 1992), nicht jedoch der Entstehung des Mammakarzinoms (Willet 1992).

Ein möglicher Zusammenhang zwischen überhöhter Kalorienzufuhr und dem Auftreten eines Mammakarzinoms liegt in einem durch vermehrtes Körperfett geänderten Hormonstoffwechsel mit erhöhtem Plasmaspiegel an östrogenen Stoffen (Rose 1987).

N-Nitroso-Verbindungen gehören ebenfalls zu den mit Nahrungsmitteln aufgenommenen karzinogenen Stoffen, wobei Nitrate und Nitrite als ihre Vorstufen fungieren. N-Nitrosodimethylamin steht als Exponent dieser Verbindung mit der Entstehung von Magen- und Harnblasenkarzinomen in Verbindung (Lijinsky 1970, Pobel 1995). Es findet sich überwiegend in eingemachtem oder gepökeltem Fleisch, in Malzprodukten sowie in Tabakwaren (Tannenbaum 1983), wird aber ansonst erst aus Nitriten metabolisiert. Nitrate kontaminieren am häufigsten das Trinkwasser durch Abwässer und werden vorwiegend bei atropher Gastritis bzw. bei hohem pH des Magensaftes zu Nitriten reduziert (Inoue 1996). Die Zunahme der

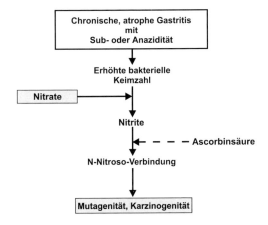

Abb. 3. Nitrate und Nitrite als Risikofaktoren für das Magenkarzinom

bakteriellen Besiedelung des Magens, ev. auch mit Helicobacter pylori kann bei dieser Reduktion der Nitrate von Bedeutung sein (Neugut 1996) (Abb. 3).

Alkohol als kanzerogener Stoff

Alkohol gehört zwar nicht zu den essentiellen Nährmitteln, er spielt aber bei einem großen Teil der Bevölkerung als Genußmittel und bei einem kleineren Teil als Energieträger eine nicht unwesentliche Rolle. Epidemiologisch besteht eine Beziehung des Alkohols zu Karzinomen der Mundhöhle, des Pharynx, des Larynx, des Ösophagus, des Magens und auch der Leber (Blot 1992). Die kanzerogene Wirkung ist zwar – unabhängig von der Alkoholkonzentration – allen alkoholischen Getränken eigen, dennoch ist die kanzerogene Wirkung von der Gesamtmenge an Alkohol abhängig, welche konsumiert wird (Boffetta 1990). Verstärkt wird die kanzerogene Wirkung des Alkohols durch eine gleichzeitige Mangelernährung, besonders aber durch das Zigarettenrauchen (Blot 1988).

Die Mechanismen der kanzerogenen Wirkung des Alkohols sind vielfältig. Sie reichen von der topischen Wirkung des Alkohols, welche durch Mundhöhlenkarzinome nach Anwendung von alkoholischen Mundspüllösungen gesichert ist (Winn 1991) bis hin zu mutagenen und teratogenen Wirkungen, welche über den Alkohol selbst oder über sein Stoffwechselprodukt Azetaldehyd vermittelt werden (Blit 1992).

Antikanzerogene Nährmittel

Die antikanzerogene Wirkung der Ballaststoffe, welche im wesentlichen durch die Beschleunigung der Darmpassage und der damit verbundenen Kontaktzeit kanzerogener Gallensäuren aber auch durch Steuerung der Darmflora vermittelt wird, ist gesichert (Klurfeld 1992). Es wird aber auch Nahrungsmitteln, welche freie Radikale binden, welche eine antioxydative Wirkung besitzen und welche die Umwandlung von Nitriten zu Nitrosaminen hemmen, eine antikanzerogene Wirkung zugeschrieben. Global kommt dem Obst und dem Gemüse eine protektive Wirkung gegen das Auftreten von Karzinomen zu (Pobel 1995).

Im speziellen sind es die Vitamine A, C und E, welchen eine antikanzerogene Wirkung zugeordnet wird (Hansson 1994), auch wenn eine solche Wirkung nicht immer bestätigt werden kann (Hunter 1993).

Vitamin A

Erste epidemiologische Untersuchungen haben eine Beziehung zwischen dem Rückgang des Bronchuskarzinoms und einem hohen Konsum an Vitamin A hergestellt (Bjelke 1975, Rettura 1983) und werden durch Hinweise über eine antikanzerogene Wirkung des Vitamin A bei Blasen-, Ösophagus- und Mammakarzinom ergänzt. Die weitere Prüfung und die Differenzierung zwischen Wirkungen des Beta-Karotins, einer vorwiegend pflanzlichen Vorstufe, und dem eigentlichen Vitamin Retinol machen das Beta-Karotin für die protektive Wirkung verantwortlich (Shekelle 1981, Nishino 1997).

Studien über die Beziehung des Plasma-Vitamin A-Spiegels und der Karzinom-Inzidenz sind nicht einheitlich (Willet 1984).

Der Wirkungsmechanismus der Karotenoide wird ihren antioxidativen Vermögen und ihrer Fähigkeit zur Bindung freier Radikale zugeschrieben.

Vitamin E

Das in pflanzlichen Fetten vorkommende Vitamin E ist eine starke antioxidative Substanz, welche u.a. die Autooxidation ungesättigter Fettsäuren hemmt. Mit dieser Wirkung wird auch die peroxidative Auflösung der Membranlipide und in weiterer Folge die Zerstörung der Zelle verhindert (Cook 1988, Heinonen 1998). Während substantielle epidemiologische Untersuchungen für das Vitamin E fehlen, wird auf seine protektive antikanzerogene Wirkung bei der Verabreichung von Adriamycin und Daunomycin sowie auf seine protektive Wirkung für DNA-Veränderung nach Strahlenbelastung hingewiesen.

Vitamin C

Von Linus Pauling wurde der Ascorbinsäure schon vor vielen Jahren eine antikanzerogene Wirkung zugeschrieben, und dann auf diese Fähigkeit des Vitamin C neuerlich verwiesen (Cameron 1979). Die zu diesem Thema vorliegenden epidemiologischen Daten sind dürftig und beschränken sich auf vereinzelte Berichte über Zusammenhänge zwischen niedrigem Vitamin-C-Gehalt der Nahrung und einer erhöhten Inzidenz von Karzinomen des oberen Intestinaltraktes (Hanssen 1994). In einer norwegischen Studie allerdings (Bjelke 1975) wird eine negative Beziehung zwischen der Inzidenz des Magenkarzinoms und der Aufnahme von Vitamin C über die Nahrung hergestellt.

Im möglichen antikanzerogenen Mechanismus kommt dem Vitamin C, ähnlich wie den bereits genannten Vitaminen A und E, eine antioxidative Wirkung zu, auch wird die Bildung von Nitrosaminen aus Nitriten durch Ascorbinsäure gehemmt (Mirvish 1972).

Ernährung und Immunabwehr

Die Beziehung zwischen Ernährung und Immunabwehr wurde zunächst bei Menschen mit einem mangelhaften Ernährungszustand beobachtet. Anschließend wurde nachgewiesen, daß eine Verbesserung des Ernährungszustandes auch zu einer Verbesserung der Immunkompetenz führt (Chandra 1985). Besonders auffallend ist dabei die enge Beziehung zwischen dem schlechten Ernährungszustand und der Infektanfälligkeit (Garibaldi 1981).

Eine ähnliche Beziehung besteht zwischen dem Ernährungszustand und der Leukozytenfunktion. Der Funktionsverlust der Leukozyten, welche von älteren Menschen stammen, erweist sich darüber hinaus als noch stärker ausgeprägt (Lipschitz 1986).

Was die Immunabwehr betrifft, führt die Mangelernährung zur Abschwächung der Immunreaktion vom verzögerten Typ, zu einem Rückgang der T-Zellen, besonders vom Typ CD3 und CD4 und zu einer Reduktion der Lymphozytenproliferation nach Phythämagglutinin.

Die Supplementierung der Nahrungsmittel mit Eiweiß (Lipschitz 1986), mit den antioxidativ wirksamen Vitaminen A, C und E (Penn 1991), aber auch die Supplementierung mit Zink (Fortes 1998) führen zur Verbesserung der Immunkompetenz. Ob allerdings eine Supplementierung mit allen Ernährungsstoffen die Immunkompetenz älterer Menschen an jene jüngerer Personen heranzuführen imstande ist, bleibt zweifelhaft (Lipschitz 1982, Gianni 1997).

Auch die Supplementierung der Ernährung mit der Aminosäure Glutamin stärkt die Immunkompetenz, wobei der Glutaminmangel überwiegend bei Hunger, nach Operation, nach Cortisontherapie oder auch nach Streß beobachtet wird (Jepson 1988). Glutamin verbessert die Lymphozytenfunktion und besitzt darüber hinaus eine trophische Wirkung auf Enterozyten und auf die intestinale Schleimhautbarriere gegen Bakterien und gegen Endotoxine (Burke 1989).

Über die Beziehung von Ernährung und Immunabwehr hinaus besteht auch eine Beziehung zwischen einer Mangelernährung und der Zunahme des Tumornekrose Faktors alpha (TNF-alpha) sowie der Zunahme von Interleukin-6 (IL-6) und IL-10 (Gianni 1997).

Ernährungsempfehlung für das höhere Lebensalter

Die Empfehlungen für die Ernährung im Alter ergeben sich aus den Änderungen physiologischer Abläufe, aus der Entwicklung degenerativer, organischer Veränderungen, aber auch aus dem Persistieren der Risikofaktoren für kardiovaskuläre und/oder maligne Erkrankungen (Willett 1994). So wie in den Lebensabschnitten vorher, muß auch im höheren Alter beachtet werden, daß kalorische Einschränkungen, solange sie nicht zur Malnutrition führen, zur Verlängerung des Lebens beitragen (Ross 1972).

Folgende Prämissen gelten für die Richtlinien zur Ernährung im Alter:

1. Die altersabhängigen Veränderungen des oberen Verdauungstraktes führen vielfach zur Anorexie.
2. Die körperliche Aktivität ist eingeschränkt.
3. Altern ist mit einem Verlust an Muskulatur und Flüssigkeit verbunden.
4. Altern führt zu einer Abnahme der Kohlenhydrattoleranz.
5. Das atherogene Risiko bleibt auch im Alter bestehen.
6. Der Bedarf an Mikronährstoffen (Vitamine, Spurenelemente) bleibt im Alter unvermindert bestehen.

Aus diesen Prämissen sind folgende Empfehlungen abzuleiten (Abb. 4):

1. Die Nahrungsmittel müssen attraktiver zubereitet und geschmackvoll aufbereitet sein.
2. Dem reduzierten Kalorienbedarf ist Rechnung zu tragen.
3. Fettreiche Nahrung ist im Hinblick auf ihren hohen Kaloriengehalt und im Hinblick auf das atherogene Risiko stark einzuschränken. Schweinefleisch ist gegen Hühnerfleisch und gegen Fisch auszutauschen.
4. Raffinierte Zucker sind stark einzuschränken. Polysacchariden bzw. komplexen Kohlenhydraten (grob gemahlenes Getreide, Leguminosen) ist der Vorzug zu geben.

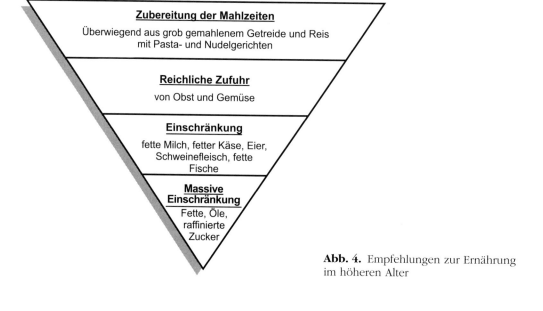

Abb. 4. Empfehlungen zur Ernährung im höheren Alter

5. Dem unveränderten Bedarf an Vitaminen, Mineralien und Spurenelementen ist durch reichliches Angebot (durch reichliche Verabreichung) von Obst und Gemüse Rechnung zu tragen.

Literatur

Anonymous (1977) Dietary prefences, growth, aging and life span. Nutrit Rev 35/1: 49–50

Asplund K, Normark M, Pettersson V (1981) Nutritional assessment of psychogeriatric patients. Age Ageing 10: 87–94

Berry CS, Feaarn T, Fisher N, Gregory JA, Hardy J (1984) Dietary fibre and prevention of diverticular disease of colon: evidence from rats. Lancet ii: 294

Birt DF, Kris ES, Choe M, Pelling JC (1992) Dietary energy and fat effects on tumor promotion. Cancer Res 52 [Suppl]: 2035S–2039S

Bjelke E (1975) Dietary vitamin A and human lung cancer. Int J Cancer 15: 561–656

Blot WJ, McLaughlin JK, Winn DM, Austin DF, Greenberg RS, Preston-Martin S, Bernstein L, Schoenberg J, Stemhagen A, Fraumeni JF (1988) Smoking and drinking in relation to oral and pharyngeal cancer. Cancer Res 48: 3282–3287

Blot WJ (1992) Alcohol and cancer. Cancer Res 52 [Suppl]: 2119S–2123S

Blumberg J (1997) Nutritional needs of seniors. J Am Coll Nutr 16: 517–523

Boffetta P, Garfinkel L (1990) Alcohol drinking and mortality among men enrolled in an American Cancer Society prospective study. Epidemiology 1: 342–348

Boothby WM, Berkson J, Dunn HL (1936) Studies of the energy of metabolism of normal individuals: a standard for basal metabolism, with a nomogram for clinical application. Am J Physiol 116: 468–484

Boushey CJ, Beresford SAA, Omenn GS, Motulsky AG (1995) A quantitative assessment of plasma homosysteine as a risk factor for vascular disease. Probable benefits of increasing folic acid intakes. J Am Med Assoc 274: 1049–1057

Breuer N, Goebell H (1985) The role of bile acids in colonic carciogenesis. Klin Wochenschr 63: 97–105

Burke DJ, Alverdy JC, Aoys E, Moss GS (1989) Glutamine-supplemented total paraenteral nutrition improves gut immune function. Ann Surg 124: 1396–1399

Burkitt DP (1978) Colonic-rectal cancer: fiber and other dietary factors. Am J Clin Nutr 31: S58–S64

Burkitt DP, Meisner P (1979) How to manage constipation with high-fiber diet. Geriatrics 34/2: 33–38

Cameron E, Pauling L, Leibovitz B (1979) Ascorbic acid and cancer: a review. Cancer Res 39: 663–681

Castelli WP, Anderson K (1986) A population at risk. Prevalence of high cholesterol levels in hypertensive patient in the Framingham Study. Am J Med 80 [Suppl 2A]: 23–32

Chandra RK (1984) Excessive intake of zinc impairs immune response. J Am Med Assoc 252: 1443–1446

Chandra RK, Puri S (1985) Nutritional support improves antibody response to influenza vaccine in the elderly. Br Med J 291: 705–706

Chandra RK (1990) The relation between immunology, nutrition and disease in elderly people. Age Ageing 19: S25–S31

Chandra RK (1992) Effect of vitamin and trace-element supplementation on immune responses and infection in elderly subjects. Lancet 340: 1124–1127

Chapuy M-C, Arlot ME, Duboeuf F, Brun J, Crouzet B, Arnaud S, Delmas PD, Meunier PJ (1992) Vitamin D3 and calcium to prevent hip fractures in elderly women. N Engl J Med 327: 1637–1642

Cook MG, McNamara P (1980) Effect of dietary vitamin E on dimenthylhydrazine-induced colonic tumors in mice. Cancer Res 40: 1329–1331

Corti M-C, Gurralnik JM, Salive ME, Sorkin JD (1994) Serum albumin level and physical disability as predictors of mortality in older persons. J Am Med Assoc 272: 1036–1042

Cossack ZT (1989) T-lymphocyte dysfunction in the elderly associated with zinc deficiency and subnormal nucleoside phosphorylase activity; effect of zinc supplementation. Eur J Cancer Clin Oncol 25: 973–976

Didier JP, Mourey F, Brondel L, Marcer I, Milan C, Casillas JM, Verges B, Winsland JKD (1993) The energetic cost of some daily activities: a comparison in a young and old population. Age Ageing 22: 90–96

Dietze F, Laue R (1976) Altern und Resorption. Z Ges Inn Med 31: 114–117

Dyer AR, Stamler J, Berkson DM, Lindberg HA (1975) Relationship of relative weight and body mass index to 14-year mortality in the Chicago Peoples Gas Company Study. J Chron Dis 28: 109–123

Forbes GB, Reina JC (1970) Adult lean body mass declines with age: some longitudinal observations. Metabolism 19: 653–663

Fortes C, Forastiere F, Agabitis N, Fano V, Pacifici R, Virgili F, Piras G, Guidi L, Bartolini C, Tricerri A, Zuccaro P, Ebrahim S, Perucci CA (1998) The effect of zinc and vitamin A supplementation on immune response in an older population. J Am Geriatr Soc 46: 19–26

Garibaldi RA, Brondine S, Matsumiya S (1981) Infections amon patients in nursing homes. N Engl J Med 305: 731–735

Gianni W, Cacciafesta M, Vetta F, Marigliano V, Ippoliti F (1997) Nutrition and immunity in older people. J Am Geriatr Soc 45: 1538–1539

Goldin BR, Adlercreutz H, Dwyer JT, Swenson L, Warram JH, Gorbach SL (1981) Effect of diet or excretion of estrogens in pre- and postmenopausal women. Cancer Res 41: 3771–3773

Goodwin JS, Goodwin JM, Garry PJ (1983) Association between nutritional status and cognitive functioning in a healthy elderly population. JAMA 249: 2917–2921

Guigoz Y (1997) Recommended dietary allowances (RDA) for the free-living elderly. In: Vellas BJ, Guigoz Y, Garry PJ, Albarede JL (eds) The mini nutrtional assessment. Serdi, Paris and Springer, New York Berlin Heidelberg

Hansson, LE, Nyren, O, Bergstrom, R, Wolk A, Lindgren, A, Baron J, Adami HO (1994) Nutrients and gastric cancer risk. A popolation based case-control study in Sweden. Int J Cancer 57: 638–644

Heber D (1988) Macronutrient nutrition in aging. In: Morley JE (ed) Nutrition in the elderly. Ann Intern Med 109: 890–904

Heinonen OP, Albanes D, Virtamo J, Taylor PR, Huttunen JK, Hartman AM, Haapakoski J, Malila N, Rautalahti M, Ripatti S, Maenpaa H, Teerenhovi L, Koss L, Virolainen M, Edwards BK (1998) Prostate cancer and supplementation with alpha-tocopherol and beta-carotene: incidence and mortality in a controlled trial. J Natl Cancer Inst 90: 440–446

Hill MJ (1974) Bacteria and the etiology of colon cancer. Cancer 34: 815–818

Hunter DJ, Manson JE, Colditz GA, Stampfer MJ, Rosner B, Hennekens CH, Speizer FE, Willett WC (1993) A prospective study of the intake of vitamin C, E, and A and the risk of breast cancer. N Engl J Med 329: 234–240

Inhoue M, Tajima K, Kobayashi S, Suzuki T, Matsuura A, Nakamura T, Shirai M, Nakamura S, Inuzuka K, Tominaga S (1996) Protective factor against pregression from atrophic gastritis to gastric cancer – data from a cohort study in Japan. Int J Cancer 66: 309–314

Jepson MM, Bates PC, Broadbent P, Pell JM, Millward DJ (1988) Relationship between glutamine concentration and protein synthesis in rat sceletal muscle. Am J Physiol 255: E166–E172

Johansen LB, Rattan SIS (1993) Protein synthesis and aging. Rev Clin Gerontol 3: 3–12

Kay RM, Grobin W, Track NS (1981) Diets rich in natural fibre improve carbohydrate tolerance in maturity-onset, non-insulin dependent diabetics. Diabetologia 20: 18–21

Kekki M, Samloff IM, Ihamäki T, Varis K, Siurala M (1982) Age- and sex-related behaviour of gastric secretion at the population level. Scand J Gastroenterol 17: 737–743

Klurfeld DM (1992) Dietary fiber-mediated mechanisms in carcinogenesis. Cancer Res 52 [Suppl]: 2055S–2059S

Kromhout D, Bosschieter EB, de Lezenne Coulander C (1982) Dietary fibre and 10-year mortality from coronary heart disease, cancer, and all cases. Lancet ii: 518–522

Lijinsky W, Epstein S (1970) Nitrosamines as environmental carcinogens. Nature 225: 21–23

Lipschitz DA, Mitchell CO (1982) The correctabilitiy of the nutritional, immune and haemopoetic manifestations of protein caloric malnutrition in the elderly. J Am Coll Nutr 1: 17–25

Lipschitz DA, Udupa KB (1986) Influence of aging and protein deficiency on neutrophil function. J Gerontol 41: 690–694

Lipski PS, Torrance A, Kelly PJ, James OFW (1993) A study of nutritional deficits of long-stay geriatric patients. Age Ageing 22: 244–255

Lubin JH, Burns PE, Blot WJ, Ziegler RG, Lees AW, Fraumeni JF (1981) Dietary factors and breast cancer risk. Int J Cancer 28: 685–689

Miettinen TA, Pyörälä K, Olsson AG, Muslinger TA, Cook T, Faergeman O, Berg K, Pedersen T, Kjekshus J, for the Scandinavian Simvastatin Study Group (1997) Cholesterol-lowering therapy in women and elderly patients with myocardial infarction or angina pectoris. Circulation 96: 4211–4218

Millward DJ, Fereday A, Gibson N, Pacy PJ (1997) Aging, protein requirements, and protein turnover. Am J Clin Nutr 66: 774–786

Mirvish SS, Wallcave L, Eagen M, Shubik P (1972) Ascorbate-nitrite reaction: possible means of blocking the formation of carcinogenic N-nitroso compounds. Science 177: 65–68

Montgomery RD, Haeney MR, Ross IN, Sammons HG, Barford AV, Balakrishnan S, Mayer PO, Culank LS, Field J, Gosling P (1978) The aging

gut: a study of intestinal absorption in relation to nutrition in the elderly. Quart J Med 47: 197–211
Morley JE (1988) Trace elements. In: Morley JE (ed) Nutrition in the elderly. Ann Intern Med 109: 890–904
Naurath HJ, Joosten E, Riezler R, Stabler SP, Allen RH, Lindenbaum J (1995) Effects of vitamin B12, folate, and vitamin B6 supplements in elderly people with normal serum vitamin concentrations. Lancet 246: 85–89
Nemeroff CB, Widerlov E, Bissette G (1984) Elevated concentrations of corticotropin-releasing factor-like immunreactivity in depressed patients. Science 226: 1342–1343
Neugut AI, Hayek M, Howe G (1996) Epidemiology of gastric cancer. Semin Oncol 23: 281–291
Nishino H (1997) Cancer prevention by natural carotenoids. J Cell Biochem [Suppl] 27: 86–91
Norden A (1979) Diet and old age. Scand J Gastroenterol [Suppl] 52: 22–27
Nygard O, Nordrehaug JE, Refsum H, Ueland PM, Farstad M, Vollst SE (1997) Plasma homocysteine levels and mortality in patients with coronary artery disease. N Engl J Med 337: 230–236
Penn ND, Purkins L, Kelleher J, Heatley RV, Mascie-Taylor BH, Belfield PW (1991) The effect of dietary supplementation with vitamins A, C, and E on cell-mediated immune function in elderly long-stay patients: a randomized controlled trial. Age Ageing 20: 169–174
Petri M, Roubenoff R, Dallal GE, Nadeau MR, Selhub J, Rosenberg IH (1996) Plasma homocysteine as a risk factor for atherothrombotic events in systemic lupus erythematosus. Lancet 348: 1120–1124
Pobel D, Riboli E, Crnee J, Hemon B, Guyader M (1995) Nitrosamine, nitrate and nitrite in relation to gastric cancer: a case control study in Marseille, France. Eur J Epidemiol 11: 67–73
Reedy BS, Watanabe K, Weisburger JH, Wynder EL (1977) Promoting effects of bile acids in colon carcinogenesis in germ-free and conventional F344 rats. Cancer Res 37: 3238–3242
Rettura G, Duttagupta C, Listowsky P, Levenson SM, Seifter E (1983) Dimethylbenz(a) Anthracene induced tumors: prevention by supplemental beta-carotene. Fed Proc 42: 786
Rimm EB, Willett WC, Hu FB, Sampson L, Colditz GA, Manson JE, Hennekens C, Stampfer MJ (1998) Folate and vitamin B6 from diet and supplements in relation to risk of coronary heart disease among women. J Am Med Assoc 279: 359–364
Roberts SH, Jarvis EH, James O (1977) Bacterial overgrowth without „blind loop" a cause for malnutrition in the elderly. Gut 18: A969
Rose DP, Boyar, Wynder EL (1986) International comparisons of mortality rates for cancer of the breast, ovary prostate, and colon, and per capita food consumption. Cancer 58: 2363–2371
Rose DP, Boyar AP, Cohen C, Strong LE (1987) Effect of a low fat diet on hormone levels in women with cystic breast disease, I: serum steroide and gonadotropins. J Natl Cancer Inst 78: 623–626
Ross MH (1972) Length of life and caloric intakes. Am J Clin Nutr 25: 834–838
Rottka H. Pflanzenfasern – Ballaststoffe in der menschlichen Ernährung. Thieme, Stuttgart, S 63–72
Schiffman SS (1997) Taste and smell losses in normal aging and disease. J Am Med Assoc 278: 1357–1362.
Selhub J, Jacques PF, Wilson PWF, Rush D, Rosenberg IH (1993) Vitamin status and intake as primary determinants of homocysteinemia in an elderly population. J Am Med Assoc 270: 2693–2698
Shamberger RJ, Baughman FF, Kalchert SL, Willis CE, Hoffmann GC (1973) Carcinogen-induced chromosomal breakage decreased by antioxydants. Proc Natl Acad Sci 70: 1461–1463
Shekelle RB, Lepper M, Liu S, Malizia C, Raynor WJ, Rossof AH, Paul O, Shryock NM, Stamler J (1981) Dietary vitamin A and risk ov cancer in the Western Electric Study. Lancet ii: 1185–1190
Shibata H, Haga H, Ueno M, Nagai H, Yasumura S, Koyano W (1991) Longitudinal changes of serum albumin in elderly people living in the community. Age Ageing 20: 417–420
Silver AJ (1988) Anorexia of aging. In: Morley JE (ed) Nutrition in the elderly. Ann Intern Med 109: 890–904
Simpson HCR, Lousley S, Geekie M, Simpson RW, Carter RD, Hockaday TDR (1981) A high carbohydrate leguminous fibre diet improves all aspects of diabetic control. Lancet i: 1–5
Stevens J, Cai J, Pamuk ER, Williamson DF, Thun MJ, Wood JL (1998) The effect of age on the association between body-mass index and mortality. N Engl J Med 338: 1–7
Storer R (1985) The gastroinstestinal system – the oral tissues. In: Brocklejurst JC (ed) Textbook of geriatric medicine and gerontology. Churchill Livingstone, Edinburgh London Melbourne New York

Sullivan DH, Walls RC, Bopp MM (1995) Protein-energy undernutrition and the risk of mortality with in one year of hospital discharge: a follow-up study. J Am Geriatr Soc 43: 507–512

Tannenbaum SR (1983) N-nitroso compounds: a perspective on human exposure. Lancet i: 629–632

Thomas DR (1997) Outcome from protein-energy malnutrition in nursing home residents. In: Vellas BJ, Guigoz Y, Garry PJ, Albarede JL (eds) The mini nutritional assessment. Serdi, Paris and Springer, New York Berlin Heidelberg

Todhunter EN, Darby WJ (1978) Guidelines for maintaining adequate nutrition in old age. Geriatrics 33/6: 49–56

Trowell H (1977) Food and dietary fibre. Nutr Rev 35/2: 6–11

van der Wieln RP, Löwik, MRH, van den Berg, H, de Groot, LCP, Haller, J, Moreiras, O, van Staveren, WA (1995) Serum vitamin D concentrations among elderly people in Europe. Lancet 346: 207–210

Walter-Sack I (1984) Die Bedeutung der Ballaststoffe in der Ernährung. Internist 25: 299–306

Wechseler JG, Swobodnik, W, Wenzle, H, Heuchemer, T, Nebelung, W, Hutt, V, Ditschuneit, H (1984) Ballaststoffe vom Typ Weizenkleie senken Lithogenität der Galle. Dtsch Med Wochenschr 109: 1284–1288

Willett WC, Polk BF, Underwood BA, Stampfer MJ, Pressel S, Rosner B, Taylor JO, Schneider K, Hames CG (1984) Relation of serum vitamin A and E and carotenoids to the risk ov cancer. N Engl J Med 310: 430–434

Willett WC, Stampfer MJ, Colditz GA, Rosner BA, Speizer FE (1990) Relation of meat and fiber intake to the risk of colon cancer in a prospective study among women. N Engl J Med 323: 1664–1672

Willett WC, Hunter DJ, Stampfer MJ, Colditz G, Manson JE, Spiegelman D, Rosner B, Hennekens CH, Speizer FE (1992) Dietary fat and fiber in relation to risk of breast cancer. J Am Med Assoc 268: 2037–2044

Willett WC (1994) Diet and health: what should we eat? Science 264: 532–537

Winn DM, Blot WJ, McLaughlin JK, Austin DF, Greenberg RS, Schoenberg J, Fraumeni JF (1991) Mouthwash use and oral conditions in the risk or oral and pharyngeal cancer. Cancer Res 51: 3044–3047

Wirth W (1980) Spurenelemente in der Ernährung. Münch Med Wochenschr 122: 1405–1406

World Health Organisation (WHO) (1990) Diet, nutrition, and the prevention of chronic diseases. WHO Technical Report Series No 797

Wynder EL (1976) Nutrition and cancer. Fed Proc 35: 1309–1315

Zung WW (1967) Depression in the normal aged. Psychosomatics 8: 287–292

Das Immunsystem und Infektionen im Alter

Das Immunsystem

Das Immunsystem des Menschen weist mit zunehmendem Lebensalter eine abnehmende Aktivität auf (Horan 1997). Während die Häufigkeit von Infektionskrankheiten im Kindes- und im Jugendalter deutlich höher gefunden wird als bei über 65jährigen, nehmen das Ausmaß, die Schwere und die Komplikationen von Infektionskrankheiten im höheren Lebensalter deutlich zu. Dementsprechend nimmt z.B. die Mortalität der Pneumonie zwischen dem jugendlichen Alter und dem höheren Lebensalter nahezu um das 10fache zu (Garibaldi 1986). Zu diesem schweren Verlauf von Infektionen im Alter tragen viele Faktoren bei. Unter anderen sind der Ernährungszustand, der Flüssigkeitshaushalt, eine Bettlägrigkeit und zusätzliche Krankheiten von Bedeutung, doch ist auch die im Alter verminderte Immunabwehr am erschwerten Krankheitsverlauf beteiligt (Felser 1983).

Der Einfluß der Ernährung auf die Immunkompetenz im Alter wird deutlich durch die CD4 Lymphopenie bei Malnutrition (Gianni 1997), mehr aber noch durch die Reversibilität dieser Lymphopenie nach Supplementierung der Ernährung (Roebothan 1994). Die im höheren Alter beobachteten Veränderungen des Immunsystems sind zahlreich und Ausdruck eines vielschichtigen Geschehens, in welchem der Ernährungszustand, chronische Krankheiten und das Alter per se wirksam sind (Chandra 1990). Die Zuordnung einzelner Immundefizite zum Lebensalter ist schwierig, aber durch folgende Veränderungen charakterisiert:

1. Rückgang der zellulären Immunität;
2. Rückgang der Synthese von Immunglobulinen;
3. Zunahme der Bildung von Autoantikörpern;
4. Vermehrtes Auftreten von Paraprotein.

Am Beginn der immunologischen Veränderungen steht die Involution des Thymus, zu welchem sich im Alter ein Rückgang der T-Zell-Proliferation nach mitogener oder antigener Stimulation gesellt (Tabelle 9) (Weksler 1983, Thompson 1984). In der

Tabelle 9. Rückgang der T-Zell-Funktionen im Alter

1. Die Aktivität der T-Helferzellen sinkt
2. Die Zytotoxizität nimmt ab
3. Die klonale Expansion nimmt ab

Folge kommt es zum Rückgang der Aktivität der T-Helferzellen mit Verminderung der Interleukin-2-Synthese (McElhaney 1990). Zur Verminderung der Interleukin-2 Synthese addiert sich ein Rückgang der Empfindlichkeit der T-Zellen und B-Lymphozyten auf Interleukin-2 (Horan 1997). Im höheren Alter nimmt aber nicht nur die Aktivität der T-Helferzellen ab sondern es nimmt gleichzeitig die Aktivität der T-Suppressorzellen zu. Die gesteigerte Suppressor-Aktivität ist jedoch auf körperfremdes Antigen beschränkt und erklärt damit die Zunahme der Autoantikörper (Horan 1993).

Die molekularen Grundlagen für die altersabhängigen Veränderungen des Immunsystems sind zum Großteil unbekannt. Für einige dieser Veränderungen kommt ein Rückgang der Protein-Kinase-Aktivität mit Rückgang der Eiweißphosphorylierung ursächlich in Frage (Armbrecht 1993). Für einige andere mag die Zunahme der Rigidität der T-Lymphozyten durch Cholesterineinlagerungen eine Rolle spielen.

Nicht alle immunologischen Kompartments lassen jedoch diese altersabhängigen Veränderungen des Immunsystems nachweisen. Nur in den peripheren Lymphknoten und in der Milz kommt es zum Altern des Immunsystems während die intestinale Mukosa und die mesenterialen Lymphknoten von diesen Veränderungen nicht betroffen werden (Ernst 1987).

Ähnlich wie die intestinale Mukosa lassen sich an den Stammzellen des Knochenmarks keinerlei Altersveränderungen nachweisen (Astle 1984). Ihre Fähigkeiten zur Differenzierung und zur Reaktion auf exogene Reize bleiben bis ins hohe Alter unverändert erhalten. Dazu kommt, daß auch die Makrophagen und ihre Funktionen durch das Alter unbeeinflußt bleiben. Phagozytose, Antigenaufbereitung und die Synthese von Interleukin-1 werden durch das Alter nicht beeinträchtigt (Phair 1978).

Ähnlich wie die Makrophagen bleiben auch die Zahl und die Funktionen der Granulozyten bis ins hohe Alter unverändert (Abb. 5).

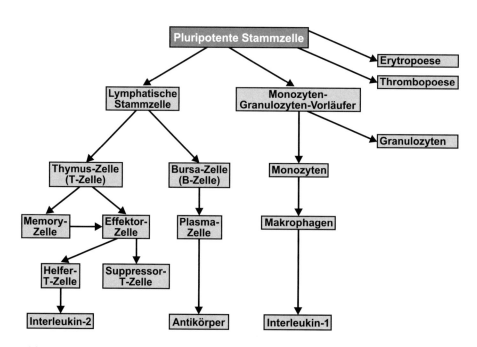

Abb. 5. Entwicklung der Lymphozyten und Makrophagen aus der pluripotenten Stammzelle

Infektionen im Alter

Wie schon einleitend ausgeführt ist es weniger die Zahl der Infektionen im Alter als vielmehr die Schwere des Verlaufes, die Anzahl der Komplikationen und schließlich die hohe Mortalität, welche sie zu einem eminenten medizinischen Problem werden lassen. Tatsächlich wird die Inzidenz von einfachen Erkältungskrankheiten im Kindes- und im Jugendalter um bis zu 5mal höher gefunden als bei über 65jährigen Personen und auch die Pneumonie tritt im Kindesalter etwa 3–4mal häufiger auf als im höheren Alter (Garibaldi 1986). Dagegen steigt die Mortalität der Pneumonie vom Kindes- bis in das höhere Lebensalter um das 10fache. Zu einer drastischen Zunahme der Infektionskrankheiten kommt es in Alters- und in Pflegeheimen, wo ihre Inzidenz 10–20 Infektionen pro 100 Patienten und pro Monat betragen kann (Yoshikawa 1996). Die Disposition älterer Menschen für schwere Infektionen hat viele Ursachen. Unter den allgemeinen Ursachen besitzen die Malnutrition, die Dehydratation und die Immobilität die größte Bedeutung (Tabelle 10). Unter den speziellen Ursachen stehen die Inkontinenz, der Blasenkatheter, chronische Ulcera cruris und Dekubitalgeschwüre im Vordergrund.

Die wesentlichen Mechanismen der genannten Ursachen zur Induktion oder zur Aufrechterhaltung der Infektionen sind einerseits die Öffnung der Haut- und Schleimhautbarrieren für Bakterien und andererseits die Schwächung der Keimabwehr. Dementsprechend führen auch Pneumonien, Pyelonephritiden oder gar eine Urosepsis und auch Erysipele die Liste der Infektionen an.

Die Gangrän bei peripherer arterieller Verschlußkrankheit und Diabetes mellitus stellt ein besonders schwieriges therapeutisches Problem dar.

Unter den Erregern der Infektionen spielen sowohl die Gram positiven wie auch die Gram negativen Keime eine Rolle. Während bei den Harnwegsinfekten neben der E. coli noch der Proteus, die Klebsiella, der Enterobacter und Enterokokken dominieren, stehen bei der Pneumonie der Streptococcus pneumoniae (Pneumokokken), der Hämophilus influenzae und Legionellen im Vordergrund. Bei Hautinfektionen werden überwiegend Staphylokokken, E. coli, Pseudomonas und auch Anaerobier angetroffen. Charakteristisch für die Infektion im höheren Alter ist die Mischinfektion.

Mit einer Infektion ist im höheren Lebensalter auch ein erhöhtes Mortalitätsrisiko verbunden (Dontas 1981), welches vielfach nur durch eine rasche, selbst wenn ungezielte Therapie vermindert werden kann (Kreger 1980, Hook 1983). Ein besonders hohes Risiko tragen jene älteren Menschen, welche in Krankenanstalten, in Pflegeheimen oder in Altenheimen eine (nosokomiale) Infektion erleiden (Yoshikawa 1996).

Tabelle 10. Ursachen der Infektanfälligkeit im höheren Lebensalter

A. Allgemeine Ursachen
  1. Malnutrition
  2. Dehydratation
      a. Schwächung der Haut- und Schleimhautbarriere
      b. Reduzierter Harnfluß
      c. Sputummangel
  3. Durchblutungsstörung
  4. Immobilität
  5. Diabetes mellitus
  6. Immunschwäche

B. Spezielle Ursachen
  1. Inkontinenz
  2. Blasenkatheter
  3. Starrer Thorax
  4. Abgeschwächter Hustenreflex (Aspiration)
  5. Reduzierte mukoziliäre Funktion
  6. Herzklappenverkalkung
  7. Dekubitalgeschwüre
  8. Ulcera cruris

Infektionen in Alten- und Pflegeheimen

Die Prävalenz von Infektionen älterer Menschen in Pflegeheimen ist vergleichbar mit jener in Akutspitälern. Die Inzidenz beträgt 10–20 Infektionen pro 100 Patienten pro Monat (Yoshikawa 1996). In einer Aufstellung aus dem Jahre 1981 (Garibaldi 1981) dominieren dabei die Infektionen der Haut, der Augen, des Harn- und des Respirationstraktes (Tabelle 11). Bei 85% aller Patienten mit liegendem Blasenkatheter wurde ein asymptomatischer Harnwegsinfekt festgestellt, diese Infekte allerdings nicht in die Statistik aufgenommen.

Die Infektionen der Haut, des Harntraktes und des Respirationstraktes sind für bis zu 80% aller Bakteriämien der Patienten in Pflegeheimen verantwortlich. Eine Bakteriämie ist gemeinsam mit der Schwere der Grundkrankheit, einer pulmonalen Beteiligung und dem Vorliegen Gram negativer Keime ein Risikofaktor für die Mortalität der in Pflegeheimen erworbenen Infektionen, welche 12–35% beträgt (Rudman 1988).

Die Häufigkeit der Infektionen in Pflegeheimen hängt neben den angeführten Ursachen der Infektanfälligkeit im höheren Alter (Tabelle 10) auch damit zusammen, daß dem Problem der Infektionen vielfach zuwenig Aufmerksamkeit geschenkt wird (Garibaldi 1981).

Die klinische Präsentation einer Infektion

Charakteristisch für die Infektion im höheren Lebensalter und gleichzeitig erschwerend für ihre Diagnose ist die Verarmung des klinischen Erscheinungsbildes. Zwar treffen auch im Alter Fieber, lokale Entzündungszeichen und eine Leukozytose auf, aber gerade der Temperaturanstieg bleibt oft aus. Häufig sind eine akute Verwirrtheit, Appetitlosigkeit, Schwäche, eine Lethargie oder eine orthostatische Hypotonie die ersten Zeichen der Infektion und verbleiben gelegentlich auch die einzigen Symptome (Finkelstein 1984).

Die Infektion mit Methicillin-resistenten Staphylokokken

Infektionen mit Methicillin-resistentem Staphylococcus aureus (MRSA) weisen auch in Pflegeheimen eine zunehmende Inzidenz auf. Bis zu 25% aller Personen in Pflegeheimen müssen als MRSA-Träger angesehen werden, die Infektion mit MRSA liegt allerdings nur bei 3–4% (Bradley 1992). Die Übertragung des Keimes von einem Träger zu einem anderen Patienten erfolgt selbst innerhalb eines Krankenzimmers sehr selten, womit sich auch die Behandlung eines MRSA-Trägers erübrigt. Darüber hinaus erfolgt nach der Behandlung eines MRSA-Trägers in vielen Fällen und rasch eine Re-Kolonisierung (Yoshikawa 1996). Damit ist es aber auch nicht notwendig MRSA-Träger zu isolieren. Allerdings ist eine sorgfältige Hygiene mit Händewaschung vor und nach jeder Behandlung sowie mit der Verwendung von Gummihandschuhen angezeigt. Sollte es tatsächlich zur Infektion des MRSA-Trägers mit MRSA kommen, dann ergibt die

Tabelle 11. Prävalenz von Infektionen bei 532 Patienten in Pflegeheimen (nach Garibaldi 1981)

Infektionen	Vorkommen in %
1. Infizierter Dekubitus	6,0
2. Konjunktivitis	3,4
3. Symptomatischer Harnwegsinfekt	2,6
4. Pneumonie	2,1
5. Bronchitis	1,5
6. Diarrhoe	1,3
Total	16,9

Behandlung mit Vancomycin die besten Ergebnisse (Yoshikawa 1996).
Die Kolonisierung mit einem Vancomycin resistenten Enterococcus faecium (VRE) stellt für Patienten in Pflege- und Altenheimen ein ähnliches Problem dar wie die Kolonisierung mit MRSA (Brennen 1998). Systematische Stuhlkulturen beweisen den hohen Befall bei diesen Patienten, sie zeigen allerdings auch, daß eine Kolonisierung keineswegs mit einer Infektion gleichzusetzen ist. Auch für VRE-Träger gilt, daß eine Therapie zwar nicht angezeigt ist, daß aber eine sorgfältige Hygiene zu beachten ist.
Zu MRSA und VRE gesellen sich in letzten Jahren auch Penicillin-resistente Pneumokokken (PRP) und bei Harnwegsinfekten auch Antibiotika-resistente Gram-negative Keime (Yoshikawa 1998).
Das Auftreten aller dieser Antibiotika resistenten Keime macht es notwendig, auf schon lange bekannte Regeln der Verwendung von Antibiotika zu verweisen:

1. Nur die klinisch signifikante und relevante Infektion sollte einer Therapie mit einem Antibiotikum zugeführt werden.
2. Vor der Anwendung eines Antibiotikums sollte der verantwortliche Keim isoliert und seine Empfindlichkeit festgestellt sein.

Immunisierung als Schutz vor Infektionen

Das mit dem Lebensalter zunehmende Immundefizit einerseits und die hohen Morbiditäts- und Mortalitätsrisiken, welche mit Infektionen im höheren Alter verbunden sind, haben die Prävention durch Immunisierung immer stärker in den Vordergrund gerückt. Zwar ist die spezifische Antikörperbildung im Alter reduziert, doch erzeugt die Immunisierung einen Schutz besonders für Infektionen mit Influenza-Virus aber auch bei Infektionen mit Streptococcus pneumoniae (Barker 1980).

Die Immunisierung gegen Influenzaviren sollte jährlich, besonders im Herbst durchgeführt werden (Koivula 1997). Mit dieser Immunisierung wird sowohl die Morbidität wie auch die Mortalität vermindert (Alling 1981). Die Immunisierung mit Pneumokokken-Vakzinen ist offenbar nur im immunkompetenten Anteil der älteren Bevölkerung wirksam und sollte deshalb vor allem in diesem Bevölkerungsanteil Anwendung finden (LaForce 1988).
Darüber hinaus ist bei älteren Menschen die Impfung gegen Tetanus zu empfehlen, weil einerseits die Infektionsrate, andererseits auch die Mortalität in dieser Altersgruppe sehr hoch sind (Richardson 1990).
Pflegeheime sind bevorzugte Stätten für das Ausbrechen von Influenza Infektionen und gefährden besonders die dort lebenden Patienten aber auch die dort tätigen Pflegepersonen. Aus diesem Grunde sollte die Influenza-Impfung alle in Pflegeheimen lebenden oder tätigen Personen erfassen. Außerdem ist beim Ausbruch einer Influenza die Verabreichung antiviraler Arzneimittel (Amantadin) zu empfehlen (Yoshikawa 1996).

Tuberkulose

Die Inzidenz der Tuberkulose weist in der industrialisierten Welt eine rückläufige Tendenz auf. In einzelnen Ländern kommt es in den letzten Jahren allerdings zu einer leichten Zunahme dieser Inzidenz.
Die Ursachen dieser Zunahme sind manchmal unklar. Bei jüngeren Menschen spielt die Zuwanderung aus unterentwickelten Ländern eine Rolle, bei älteren Menschen fallen einerseits die zunehmende Lebenserwartung mit der ebenfalls abnehmenden Immunabwehr und andererseits die zunehmende Anzahl von Menschen in Pflegeheimen ins Gewicht. Tatsächlich ereignen sich Neuinfektionen sehr häufig in Pflege- und Altersheimen. Ausdruck dieser Neuin-

fektionen, allerdings auch einer Besserung des Allgemein- und Ernährungszustandes, sind die positiven Tuberkulin-Reaktionen, die nach der Aufnahme in ein Pflegeheim rasch zunehmen (Stead 1985) (Abb. 6).
Darüber hinaus ist aber nicht zu verkennen, daß die Inzidenz der Tuberkulose des höheren Lebensalters entweder einen geringer ausgeprägten Rückgang als in der jüngeren Bevölkerung aufweist oder sogar eine leichte Zunahme erkennen läßt (Rieder 1990, Umeki 1991, Lemme 1993, Cantwell 1994). Die relative Zunahme der Tuberkulosefälle im Alter führt auch dazu, daß die Mortalität mit dem Lebensalter ansteigt. Von den an einer Tuberkulose erkrankten älteren Menschen sterben etwa 6mal mehr als von den an einer Tuberkulose erkrankten jüngeren Personen. Außerdem ist die Wahrscheinlichkeit bei älteren Menschen etwa 20mal höher als bei jüngeren Personen, daß die Diagnosestellung einer TBC erst bei der Obduktion gestellt wird (Teale 1993). Das etwa doppelt so häufige Auftreten der Tuberkulose bei Männern bleibt auch im höheren Lebensalter unverändert.
Zu den bekannten tuberkulösen Erkrankungen kommt noch eine sehr hohe Dunkelziffer, die bei älteren Menschen beinahe ebenso hoch geschätzt werden kann wie die Zahl der bekannten Erkrankungsfälle (Bobrowitz 1982).

Das klinische Bild der Tuberkulose

Der Grund für die hohe Dunkelziffer der TBC liegt in der uncharakteristischen Symptomatik, die bei älteren Menschen durch die altersbedingt reduzierte Aktivität, durch die Zurückgezogenheit und durch viele andere, daneben bestehende Krankheiten zusätzlich verschleiert wird (Nagami 1983). Damit wird die Diagnose erschwert und vielfach auch verhindert. Hinter einer Gewichtsreduktion, einem Fieber und einer Anämie werden viel eher unspezifische Infekte wie z.B. pneumonische Infiltrationen oder auch maligne Erkrankungen vermutet. Selbst die Ergänzung dieser Erscheinungen durch Nachtschweiß, Husten und ein hämorrhagisches Sputum und sogar durch eine Oberlappeninfiltration führt bei älteren Menschen nicht immer zur Diagnose der Tuberkulose (Liaw 1995).
Dazu kommt, daß auch die radiologische Diagnose der Lungen-TBC im höheren Lebensalter entweder durch eine Fehleinschätzung oder durch andere (Begleit-) Erkrankungen der Lunge oft nicht gelingt (Greenbaum 1980).

Der Tuberkulin-Test

Zur Diagnose der Tuberkulose gehört auch der Tuberkulin-Test. Er beruht auf einer

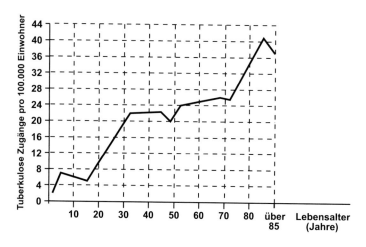

Abb. 6. Zugänge aktiver Tuberkulose je 100.000 Einwohner gleichen Alters in der Bundesrepublik Deutschland (Deutsches Zentralkomitee zur Bekämpfung der Tuberkulose [Lemme 1993])

immunologischen Spätreaktion auf gereinigtes Tuberkelprotein, das entweder injiziert wird (Mantoux-Text), in die Haut gerieben wird (Moro-Test) oder mittels Stempel in die Haut eingebracht wird (Tine-Test). Mit zunehmendem Alter wird ein vormals positiver Test deshalb oft negativ, weil die tuberkulöse Infektion oft schon ausgebrannt ist oder weil das alternde Immunsystem die Immunreaktion beim ersten Test nicht mehr auszulösen imstande ist. Eine ausreichende Antigenapplikation (5 Einheiten Tuberkulin) oder die Wiederholung des Tests (Booster-Effekt) nach etwa einer Woche sichern jedoch in fast allen Fällen einer Infektion den positiven Test (Battershill 1980). Bei negativer Reaktion sollte der Test nach etwa einer Woche wiederholt werden: Durch den Booster-Effekt des ersten Tests, der mit dem Alter zunimmt, könnte die zweite Untersuchung noch immer eine positive Reaktion auslösen.

Negativ kann der Tuberkulin-Test bei schwerer kavernöser oder bei miliarer Tuberkulose ausfallen. Das Ausbleiben einer positiven Tuberkulin-Reaktion wird in etwa 10% aller tuberkulösen Infektionen beobachtet und ist dann meistens mit niedrigem Serumalbumin und mit einer Leukozytose vergesellschaftet. Bei miliarer Tuberkulose bleibt der Tuberkulin-Test in 20–40% negativ, dieser Prozentsatz ist in der älteren Bevölkerung besonders hoch.

Die mit dem Lebensalter abnehmende Reaktion auf einen Tuberkulin-Test ist Ausdruck der mit dem Alter abnehmenden Abwehrleistung des Organismus. Das Ausbleiben einer Tuberkulin Reaktion besitzt für die vormals Tuberkulin positive Personengruppe Bedeutung, weil sie durch die altersbedingte Abwehrschwäche entweder beim Aufflackern der bis dahin „ruhenden" TBC oder bei einer neuerlichen TBC Infektion höchst gefährdet ist (Stead 1983).

Die Persistenz einer positiven Tuberkulin-Reaktion ist einerseits Hinweis auf Tuberkelbazillen im Organismus und andererseits auf eine funktionierende Abwehrreaktion. Als Risikofaktoren für das Wiederaufflackern einer TBC-Krankheit oder für eine frische TBC-Infektion sind in erster Linie konsumierende Erkrankungen, eine unzureichende Ernährung oder aber eine familiäre Disposition anzusehen. Auch die durch Drogenkonsum oder HIV-Infektion erworbene Immunschwäche ist für das Auftreten einer TBC von Bedeutung (Tabelle 12).

Die Bestätigung der Diagnose erfolgt seit einigen Jahren am einfachsten mit der Polymerase-Kettenreaktion (Polymerase-chain-reaction PCR), welche Tuberkelbazillusspezifische DNS-Bruchstücke im Blut nachweisen läßt. Die PC-Reaktion besitzt für den Nachweis einer Tuberkulose eine ähnliche Wertigkeit wie der Nachweis des Tuberkelbazillus selbst. Dort, wo diese Methode nicht verfügbar oder anwendbar ist, muß weiterhin auf den Nachweis im Ausstrich mit der Färbung nach Ziel-Neelson oder auf die Bakterienkultur zurückgegriffen werden. Das Material zur Untersuchung stammt in der Regel aus dem Sputum, aus dem Harn, aus dem Magensaft, aus dem Liquor, aus dem Pleurapunktat, aus dem Aszites oder aus dem bronchoskopisch gewonnenen

Tabelle 12. Risikofaktoren für das Auftreten einer Tuberkulose

1. TBC Familienanamnese
2. Niedrige soziale Stufe
3. Konsumierende Erkrankung
   a. Maligne Erkrankungen
   b. Massive Herzinsuffizienz
   c. Langdauernde chron. obstrukt. Lungenerkrankung
   d. Niereninsuffizienz (Dialyse)
4. Zustand nach Magenresektion
5. Unterernährung
6. Erworbene Immunschwäche (z.B. HIV)
7. Immunsuppressive Therapie (z.B. Cortison)
8. Diabetes mellitus
9. Alkoholismus

Tabelle 13. Todesfälle an Tuberkulose in Österreich zwischen den Jahren 1966 und 1994, getrennt nach Alter und Geschlecht der Patienten (Österr. Statist. Zentralamt)

Alter (Jahre)	1966		1970		1975		1980		1983		1994	
	m.	w.	m.	w.	m.	w.	m.	w.	m.	w.	m.	w.
0–4	2	2	2	1	0	0	0	0	0	0	0	0
5–14	2	0	1	2	0	1	1	0	0	0	0	0
15–24	7	2	2	1	6	4	1	2	0	2	0	0
25–34	22	12	7	7	10	4	9	0	6	1	2	1
35–44	71	30	46	10	26	5	22	5	22	6	6	0
45–54	114	19	64	21	49	13	53	12	29	7	12	3
55–64	284	54	154	58	70	22	47	20	50	16	16	3
65–74	251	108	252	88	140	47	88	33	90	29	13	14
75–84	130	92	116	89	94	56	79	72	68	50	20	12
über 84	21	27	21	22	11	19	11	16	12	17	4	7
gesamt	904	346	665	297	406	171	311	160	277	128	73	40
über 65	402	227	389	197	245	122	178	121	170	96	37	33
% über 65	44,5	65,6	58,5	66,3	60,3	71,3	57,2	75,6	61,4	75,0	50,7	82,5

Bronchialsekret. Die Bakterienkultur ist ein sehr langwieriges Verfahren, deren Ergebnis bis zum Beginn einer Therapie in der Regel nicht abgewartet werden kann.
Der histologische Nachweis granulomatöser Veränderungen im Biopsiematerial erhärtet den Verdacht auf eine tuberkulöse Erkrankung, kann aber weder die PC-Reaktion noch den Bakteriennachweis ersetzen.

Tabelle 14. Organmanifestation der Tuberkulose (Wiener Gesundheitsbericht 1991)

A. Lungen-TBC	83,8%
B. Extrapulmonale TBC	16,2%
1. Lymphknoten-TBC	27,5%
2. Pleura-TBC	23,4%
3. Urogenital-TBC	12,8%
4. Miliare TBC	9,5%
5. Knochen-TBC	9,4%
6. Meningeale TBC	5,0%
7. Andere	12,4%

An der Organverteilung der Tuberkulose ändert sich mit zunehmendem Lebensalter wenig, nur die Lungen-TBC scheint mit dem Alter etwas abzunehmen. Ob diese Abnahme tatsächlich einer Abnahme der Inzidenz oder nur einem Rückgang der Diagnosestellung entspricht, ist nicht gesichert (Umeki 1991). In der Gesamtbevölkerung steht die Lungen-TBC jedenfalls mit über 80% an erster Stelle, gefolgt von der Lymphknoten-TBC sowie der TBC der Pleura und des Urogenitaltraktes (Österr. Statist. Zentralamt) (Tabelle 14).
In der Lunge selbst werden zwar auch im höheren Lebensalter überwiegend die Oberlappen befallen, doch nehmen die atypischen Lokalisationen besonders in den Unterlappen zu. Der Einbruch von subpleuralen Tuberkeln in die Pleurahöhle erfolgt im Alter häufiger, allerdings immer seltener als akutes pleurales Ereignis.
Unter den extrapulmonalen Manifestationen spielt noch die urogenitale TBC eine

Tabelle 15. Klinische Zeichen einer aktiven, z.T. miliären Tuberkulose, die bei 21 Patienten intra vitam nicht diagnostiziert wurde (Bobrowitz 1982)

1.	Fieber	95,2%
2.	Schwäche	57,1%
3.	Verwirrtheit	52,4%
4.	Anorexie	47,6%
5.	Husten	42,9%
6.	Gewichtsverlust	33,3%
7.	Kurzatmigkeit	33,3%
8.	Expektoration	19,0%
9.	Lethargie	19,0%
10.	Hämoptysen	14,3%
11.	Erbrechen	14,3%
12.	Übelkeit	9,5%
13.	Diarrhoe	9,5%

größere Rolle, die übrigen Organmanifestationen bleiben jeweils unter 10%. Charakteristisch für die TBC des höheren Lebensalters ist, daß die klinische Symptomatik unabhängig von der Organmanifestation immer spärlicher wird. Diese Oligosymptomatik, aber auch die fehlende Charakteristik des klinischen Erscheinungsbildes oder das Überwiegen der Symptome anderer (Begleit-)Erkrankungen führen dazu, daß die TBC-Symptome falsch zugeordnet werden, daß die Diagnose der TBC zu Lebzeiten oft nicht gestellt wird (Tabelle 15) und daß erst die Obduktion die Diagnose sichert.

Die Behandlung der Tuberkulose

Die Behandlung der TBC ist ein langwieriges Verfahren und wird noch dazu mit Arzneimitteln durchgeführt, welche potentiell zu gravierenden Nebenwirkungen führen können. Aus diesen Gründen sollte die Diagnose vor Beginn der Therapie gesichert sein. Diese Prämisse ist mit der PCR fast immer zu erfüllen. Sollte die Diagnose vor Einleitung der Therapie nicht gelingen, dann ist im Einzelfall zu entscheiden, ob nicht der Beginn der Therapie vor die gesicherte Diagnose zu stellen ist.

Die lange Therapiedauer macht gerade bei älteren Personen die Patienten-Compliance zu einem wichtigen Anliegen. Es muß davon ausgegangen werden, daß nur zwei Drittel

Tabelle 16. Dosierung und Nebenwirkungen der primären Tuberkulostatika

Tuberkulostatikum	Tagesdosis	Intervalldosierung (2 x wöchentlich)	Nebenwirkungen
Isoniazid (INH)	5–(10) mg/kg bis 300 mg p.o.	1,0 g p.o. oder i.m.	Hepatopathie, Neuropathie, Vorsicht bei Nephropathie, Diabetes mellitus u. Alkoholismus
Rifampicin	10–(15) mg/kg bis 600 mg p.o.	600 mg p.o.	Hepatopathie, Übelkeit, Thrombozytopenie mit Purpura Influenza-Syndrom
Pyrazinamid (PZA)	25 mg/kg bis 2,0 g p.o.	50 mg/kg bis 3,5 g p.o.	Hepatopathie, Hyperurikämie, Exanthem
Ethambutol	10–15 mg/kg p.o.	50 mg/kg p.o. bis 2,5 g	Optikus-Neuritis, Periphere Neuritis, Exanthem
Streptomycin	15 mg/kg bis 1,0 g i.m.	25–30 mg/kg i.m.	Schädigung des N. vestibularis u. N. accusticus, Nephrotoxizität

der Patienten ihre tuberkulostatische Therapie regelmäßig einnehmen (Abeles 1982). Die unregelmäßige Einnahme begünstigt die Entwicklung einer Resistenz gegen das Tuberkulostatikum und führt auch zur Persistenz der tuberkulösen Infektion.

Die Resistenzentwicklung sollte auch die Auswahl der tuberkulostatischen Arzneimittel Rechnung tragen: Weder sollte eine Monotherapie zur Anwendung kommen, noch sollten die Arzneimittel über einen zu kurzen Zeitraum verabreicht oder zu niedrig dosiert werden. Die Tuberkulostatika selbst werden in primäre und in sekundäre Arzneimittel eingeteilt:

Zu den primären Arzneimitteln werden Isoniazid (INH), das Rifampicin, das Pyrazinamid (PZA), das Ethambutol (EMB) und das Streptomycin gezählt. Sie sind ausgezeichnet durch hohe Wirksamkeit bei relativ niedriger Toxizität.

Unter die sekundären Tuberkulostatika fallen das Amikacin, das Capreomycin, die Chinolone (Ciprofloxacin, Ofloxacin), das Clarithromycin, das Cycloserin, das Ethionamid, das Kanamycin und die Paraamisalizylsäure (PAS) (Tabelle 16).

Im praktischen Vorgehen ist im Hinblick auf die steigende Prävalenz resistenter Keime der Beginn der Behandlung mit einer Dreier-Kombination anzuraten. Diese Kombination sollte aus INH, Rifampicin und Pyrazinamid bestehen und durch mindestens 2 Monate verabreicht werden. Im Anschluß an die Dreier-Kombination muß durch weitere 4 Monate mit der Zweier-Kombination INH und Rifampicin fortgesetzt werden.

Wenn ein resistenter Keim a priori erwartet werden kann, wie z.B. bei Zuwanderern aus Entwicklungsländern oder nach längeren Auslandsaufenthalten, wenn eine Lungen-TBC durch eine Silikose kompliziert ist, oder wenn eine extrapulmonale Manifestation der TBC vorliegt, dann sollte von Anfang an mit einer Vierer-Kombination, bei multiresistenten Keimen sogar mit einer Sechser-Kombination begonnen werden.

Monoklonale Paraproteinämie, Gammopathie unbestimmter Signifikanz

Während der Einfluß des Alters auf die Funktion der T-Lymphozyten in groben Zügen bekannt ist, bleibt sein Einfluß auf die B-Lymphozyten weitgehend unklar. Die Immunglobuline im Serum erfahren in ihrer Gesamtheit zwar keine Änderung, allerdings werden spezifische Antikörper vermindert und umgekehrt Autoimmun-Antikörper und monoklonale Immunglobuline vermehrt gebildet. Eine im Alter gesteigerte Aktivität der B-Lymphozyten könnte für diese „paradox" gesteigerte Immunglobulinbildung verantwortlich sein (Crawford 1989). Diese Steigerung der Synthese unspezifischer Immunglobuline ist zu trennen von der im Alter ebenfalls gesteigerten monoklonalen Gammopathie unbestimmter Signifikanz (MGUS), die sich auch durch eine Anzahl klinischer Symptome bemerkbar machen kann. Unter einer monoklonalen Gammopathie ist die Proliferation eines einzelnen Plasmazell-Klons zu verstehen, welcher ein monoklonales (M-)Protein bildet.

Die Prävalenz dieser MGUS nimmt mit dem Lebensalter in einer Weise zu, daß sie vor dem 65. Lebensjahr etwa 1,0% beträgt und nach dem 65. Lebensjahr auf etwa 5% ansteigt (Crawford 1987).

Tabelle 17. Kontrolle von 241 Fällen einer MGUS frühestens 5 Jahre nach der Erstuntersuchung. Folgezustände (nach Kyle 1978)

1. Unveränderter Zustand	57%
2. Anstieg der Paraproteinämie um mehr als 50% und/oder Auftreten einer Paraproteinurie	9%
3. Entwicklung eines Meyloms, einer Makroglobulinämie oder Amyloidose	11%
4. Verstorben innerhalb d. 5 Jahre ohne Blutkontrolle und ohne Diagnose	23%

Tabelle 18. Maligne Transformation aus einer monoklonalen Gammopathie bei 263 Patienten (nach Pasqualetti 1997). Maligne Transformation 48 Patienten – 18,3% = 100%

1. Multiples Myelom	35	72,9%
2. Solitäres Myelom	2	4,2%
3. Makroglobulinämie	4	8,3%
4. Malignes Lymphom	3	6,2%
5. Amyloidose	2	4,2%
6. Chron. lymphat. Leukämie	1	2,1%
7. Plasmazelleukämie	1	2,1%

Die klinische Symptomatik der MGUS ist abhängig von der Konzentration des Paraproteins im Blut (Viskosität) oder von den Erkrankungen, welche sich aus der MGUS entwickeln können (Tabelle 17) (Kyle 1978, Ong 1997).
In anderen Nachuntersuchungen von MGUS werden auch lymphoproliferative Erkrankungen gefunden (Tabelle 18) (Crawford 1987). Indolente Formen eines Myeloms werden dagegen ohne Untersuchung des Knochenmarks oft einer monoklonalen Gammopathie zugerechnet.
Im höheren Lebensalter bleibt die monoklonale Gammopathie vielfach ohne klinische Symptome. Meistens wird die Paraproteinämie eher zufällig festgestellt. Gelegentlich macht sich die MGUS durch eine Hyperviskosität mit Zyanose, Hyperästhesien und eventuell Synkopen bei zerebraler Durchblutungsstörung bemerkbar (Duggan 1986). Das Auftreten eines multiplen Myeloms ist in der Regel gekennzeichnet durch eine Anämie, durch eine Thrombozytopenie, durch Knochenschmerzen und Knochenfrakturen sowie durch die Zeichen der Niereninsuffizienz.
Für die nahe Verwandtschaft der monoklonalen Gammopathie unbestimmter Signifikanz zum multiplen Myelom sprechen einerseits gemeinsame Risikofaktoren und andererseits das gemeinsame Auftreten beider Merkmale in denselben Familien (Bataille 1997). Einer der ersten Hinweise für die Entwicklung eines multiplen Myeloms aus einer monoklonalen Gammopathie unbestimmter Signifikanz ist das Auftreten einer merk- und meßbaren Knochenresorption (Bataille 1996). Das Myelom entwickelt sich aus allen Formen der Gammopathie (IgA, IgE, IgG, IgD), wenn auch die Entwicklung aus den Gammopathien IgG in erster und IgA in zweiter Linie am häufigsten vorkommt.
In einer rezenten Untersuchung an 263 Patienten beträgt das Risiko einer malignen Transformation aus einer MGUS über 18% (48 Patienten). Von diesen 48 Patienten weisen 35 (72,9%) ein multiples und 2 Patienten ein tumoröses, solitäres Myelom auf. (Tabelle 18).
Damit muß die monoklonale Gammopathie unbestimmter Signifikanz als präneoplastischer Zustand angesehen werden (Pasqualetti 1997).

Das multiple Myelom

Das multiple Myelom ist eine Erkrankung des höheren Lebensalters, auch wenn der Grundstein dazu, d.i. die monoklonale Gammopathie, wesentlich früher gelegt wurde. Tatsächlich steigt die Inzidenz des multiplen Myeloms mit dem Lebensalter ähnlich wie jene der MGUS auch wenn die Inzidenz der MGUS etwa 100mal höher liegt (Gautier 1994).

Klinik und Diagnostik des multiplen Myeloms

Die hervorstechenden Symptome ergeben sich aus den bedeutsamsten Manifestationen der Erkrankung, d.s. die Plasmazellwucherung im Knochenmark und die Charakteristika des sezernierten Proteins.
Dementsprechend stehen bei den Laboratoriumsbefunden die Verdrängung der normalen Knochenmarkselemente mit Anämie

und Thrombozytopenie sowie Zeichen der Plasmazellwucherung mit einer Hyperurikämie im Vordergrund. Die Hyperkalziämie als Ausdruck der Knochendestruktion addiert sich zu diesen Befunden.

Bei den Eiweißveränderungen imponiert die Vermehrung der monoklonalen Immunglobuline, welche durch die Serum-Elektrophorese gefunden und durch die Immunfixation bestätigt wird. Diese Vermehrung der pathologischen Eiweißfraktion bedingt die Verminderung der normalen Immunglobuline und bedingt damit auch die Anfälligkeit dieser Patienten für bakterielle Infektionen (Perri 1981). Die Skelettveränderungen lösen Knochenschmerzen aus und führen zu den multiplen osteolytischen Veränderungen, welche das multiple Myelom charakterisieren und gelegentlich auch zu Frakturen führen.

Die Skelettveränderungen bei multiplem Myelom ergeben sich aus dem massiven Überwiegen der Knochenresorption über die Knochenneubildung. Dabei wird die Tätigkeit der Osteoklasten durch Zytokine stimuliert, unter welchen dem Interleukin-6 und dem Tumornekrosefaktor (TNF) die größte Bedeutung zukommt (Carter 1990). Die Tätigkeit der Osteoblasten ist dagegen abgeschwächt. Als Ausdruck ihrer reduzierten Aktivität findet sich das Osteocalcin, welches in den Osteoblasten gebildet wird, vermindert. Überhaupt muß das Auftreten einer neuen Generation von Osteoblasten und Osteoklasten als einer der ersten Schritte in der Pathogenese des multiplen Myeloms gesehen werden. Die Stimulierung der Osteoblasten führt zur Bildung von Interleukin-6, welches wiederum die Osteoklasten aktiviert.

Der Nachweis der multiplen Knochenläsion ist eine Domäne der Radiologie. Unter den bildgebenden Verfahren kommt der Kernspintomographie eine besondere Rolle zu, weil sie Läsionen bereits zu einem Zeitpunkt entdecken kann, zu welchem diese noch indolent sind (Dimopoulos 1993).

Die Diagnose des multiplen Myeloms wird an Hand der radiologischen Darstellung der multiplen Knochenläsion und dem Nachweis der monoklonalen Gammopathie mittels der Immunfixation gestellt. Letztlich bleibt aber der Nachweis der Plasmazellvermehrung im Knochenmark (über 10%) oder der Nachweis von „Myelomzellen" durch die Beckenkammbiopsie unerläßlich.

Viele der Komplikationen des multiplen Myeloms stehen in unmittelbarem Zusammenhang mit der Gesamtmasse der Myelomzellen. Dazu gehören die Knochenläsionen, die Hyperkalzämie und die Anämie. Diese genannten Komplikationen, darüberhinaus aber vor allem Infektionen und die Niereninsuffizienz gehören gleichzeitig zu den häufigsten Todesursachen. Die Niereninsuffizienz, bekannt auch als „Myelomniere", ist das Ergebnis der Einflüsse von Hyperkalzämie, Hyperurikämie und der Leichtketten-Proteinurie auf die Niere.

Die Behandlung des multiplen Myeloms

Die Behandlung des multiplen Myeloms sollte auf jene Patienten beschränkt bleiben, welche einerseits symptomatisch sind und welche andererseits Hinweise auf eine signifikante Erkrankung (Anämie, Hyperkalzämie, ossäre Veränderungen usw.) aufweisen.

Die klassische Behandlung des multiplen Myeloms besteht seit vielen Jahren in der Verabreichung von Prednisolon und Melphalan (Alkeran R) und kommt unverändert bei den meisten Patienten zur Anwendung. Andere, neuere Chemotherapeutika (Vinca-Alkaloide, Anthracycline, Purin-Analoge) sind zwar ebenfalls wirksam, erzielen allerdings kein längeres Überleben der Patienten. Die Kombination dieser Therapie mit Alpha-2b-Interferon verlängert die Remission (Drayson 1998, Salmon 1998). Mit Vincristin, Doxorubicin und Dexamethason wird in der Regel eine raschere Induktion der Remission erreicht (Alexanian 1994). Sollte eine solche Remission mit einer konventionellen Therapie nicht zu erzielen sein, dann ist in vielen Fällen die hochdosierte Behandlung mit Melphalan mit Unterstützung durch eine autologe Stammzelltransplantation erfolgreich (Attal 1996). Bei lokalisierten, schmerzhaften Knochenläsionen wird die Strahlentherapie erfolgreich eingesetzt. Sollten die Beschwerden der Hyperviskosität im Vordergrund stehen, dann ist die Plasmapherese angezeigt. Zusätzlich zu dieser Behandlung stehen Arzneimittel zur Verfügung, welche die primäre Therapie unterstützen. Dazu gehören Bisphosphonate, welche die Knochenresorption sehr erfolgreich hemmen (Berenson 1996) sowie Erythropoietin, welches die Erythropoese stimuliert und damit der Anämie entgegenwirkt (Cazolla 1995). In allen Fällen sollte ein erfahrener Onkologe in die Therapie des multiplen Myeloms einbezogen werden.

Literatur

Abeles H, Rodescu D, Williams MH (1982) Shortened chemotherapy for pulmonary tuberculosis. N Engl J Med 307: 1527

Alexanian R, Dimopoulos M (1994) The treatment of multiple myeloma. N Engl J Med 330: 484–489

Alling DW, Blackwelder WC, Stuart-Harris CH (1981) A study of excess mortality during influenza epidemics in the United States, 1968–1976. Am J Epidemiol 113: 30–43

Armbrecht HJ, Nemani RK, Wongsurawat N (1993) Protein phosphorylation: changes with age and age-related diseases. J Am Geriatr Soc 41: 873–879

Astle CM, Harrison DE (1984) Effect of marrow donor and recipient age on immune responses. J Immunol 132: 673–677

Attal M, Harousseau JL, Stoppa AM, Sotto JJ, Fuzibet JG, Rossi JF, Casassus P, Maisonneuve H, Facon T, Infrah N, Payen C, Bataille R, for the Intergroupe Francais du Myelome (1996) A prospective, randomized trial of autologous bone marrow transplantation and chemotherapy in multiple myeloma. N Engl J Med 335: 91–97

Barker WH, Mullolly JP (1980) Influenza vaccination of elderly persons: reduction in pneumonia and influenza hospitalizations and deaths. J Am Med Assoc 244: 2547–2649

Bataille R, Chappard D, Basle MF (1996) Quantifiable excess of bone resorption in monoclonal gammopathy is an early symptom of malignancy: a prospective study of 87 bone biopsies. Blood 87: 4762–4769

Bataille R, Harousseau J-L (1997) Multiple myeloma. N Engl J Med 336: 1657–1664

Battershill JH (1980) Cutaneous testing in the elderly patients with tuberculosis. Chest 77: 188–189

Berenson JR, Lichtenstein A, Proter L, Dimopoulos MA, Bordoni George S, Lipton A, Keller A, Ballestre O, Kovacs MJ, Blacklock HA, Bell R, Simeone J, Reitsma DJ, Heffernan M, Seaman J, Knight RD, for he Myeloma Aredia Study Group (1996) Efficacy of pamidronate in reducing skeletal events in patients with advanced multiple myeloma. N Engl J Med 334: 488–493

Bobrowitz LD (1982) Active tuberculosis undiagnosed until autopsy. Am J Med 72: 650–658

Bradley SF (1992) Methicillin-resistent staphylococcus aureus infection. Clin Geriatr Med 8: 853–868

Brennen C, Wagener MM, Muder RR (1998) Vancomycin-resistent enterococcus faecium in a long-term care facility. J Am Geriatr Soc 46: 157–160

Cantwell MF, Snider DE, Cauthe GM, Onorato IM (1994) Epidemiology of tuberculosis in the United States, 1985, trough 1992. J Am Med Assoc 272: 535–539

Carter A, Merchav S, Silvian-Draxler I, Tatarsky I (1990) The role of interleukin-I and tumor necrosis factor-alpha in human multiple myeloma. Br J Haematol 74: 424–431

Cazzola M, Messinger D, Battistel V (1995) Recombinant human erythropoietin in the anemia associated with multiple myeloma or non-Hodgkins lymphoma: dose finding and identification of predictors of response. Blood 86: 4446–4453

Chandra RK (1990) The relation between immunology, nutrition and disease in elderly people. Age Ageing 19: S25–S31

Crawford J, Eye MK, Cohen HJ (1987) Evaluation of monoclonal gammopathies in the „well" elderly. Am J Med 82: 39–45

Crawford J, Oates S, Wolfe LA, Cohen HJ (1989) An in vitro analogue of immune dysfunction with altered immunglobulin production in the aged. J Am Geriatr Soc 37: 1140–1146

Dimopoulos MA, Moulopoulos A, Smith T, Delasalle KB, Alexanian R (1993) Risk of disease progression in asymptomatic multiple myeloma. Am J Med 94: 57–61

Drayson MT, Chapman CE, Dunn JA, Olujohungbe AB, Maclennan IC (1998) MRC trial of alpha-2b-interferon maintenance therapy in first plateau phase of multiple myeloma. MRC Working Party on Leukaemia in Adults. Br J Haematol 101: 195–202

Duggan DB, Schattner A (1986) Unusual manifestations of monoclonal gammopathies. Am J Med 81: 864–870

Ernst DN, Weigle WO, Thoman ML (1987) Retention of T cell reactivity to mitogens and alloantigens by Peyers patch cells or aged mice. J Immunol 138: 26–31

Felser JM, Raff MJ (1983) Infectious diseases and aging: immunologic perspectives. J Am Geriatr Soc 31: 802–807

Finkelstein MS (1984) Defences against infection in the elderly: the compromises of aging. Triangel 23: 57–64

Garibaldi RA, Brodine S, Matsumiya S (1981) Infections among patients in nursing homes. N Engl J Med 305: 731–735

Garibaldi RA, Nurse BA (1986) Infections in the elderly. Am J Med 81 [Suppl 1A]: 53–58

Gautier M, Cohen HJ (1994) Multiple myeloma in the elderly. J Am Geriatr Soc 42: 653–664

Gianni W, Cacciafesta M, Vetta F, Marigliano V, Ippoliti F (1997) Nutrition and immunity in older people. J Am Geriatr Soc 45: 1538–1539

Greenbaum M, Begt BE, Murray PR (1980) The accuracy of diagnosing pulmonary tuberculosis at a teaching hospital. Am Rev Resp Dis 121: 447–481

Hook EW, Horton CA, Schaberg DR (1983) Failure of intensive care unit support to influence mortality from pneumococcal bacteremia. JAMA 249: 1055–1057

Horan MA (1993) Immunsenescence and mucosal immunity. Lancet 341: 793–794

Horan MA, Ashcroft GS (1997) Ageing, defence mechanisms and the immune system. Age Ageing 26-S4: 15–19

Koivula I, Sten M, Leinonen M, Makela PH (1997) Clinical efficacy of pneumococcal vaccine in the elderly: a randomized single-blind population-based trial. Am J Med 103: 281–290

Kreger BE, Craven DE, Carling PC, McCabe WR (1980) Gram-negative bacteremia. III. Reassessment of etiology, epidemiology and ecology in 612 patients. Am J Med 68: 332–343

Kyle RA (1978) Monoclonal gammopathy of undetermined significance. Am J Med 64: 814–826

LaForce FM, Eickoff TC (1988) Pneumococcal vaccine: an emerging consensus. Ann Intern Med 108: 757–759

Lemme JD (1993) Tuberkulose: Comeback im höheren Alter. Geriatrie Praxis 3: 41–42

Liaw YS, Yang PC, Yu CJ, Wu ZG, Chang DB, Lee LN, Kuo SH, Luh KT (1995) Clinical spectrum of tuberculosis in older patients. J Am Geriatr Soc 43: 256–260

McElhaney JE, Beattie BL, Devine R, Grynoch R, Toth EL, Bleackley RC (1990) Age-related decline in interleukin 2 production in response to influenza vaccine. J Am Geriatr Soc 38: 652–658

Nagami PH, Yoshikawa TT (1983) Tuberculosis in the geriatric patient. J Am Geriatr Soc 31: 356–363

Ong F, Hermans J, Noordijk EM, Wijermans PW, Seelen PJ, de Kieviet W, Gerrits WB, Kluin PM, Kluin-Nelemans JC (1997) A population-based registry on paraproteinaemia in The Netherlands. Comprehensive Cancer Centre West, Leiden, The Netherlands. Br J Haematol 99: 914–920

Pasqualetti P, Festuccia V, Collacciani A, Casale R (1997) The natural history of monoclonal gammopathy of undetermined significance. A 5- to 20-year follow-up of 263 cases. Acta Haematol 97: 174–179

Perri RT, Hebbel RP, Oken MM (1981) Influence of treatment and response status on infection risk in multiple myeloma. Am J Med 71: 935–940

Phair JP, Kauffman CA, Bjornson A, Gallagher J, Adams L, Hess EV (1978) Host defenses in the aged: evaluation of components of the inflammatory and immune responses. J Infect Dis 138: 67–73

Richardson JP, Knight AL, Stafforrd DT (1990) Beliefs and policies of Maryland nursing home medical directors regarding tetanus immunization. Am J Geriatr Soc 38: 1315–1320

Rieder HL, Zimmermann H, Zwahlen M, Billo NE (1990) Epidemiologie der Tuberkulose in der Schweiz. Schweiz Rundschau Med 79: 675–679

Roebothan BV, Chandra RK (1994) Relationship between nutritional status and immun function in elderly people. Age Ageing 23: 49–53

Rudman D, Hontanosas A, Cohen Z, Mattson DE (1988) Clinical correlates of bacteremia in a Veterans administration extended care facility. J Am Geriatr Soc 36: 726–732

Salmon SE, Crowley JJ, Balcerzak SP, Roach RW, Taylor SA, Rivkin SE, Samlowski W (1998)

Interferon versus interferon plus prednisone remission maintenance therapy for multiple myeloma: a Southwest Oncology Group Study. J Clin Oncol 16: 890–896

Stead WW, Lofgren JP (1983) Does the risk of tuberculosis increase in old age? J Infect Dis 147: 951–955

Stead WW, Lofgren JP, Warren E, Thomas C (1985) Tuberculosis as an endemic and nosocomical infection among the elderly in nursing homes. N Engl J Med 312: 1483–1487

Teale C, Goldman JM, Pearson SB (1993) The association of age with the presentation and outcome of tuberculosis in a five-year survey. Age Ageing 22: 289–293

Thompson JS, Wekstein DR, Rhoades JL, Kirkpatrick C, Brown SA, Roszman T, Straus R, Tietz N (1984) The immune status of healthy centenarians. J Am Geriatr Soc 32: 274–281

Umeki S (1991) Age-related changes in the manifestations of tuberculosis. Drugs & Aging 1: 440–457

Weksler ME (1983) The thymus gland and aging. Ann Intern Med 98: 105–107

Yoshikawa TT, Norman DC (1996) Approach to fever and infection in the nursing home. J Am Geriatr Soc 44: 74–82

Yoshikawa TT (1998) VRE, MRSA, PRP, and DRGNB in LTCF: lessons to be learned from this alphabet. J Am Geriatr Soc 46: 241–243

Der Blutdruck im Alter – Hypertonie und Hypotonie

In der industrialisierten Welt steigt mit zunehmendem Lebensalter auch der Blutdruck (Abb. 7). Es bleibt allerdings Konvention, ab welcher Blutdruckhöhe von einem überhöhten Blutdruck gesprochen wird. Die bekannteste Faustregel besagt, daß der systolische Blutdruck den Wert von 100 + Lebensalter (Jahre) in mm Hg nicht überschreiten sollte.
Diese Faustregel muß endgültig ad acta gelegt werden, weil sich zeigt, daß in den nicht-industrialisierten Ländern ein altersabhängiger Blutdruckanstieg ausbleibt und auch die Hypertonie kein epidemiologisches Gewicht besitzt. Umgekehrt bedeutet dies, daß die Blutdruck- und Hypertonieentwicklung in den industrialisierten Ländern auf den Lebensstil und auf die Ernährung (salzreich) zurückzuführen sind (Abb. 7).
In den letzten Richtlinien zur Bewertung des Blutdruckes und zur Definition der Hypertonie erfährt das Lebensalter keine Berücksichtigung, wenn die betroffene Person einmal über 18 Jahre alt ist (Tabelle 19).
Blutdruckwerte werden solange als normal betrachtet als sie systolisch unter 130 mm Hg und diastolisch unter 85 mm Hg gelegen sind, während Blutdruckwerte ab 140/90 als hyperton angesehen werden. Als hoch normal werden Blutdruckwerte systolisch zwischen 130 und 139 sowie diastolisch zwischen 85 und 89 klassifiziert.
Longitudinale Studien sind zum Unterschied von Querschnittsuntersuchungen besser imstande, altersabhängige Veränderung des Blutdruckes zu erfassen. Solche longitudinale Untersuchungen zeigen in Europa und in den USA (National Health Survey 1996, Svärdsudd 1980), daß der Blutdruck schon von den ersten Lebenstagen an steigt. Der systolische Blutdruck der Männer liegt dabei bis zum 50. Lebensjahr über jenem der

Tabelle 19. Blutdruck-Klassifikation (Joint National Committee on the Detection, Evaluation and Treatment of High Blood Pressure – JNC 1993)

Kategorie	Systol. RR (mm Hg)	Diastol. RR (mm Hg)
Normal	unter 130	unter 85
Hoch-Normal	130–139	85–89
Hypertonie		
Stadium 1	140–159	90–99
Stadium 2	160–179	100–109
Stadium 3	180–209	110–119
Stadium 4	über 210	über 120

Frauen. Der diastolische Blutdruck steigt zunächst ebenfalls bei den Männern stärker an, fällt bei diesen aber nach dem 50. Lebensjahr wieder ab, so daß ab diesem Zeitpunkt die Blutdruckamplitude der Männer steigt und gleichzeitig der diastolische Blutdruck der Frauen über jenem der Männer liegt. Ein leichter Blutdruckabfall wird schließlich auch bei den Frauen registriert, betrifft dann sowohl den systolischen wie auch den diastolischen Wert, erfolgt aber erst nach dem 65. Lebensjahr.

Ein weiteres Ergebnis dieser longitudinalen Studien ist, daß der Blutdruckanstieg zum Blutdruckausgangswert in direkter Beziehung steht (Svärdsudd 1980). Der mit dem Lebensalter parallel steigende Blutdruck wird allerdings nicht in allen Ländern, sondern überwiegend in Industriestaaten registriert Diese Beobachtung läßt darauf schließen, daß der mit dem Alter steigende Blutdruck keine biologische Notwendigkeit darstellt, sondern Ausdruck eines westlichen Lebensstiles, des sozio-ökonomischen Status, der Ernährungsgewohnheiten, aber auch westlicher Umwelteinflüsse ist (Whelton 1994).

Auch der Salzkonsum und die renale Salzretention nehmen auf den Blutdruck bzw. auf den Blutdruckanstieg Einfluß. Der Kochsalzkonsum hat in der Vergangenheit drastisch zugenommen und ist – nicht zuletzt auf Grund der zahllosen „fast-food"-Ketten weiter im Steigen begriffen.

Außerdem führen sowohl das höhere Lebensalter wie auch der Rückgang der körperlichen Aktivität zur Insulinresistenz mit nachfolgendem Hyperinsulinismus. Dieser Hyperinsulinismus erhöht den Sympathikotonus, steigert die Natriumretention, führt zum Anstieg der Blutlipide und stellt einen Wachstumreiz für bindegewebige und muskuläre Strukturen der Blutgefäße dar (Abb. 32). Damit führt auch der Hyperinsulinismus zur Hypertonie und zur Gefäßsklerose.

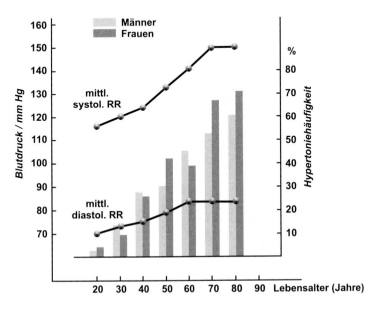

Abb. 7. Blutdruckverhalten und Hypertoniehäufigkeit in der industrialisierten Welt in Abhängigkeit vom Lebensalter (National Health Survey, Wash. 1967, Michel 1983)

Die Hypertonie

Die essentielle Hypertonie des älteren Menschen wird begleitet und ist gekennzeichnet durch einen Rückgang des Schlagvolumens und der Herzfrequenz mit einem Rückgang des Herzminutenvolumens, durch einen Rückgang des Blutvolumens, des renalen Blutflusses und der Plasma-Renin-Aktivität sowie durch einen Anstieg des peripheren und des renalen Gefäßwiderstandes mit Zunahme der linksventrikulären und septalen Wandstärke und mit Zunahme der linksventrikulären Muskelmasse (Messerli 1983).

Die regionale Inzidenz einer Hypertonie kann nur mit Hilfe systematischer Untersuchungen ermittelt werden, weil diese vielfach symptomlos bleibt und deshalb mit einer hohen Dunkelziffer belastet ist. In Analogie zum Blutdruckanstieg mit dem Alter ist auch die Hypertonie mit dem Lebensalter positiv korreliert. Sie wird in Europa bei den 20–24jährigen in etwa 5–6%, bei den 50–54jährigen in bis zu 30% und bei den über 75jährigen in bis zu 60% gefunden, wobei Unterschiede zwischen den Geschlechtern sowie in Abhängigkeit von regionaler oder rassischer Herkunft bestehen (Whelton 1994, Michel 1983). Diese Prävalenz der Hypertonie in Europa ist mit jener in den USA vergleichbar (Working Group 1993).

Die essentielle Hypertonie stellt mit 90% das Hauptkontingent aller Hypertonieformen. Andere, sekundäre Hypertonieformen machen in einem hypertensiven Krankengut kaum mehr als 10% aus und sind meistens die Folge von Nierenerkrankungen (Nephritis), einer Nierenarterienstenose oder einer Überfunktion des Nebennierenmarkes, der Nebennierenrinde oder der Schilddrüse. Die Aortenisthmusstenose als Ursache einer Hypertonie ist im Alter selten.

Am Beginn der essentiellen Hypertonie des älteren Menschen stehen ursächlich zunächst zwei Faktoren im Vordergrund. Zum einen kommt es durch den Elastizitätsverlust und durch die Atherosklerose, zum anderen durch den Rückgang der Funktion des Betarezeptor-Effektor-Systems und durch einen Anstieg des Noradrenalin-Spiegels zu einem Schwinden der Gefäßrelaxation und zu einem Anstieg des peripheren Gefäßwiderstandes (Vane 1990).

In weiterer Folge kommt es durch die Schädigung des Gefäßendothels aber auch durch einen mit der Hypertonie assoziierten Rückgang der Bildung von Stickstoff-Monoxyd (Forte 1997), welches die Gefäßrelaxation vermittelt, zu einer Störung der Tonusregulation, welche durch die Endothelfaktoren Prostacyclin und Thromboxan aufrechterhalten wird. Damit kommt es nicht nur zur Vasokonstriktion sondern auch zur Stimulation der Plättchenaggregation (Applegate 1992). Der Rückgang der Renin- und der Aldosteronskretion mit zunehmendem Alter besitzt kaum Einfluß auf diese Vorgänge (Hegstad 1983, Weidmann 1977).

Der Einfluß der zentralen Regulation auf den Blutdruck erfolgt über den Sympathikus, über das Angiotensin und über die Barorezeptoren des Karotissinus, wobei letztere mit zunehmendem Alter und mit steigendem Blutdruck an Empfindlichkeit verlieren (Gribbin 1971).

Viele Faktoren sind also bekannt, welche zur Entstehung der essentiellen Hypertonie beitragen, der jeweilige pathogenetische Ablauf wird aber offenbar individuell vorgegeben. Sobald der initiale Blutdruckanstieg zu Nierenveränderungen geführt hat ist die Hypertonie weitgehend fixiert und bildet die Grundlage für einen weiteren Blutdruckanstieg.

Systolische Hypertonie

Die systolische Hypertonie des älteren Menschen stellt eine Sonderform des Bluthoch-

Die Hypertonie

druckes dar. Sie ist charakterisiert durch einen systolischen Blutdruck von über 160 mm Hg und einen diastolischen Druck unter 90 mm Hg (Rowe 1983) und wird, wenigstens in den USA, in über 25% bei der über 75jährigen Bevölkerung gefunden (Kannel 1980). Die systolische Hypertonie steht in Zusammenhang mit der Sklerose der Blutgefäße des höheren Lebensalters, die zum Verlust der Elastizität und damit der Windkesselfunktion der Aorta führen. Die zunehmende Gefäßrigidität resultiert aus den morphologischen aber auch funktionellen Gefäßveränderungen und addiert sich zur muskulären Tonussteigerung der essentiellen Hypertonie. Die gegenseitige Beziehung von Elastizitätsverlust und muskulärer Tonussteigerung bestimmt auch den Typus des Bluthochdruckes. Ein Überwiegen der Rigidität begünstigt die systolische Komponente, während die Tonussteigerung besonders den diastolischen Wert erhöht (Yin 1980).

Die Bedeutung der systolischen Hypertonie als Risikofaktor für degenerative Gefäßschäden und besonders für die Zerebralsklerose ist in den großen Feldstudien der vergangenen Jahre erkannt worden (Kannel 1981). Diese Studien haben auch den Wert einer Behandlung der systolischen Hypertonie erkennen lassen (Hypertension Detection and Follow-up Program Cooperative Group 1979).

Klinik der Hypertonie

Ähnlich wie beim jungen Menschen stellt auch bei älteren Personen die fehlende Symptomatik des unkomplizierten Hochdruckes ein diagnostisches Problem dar. Nur selten und erst bei stark überhöhten Blutdruck werden von den Patienten Kopfschmerz, ein Druckgefühl in der Schläfengegend, ein Übelkeitsgefühl mit Brechreiz und eventuell auch Sehstörungen angegeben. Erst die Hypertoniefolgen am Herz-Kreislauf-System, an den Zerebralgefäßen und an den Nieren geben indirekte Hinweise für das Vorliegen einer Hypertonie. Charakteristisch für die Hypertonie im Alter ist die Neigung zum orthostatistischen Blutdruckabfall. Sie ist Folge der morphologisch und funktionell bedingten, reduzierten Anpassungsfähigkeit der Gefäße.

Die Klinik der Hypertoniefolgen ist geprägt von der Druckbelastung des Herzens einerseits und von den Gefäßschäden vorwiegend des kardialen, des zerebralen und des renalen Gefäßsystems.

Untersuchungen bei Auftreten oder bei der Diagnose eines Bluthochdruckes

Gerade im höheren Lebensalter ist ein differenziertes Vorgehen bei der Suche nach der Ursache einer Hypertonie angezeigt. Bei Ausschöpfung der anamnestischen Angaben, des klinischen Status und einiger Laboratoriumsbefunde sind die invasiven oder für den älteren Menschen belastenden Untersuchungen meistens nicht mehr notwendig. Hormonuntersuchungen (Cortisol, Renin, Aldosteron, Katecholamine und Schilddrüsenhormone), Sonographie, Computertomographie und Isotopenuntersuchungen ersetzen weitgehend die invasiven Methoden, nur selten muß von der Nierenangiographie Gebrauch gemacht werden.

Die Familienanamnese des Patienten gibt gelegentlich Hinweise auf eine genetische Disposition. Die Angaben über den Beginn und über den Verlauf der Hypertonie enthalten oft wertvolle Information. Hinweise auf eine Nierenentzündung, auf Nierensteine, auf Miktionsbeschwerden beim Mann, auf einen Diabetes mellitus oder auf anfallsweise Blässe mit Herzjagen sind von diagnostischer Bedeutung.

Im klinischen Status bilden der Ernährungszustand, ein Habitus mit Stammfettsucht und abdominellen Striae ebenso wichtige Information wie ein kardialer Befund mit

Tachykardien und Herzgeräuschen oder wie fehlende periphere Pulse.
Die Untersuchungen zur weiteren Differenzierung einer frisch entdeckten Hypertonie sollten in obligate und in fakultative getrennt werden.

Obligate Untersuchungen:
1. BUN und Kreatinin im Serum
2. Elektrolyte (Na, K, Cl) im Serum und im Harn
3. Kompletter Harnbefund
4. EKG
5. Herz-Lungen-Röntgen

Fakultative Untersuchungen:
1. Nierensonographie
2. Echokardiographie
3. Katecholamine im Harn, Renin und Aldosteron im Serum
4. Nebennierenszintigraphie und/oder Computertomographie

Die Hypertonie und das Herz

Die linksventrikuläre Hypertrophie

Schon beim gesunden Menschen steigt das Herzgewicht parallel zum Alter. Diesem Gewichtszuwachs entspricht eine Zunahme der linksventrikulären Wandstärke. Für die Entstehung der linksventrikulären Hypertrophie spielen beim normotonen Menschen ein mit dem Alter zunehmender Elastizitätsverlust des Herzmuskels und der arteriellen Blutgefäße, welche beide den mittleren arteriellen Druck in Ruhe, besonders aber bei körperlicher Anstrengung ansteigen lassen, eine Rolle (Lakatta 1982).
Für die genetisch bedingten hypertrophen Kardiomyopathien sind zahlreiche Mutationen des Gens für das Myosin-bindende Protein C bekannt, dessen klinische Expression oft bis ins höhere Lebensalter verzögert ist (Nimura 1998).
Am Beginn einer Hypertonie entwickelt sich langsam die Linksherzhypertrophie, welche zunächst eine unveränderte Auswurfleistung des Herzens gegen den erhöhten peripheren Widerstand ermöglicht. Bei intakten Koronargefäßen bleibt damit die Hyerptonie über längere Zeit kompensiert. Die Linksherzhypertrophie nimmt mit Fortdauer der Hypertonie allerdings weiter zu, entweder in konzentrischer Form oder aber – ganz besonders bei genetischer Disposition (Marian 1995) – asymmetrisch mit überwiegendem Muskelzuwachs im Bereich des interventrikulären Septums.
Unabhängig von der Entstehungsursache entwickelt diese Linksherzhypertrophie Komplikationen, welche für den betroffenen Patienten entweder als eine Herzinsuffizienz oder als eine ventrikuläre Rhythmusstörung bedrohlich werden können (McLenachan 1987, Cuocolo 1990). Jedenfalls ist sie mit erhöhter kardiovaskulärer Mortalität aber auch mit plötzlichem Herztod vergesellschaftet. Unmittelbare Ursache für die ventrikulären Tachyarrhythmien sind im Rückgang der linksventrikulären Auswurffraktion und im Rückgang der koronaren Perfusion zu suchen, welche unabhängig voneinander auftreten können, welche miteinander aber in Beziehung stehen können (Spirito 1997). Charakteristisch für den Rückgang der Auswurffraktion ist jedenfalls, daß sie nicht durch ein systolisches Versagen sondern vielmehr durch eine Beeinträchtigung der diastolischen Füllung zustande kommt (Cuocolo 1990).
Die Diagnose der linksventrikulären Hypertrophie gelingt in der Regel aus dem EKG mit den typischen Zeichen des Linkstypes oder des überdrehten Linkstypes. Parasternale ST-Hebungen und präterminale T-Negativität bereiten gelegentlich differentialdiagnostische Probleme. Die echokardiographische Vermessung der Ventrikelwand und des Septums sichert aber die

Diagnose der linksventrikulären Hypertrophie.
Die ideale Therapie der linksventrikulären Hypertrophie bei essentieller Hypertonie gibt es offenbar noch nicht. Die bisher am häufigsten angewendete Behandlung mit Betablockern oder Kalziumantagonisten (Verapamil) verbessert durch bradykardisierende Wirkung die diastolische Füllung und damit auch die koronare Durchblutung, ohne die Muskelhypertrophie zu stimulieren (Maron 1987, Schobel 1996). Die zusätzliche Verabreichung von ACE-Hemmern trägt zu einem Rückgang der linksventrikulären Hypertrophie bei und verbessert damit ebenfalls die Auswurfleistung des Herzens (Schmieder 1996).
Der Nutzen vom Amiodarone ist wegen seiner pro-arrhythmogenen Aktivität nicht eindeutig gesichert, der implantierbare Defibrillator allerdings kann bei bedrohlichen Tachyarrhythmien eine letzte Option darstellen (Spirito 1997).
Der erhöhte Blutdruck nimmt auch erheblichen Einfluß auf die degenerativen Veränderungen am Gefäßsystem des Herzens. Er gehört neben genetischen Faktoren mit der Hyperlipoproteinämie, mit Zigarettenrauchen, einem Diabetes mellitus, einer Hyperurikämie und der Adipositas zu den wesentlichen Risikofaktoren für die Entstehung einer Koronarsklerose (Harris 1988). Hypertonie und Hypercholesterinämie sind dabei die stärksten Risikofaktoren. Beide sind gut behandelbar und mit ihrem Rückgang sinkt nahezu linear auch das Risiko (Collins 1990, Dahlöf 1991) (Scand. Simvastatin Survival Study Group 1994).
Gerade die Skandinavische Simvastatin-Untersuchung zeigt nicht nur die Wirksamkeit der Hydroxy-Methylglutaryl-Coenzym-A-Reduktase-Hemmer auf den Serum-Cholesterinspiegel, sondern auch die enge Beziehung zwischen dem Cholesterinspiegel und der koronaren Herzkrankheit bzw. dem Auftreten des Herzinfarktes. Allerdings entwickelt sich mit zunehmendem Lebensalter eine engere Beziehung zwischen der koronaren Herzkrankheit und den low density lipoproteins (LDL) oder den high density lipoproteins (HDL) als zwischen der koronaren Herzkrankheit und dem Gesamt-Cholesterin (Castelli 1986).
Bei der Behandlung der Hypercholesterinämie ist zuletzt zu Simvastatin, Lovastatin und Pravastatin noch das Atorvastatin gekommen, welches als HMG-CoA-Reduktase-Hemmer nicht nur Gesamt-Cholesterin und LDL sondern auch die Triglyzeride zu senken imstande ist (Bakker-Arkema 1996).
Die Beziehung zwischen der Hypertonie und der koronaren Herzkrankheit ist vielfältig. Einerseits besitzen Hypertonie und koronare Herzkrankheit gemeinsame Risikofaktoren und andererseits fördert die Hypertonie die Entwicklung degenerativer Gefäßveränderungen (Rakugi 1996).
Zu den gemeinsamen Risikofaktoren gehören eine genetische Komponente, die Insulinresistenz, eine gesteigerte sympathische Aktivität und die Freisetzung vasoaktiver Substanzen. Der Einfluß der Hypertonie auf das Gefäßsystem wird über eine endotheliale Dysfunktion, über eine gesteigerte Intimapermeabilität und über die linksventrikuläre Hypertrophie vermittelt.
Die Hypertonie beschleunigt die Lipidablagerungen im Bereich der Intimaläsionen mit Degeneration der glatten Gefäßmuskulatur und der elastischen Fasern, welche schließlich sowohl morphologisch wie auch funktionell zur Gefäßenge führen (Applegate 1992, Forte 1997). Sobald Verkalkungen der Herzkranzgefäße nachweisbar werden, wird eine Hypertonie in 70%, ein pathologisches EKG in 80%, eine Fettstoffwechselstörung in 40% und eine gestörte Kohlenhydrattoleranz in 23% gefunden (Gradaus 1981). Die proximalen Anteile der Koronargefäße sind in aller Regel stärker sklerosiert als die distalen Anteile.
Männer sind von der kalzifizierenden Koronarsklerose öfter betroffen als Frauen,

allerdings ist die Zunahme der koronaren Herzkrankheit nach Auftreten einer Hypertonie bei beiden Geschlechtern ähnlich stark ausgeprägt.
In der Framingham-Untersuchung (Kannel 1972) wird die Hypertonie in 75% ursächlich mit dem Auftreten einer Linksdekompensation in Verbindung gebracht, unabhängig davon ob es sich um eine systolische oder um eine diastolische Hypertonie handelt. Das Mortalitätsrisiko einer Linksdekompensation beträgt innerhalb von 5 Jahren nach der ersten Dekompensation 50% und kann nur durch eine deutliche Blutdrucksenkung verbessert werden.

Die Zerebralsklerose

Die Inzidenz, aber auch die Progredienz, das Ausmaß und letztlich die Mortalität der Zerebralsklerose stehen in enger Beziehung zum Blutdruck (MacMahon 1990, Collins 1990, Lindenstrom 1995), während die Hypercholesterinämie eine geringere Rolle spielt (Prospective Studie Collaboration 1995).
Das Risiko eines Schlaganfalles wird bei Patienten mit systolischer Hypertonie mindestens fünfmal höher gefunden als bei normotonen Personen und dieses Risiko erhöht sich mit jedem Blutdruckanstieg von 10 mm Hg um jeweils 30% (Kannel 1981, Materson 1991). Die Druckhöhe der systolischen Blutwellen als Ausdruck des Blutdruckes und der Gefäßrigidität korreliert dabei mit dem Risiko sowohl der intrazerebralen wie auch der Subarachnoidalblutung. Jedenfalls bedeutet die Hypertonie für das Auftreten einer Zerebralsklerose und eines Schlaganfalles ein noch größeres Risiko als für das Auftreten der Koronarsklerose und des Herzinfarktes. Allerdings besteht auch hier eine enge Beziehung zwischen der Blutdruckhöhe und dem Risiko, sodaß mit Absenken des Blutdruckes auch das Risiko für den Schlaganfall sinkt (Lindenstrom 1995, Du 1997).

Hypertonie und Autoregulation der zerebralen Durchblutung

Die Hypertonie besitzt Bedeutung für die Autoregulation der zerebralen Durchblutung. Diese Autoregulation sichert einen konstanten zerebralen Blutfluß, indem bei Blutdruckabfall die Arteriolen weit und bei Blutdruckanstieg diese Blutgefäße eng gestellt werden. Die Hypertonie verschiebt nun, offenbar durch Zunahme der Wandstärke der Hirngefäße, das Niveau der Autoregulation sowohl für hypertone wie auch für hypotone Drucksituationen nach oben. Damit wird zwar die Hypertonie besser toleriert, gleichzeitig steigt jedoch das Risiko der zerebralen Minderdurchblutung bei Blutdruckabfall (Strandgaard 1973).

Die hypertensive Enzephalopathie

Die hypertensive Enzephalopathie ist ein akutes klinisches Zustandsbild mit Kopfschmerzen, Sehstörungen, Krämpfen und gelegentlich auch mit Wesensveränderungen, das bei raschem und extremem Blutdruckanstieg beobachtet werden kann (Ram 1978). Es tritt seltener bei der essentiellen Hypertonie und häufiger bei Glomerulonephritis, bei Eklampsie oder bei Nierenarterienstenose auf.
Offenbar werden dabei die oben genannten Mechanismen zur Autoregulation durchbrochen und das Gehirn wird nicht nur durch einen erhöhten zerebralen Blutfluß, sondern auch durch ein Begleitödem belastet (Skinhoj 1983). Eine rasche Blutdrucksenkung bessert ebenso rasch die klinische Symptomatik. Umgekehrt kann das Ausbleiben einer Behandlung zum Tode des Patienten führen.

Hypertonie und Niere

Hypertonie und Nierenschädigung sind eng miteinander verknüpft. Dabei ist die Hypertonie entweder Ursache oder Folge einer renalen Erkrankung. Als Ursache eines Nierenschadens genügt schon eine diastolische Hypertonie von 90–114 mm Hg, um nach einer Hypertoniedauer von 3 Jahren bei etwa 2% der betroffenen Patienten eine Niereninsuffizienz hervorzurufen (V. A. Coop. Study Group, 1970).

In der Abfolge der durch eine Hypertonie induzierten Niereninsuffizienz des älteren Menschen kommt es auf der Basis der Altersveränderungen der Niere durch einen Anstieg des renalen Gefäßwiderstandes zu einem Rückgang des renalen Blutflusses, wobei dieser Rückgang in der Nierenrinde am stärksten ausgeprägt ist. Da der Widerstand auch in den efferenten Arteriolen ansteigt, bleibt die glomeruläre Filtrationsrate zunächst unverändert erhalten.

Während dieses Stadium noch reversibel ist, stellen sich in weiterer Folge definitive Schäden an den Arteriolen ein, welche eine glomeruläre Ischämie und einen weiteren Funktionsverlust nach sich ziehen. Eine Hyperfiltration durch den hohen systemischen Blutdruck schädigt sowohl die Glomerula wie auch die Tubuli.

Das Auftreten einer Mikroalbuminurie gibt häufig den ersten Hinweis auf das Vorliegen eines Nierenschadens. Ein Absenken des Blutdruckes durch eine antihypertensive Therapie kann die Mikroalbuminurie, die nicht nur Ausdruck des glomerulären Schadens ist sondern auch pathogenetische Bedeutung für den weiteren Verlauf der Niereninsuffizienz besitzt, zum Verschwinden bringen (Agrawal 1996).

Was die Behandlung der Hypertonie bei Niereninsuffizienz betrifft, ist von Bedeutung, daß ACE-Hemmer sowohl den systemischen wie auch den intrarenalen Blutdruck senken. Sie führen zum Sistieren der Mikroalbuminurie nicht erst durch Senkung des systemischen Blutdruckes sondern schon vor den Blutdruckabfall (Hörl 1996). Die Anwendung der ACE-Hemmer bietet vielfach Schutz vor einer weiteren Progression der chronischen Niereninsuffizienz, doch sollte der Verlauf des Plasma-Kreatinins laufend überprüft werden (Maschio 1996). Ähnliche Bedeutung besitzt die Kontrolle des Verlaufes des Serum-Kaliumspiegels, welche bei Anwendung von Angiotensin-Rezeptoren-Antagonisten jedoch unterbleiben kann.

Die Nierenarterienstenose ist ein seltenes Leiden und wird in einem hypertensiven Krankengut in kaum 1% gefunden (Greminger 1977). Sie muß in die diagnostischen Überlegungen besonders dann einbezogen werden, wenn die Hypertonie entweder vor dem 30. oder nach dem 50. Lebensjahr einsetzt, oder wenn die Hypertonie durch einen raschen Blutdruckanstieg und durch eine Hypokaliämie gekennzeichnet ist. Im Plasma werden das Renin und das Aldosteron als Hinweis auf die pressorische Aktivität der ischämischen Niere erhöht gefunden und der Captopril-Test ergibt einen Abfall der glomerulären Filtrationsrate der betroffenen Niere.

Die Sonographie ergibt in aller Regel eine kleine Niere auf der Seite der Nierenarterienstenose, welche letztlich angiographisch zur Darstellung gebracht wird. Bei gesicherter Diagnose bilden entweder die Dilatation der Stenose oder die chirurgische Intervention die Therapie der Wahl.

Die Behandlung der Hypertonie

Die Bedeutung der Behandlung eines deutlich erhöhten Blutdruckes war kaum je umstritten, auch wenn die Beziehung zwischen Blutdrucksenkung und der kardiovaskulären Morbidität und Mortalität sowie des Schlaganfallrisikos erst in letzter Zeit immer deutlicher dargestellt werden konnte (MacMahon 1990, Collins 1990, Dahlöf 1991, The Systolic Hypertension 1991). Es wurde darüber hinaus nachgewiesen, daß auch die Blutdrucksenkung bei sehr alten, über 80jährigen Hypertonikern ähnlich protektive Ergebnisse erzielen läßt, wie die Blutdruckbehandlung bei jüngeren Patienten (Bennett 1994, Dahlöf 1991, Applegate 1992).

Selbst der Nutzen der Behandlung eines geringfügig erhöhten Blutdruckes, z.B. systolische Blutdruckwerte zwischen 140–160 mm Hg bei alten Menschen, ist belegt (Stamler 1993, Sagie 1993). Die von Stamler ermittelten Daten sprechen von einer linearen Beziehung zwischen der Blutdruckhöhe und dem kardiovaskulären Risiko ab einem Blutdruck von 120/80. Das Risiko steigt bei einem Anstieg des systolischen Blutdruckes auf 140–159 und des diastolischen Blutdruckes auf 90–99 um das 2,5fache. Steigt der systolische Blutdruck auf über 160 mm Hg und der diastolische Blutdruck auf über 100 mm Hg, dann nimmt das Risiko um das 4,5fache zu.

In der Vergangenheit war die Bedeutung der diastolischen Hypertonie als kardiovaskulärer Risikofaktor weit in den Vordergrund gestellt worden. Im letzten Dezennium allerdings ist auch die Bedeutung der (isolierten) systolischen Hypertonie als kardiovaskulärer, besonders aber als zerebrovaskulärer Risikofaktor erkannt und gewürdigt worden. Die Indikationen zu ihrer Behandlung sind eindeutig (SHEP 1991, O'Donnell 1997, Giles 1990, Sagie 1993).

Voraussetzung für die Behandlung einer Hypertonie ist deren gesicherte Diagnose. Die Sicherstellung der Diagnose sollte zwar in jedem Alter und für jede Erkrankung Voraussetzung für eine Therapie sein, doch besitzt sie bei älteren Menschen zusätzliches Gewicht. Caird konnte nämlich zeigen, daß über 20% der über 65jährigen beim Einnehmen einer aufrechten Körperhaltung einen Blutdruckabfall von 20 mm Hg erleiden und daß dieser Blutdruckabfall bei 9% der Untersuchten 30 mm Hg und bei 5% der Probanden 40 mm Hg beträgt. In solchen Fällen könnte eine medikamentöse Blutdrucksenkung zu derart niedrigen Blutdruckwerten führen, daß den Patienten durch eine zerebralen Minderdurchblutung Schaden entsteht (Caird 1973, Farnett 1991).

Die Indikation zur Hypertoniebehandlung sollte aus diesen Gründen sehr streng gestellt werden. Eine Vielzahl an Blutdruckmessungen, vorteilhaft unterstützt durch eine 24-Stunden-Blutdruckmessung, stets jedoch abgesichert durch Messungen bei aufrechter Körperposition des Patienten stellen die Indikation sicher. Das Ziel der Blutdrucksenkung beim älteren Menschen unterscheidet sich kaum vom Ziel bei jungen Menschen, bei welchen Werte unter 140/90 erreicht werden sollten: Der systolische Blutdruck sollte zunächst um 20 mm Hg gesenkt werden wenn der Ausgangswert zwischen 160–180 mm Hg liegt. Er sollte zumindest bis 160 mm Hg gesenkt werden, wenn der Ausgangswert über 180 mm Hg liegt (Joint National Committee 1993). Der diastolische Blutdruck kann auch vorsichtig auf Werte unter 80 mm Hg gesenkt werden (SHEP 1991), ohne daß es mit dem Blutdruckabfall zu jenem J-Phänomen kommt, welches mit einem erhöhten Risiko für kardiale Komplikationen verknüpft ist (Farnett 1991). In jedem Falle sollte nach dem Prinzip „start low and go slow" vorgegangen werden.

Die nicht-medikamentöse Behandlung der Hypertonie besitzt beim Betagten keinen besonders hohen Stellenwert.

Salzrestriktion, Gewichtsreduktion und eine hohe Steigerung der körperlichen Aktivität als nicht-medikamentöse Maßnahmen zur Blutdrucksenkung sind im höheren Lebensalter schwer realisierbar. Vielfach wird eine gesteigerte körperliche Aktivität durch degenerative Gelenkserkrankung oder durch kardiopulmonale Funktionseinbußen verhindert und auch die Einschränkung des Salzkonsums ist zwar auch im höheren Lebensalter blutdrucksenkend wirksam (Cappuccio 1997), wird jedoch mit dem Argument des Verlustes an Lebensqualität oft verweigert (Kurz 1987).

Für die medikamentöse Behandlung der Hypertonie stehen äußerst wirksame Arzneimittel zur Verfügung. Zu den bisher verwendeten Mitteln, wie den Diuretika, den ACE-Hemmern, den Betablockern, den Kalziumantagonisten und den Alpha-Rezeptorenblockern sind noch die Alpha-Beta-Rezeptorenblocker, die Angiotensin-Rezeptor-Antagonisten und eine neue Generation von zentral wirksamen Antihypertensiva gekommen.

Die Hypertonie des Betagten ist charakterisiert durch eine verminderte arterielle Compliance, durch einen erhöhten peripheren Widerstand und durch eine niedrige Plasma-Renin-Aktivität (Messerli 1983). Diese Konstellation sollte antihypertensive Arzneimittel aus den Stoffgruppen der Diuretika, der Alpha-Beta-Rezeptorenblokker, der Blocker der Angiotensinwirkung und der protahiert wirksamen Kalziumantagonisten bevorzugt anwenden lassen (Bennet 1994).

Die folgenden Regeln, welche bei einer Hypertoniebehandlung beachtet werden sollten, gelten zwar für jedes Lebensalter, doch sollten sie beim älteren Menschen ganz besonders beachtet werden:

1. Es sollte stets der Versuch unternommen werden, eventuell vorliegende Zweit- oder Dritt-Erkrankungen mit dem antihypertensiven Arzneimitteln mitzubehandeln. So würde sich z.B. bei zusätzlicher peripherer Verschlußkrankheit ein Kalziumantagonist gut eignen, oder aber wäre bei Vorliegen einer koronaren Herzkrankheit ein Betablocker oder Alpha-Betablocker angebracht.
2. Es sollten die Nebenwirkungen der antihypertensiven Mittel für jeden Patienten speziell berücksichtigt werden. Dementsprechend würden sich Betablocker bei Vorliegen einer chronisch obstruktiven Lungenerkrankung ebenso schlecht eignen, auch wäre die Anwendung von Arzneimitteln, welche den Cholesterinspiegel anheben, bei gleichzeitiger Hyperlipoproteinämie ungünstig.
3. Speziell für den älteren Menschen gilt, daß die Verabreichung von antihypertensiven Arzneimittel mit niedriger Dosierung begonnen und eine Dosissteigerung langsam erfolgen sollte. Eine zu rasche oder zu tiefe Blutdruck-Absenkung besitzt für den Patienten oft negative Folgen mit Zunahme des Risikos für einen Herzinfarkt oder für einen Schlaganfall (Merlo 1996, Farnett 1991).

Diuretika

Unverändert stellen Diuretika einen Eckpfeiler in der Hypertoniebehandlung des älteren Menschen dar (Kaplan 1996a, Materson 1991). Sie gehören zu den milden und doch sehr verläßlichen blutdrucksenkenden Arzneimitteln und sie leiten ihre antihypertensive Wirkung von der Natriurese und von der Einschränkung des Plasmavolumens und des Extrazellulärraumes ab. Dazu kommt noch eine gesteigerte Synthese von vasodilatierenden Prostaglandinen und ein vermindertes Ansprechen auf den vasokonstringierenden Einfluß von Angiotensin II und Noradrenalin. Anwendung finden die Thiazide (Hydrochlorothiazid) und Thiazid-Analoge (Chlortalidon, Indapamid) sowie die kaliumsparenden Diuretika (Spironolakton, Amilorid). Dabei besitzt Indapamid eine besonders starke antihypertensive Wirkung, während seine Wirkung auf den Lipidstoffwechsel und auf den Harnsäurespiegel gering bleiben (Franz 1996).

Bei den Schleifendiuretika (Furosemid, Etacrynsäure) steht die diuretische Wirkung übermäßig stark im Vordergrund, sodaß sie als antihypertensive Arzneimittel selten in Frage kommen. Überhaupt ist bei der Anwendung der Diuretika in der antihypertensiven Therapie sehr darauf zu achten, mit möglichst niedrigen Dosierungen das Auslangen zu finden, um die Nebenwirkungen durch zu starke Diurese gering zu halten oder überhaupt auszuschalten (Kaplan 1996b, Materson 1991).

Zu diesen Nebenwirkungen gehören die Hypokaliämie, die Hyperlipoproteinämie, die Hyperurikämie, eine Zunahme der Glukoseinterolanz, aber auch die Verstärkung einer im Alter häufig vorhandenen Exsikkoseneigung (Ames 1996). Der Rückgang des Plasmavolumens führt auch zum Anstieg der Renin- und Aldosteronspiegel im Plasma. Nur bei exzessiver Verminderung des Plasmavolumens können auch orthostatische Kreislaufreaktionen auftreten (Medical Research Council 1981).

Die Nebenwirkungen der Diuretika leiten sich einerseits ab von der Stoffgruppe bzw. dem Wirkungsmechanismus, andererseits aber von der verwendeten Dosierung. Unter der Behandlung mit niedrig dosiertem Hydrochlorothiazid (täglich 6,25 mg bis 12,5 mg) oder unter täglich 2,5 mg Indapamid bleibt die blutdrucksenkende Wirkung erhalten, ohne daß wesentliche Nebenwirkungen auftreten (Klauser 1991, Ames 1996). Sollte allerdings der Blutdruck unter dieser Dosierung des Diuretikums ansteigen, dann ist von einer Steigerung der Arzneimitteldosis kein entscheidender Erfolg zu erwarten, und unter Belassung des Diuretikums als Basisbehandlung müßte ein Antihypertensivum aus einer anderen Stoffgruppe zugesetzt werden.

Beta-Rezeptorenblocker

Beta-Rezeptorenblocker besetzen die adrenergen Beta-Rezeptoren und verdrängen beta-sympathomimetisch wirksame Substanzen kompetitiv aus diesen Rezeptoren. Sie besitzen keine einheitliche chemische Struktur und unterliegen auch keinem einheitlichen Stoffwechsel und keinem einheitlichen Ausscheidungsmechanismus (Rigby 1985).

So wird z.B. Atenolol unverändert renal ausgeschieden, während Metoprolol hepatal metabolisiert wird.

Im Hinblick auf ihr Wirkungsspektrum sind die (selektiven) Beta-1-Blocker von den (nicht-selektiven) Beta-1 und Beta-2-Blokkern, aber auch von den Betablockern mit intrinsischer sympathoimetischer Aktivität (ISA) zu unterscheiden (siehe S. 104).

Dabei vermitteln die Beta-1-Rezeptoren die positiven Wirkungen des sympathomimetischen Systems auf die Erregungsbildung, auf die Erregungsleitung und auf die Inotropie des Herzens sowie auf die Freisetzung von Renin, während die Beta-2-Rezeptoren die Wirkungen auf die glatte Muskulatur der Blutgefäße (Gefäßkonstriktion) und der Bronchien (Bronchospasmus) übertragen.

- Beta-1-Blocker: Atenolol, Bisoprolol, Metoprolol;
- Beta-1/beta-2-Blocker: Nadolol, Propranolol, Sotalol, Timolol;
- Betablocker mit ISA: Acebutolol, Alprenolol, Pindolol.

Andere Merkmale der Betablocker betreffen ihre Löslichkeit bzw. ihre Pharmakokinetik. Hydrophile Betablocker (Atenolol, Sotalol) werden komplett und weitgehend unverändert renal ausgeschieden, während lipophile Betablocker (Alprenolol, Metoprolol, Propranolol) metabolisiert und vorwiegend hepatal ausgeschieden werden. Dazwischen liegen die gering lipophilen Betablocker (Oxprenolol, Pindolol, Timolol), die sowohl hepatal wie auch renal eliminiert werden (Tjandramaga 1980).

Betablocker senken den Blutdruck einerseits durch Reduktion des Herzzeitvolumens, andererseits durch eine adaptive Senkung des peripheren Widerstandes, welche nach einem kurzen und durch Barorezeptoren vermittelten Anstieg dieses Gefäßwiderstandes einsetzt (Bühler 1980, Stumpfe 1976). Zu diesen Wirkungen kommt schließlich noch eine Hemmung der Plasma-Renin-Aktivität.

Betablocker senken den Blutdruck auch im höheren Lebensalter wirkungsvoll (LaPalio 1992, Perry 1994). Ihr Einsatz ist problemlos,

wenn die Kontraindikationen beachtet werden. Sie eignen sich besonders dann, wenn die Hypertonie durch eine koronare Herzkrankheit kompliziert wird (Psaty 1997).
Neben der Blutdrucksenkung führen Betablocker noch zu einer Reduktion der nicht veresterten Fettsäuren in Serum und Myokard, zu einem Rückgang der Blutviskosität und der Thrombozytenaggregation und senken damit das kardiovaskuläre Risiko.
Unerwünschte Wirkungen der Betablocker ergeben sich aus dem Wegfall des Sympathikotonus auf die Inotropie und durch das Überwiegen des Vagotonus bei der Reizbildung und Reizleitung. Aus diesen Gründen sind Betablocker beim AV-Block 2. und 3. Grades kontraindiziert. Ihr Einsatz bei Hypertonie und gleichzeitig vorliegender Herzinsuffizienz kann mit Rücksicht auf ihre negativ inotrope Wirkung nur in sehr niedriger Dosierung und bei enger Überwachung des Patienten erfolgen.
Die Beta-Blockade begünstigt des weiteren einen Bronchospasmus. Im peripheren Gefäßsystem führt bei ihrer Anwendung das Überwiegen des Alpha-Sympathikotonus zur Konstriktion der arteriellen Gefäße. Damit stellt die periphere arterielle Verschlußkrankheit eine Kontraindikation für Betablocker, jedenfalls aber für nicht-selektive Betablocker dar.
Der Anstieg der LD-Lipoproteine und der Abfall der HD-Lipoproteine nimmt bei bestehender Hypercholesterinämie Einfluß auf die Wahl eines Betablockers als antihypertensives Arzneimittel (Woodcock 1984). Schließlich ist noch zu berücksichtigen, daß die Affinität der Beta-Rezeptoren mit zunehmendem Alter sinkt, womit die Wirksamkeit der Betablocker im höheren Lebensalter abnimmt (Feldman 1984).
Bei Berücksichtigung aller Wirkungen und Nebenwirkungen der verschiedenen Betablocker ergibt sich eine deutliche Präferenz für selektive Betablocker als antihypertensive Arzneimittel im höheren Lebensalter, allerdings muß stets im Auge behalten werden, daß mit zunehmendem Lebensalter auch Nebenwirkungen und Kontraindikationen zunehmen.

Alpha-Rezeptorenblocker

Alpha-adrenerge Rezeptoren werden entsprechend ihrem Wirkungsmuster in Alpha-1- und Alpha-2-Rezeptoren unterschieden. Die Alpha-1-Rezeptoren finden sich postsynaptisch an glatter Muskulatur und an Myokardzellen und vermitteln eine Vasokonstriktion der Arteriolen und der Venen. Die Alpha-2-Rezeptoren sind dagegen präsynaptisch an postanglionären, sympathischen aber auch parasympathischen Nervenfasern ausgebildet, wo sie eine Vasodilatation aber auch Tonusveränderungen im Magen-Darm-Trakt, in der Harnblase und am Uterus übertragen.
Nicht-selektive Alpha-Rezeptorenblocker wie z.B. das Phentolamin sind zwar durch ihre Alpha-1-blockierende Wirkung gut geeignet für eine antiadrenerge Notfalltherapie (z.B. Blutdruckkrise bei Phäochromozytom) führen aber durch ihre gleichzeitige Alpha-2-blockierende Wirkung zu einer Tachykardie und durch Reninfreisetzung auch zu einer Natrium- und Wasserretention.
Selektive Alpha-1-Rezeptorenblocker wie z.B. das Prazosin oder dessen Analog das Doxazosin führen zur Dilatation sowohl arterieller wie auch venöser Blutgefäße und führen damit zur Blutdrucksenkung aber auch zur Steigerung der Durchblutung z.B. bei M. Raynaud.
In diese Gruppe der antihypertensiven Arzneimittel gehört auch das Urapidil, auch wenn seine Alpha-1-Selektivität nicht mehr so streng ausgeprägt ist, wie bei den vorher genannten Alphablockern.
Alpha-Rezeptorenblocker besitzen bei ihrer Anwendung als antihypertensive Arzneimittel noch den Vorteil, daß sie die VLD-Lipoproteine und die Triglyzeride senken und eine bestehende Insulinresistenz verbessern (Anderson 1994, Anderson 1996).

Besonders vorteilhaft werden Alpha-Rezeptorenblocker dann eingesetzt, wenn eine Hypertonie mit einer Herzinsuffizienz einhergeht.
In diesem Falle führen Alpha-Rezeptorenblocker durch Senkung von Vorlast und Nachlast zu einer wesentlichen Entlastung des Herzens.
Zu den nicht erwünschten Wirkungen von Alpha-Rezeptorenblockern gehören orthostatische Dysregulationen besonders am Beginn einer Behandlung („first dose effect"). Ein Behandlungsbeginn mit niedriger Dosis und langsamer Dosissteigerung läßt diese Nebenwirkung aber in aller Regel vermeiden.

Alpha-Beta-Rezeptorenblocker

Alpha-Beta-Rezeptorenblocker hemmen kompetitiv die Alpha-1- und Beta-Adrenorezeptoren. Im wesentlichen kommt zur Reduktion des Herzzeitvolumens und zur Reduktion der Plasma-Renin-Aktivität durch den Betablocker noch der vasodilatierende Einfluß des Alphablockers. Der Synergismus beider Stoffgruppen besteht darin, daß einerseits der Nachteil der negativen Inotropie des Betablockers durch die Senkung der Nachlast durch den Alphablocker kompensiert wird, und daß andererseits die häufigen Reflextachykardien nach Einnahme von Alphablockern durch die gleichzeitige Beta-Blockade gemildert werden (Heber 1987, Giles 1990). Dazu kommt, daß Alpha-Beta-Rezeptorenblocker die Stoffwechselwirkungen der Alpha-Rezeptorenblocker mit Senkung der LD-Lipoproteine im Serum aber auch mit Senkung der Insulinresistenz (Maggi 1996, Anderons 1994) mit den Wirkungen auf das Gefäßsystem mit Hemmung der Proliferation der Gefäßmuskulatur und der Intima vereinen (Ohlstein 1993).
Die Wirksamkeit der Alpha-Beta-Rezeptorenblocker (Labetalol, Carvedilol) bei der Blutdrucksenkung sowohl der essentiellen wie auch der systolischen Hypertonie (Heber 1987, Giles 1990), das gegenseitige Aufheben der ansonst unangenehmen Nebenwirkungen wie z.B. negativer Inotropie, Reflextachykardie und orthostatischer Hypotonie und der zusätzlich günstige Einfluß zur Senkung anderer Risikofaktoren, wie der LD-Lipoproteine und der Insulinresistenz, machen diese Arzneimittel zu wichtigen blutdrucksenkenden Mitteln auch des älteren Menschen.

Kalziumantagonisten

Die heterogene Struktur der Kalziumantagonisten gehört zu den Ursachen der unterschiedlichen Selektivität ihrer Wirkung auf das Myokard, auf die AV-Überleitung und auf das periphere Gefäßsystem (Henry 1980, Braunwald 1982).
Pharmakologisch handelt es sich bei den Kalziumantagonisten um Abkömmlinge des Verapamil, des Diltiazem und der Dihydropyridine.
Während beim Verapamil die Wirkung auf Reizbildung und Reizleitung im Vordergrund steht entfalten Dihydropyridine eine vorwiegend gefäßdilatierende Wirkung. Derivate des Diltiazems stehen in ihrer Wirkung zwischen diesen Stoffgruppen.
Kalziumantagonisten werden seit vielen Jahren zur Behandlung der koronaren Herzkrankheit eingesetzt und finden als antihypertensive Arzneimittel breite Verwendung.
Ihr Einfluß auf den Blutdruck beruht auf einer erschlaffenden Wirkung auf die glatte Muskulatur der Arteriolen mit nachfolgendem Absinken des peripheren Gefäßwiderstandes. Diese antihypertensive Wirkung ist zur Höhe des Blutdruckes und zum Alter des Patienten positiv korreliert, jedoch vom Hypertonie-Modell unabhängig. Die noradrenerge Gegenwirkung mit Frequenzanstieg und Anstieg der Plasma-Renin-Akivität, die bei Absinken des peripheren Widerstandes obligat ist, wird unter Kalziumantagonisten nur gering, nur initial

und nur bei jüngeren Patienten registriert (Lederballen 1979). Unerwünschte Wirkungen der Kalziumantagonisten sind gelegentlich auftretende Kopfschmerzen, Herzklopfen, Gesichtsröte sowie periphere Ödeme. Wesentlich schwerwiegender sind allerdings Berichte über eine Zunahme der Mortalität bei jenen Patienten, deren Hypertonie bei gleichzeitig vorliegender koronarer Herzkrankheit mit einem kurz wirksamen Nifedipin behandelt wurde (Furberg 1995). In diesen Fällen sind in erster Linie der abrupte Blutdruckabfall aber auch die negative Inotropie der Kalziumantagonisten für die fatalen Ausgänge verantwortlich. Im Hinblick auf diese Nebenwirkungen aber auch im Hinblick auf den fraglichen Nutzen einer abrupten Blutdrucksenkung sollte auf die sublinguale Anwendung von Nifedipin überhaupt verzichtet werden (Grossman 1996).

Wenn allerdings von den kurz wirksamen Dihydropyridinen abgesehen wird und wenn auch die Auswahl der Patienten sorgfältig getroffen wird, bleiben die Kalziumantagonisten unverändert eine Bereicherung der antihypertensiven Therapie des Betagten (Kaplan 1996b, Alderman 1997).

Angiotensin-Converting-Enzyme-Hemmer (ACE-Hemmer)

ACE-Hemmer sind Analoge von Angiotensin I und hemmen das Converting-Enzyme kompetitiv. Sie senken den Blutdruck durch Senkung des peripheren Widerstandes und lösen dabei – ähnlich wie die Kalziumantagonisten – keine wesentliche noradrenerge Gegenregulation aus. ACE-Hemmer senken sowohl die Vorlast wie auch die Nachlast und eignen sich deshalb bei Beachtung der Dosierung besonders gut zur Blutdrucksenkung bei gleichzeitig bestehender kardialer Insuffizienz. In diesen Fällen verbessern sie die Morbidität und die Mortalität auch bei jenen Patienten, welche nach Thrombolyse eines Herzinfarktes bereits mit Aspirin und Betablockern behandelt werden (SAVE-Investigators 1992).

ACE-Hemmer sind bei betagten Menschen generell gut wirksam, sie weisen bei gleichzeitig bestehendem Diabetes mellitus eine besondere Indikation auf. Bei Vorliegen eines Diabetes mellitus postponieren die ACE-Hemmer das Auftreten einer diabetischen Nephropathie auch dann, wenn noch keine Hypertonie vorliegt (Lewis 1993).

Die Nebenwirkungen der ACE-Hemmer hängen eng damit zusammen, daß das Angiotension-Converting-Enzym identisch ist mit der Kininase II, welche für den Abbau des Bradykinins verantwortlich ist. Der ACE-Hemmer wirkt damit nämlich nicht nur der Bildung von Angiotensin entgegen, sondern er hemmt auch den Abbau des Bradykinins. Damit treten auch die mit dem Bradykinin assoziierten Nebenwirkungen wie z.B. Hustenreiz, Hyperkaliämie und Reduktion der Nierendurchblutung stärker in den Vordergrund (Abb. 8). Andere Nebenwirkungen der ACE-Hemmer sind noch Hautexantheme und Leukopenien. Die Niereninsuffizienz als Folge einer Therapie mit ACE-Hemmer ist seltener als ursprünglich angenommen (Verbeelen 1984). Sie tritt so selten auf, daß ACE-Hemmer auch bei bestehender Niereninsuffizienz verabreicht werden können, wenn nur das Plasma-Kreatinin und das Serum-Kalium regelmäßig kontrolliert werden. Im Hinblick auf eine gleichzeitige Verabreichung von ACE-Hemmern und kaliumsparenden Diuretika ist ganz besondere Vorsicht geboten.

Angiotensin-Rezeptorblockade

Angiotensin-Rezeptorenblocker sind Derivate der Imidazole, welche noch zusätzlich mit Phenyltetrazol substituiert sind. Sie binden spezifisch und mit hoher Affinität an den Angiotensin-II-Rezeptor-1, welcher die Wirkung von Angiotensin auf die Vasokon-

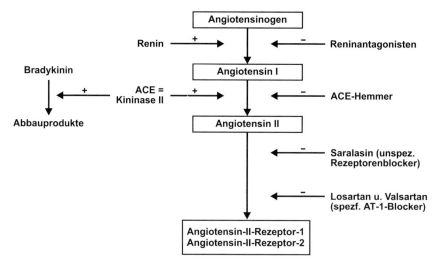

Abb. 8. Das Angiotensinsystem und seine Hemmstoffe

striktion und auf die Aldosteronsekretion vermittelt (Abb. 8).
Während die ACE-Hemmer die Synthese von Angiotensin eher unvollständig hemmen und den Abbau von Bradykinin verzögern, wird durch die Blockade der Angiotensin-Rezeptoren die Wirkung von Angiotensin nahezu vollständig aufgehoben und der Abbau von Bradykinin nicht beeinflußt. Damit verstärkt das Bradykinin auch nicht die Nebenwirkungen und auch nicht die Niereninsuffizienz. Gelegentlich treten bei der Anwendung von Angiotensin-Rezeptorenblockern Kopfschmerzen und Schwindelgefühl als Nebenwirkungen auf (Fauvel 1996).
Losartan als einer der Exponenten dieser Stoffgruppe erweist sind in einer Dosierung von 50–100 mg als wirksames Antihypertensivum und in Dosierung von 25–50 mg als gutes Therapeutikum bei der Herzinsuffizienz (Crozier 1995, Johnston 1995, Pitt 1997). Valsartan als weiteres Arzneimittel dieser Stoffgruppe besitzt das gleiche Wirkungsspektrum, ist ebenfalls bei älteren Menschen gut wirksam (Oparil 1996) und wird in Dosierungen von 80–320 mg verabreicht.

Die zentral wirksamen, antihypertensiven Arzneimittel

Der lange bekannte Einfluß des Zentralnervensystems auf die Blutdruckregulation hat in der Vergangenheit zur Suche nach Pflanzenstoffen und zur Entwicklung von Arzneimittel geführt, welche zentral zur Blutdrucksenkung führen. Zubereitungen der Rauwolfia serpentina stellten den Beginn dieser Therapie dar. Im Anschluß daran erfolgte die Extraktion des Alkaloids Reserpin aus dieser Rauwolfia, welches zwar wirksam, jedoch mit vielen Nebenwirkungen in die Hypertoniebehandlung eingebracht wurde.
Alpha-Methyldopa, als Vorläufer der eigentlichen Wirksubstanz Alpha-Methylnoradrenalin, stellte das nächste und schon spezifisch zur Stimulation der zentralen Alpha-2-Adrenorezeptoren gerichtete, antihypertensive Arzneimittel dar. Es stimuliert diese Alpha-2-Adrenozeptoren und entfaltet darüberhinaus eine periphere Wirkung, bei der es das Noradrenalin aus den peripheren Alpha-Rezeptoren verdrängt. Damit senkt es neben dem peripheren Widerstand auch das Herzzeitvolumen. Zu den unerwünsch-

ten Wirkungen des Alpha-Methyldopa gehören wie bei allen Sympathikolytika eine Verminderung von Libido und Potenz. Dazu kommen Müdigkeit, Sedierung, Hautausschläge, Arzneimittelfieber und selten eine Hämolyse mit positivem Coombs-Test.

Clonidin

Clonidin ist ein Imidazolin-Derivat, das die Blut-Hirn-Schranke rasch passiert und dessen Wirkung auch auf einem zentralnervösen Angriffspunkt beruht. Clonidin hat geringe Affinität zu den Alpha-1- und eine starke Affinität zu den Alpha-2-Adrenozeptoren. Die Stimulierung der präsynaptischen Alpha-2-Adrenozeptoren hemmt die Noradrenalinfreisetzung, die Stimulierung der postsynaptischen Alpha-2-Adrenorezeptoren senkt den peripheren Sympathikotonus. Damit sinken das Herzzeitvolumen und nach längerer Behandlungsdauer auch der periphere Gefäßwiderstand. Durch die Senkung des Sympathikotonus sinken in weiterer Folge die Plasma-Renin-Aktivität, das Angiotensin und das Aldosteron (Kirkendall 1978, Rudolph 1980). Zu den unerwünschten Wirkungen des Clonidin gehört gerade beim älteren Menschen sein depressiver Einfluß auf das Zentralnervensystem, über welches Müdigkeit, Sedierung, aber auch Depressionen vermittelt werden. Dazu kommen gelegentlich die Abnahme der Libido und der Potenz sowie das Auftreten einer Mundtrockenheit, einer Obstipation und selten einer Bradykardie.

Moxonidin, Rilmenidin

Nicht zuletzt wegen der unerwünschten Wirkungen von Clonidin wurden weitere Imidazolin-Derivate entwickelt, zu welchen Moxonidin und Rilmenidin gehören. Beide binden wesentlich stärker als Clonidin an den zerebralen Imidazolin-Rezeptor, welcher die antihypertensive Wirkung vermittelt und binden nur gering an die Alpha-2-Rezeptoren, welche überwiegend für die Vermittlung der Nebenwirkungen verantwortlich sind (Ernsberger 1993).

Moxonidin wird rasch aus dem Gastrointestinaltrakt resorbiert, bindet nur gering an Eiweiß und wird nur gering (bis 10%) abgebaut. Die Ausscheidung der unveränderten Substanz und auch der Stoffwechselprodukte erfolgt innerhalb von 24 Stunden auf renalem Weg. Dies bedeutet, daß bei Vorliegen einer Niereninsuffizienz mit einer Verlängerung der Halbwertzeit zu rechnen ist und die Arzneimitteldosis entsprechend reduziert werden muß. Auch im höheren Lebensalter ist mit einem Rückgang der Clearance von Moxonidin zu rechnen (Ernsberger 1993).

Was die Pharmakodynamik anlangt, senken Moxonidin und Rilmenidin die Plasmaspiegel von Noradrenalin, Adrenalin und Renin und führen auf dem Wege einer Gefäßdilatation zur Blutdrucksenkung. Von großer Bedeutung ist auch, daß Moxonidin nicht nur zu einem Rückgang der Plasma-Lipoproteine führt, sondern auch die Insulinempfindlichkeit erhöht. Damit besitzen Moxonidine eine gute Indikation beim metabolischen Syndrom (Krentz 1998). Herzfrequenz und Speichelfluß werden kaum beeinflußt und auch eine Zunahme depressiver Zustände ist nicht erkennbar (Kirch 1990). Die Blutdruckwirkung selbst ist bei täglich einmaliger Verabreichung gut und etwa mit jener eines ACE-Hemmers vergleichbar (Küppers 1997).

Das Blutdruckmittel der Wahl bei der Behandlung der Hypertonie im Alter

Für die Behandlung der Hypertonie stehen nunmehr sehr wirksame Arzneimittel zur Verfügung. Ihre unterschiedlichen Angriffspunkte und ihre ebenso unterschiedlichen Nebenwirkungen ermöglichen bei nahezu jedem älteren Hypertoniker eine den individuellen Bedürfnissen angepaßte Therapie. Wenn zu einer Hypertonie noch andere, häufige Erkrankungen des höheren Lebensalters in Betracht gezogen werden müssen, dann findet sich heute für nahezu jede dieser Kombinationen entweder ein einzelnes Arzneimittel oder eine Arzneimittelkombination, welche den jeweiligen Anforderungen oder Bedürfnissen Rechnung trägt. Besonders die Kombination von Risikofaktoren mit einem Diabetes mellitus und das gleichzeitige Vorliegen eines metabolischen Syndroms und/oder atherosklerotischer Gefäßveränderungen führen zur Frage nach der optimalen antihypertensiven Therapie.

Für diese Kombination sind ACE-Hemmer, Kalziumantagonisten, Moxonindin und auch Alphablocker offenbar die beste und wirksamste Therapie, welche auch als Kombinationstherapie gegeben werden kann (Messerli 1997).

Für die unkomplizierte Hypertonie des älteren Menschen bieten sich zwei Stoffgruppen an, welche in erster Linie für eine antihypertensive Therapie in Frage kommen. Es sind dies einerseits Arzneimittel aus der Gruppe der Diuretika und andererseits Arzneimittel, welche den Alpha-Beta-Rezeptorenblocker zuzuordnen sind. Das Diuretikum kann in beinahe allen Fällen als Basistherapeutikum Verwendung finden, solange die Dosierung niedrig gehalten wird. Bei Bedarf können nahezu alle anderen antihypertensiven Mittel mit dem Diuretikum kombiniert werden.

Bei Beachtung der Kontraindikationen sind auch Alpha-Beta-Rezeptorenblocker gut wirksame und gut verträgliche Medikamente, deren Anwendung besonders dann indiziert ist, wenn die Hypertonie durch eine Hypercholesterinämie und/oder eine Hypertriglyzeridämie kompliziert wird. Eine ähnliche Indikation weist auch Moxonidin als zentrales Antihypertensivum auf. Bei Moxonidin kommt zur lipidsenkenden Wirkung noch die Verbesserung der Insulinempfindlichkeit dazu.

ACE-Hemmer bzw. Angiotensin-II-Rezeptorenblocker eignen sich besonders zur antihypertensiven Behandlung, wenn gleichzeitig eine Herzinsuffizienz eine Linksherzhypertrophie oder ein Diabetes mellitus vorliegen.

Die Domäne der Kalziumantagonisten in der Behandlung der Hypertonie ist eine gleichzeitig vorliegende periphere oder zerebrale Durchblutungsstörungen. Auch die Kombination einer Hypertonie mit einer Prinzmetal-Angina stellt eine Indikation für Kalziumantagonisten dar.

Literatur

Agrawal B, Wolf K, Berger A, Luft FC (1996) Effect of antihypertensive treatment on qualitative estimates of microalbumnaria. J Human Hypertens 10: 551–555

Alderman MH, Cohen H, Roque R, Madhavan S (1997) Effect of long-acting and short-acting calcium antagonists on cardiovascular outcomes in hypertensive patients. Lancet 349: 594–598

Amery A, De Schaepdryver A (Coordinators: European Working Party on High Blood Pressure in the Elderly) (1985) Mortality and morbidity results from the European Working Party on High Blood Pressure in the Elderly Trial. Lancet i: 1349–1354

Amery A, Fagard R, Lijnen P, Staessen J (1988) Treatment of hypertension in the elderly. Curr Opin Cardiol 3: 687–691

Ames RP (1996) A comparison of blood lipid and blood pressure responses during the treatment of systemic hypertension with indapamide and with thiazides. Am J Cardiol 77: 12B–16B

Anderson P-E, Johansson J, Berne C, Lithell H (1994) Effects of selective alpha-1 and beta-1 adrenoceptor blockade on lipoprotein and carbohydrate metabolism in hypertensive subjects, with special emphasis on insulin sensitivity. J Human Hypertens 8: 219–226

Anderson P-E, Lithell H (1996) Metabolic effects of doxazosin and enalapril in hypertriglyceridemic, hypertensive men. Am J Hypertens 9: 323–333

Applegate WB, Rutan GH (1992) Advances in management of hypertension in older persons. J Am Geriatr Soc 40: 1164–1174

Bakker-Arkema RG, Davidson MH, Goldstein RJ, Davignon J, Isaacsohn JL, Weiss SR, Keilson LM, Brown V, Miller VT, Shurzinske LJ, Black DM (1996) Efficacy and safety of a new HMG-CoA reductase inhibitor, atorvastatin, in patients with hypertriglyceridemia. J Am Med Assoc 275: 128–133

Bennett NE (1994) Hypertension in the elderly. Lancet 344: 447–449

Braunwald E (1982) Mechanism of action of calcium-channel-blocking agents. N Engl J Med 307: 1618–1627

Bühler FR, Kiowski W, van Brummelen P, Amann FW, Bertel O (1980) Abnahme der beta-adrenozeptorenvermittelten kardiovaskulären Funktionen und Zunahme der alpha-rezeptorvermittelten Vasokonstriktion: altersabhängige Veränderungen bei essentieller Hypertonie. Therapiewoche 30: 8298

Caird FI, Andrews GR, Kennedy RD (1973) Effect of posture on blood pressure in the elderly. Br Med J 35: 527–530

Cappuccio FP, Markandu ND, Carney C, Sagnelle GA, MacGregor GA (1997) Double-blind randomised trial of modest salt restriction in older people. Lancet 350: 850–854

Castelli WP, Anderson K (1986) A population at risk. Prevalence of high cholesterol levels in hypertensive patients in the Framingham Study. Am J Med 80 [Suppl 2A]: 23–32

Collins R, Peto R, MacMahon S, Herbert P, Fiebach NH, Eberlein KA, Godwin J, Qizilbash N, Taylor JO, Hennekens CH (1990) Blood pressure, stroke and coronary heart disease. Part 2. Lancet 335: 827–838

Cuocolo A, Sax FL, Brush JE, Maron BJ, Bacharach SL, Bonow RO (1990) Left ventricular hypertrophy and impaired diastolic filling in essential hypertension. Circulation 81: 978–986

Dahlöf B, Lindholm LH, Hansson L, Schersten B, Ekbom T, Wester P-O (1991) Morbidity and mortality in the Swedish trial in old patients with hypertension (STOP-Hypertension). Lancet 338: 1281–1285

Donnell CJ, Ridker PM, Glynn RJ, Berger K, Ajani U, Manson JE, Hennekens CH (1997) Hypertension and borderline isolated systolic hypertension increase risks of cardiovascular disease and mortality in male physicians. Circulation 95: 1132–1137

Du X, Cruickshank K, McNamee R, Saraee M, Sourbutts J, Summers A, Roberts N, Walton, E, Holmes, S (1997) Case-control study of stroke and the quality of hypertension control in north west England. Br Med J 314: 272–276

Ernsberger P, Elliott HL, Weimann H-J, Raap A, Haxhiu MA, Hofferber E, Löw-Kröger A, Reid JL, Mest H-J (1993) Moxonidine: a second-generation central antihypertensiv agent. Cardiovasc Drug Rev 11: 411–431

Farnett L, Mulrow CD, Linn WD, Lucey CR, Tuley MR (1991) The J-curve phenomen and the treatment of hypertension. J Am Med Assoc 265: 489–495

Fauvel JP, Velin S, Berra N, Pozet N, Madonna O, Zech P, Laville M (1996) Effects of Losartan on renal function in patients with essential hypertension. J Cardiovasc Pharmacol 28: 259–263

Feldman RD, Limbird LE, Nadeau J, Robertson D, Wood AJJ (1984) Alterations in leucocyte beta-receptor affinity with aging. N Engl J Med 310: 815–819

Forte P, Copland M, Smith LM, Sutherland J, Benjamin N (1997) Basal nitric oxide synthesis in essential hypertension. Lancet 349: 837–842

Franz M, Hörl WH (1996) Stellenwert der Diuretika in der Hypertonie. Wien Med Wochenschr 146: 432–435

Furberg CD, Psaty BM, Meyer JV (1995) Nifedipine. Dose-related increase in mortality in patients with coronary heart disease. Circulation 92: 1326–1331

Geber ME, Brigden GS, Caruana MP, Lahiri A, Raftery EB (1987) Carvedilol for systemic hypertension. Am J Cardiol 59: 400–405

Giles TD, Weber M, Bartels DW, Silberman HM, Gilderman LP, Burris JF (1990) Treatment of isolated systolic hypertension with labetalol in the elderly. Arch Intern Med 150: 974–976

Gradaus D, Scheler M, Möninghoff W, Bender F (1981) Röntgenologisch nachweisbare Herzkranzgefäß-Verkalkungen bei über 65jährigen. Fortschr Med 98: 1019–1021

Greminger P, Vetter W, Zimmermann K, Beckerhoff R, Siegenthaler W (1977) Primäre und sekundäre Hypertonie in einem poliklinischen Krankengut. Schweiz Med Wochenschr 107: 605–609

Gribbin B, Pickering TG, Sleight P, Peto R (1971) Effect of age and high blood pressure on baroreflex sensitivity in man. Circ Res 29: 424–431

Grossman E, Messerli FH, Grodzicki T, Kowey P (1996) Should a moratorium be placed on sublingual Nifedipin capsules given for hypertensive emergencies and pseudoemergencies? J Am Med Assoc 276: 1228–1331

Harris T, Cook EF, Kannel WB, Goldman L (1988) Proportional hazards analysis of risk factors for coronary heart disease in individuals aged 65 or older. The Framingham Heart Study. J Am Geriatr Soc 36: 1023–1028

Hegstad R, Brown RD, Jiang N-S, Kao P, Weinshilboum RM, Strong C, Wisgerhof M (1983) Aging and aldosterone. Am J Med 74: 442–448

Henry PD (1980) Comparative pharmacology of calcium antagonists: nifedipin, verapamil and diltiazem. Am J Cardiol 46: 1047–1058

Hörl WH (1996) ACE-Hemmer und Niere. Wien Med Wochenschr 146: 450–453

Hypertension Detection and Follow-up Program Cooperative Group (1979) Five-year findings of the hypertension detection and follow-up program (I, II). JAMA 242: 2562–2571, 2572–2577

Jackson R (1994) Which hypertensive patient should be treated? Lancet 343: 496–497

Johnston CI (1995) Angiotensin receptor antagonists: focus on losartan. Lancet 346: 1403–1407

Joint National Committee on Detection, Evaluation and Treatment of High Blood Pressure (1993) The fifth report. Arch Intern Med 153: 154–183

Kannel WB, Castelli WP, McNamara PM, McKee PA, Feinleib M (1972) Role of blood pressure in the development of congestive heart failure. N Engl J Med 287: 781–787

Kannel WB, Dawber TR, McGee DL (1980) Perspectives on systolic hypertension: the Framingham Study. Circulation 61: 1179–1182

Kannel WB, Wolf PA, McGee DL, Dawber TR, McNamara P, Castelli WP (1981) Systolic blood pressure, arterial rigidity, and risk of stroke. JAMA 245: 1225–1229

Kaplan NM (1996a) Diuretics: cornerstone of antihypertensive therapy. Am J Cardiol 77: 3B–5B

Kaplan NM, Gifford RW (1996b) Choice of initial therapy for hypertension. J Am Med Assoc 275: 1577–1580

Kirch W, Hutt H-J, Plänitz V (1990) Pharmacodynamic action and pharmacokinetics of Monoxidine after single oral administration in hypertensive patients. J Clin Pharmacol 30: 1088–1095

Kirkendall WM, Hammond JJ, Thomas JC, Overtruf ML, Zama A (1978) Prazosin and clonidine for moderately severe hypertension. JAMA 240: 2553–2556

Klauser R, Prager R, Gaube S, Gisinger C, Schnack C, Kuenburg E, Schernthaner G (1991) Metabolic effects of isradipine versus hydrochlorothiazide in diabetes mellitus. Hypertension 17: 15–21

Krentz AJ, Evans AJ (1998) Selective imidazoline receptor antagonists for metabolic syndrome. Lancet 351: 152–153

Küppers HE, Jäger BA, Luszik JH, Gräve MA, Hughes PR, Kaan EC (1997) Placebo-controlled comparison of the efficacy and tolerability of once-daily moxonidine and enalapril in mild-to-moderate essential hypertension. J Hypertens 15: 93–97

Kurz RW, Tragl KH (1987) Die Behandlung der Hypertonie im höheren Lebensalter. Fortschr Med 105: 391–393

Lakatta EG, Yin FCP (1982) Myocardial aging: functional alterations and related cellular mechanism. Am J Physiol 242: H927–941

LaPalio L, Schork A, Glasser S, Tifft C (1992) Safety and efficacy of metoprolol in the treatment of hypertension in the elderly. J Am Geriatr Soc 40: 354–358

Lederballen-Pedersen O, Mikkelsen E, Christensen NJ, Kornerup HJ, Pedersen EB (1979) Effect of nifedipin on plasma renin, aldosterone and catecholamines in arterial hypertension. J Clin Pharm 15: 235–240

Lindenstrom E, Boysen G, Nyboe J (1995) Influence of systolic and diastolic blood, pressure on stroke risk: a prospective observational study. Am J Epidemiol 142: 1279–1290

Levy D, Walmsley P, Levenstein M, for the Hypertension and Lipid Trial Study Group (1996) Principal results of the hypertension and lipid trial (HALT): a multicenter study of doxacosin in patients with hypertension. Am Heart J 131: 966–973

Lewis EJ, Hunsicker LG, Bain RP, Rohdem RD (Collaborative Group) (1993) The effect of angiotension-converting-enzyme-inhibitor on diabetic nephropathy. N Engl J Med 329: 1446–1462

MacMahon S, Peto R, Cutler J, Collins R, Sorlie P, Neaton J, Abbott R, Godwin J, Dyer A, Stamler J (1990) Blood pressure, stroke, and coronary heart disease. Part 1. Lancet 335: 765–774

Maggi E, Marchesi E, Covini D, Negro C, Perani G, Bellomo G (1996) Protective effects of carvedilol, a vasodilatin beta-adrenoceptor blocker, against in vivo low density lipoprotein oxidation in essential hypertension. J Cardiovasc Pharmacol 27: 532–538

Marian AJ, Roberts R (1995) Recent advances in the molecular genetics of hypertrophic cardiomyopathy. Circulation 92: 1336–1347

Maron BJ, Bonow RO, Cannon RO, Leon MB, Epstein SE (1987) Hypertrophic cardiomyopathy (Part I, Part II). N Engl J Med 316: 780–789, 844–852

Maschio G, Alberti D, Janin G, Locatelli F, Mann JFE, Motolese M, Ponticelli C, Ritz E, Zucchelli P (1996) Effect of the angiotensin-converting-enyzme inhibitor benazepril on the progression of chronic renal insufficiency. N Engl J Med 334: 939–945

Materson BJ (1991) Isolated systolic hypertension: new answers, more questions. J Am Geriatr Soc 39: 1237–1238

McLenachan JM, Henderson E, Morris KI, Dargie HJ (1987) Ventricular arrhythmias in patients with hypertensive left ventricular hypertrophy. N Engl J Med 317: 787–792

Medical Research Council Working on Mild to Moderate Hypertension (1981) Adverse reactions to bendrofluazide and propranolol for the treatment of mild hypertension. Lancet ii: 539–543

Merlo J, Ranstam J, Liedholm H, Hedblad B, Lindberg G, Lindblad U, Isacsson S-O, Melander A, Ramstam L (1996) Incidence of myocardial infarction in elderly men being treated with antihypertensive drugs: population based cohort study. Br Med J 313: 457–461

Messerli FH, Sundgaard-Riise K, Ventura HO, Dunn FG, Glade LB, Frohlich ED (1983) Essential hypertension in the elderly: haemodynamics, intravascular volume, plasma renin activity, and circulating catecholamine levels. Lancet ii: 983–986

Messerli FH, Grossman E, Michalewicz L (1997) Combination therapy and target organ protection in hypertension and diabetes mellitus. Am J Hypertens 10: 198S–201S

Michel D (1983) Arterieller Blutdruck: In: Platt D (Hrsg) Handbuch der Gerontologie, Bd 1. Fischer, Stuttgart, S 129–150

National Health Survey (1966) Hypertension and hypertensive heart disease in adults, U.S. 1960–62 (Vital Health Statistics Series 11, No 13). U.S. Department of Health, Education and Welfare, Washington DC

Ohlstein EH, Douglas SA, Sung CP, Yue TL, Louden C, Arleth A, Poste G, Ruffolo R, Feuerstein GZ (1993) Carvedilol, a cardiovascular drug, prevents vascular smooth muscle cell proliferation, migration, and neointimal formation following vascular injury. Proc Natl Acad Sci 90: 6189–6193

Oparil S, Dyke S, Harris F, Kief J, James D, Hester A, Fitzsimmons S (1996) The efficacy and safety of valsartan compared with placebo in the treatment of patient with essential hypertension. Clin Ther 18: 797–810

Pitt B, Segatl R, Martinez FA, Meurers G, Cowley AJ, Thomas I, Deedwania PC, Ney DE, Snavely DB, Chang PI (1997) Randomised trial of losartan versus captopril in patients over 65 with heart failure (ELITE). Lancet 349: 747–752

Perry HM, Hall WD, Benz JR, Bartels DW, Kostis JB, Townsend RR, Due DL, Peng A, Sirgo M (1994) Efficacy and safety of atenolol, enalapril, and isradipine in elderly hypertensive women. Am J Med 96: 77–86

Prospective Studies Collaboration (1995) Cholesterol, diastolic blood pressure, and stroke: 13,000 strokes in 450,000 people in 45 prospective cohort. Lancet 346: 1647–1653

Psaty BM, Smith NL, Siscovick DS, Koepsell TD, Weiss NS, Heckbert SR, Lemaitre RN, Wagner EH, Furberg CD (1997) Health outcomes associated with antihypertensive therapies used as first-line agents. J Am Med Assoc 277: 739–745

Rakugi H, Yu H, Kamitani A, Nakamura Y, Ohishi M, Kamide K, Nakata Y, Takami S, Higaki J, Ogihara T (1996) Links between hypertension and myocardial infarction. Am Heart J 132: 213–221

Ram CVS (1978) Hypertensive encephalopathy. Arch Intern Med 138: 1851–1853

Rigby JW, Scott AK, Hawksworth GM, Petrie JC (1985) A comparison of the pharmacokinetics of atenolol, metoprolol, oxyprenol, and propranolol in elderly hypertensive and young healthy subjects. Br J Clin Pharmacol 20: 327

Rowe JW (1983) Systolic hypertension in the elderly. N Engl J Med 309: 1246–1247

Rudolph CD, Kaplan SL, Ganong WF (1980) Sites at which clonidine acts to affect blood pressure and the secretion of renin, growth hormone and ACTH. Neuroendocrinology 31: 121–128

Sagie A, Larson MG, Levy D (1993) The natural history of borderline isolated systolic hypertension. N Engl J Med 329: 1912–1917

SAVE-Investigators (1992) Effect of capropril on mortality and morbidity in patients with left ventricular dysfunction after myocardial infarction. N Engl J Med 327: 669–677

Scand. Simvastatin Survival Study Group (1994) Randomized trial of cholesterol lowering in 4444 patients with coronary heart disease. Lancet 344: 1383–1389

Schmieder RE, Martus P, Klingbeil A (1996) Reversal of left ventricular hypertrophy in essential hypertension. J Am Med Assoc 275: 1507–1513

Schobel HP, Langenfeld M, Gatzka C, Schmieder RE (1996) Treatment and post-treatment effects of alpha- versus beta-rezeptor blockers on left ventricular structure and function in essential hypertension. Am Heart J 132: 1004–1009

Skinhoj E, Strandgaard S (1973) Pathogenesis of hypertensive encephalopathy. Lancet i: 461–462

Spirito P, Seidman CE, McKenna WJ, Maron BJ (1997) The management of hypertrophic cardiomyopathy. N Engl J Med 336: 775–785

Stamler J, Neaton JD, Wentworth DN (1989) Blood pressure (systolic and diastolic) and risk of fatal coronary heart disease. Hypertension 13 [Suppl I]

Stamler J, Stamler R, Neaton JD (1993) Blood pressure, systolic and diastolic, and cardiovascular risks. Arch Intern Med 153: 598–615

Strandgaard S, Olesen J, Skinhoj E, Lassen NA (1973) Autoregulation of brain circulation in severe arterial hypertension. Br Med J 1: 507–510

Stumpe KO, Kolloch R, Vetter H, Gramann W, Krück F, Ressel Ch, Higuchi M (1976) Acute and long-term studies of the mechanisms of action of beta-blocking drugs in lowering blood pressure. Am J Med 60: 853–865

Svärdsudd K, Tibblin G (1980) A longtiudinal blood pressure study. Change of blood pressure during 10 years in relation to initial values. The study of men born in 1913. J Chron Dis 33: 627–636

The Systolic Hypertension in the Elderly Program (SHEP) Cooperative Research Group (1991) Prevention of stroke by antihypertensive drug treatment in older persons with isolated systolic hypertension: final results of SHEP. J Am Med Assoc 265: 3255–3264

Tjandramaga TB (1980) Altered pharmacokinetics of beta-adrenoceptor blocking drugs in patients with renal insufficiency. Arch Intern Pharmacodyn 243 [Suppl]: 38–53

Tragl KH (1991) Synkopen, Stürze und Frakturen des betagten Menschen. Maudrich, Wien München Bern

Vane JR, Ängard EE, Botting RM (1990) Regulatory functions of the vascular endothelium. N Engl J Med 323: 27–36

Verbeelen DL, De Boel S (1984) Reversible acute on chronic renal failure during captopril treatment. Br Med J 289: 20–21

Veterans Administration Cooperative Study Group on Antihypertensive Agens (1970) Effect of treatment on morbidity in hypertension. Results in patients with diastolic blood pressures averaging 90 through 114 mm Hg. JAMA 213: 1143–1152

Weidmann P, deChatel R, Schiffmann A, Bachmann E, Beretta-Piccoli C, Reubi FC, Ziegler WH, Vetter W (1977) Interrelations between age and plasma renine, aldosterone and cortisol urinary catecholamines, and the body sodium/volume state in normal man. Klin Wochenschr 55: 725–733

Whelton PK (1994) Epidemiology of hypertension. Lancet 344: 101–106

Woodcock BG, Rietbrock N (1984) Beta-blocker induced changes in the cholesterol: high density lipoprotein cholesterol ratio and risk of coronary heart disease. Klin Wochenschr 62: 843–849

Yin FCP (1980) The aging vasculature and its effects on the heart. In: Weisfeldt ML (ed) The aging heart. Raven Press, New York, pp 137–213

Hypotonie

Die Hypotonie ist eine mit dem Lebensalter zunehmende Kreislaufschwäche, die im Alter auch zunehmend klinisch in Erscheinung tritt. Allgemein werden unter einer Hypotonie Blutdruckwerte unter 110 mm Hg verstanden, doch besagen solche Blutdruckwerte wenig, wenn dahinter keine klinische Symptomatik steht.

Das klinische Bild der Hypotonie ist geprägt durch die Erscheinungen der zerebralen Minderdurchblutung einerseits und durch jene der Gegenregulation andererseits.

Die Symptome einer hypotonen Kreislaufregulation sind:

– Schwindelgefühl
– Schwächegefühl
– Benommenheit
– Übelkeit
– Sehstörungen

- Synkopen und Stürze
- Tachykardien
- Kaltschweißigkeit

Die enge Verbindung der Hypotonie mit Synkopen und mit Stürzen charakterisiert ihre klinische und vielfach auch vitale Bedeutung für den älteren Menschen (Morley 1991, Tragl, 1991).

Klinik der hypotonen Kreislaufdysregulation

Die ersten klinischen Zeichen des orthostatischen Blutdruckabfalles sind Müdigkeit, Leistungsschwäche, häufiges Gähnen, Kältegefühl in den Extremitäten, Schwindelgefühl, Schleiersehen oder Schwarzwerden vor den Augen mit reaktivem Herzklopfen und reaktiver Hyperventilation beim Aufrichten oder Aufstehen aus liegender Position. Bei sekundär orthostatischer Dysregulation kommt es auch zur Blässe, zum Schweißausbruch, eventuell zu Übelkeitsgefühl und im Extremfall zur Synkope.

Bei Läsionen des autonomen Nervensystems fehlt der reflektorische Frequenzanstieg, aber es treten noch Harninkontinenz, Defäkationsstörungen, Akkomodationsstörungen, Störungen der Schweißsekretion und beim Mann Erektionsstörungen auf.

Bei der Dysregulation des autonomen Systems werden synkopale Anfälle in 95%, Impotenz in 92%, Schwäche in 92%, eine Anhydrosis in 70%, eine Hypertonie im Liegen in 57%, Gewichtsverlust in 54%, Harninkontinenz in 43% und Obstipation in 41% beobachtet (Hines 1981). Gelegentlich werden noch etraypyramidale Zeichen, Angina pectoris, Nachtblindheit und Diarrhoen gefunden.

Die Ursachen hypotoner Kreislaufregulationen werden als „primär" klassifiziert, wenn sie durch Erkrankungen des autonomen Nervensystems oder durch Defekte der verschiedenen Regelkreise des Kreislaufsystems zustande kommen. Alle übrigen Hypotonieformen werden als „sekundär" eingestuft, ob sie nun durch exzessive Volumenverschiebungen, durch abnorme Gefäßreaktionen, durch Arzneimittel oder viele andere mehr hervorgerufen werden (Tabelle 20).

Sehr wesentlich für das Auftreten von Hypotonien im höheren Lebensalter ist der Umstand, daß in dieser Lebensphase eine größere Anzahl an disponierenden Faktoren auftreten oder aktiviert werden:

Disponierende Faktoren für das Auftreten einer Hypotonie im höheren Lebensalter

1. Zunehmende, negative Einflüße auf das autonome Nervensystems mit eingeschränkter Noradrenalinsekretion (bei Diabetes mellitus, Vitaminmangel, Amyloidose, M.Parkinson, Myelopathien, multiple zerebrale Infarkte) (Ziegler 1977);
2. eingeschränkte Baroreflex-Aktivität (Collins 1980);
3. Rückgang der Affinität der Beta-Rezeptoren mit Rückgang der Reaktion des Herzens auf symphatische Reize (Rowe 1980);
4. Rückgang der Aktivität des Renin-Aldosteron-Systems bei gleichzeitigem Anstieg des atrialen natriuretischen Peptids mit der Folge eines reduzierten Plasmavolumens (Crane 1976, Haller 1987);
5. zunehmende Sklerosierung bzw. Elastizitätsverlust der großen Blutgefäße;
6. starke Zunahme des Arzneimittelkonsums im höheren Lebensalter (Diuretika, Antihypertensiva, Psychopharmaka usw.) mit hoher Tendenz zur Blutdrucksenkung.

Außerhalb der in Tabelle 20 angeführten Hypotonien stehen die beiden häufigsten Hypotonieformen, die orthostatische Hypotonie und die postprandiale Hypotonie. Ihnen liegen jeweils mehrere, z.T. nicht restlos aufgeklärte Ursachen zugrunde. Jedenfalls sind beide Hypotonieformen grundsätzlich

Tabelle 20. Ursachen der Hypotonie

A. Erkrankungen und Leiden des autonomen Nervensystems
  1. Shy-Drager-Syndrom
  2. Bradbury-Egglestone-Syndrom
  3. Riley-Day-Erkrankung
  4. Dopamin-Hydroxylase-Defizit
  5. Schwäche des Barorezeptoren-Reflexes
  6. Parkinson-Syndrom
  7. Akute Neuropathien
  8. Diabetes mellitus
  9. Amyloidose
  10. Porphyrie
  11. Toxische Neuropathie (Alkohol, Schwermetalle)
  12. Urämie
  13. Mangelernährung (Thiaminmangel)

B. Erkrankungen des Herzens
  1. Endo-Myokarditis
  2. Koronare Herzkrankheit
  3. Herzklappenerkrankungen (bes. Aorten- und Mitralstenosen)
  4. Herzrhythmusstörungen

C. Erkrankungen des Gefäßsystems
  1. Gefäßdilatation bei Hitze oder körperlicher Arbeit
  2. Toxische Gefäßschäden (Nikotin, Alkohol, Schwermetalle)
  3. Infektiös-toxische Gefäßschäden (bes. Endotoxine)
  4. Anaphylaktische Gefäßreaktionen (Histamin- oder Kininfreisetzung)
  5. Vasovagale Reaktionen bei Schreck oder Trauma
  6. Venöse Rückflußstörungen

D. Verschiebung oder Reduktion des Blutvolumens
  1. Akute Dehydratation (Durchfall, Erbrechen, Harnflut)
  2. Blutungen
  3. Nebenrindeninsuffizienz oder Vasopressinmangel
  4. Links-Rechts-Shunt

E. Arzneimittelinduzierte Hypotonien
  1. Antihypertensiva
  2. Diuretika
  3. Nitrate
  4. Narkotika
  5. Antidepressiva
  6. Hämodialyse oder Hämofiltration

F. Diverses, z.B.
  Dekonditionierung von Kreislaufreflexen durch langes Verweilen in liegender Position
  Miktions- oder Defäkationssynkopen

in ihrer Entstehung voneinander verschieden (Jansen 1995, Jansen 1996).
Bei der orthostatischen Hypotonie sind vorwiegend verzögerte Reflexabläufe und eine für sympathische Reize reduzierte Empfindlichkeit des Herzens verantwortlich, während für die postprandiale Hypotonie die Anteile der Kohlenhydrate, des Fettes und der Proteine an den Speisen eine wesentliche Rolle spielen.

Arzneimittel als Ursachen einer Hypotonie

Arzneimittel gehören zu den häufigsten Ursachen einer Hypotonie. Sie führen vorwiegend über eine Gefäßdilatation (Antihypertensiva), über eine Reduktion des Plasmavolumens (Diuretika) oder über eine Beeinträchtigung des autonomen Nervensystems zum Blutdruckabfall (Tabelle 20).
Bei älteren Menschen ist es notwendig, eine exakte Medikamenten-Anamnese zu erheben, um eine langdauernde Arzneimittelgewohnheit aufzudecken.
Bei einer erst kürzlich durchgeführten Erhebung (Jansen 1996) wurden kardiovaskulär wirksame Arzneimittel, wie Kalziumantagonisten in 76%, Diuretika in 58%, ACE-Hemmer und Nitrate in jeweils 35% am häufigsten gemeinsam mit einer Hypotonie angetroffen.
Allerdings ist selten ausschließlich das Arzneimittel für das Auftreten einer klinisch relevanten Hypotonie verantwortlich. Meistens trifft dieses Arzneimittel auf eine Person, welche bereits zur Hypotonie disponiert ist, und verstärkt den Blutdruckabfall.

Erkrankungen

Nicht zuletzt treten hypotone Kreislaufregulationen häufig im Rahmen von Erkrankungen auf. Unter diesen Erkrankungen stehen solche des Herz-Kreislauf-Systems im Vordergrund (Jansen 1996). Dabei ist die Hypotonie vorwiegend mit einer koronaren Herzkrankheit und (paradoxeweise) mit einer Hypertonie assoziiert. Auch andere Erkrankungen des Herzens, wie die kardiale Insuffizienz haben eine Hypotonie im Gefolge. Schließlich steht auch der zerebrale Insult häufig mit einer Hypotonie in Verbindung.

Die orthostatische Hypotonie

Die orthostatische Hypotonie wird allgemein als jener Blutdruckabfall definiert, der beim Einnehmen einer aufrechten Körperhaltung innerhalb von 3 min systolisch 20 mm Hg und diastolisch 10 mm Hg beträgt.
Die klinische Bedeutung dieser Definition bleibt allerdings gering, wenn hinter diesem Blutdruckabfall keine klinische Symptomatik steht. Die klinische Symptomatik der orthostatischen Hypotonie ergibt sich aus der zerebralen Minderperfusion, welche auch zu Stürzen und Synkopen führen kann (Tinetti 1986, Lipsitz 1986), welche aber auch mit einer erhöhten Mortalität assoziiert ist (Davis 1987).
Orthostatische Dysregulation werden beim älteren Menschen am häufigsten nach längerem Liegen, oft schon bei raschem Aufstehen nach der Nachtruhe beobachtet. Häufig besteht auch eine Koinzidenz von orthostatischer und postprandialer Hypotonie, auch wenn ihre Ursachen grundsätzlich voneinander verschieden sind.
Die Häufigkeit der orthostatischen Hypotonie ist bei gesunden älteren Menschen, die in der eigenen Wohnung leben können, mit über 20% zu hoch angegeben worden (Caird 1973) und wird jetzt mit etwa 7% angenommen (Mader 1987). Allerdings nimmt die orthostatische Hypotonie mit dem Lebensalter zu und ist häufig mit einer Hypertonie und mit der Einnahme von Arzneimitteln verknüpft (Lipsitz 1989). Ihre Prävalenz ist in Pflegeheimen besonders hoch und kann dort bei sehr gebrechlichen Menschen über 50% erreichen (Ooi 1997). Die Beziehung einer orthostatischen Hypo-

tonie zu einer ko-existenten Hypertonie nimmt mit dem Ausmaß der Hypertonie zu (Tabelle 21).

Hinter den Symptomen eines orthostatischen Blutdruckabfalles steht sehr häufig ein Defekt des autonomen Nervensystems (Bannister 1979, Hines 1981), welcher zu der letztlich entscheidenden Reduktion der zerebralen Durchblutung führt. Die zerebrale Minderdurchblutung ist das Ergebnis eines Blut-Poolings in den unteren Extremitäten mit Reduktion des venösen Rückstromes, unzureichender Ventrikelfüllung und Rückgang des Herzzeitvolumens (Jansen 1989). Möglich wird der Rückgang des Herzzeitvolumens, weil die über den Baroreflex gesteuerte Reflextachykardie als Gegenregulation des Blutdruckabfalles durch das autonome Versagen ebenso eingeschränkt ist wie die sympathische Stimulation des Herzens (Robertson 1994).

Dazu kommt, daß durch den altersbedingten Rückgang des elastischen Gewebes und durch Zunahme des Kollagens die Gefäßwände versteifen aber auch der Herzmuskel durch die Zunahme seiner Wandstärke an Steifigkeit zunimmt. Die Zunahme der Steifigkeit der Gefäßwand führt zum Anstieg des systolischen Blutdruckes. Die Zunahme der Steifigkeit des Herzmuskel restringiert die frühe diastolische Füllung des linken Ventrikels, wobei eine erhöhte spät-diastolische Füllung dieses früh-diastolische Defizit zunächst kompensiert (Lakatta 1987b, Bryg 1987).

Auf diese Weise tragen das höhere Lebensalter und paradoxerweise auch die Hypertonie zum Auftreten einer orthostatischen Hypotonie bei (Lakatta 1987a).

Dazu kommt es im höheren Lebensalter zum Rückgang der zerebralen Durchblutung, welche durch das Auftreten einer Hypertonie weiter kompromittiert wird. Durch die Hypertonie kommt es nämlich zur Anhebung der Schwelle für die Autoregulation der Hirndurchblutung, sodaß beim Blutdruckabfall im Rahmen einer Orthostase die Hirngefäße weiterhin eng bleiben und die Hirndurchblutung absinkt (Strandgaard 1976, Wollner 1979).

Die postprandiale Hypotonie

Die postprandiale und die orthostatische Hypotonie werden zwar häufig beim selben Patienten angetroffen und weisen mit einer mangelhaften Kreislaufregulation durch das autonome Nervensystem auch oft eine ätiologische Gemeinsamkeit auf, dennoch sind beide in ihrer Entstehung grundsätzlich voneinander verschieden.

Jede Mahlzeit führt zu einem Blut-Pooling im Splanchnikus-Bereich. Es kommt zum Anstieg der sympathomimetischen Aktivität mit einem Anstieg der Herzfrequenz und des Noradrenalin-Plasmaspiegels (Sidery 1991).

Gemeinsam mit dem Anstieg des Herzzeitvolumens und des peripheren Gefäßwiderstandes erfolgt damit eine Kompensation für das abdominelle Blut-Pooling aber auch eine Stabilisierung des Blutdruckes (Jansen 1987). Vorwiegend bei älteren Menschen und besonders wenn sie krank sind oder wenn sie sich in einem gebrechlichen Zustand befinden, kann der höhere periphere Gefäßwiderstand nicht aufrecht erhalten werden, sodaß eine postprandiale Hypotonie, eventuell verbunden mit einer Synkope oder mit einem Sturz des Patienten nach-

Tabbelle 21. Beziehung zwischen dem Blutdruck und der Häufigkeit des orthostatischen Blutdruckabfalls (Applegate 1991) im höheren Lebensalter

Systol. Blutdruck mm Hg	Orthostat. Blutdruckabfall Häufigkeit (%)
unter 160	6,0
160–169	9,9
170–179	11,2
über 180	14,6

folgt. Störungen oder Defekte des autonomen Nervensystems können an dieser Dysregulation des Kreislaufes mit Absinken der Herzfrequenz und der Auswurfleistung des Herzens sowie mit dem Rückgang des peripheren Gefäßwiderstandes beteiligt sein oder diese sogar auslösen (Lipsitz 1993, Jansen 1995).

Die schon oben angeführten kardiovaskulär wirksamen Arzneimittel (Kalziumantagonisten, ACE-Hemmer, Nitrate, Diuretika usw.) tragen sehr oft zur Verstärkung der postprandialen hypotonen Reaktion bei (Aronow 1994).

Es ist von großer Bedeutung für die Vermeidung der postprandialen Hypotonie, daß sie keineswegs nach jeder beliebigen Mahlzeit auftritt, sondern daß sie sehr stark mit einem hohen Kohlenhydratanteil der Speisen assoziiert ist. Vor allem ein hoher Anteil an Glukose (Jansen 1987) und auch an Eiweiß (Potter 1989) führt zur Auslösung einer postprandialen Hypotonie, während ein hoher Fettanteil an den Speisen mit einer solchen, für die betroffenen Personen oft nachteiligen Kreislaufsituation nicht belastet ist (Potter 1989). Daraus ergibt sich bei Vorliegen einer postprandialen Hypotonie, daß zur Prophylaxe sowohl alle jene Faktoren beseitigt werden müssen, welche das autonome Nervensystem kompromittieren, wie auch alle jene Speisen zu vermeiden sind, welche einen hohen Kohlenhydratanteil aufweisen.

Diagnose und Differentialdiagnose der Hypotonie

Die Differentialdiagnose stützt sich auf klinische Untersuchungsergebnisse, die auch heute noch am besten im Diagramm von Thulesius aufgearbeitet und beurteilt werden. Thulesius hat den von Schellong angegebenen Kreislauftest modifiziert und die Testergebnisse für eine neue Einteilung herangezogen. Damit wurde ein Koordinatensystem geschaffen (Abb. 9), das auf der Basis der im Orthostaseversuch erhobenen Veränderungen der Herzfrequenz und des systolischen Blutdruckes eine rasche Differenzierung ermöglicht (Thulesius 1972, 1976). Dieser Orthostaseversuch kann durch weitere Untersuchungen ergänzt werden, welche durch Zufuhr kreislaufwirksamer Substanzen zusätzliche klinische Daten provozieren lassen.

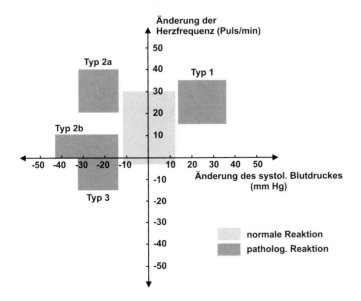

Abb. 9. Koordinatensystem zur Bestimmung der Reaktionstypen im Orthostasetest (Thulesius 1972)

Besonders die Untersuchung am Kipptisch erweitert die diagnostischen Möglichkeiten und eignet sich vor allem zum Nachweis einer Beeinträchtigung der autonomen Kreislaufregulation (Almquist 1989, Raviele 1990).

A. Test nach Thulesius

Der Blutdruck wird zunächst während einer 10 Minuten dauernden Liegephase und anschließend während einer 7 Minuten dauernden Stehbelastung registriert. Bei gesunden Personen steigen nach dem Aufstehen die Herzfrequenz und der diastolosche Blutdruck, während der systolische Wert geringfügig abfällt. Pathologische orthostatische Kreislaufreaktionen sind abhängig von der Ätiologie und von der Pathogenese dieser Reaktion und lassen sich in der Regel in das Koordinatensystem von Thulesius einordnen.

Das Koordinatensystem ermöglicht die graphische Darstellung der Änderungen von Herzfrequenz und systolischem Blutdruck, welche im Rahmen des Orthostaseversuch erhoben werden. Es erlaubt damit die Zuordnung der orthostatischen Kreislaufregulation zu 4 verschiedenen Reaktionstypen (Abb. 9):

1. *Hypertone Reaktionen*
   Mit Anstieg von Blutdruck und Herzfrequenz.

2a. *Symphatikotone Reaktionen*
   Diese Reaktion stellt die häufigste Form einer orthostatischen Hypotonie dar und ist gekennzeichnet durch den Anstieg der Herzfrequenz und einen Abfall des systolischen Blutdrucks. Sie setzt ein funktionierendes sympathisches System voraus, wird also in der Regel bei der sekundären orthostatischen Hypotonie angetroffen. Für diese Reaktion liegt in der Regel eine genetische Determination vor, sie findet sich allerdings auch bei jeder der oben angeführten sekundären

   Ursachen, besonders postinfektiös oder nach langem Liegen (Dekonditionierung).

2b. *Asympathikotone Reaktion*
   Bei dieser Reaktionsform kommt es zu einem tiefen Abfall des systolischen und diastolischen Blutdrucks und zu einem Ausbleiben des reaktiven Anstieges der Herzfrequenz. Die asympathikotone Reaktion ist Ausdruck der primär degenerativen Veränderungen des autonomnervösen Nervensystems.

3. *Vasovagale Reaktionen*
   Sie sind gekennzeichnet durch einen Blutdruckabfall und einer Reduktion der Herzfrequenz und sind am häufigsten Ausdruck von Schreck- und Angsterlebnissen.

B. Valsalva-Test

Das Valsalva-Manöver ist ein Schritt zur Differentialdiagnose der orthostatischen Hypotonie. Während des Pressens sinkt der systolische Blutdruck, um beim Gesunden nach dem Ausatmen um mindestens 10 mm Hg über den Ausgangswert anzusteigen. Ein Defekt der autonomen Regulation verhindert diesen reaktiven Blutdruckanstieg.

C. Cold-Pressure-Test

Auch dieser Test, bei dem ein Arm in kaltes Wasser gelegt wird, worauf im anderen Arm der Blutdruck ansteigt, ist an ein intaktes autonomes Nervensystem gebunden.

D. Infusionstest mit Noradrenalin

Dieser Infusionstest erlaubt die Differenzierung zwischen dem Ausfall des präsynaptischen oder des postsynaptischen Nervensystems (Polinsky 1981). Im ersten Fall sind kaum Kreislaufreaktionen zu beobachten, während bei Erkrankungen des postsynaptischen Systems Blutdruckreaktion und Frequenzanstieg überhöht ablaufen, wobei hierfür auch ein Anstieg der Zahl der Rezeptoren mitverantwortlich sein kann (Hui 1981).

E. Infusionstest mit Tyramin

Tyramin entleert die Noradrenalinspeicher, ist also an die Integrität dieses Speichersystems gebunden.

F. Kipptischuntersuchung

Diese Untersuchung ist gut geeignet, die autonome Kreislaufregulation nach Volumenverlust (Blutung) oder nach Volumenverschiebung (venöses Blut-Pooling) auf ihre Funktionsfähigkeit zu prüfen. Bei defekter oder mangelhafter autonomer Kreislaufregulation kommt es bei Lagerung des Patienten bei 60 Grad nach 15–29 min zur Hypotonie, eventuell sogar zum Auftreten synkopaler Beschwerden (Grubb 1991, Raviele 1990). Die Empfindlichkeit dieser Kipptischuntersuchung kann durch die Verabreichung eines Noradrenalinpräparates noch gesteigert werden (Almquist 1989).

Die Behandlung der Hypotonie

Eine Behandlung der Hypotonie sollte dann in Angriff genommen werden, wenn diese Hypotonie mit einer klinischen Symptomatik einhergeht und wenn dieser Zustand nicht vorübergehend ist sondern persistiert (Ooi 1997).
In keinem Fall sollten nur niedrige Blutdruckwerte behandelt werden, denn selbst Patienten mit systolischen Blutdruckwerten bis zu 70 mm Hg können beschwerdefrei bleiben (Editorial 1987). Prinzipiell ist die kausale Therapie anzustreben, in den meisten Fällen wird allerdings nur eine symptomatische Behandlung möglich sein.

Die Behandlung der orthostatischen Hypotonie

Am Beginn der Behandlung eines orthostatisch hypotonen Patienten sollten zunächst konservative, nicht-pharmakologische Maßnahmen stehen, welche durchaus vielfältig gestaltet werden können:
Besonders vordringlich ist die Durchsicht der vom Patienten eingenommenen Arzneimittel nach solchen Substanzen, welche Einfluß auf den Blutdruck nehmen könnten. Soweit solche Medikamente verzichtbar sind, sollten sie auch abgesetzt werden.
Das morgendliche Aufstehen aus dem Bett, welches für viele Patienten mit den stärksten Beschwerden verbunden ist, sollte langsam und bedächtig erfolgten. Es könnte verbunden werden mit einem kurzen Ausharren im Sitzen auf der Bettkante. Stützstrümpfe als Beinkleidung tragen dazu bei, daß weniger Blut in den unteren Extremitäten versackt. Dazu unterstützt eine kochsalzreiche Kost durch ihre osmotische Wirkung die blutdruckstabilisierenden Maßnahmen. Eine vielfach erfolgreiche Maßnahme stellt die Kopf-Hochlagerung während der Nacht dar, weil damit der nächtliche Elektrolyt- und Flüssigkeitsverlust zurückgehen und das Plasmavolumen ansteigt.
Zu den Arzneimitteln, welche zur Behandlung der orthostatischen Hypotonie eingesetzt werden, gehören Mineralokortikoide, Sympathomimetika, Betablocker und Dihydroergotamin (Editorial 1987).
Unter den Mineralokortikoiden hat sich das Fludrocortison in einer Dosierung von täglich 0,1–1,0 mg als gut wirksam erwiesen. Es steigert das extrazelluläre und das Plasma-Volumen, begünstigt allerdings das Auftreten von Ödemen und von Hypokaliämien und kann auch zum Blutdruckanstieg im Liegen und bei disponierten Patienten auch zur kardialen Dekompensation führen (Chobanian 1979).
Unter den Sympathikomimetika sind die alpha-adrenergen Agonisten besonders er-

folgreich zur Behandlung der orthostatischen Hypotonie eingesetzt worden (Kaufmann 1988), doch ist auch Clonidin in dieser Indikation wirksam (Robertson 1983).

Alpha-adrenerge Agonisten liegen als Hydrochlorid-Verbindungen vor (Cafedrin, Etilefrin, Norfenefrin, Theodrenalin, Midodrin). Unter ihnen besitzt das Midodrin größere Bedeutung, weil es erst in der Leber zur Wirksubstanz 2,5-Dimethoxyphenyl-2-Aminoäthanol metabolisiert wird und deshalb einen langsameren Wirkungseintritt und eine längere Wirkungsdauer aufweist.

Es aktiviert die Alpha-1-Rezeptoren der Arteriolen und Venen und wirkt besonders erfolgreich bei orthostatischen Hypotonien, die als Folge von Störungen des autonomen Nervensystems auftreten (Low 1997).

Betablocker mit hemmender Wirkung sowohl auf die Beta-1- wie auch auf die Beta-2-Rezeptoren (Propranolol) oder mit intrinsischer sympathomimetischer Wirkung (Pindolol) erweisen sich bei der Behandlung der Hypotonie ebenfalls als wirksam (Onrot 1986). Sie sind besonders bei Störungen der autonomen Kreislaufregulation vorteilhaft, weil ihre gefäßtonisierende Wirkung das Blut-Pooling in den unteren Extremitäten abschwächt.

Jene Formen der Hypotonie, welche durch eine Prostaglandin-induzierte Vasodilatation hervorgerufen sind (Shy-Drager), können erfolgreich mit Prostaglandinsynthese-Hemmern behandelt werden (Kochar 1978).

Dihydroergotamin besitzt eine konstringierende Wirkung auf Kapazitätsgefäße und verringert auf diese Weise das venöse Pooling und damit den orthostatischen Blutdruckabfall, ohne auf den Blutdruck im Liegen wesentlichen Einfluß zu nehmen (Mellander 1970). Der Nachteil von Dihydroergotamin liegt darin, daß eine effektive Wirksamkeit nur bei parenteraler Verabreichung zu erzielen ist (Jennings 1979). Koffein erweist sich bei jenen Formen der Hypotonie, welche durch Defekte des autonomen Systems hervorgerufen sind, als therapeutisch wirksam und ist mit Dihydroergotmanin additiv wirksam (Hoeldtke 1986a, Onrot 1985).

Die Behandlung der postprandialen Hypotonie

Die Behandlung der postprandialen Hypotonie hat sich sowohl die unmittelbar auslösenden Ursachen wie auch die Störung der autonomen Kreislaufregulation zum Ziel zu machen (Jansen 1995).

Als auslösende Ursache scheint ein hoher Kohlenhydratanteil einer Mahlzeit gesichert zu sein, auch wenn der weitere humorale Mechanismus noch unklar ist (Potter 1989). Die Umstellung von einer kohlenhydratreichen Kost auf eine kohlenhydratarme und fettreichere Mahlzeit reduziert das Auftreten der postprandialen Hypotonie. Auch bei dieser Form der Hypotonie ist reichlicher Konsum von Kaffee therapeutisch wirksam. Der Einfluß von Somatostatin auf die postprandiale Hypotonie besitzt eher geringe praktische Bedeutung. Er stellt allerdings einen Mosaikstein zum Verständnis des humoralen Ablaufes beim Zustandekommen der postprandialen Hypotonie dar (Hoeldtke 1986b).

Die gleichzeitig vorliegende Dysfunktion der autonomen Kreislaufregulation sollte mit Hilfe der oben beschriebenen konservativen Maßnahmen (Stützstrümpfe) oder Arzneimittel (Dihydroergotamin mit Koffein, Betablocker) behandelt werden (Hoeldtke 1986b, Onrot 1985).

Literatur

Abboud FM (1989) Ventricular syncope. Is the heart a sensory organ? N Engl J Med 320: 390–392

Almquist A, Goldenberg IF, Milstein S, Chen M-Y, Chen X, Hansen R, Gornick CC, Benditt DG (1989) Provocation of bradycadia and hypotension by isoproterenol and upright posture in patient with unexplained syncope. N Engl J Med 320: 346–351

Applegate WB, Davis BR, Black HR, Smith WM, Miller ST, Burlando AJ (1991) Prevalence of postural hypotension at baseline in the Systolic Hypertension in the Elderly Program (SHEP) cohort. J Am Geriatr Soc 39: 1057–1064

Aronow WS, Ahn C (1994) Postprandial hypotension in 499 elderly persons in a long term health care facility. J Am Geriatr Soc 42: 930–932

Bannister R (1979) Chronic autonomic failure with postural hypotension. Lancet ii: 404–406

Bryg RJ, Williams GA, Labovitz AF (1987) Effect of aging on left ventricular diastolic filling in normal subjects. Am J Cardiol 59: 971–974

Caird FI, Andrews GR, Kennedy RD (1973) Effect of posture on blood pressure in the elderly. Br Heart J 35: 527–530

Chobanian AV, Volicer L, Tifft CP, Gavras H, Liang C-S, Faxon D (1979) Mineralcorticoid-induced hypertension in patients with orthostatic hypotension. N Engl J Med 301: 68–73

Collins KJ, Exton-Smith AN, James MH, Oliver DJ (1980) Functional changes in autonomic nervous responses with ageing. Age Ageing 9: 17–24

Crane MG, Harris JJ (1976) Effect of aging on renin activity and aldosteron excretion. J Lab Clin Med 87: 947–959

Davis BR, Langford HG, Blaufox MD, Curb JD, Polk BF, Shulman NB (1987) The association of postural changes in systolic blood pressure and mortality in persons with hypertension: the Hypertension Detection and Follow-up Program experience. Circulation 75: 340–346

Editorial (1987) Management of orthostatic hypotension. Lancet i: 197–198

Ferguson DW, Abboud FM, Mark AL (1984) Selective impairment of baroreflex-mediated vasoconstrictor responses in patients with ventricular dysfunction. Circulation 69: 451–460

Grubb BP, Temesy-Armos P, Hahn H, Elliott L (1990) Utility of upright tilt-table testing in the evaluation and management of syncope of unknown origin. Am J Med 90: 6–10

Haller BG, Zust H, Shaw S, Gnadinger MP, Uehlinger DE, Weidmann P (1987) Effects of posture and ageing on circulating atrial natriuretic peptide levels in man. J Hypertension 5: 551–556

Hines S, Houston M, Robertson D (1981) The clinical spectrum autonomic dysfunction. Am J Med 70: 1091–1096

Hoeldtke RD, Cavanaugh ST, Hughes JD, Polansky M (1986a) Treatment of orthostatic hypotension with dihydroergotamine and coffeine. Ann Intern Med 105: 168–173

Hoeldtke RD, O'Dorisio TM, Boden G (1986b) Treatment of autonomic neuropathy with a somatostatin analogue SMS 201–995. Lancet ii: 602–605

Hui KKP, Conolly ME (1981) Increased numbers of beta-receptors in orthostatic hypotension due to autonomic failure. N Engl J Med 304: 1473–1476

Jansen RWMM, Penterman BJ, Van Lier HJ, Hoefnagels WH (1987) Blood pressure reduction after oral glucose loading and its relation to age, blood pressure and insulin. Am J Cardiol 60: 1087–1091

Jansen RWMM, Hoefnagels WHL (1991) Hormonal mechanisms of postprandial hypotension. J Am Geriatr Soc 39: 1201–1207

Jansen RWMM, Lipsitz LA (1995) Postprandial hypotension: epidemiology, pathophysiology, and clinical management. Ann Intern Med 122: 286–295

Jansen RWMM, Kelley-Gagnon M, Lipsitz LA (1996) Intraindividual reproducibility of postprandial and orthostatic blood pressure changes in older nursing home patients: relationship with chronic use of cardiovascular medications. J Am Geriatr Soc 44: 383–389

Jennings G, Esler M, Holmes R (1979) Treatment of orthostatic hypotension with dihydroergotamine. Br Med J 2: 307

Kapoor WN (1992) Evaluation and management of the patients with syncope. J Am Med Assoc 268: 2553–2560

Kaufmann H, Brannan T, Krakoff L, Yahr MD, Mandeli J (1988) Treatment of orthostatic hypotension due to autonomic failure with a peripheral alpha-adrenergic agonist (midodrine). Neurology 38: 951–956

Kochar MS, Itskovitz HD (1978) Treatment of idiopathic orthostatic hypotension (Shy-Drager-Syndrome) with indomethacin. Lancet i: 1011–1014

Lakatta EG (1987a) Do hypotension and aging have a smiliar effect on the myocardium? Circulation 75: 169–177

Lakatta EG, Mitchell JH, Pomerance A, Rowe GG (1987b) Human aging: changes in structure and function. J Am Coll Cardiol 10: 42A–47A

Lipsitz LA, Pluchino FC, Wie JY, Rowe JW (1986) Syncope in institutionalized elderly: the impact of multiple pathological conditions and situational stress. J Chron Dis 39: 619–630

Lipsitz LA (1989) Orthostatic hypotension in the elderly. N Engl J Med 321: 952–957

Lipsitz LA, Ryan SM, Parker JA, Freeman R, Wie JY, Goldberger AL (1993) Haemodynamic and autonomic nervous system responses to mixed meal ingestin in healthy young and old subjects and dysautonomic patients with postprandial hypotension. Circulation 87: 391–400

Low PA, Gilden JL, Freeman R, Sheng K-N, McElligott MA (1997) Efficacy of midodrine placebo in neurogenic orthostatic hypotension. J Am Med Assoc 277: 1046–1051

Mader SL, Josephson KR, Rubenstein LZ (1987) Low prevalence of postural hypotension among community-dwelling elderly. J Am Med Assoc 258: 1511–1514

Mellander S, Nordenfelt I (1970) Comparative effects of dihydroergotamine and noradrenaline on resistance, exchange and capacitance functions in the peripheral circulation. Clin Sci 39: 183–201

Morley JE (1991) Is low blood pressure dangerous? J Am Geriatr Soc 39: 1239–1240

Nimura H, Bachinski LL, Sangwatanaroj S, Wattkins H, Chudley AE, McKenna W, Kristinson A, Roberts R, Sole M, Maron BJ, Seidman JG, Seidman CE (1998) Mutations in the gen for cardiac myosin-binding protein C and late-onset familial hypertrophic cardiomyopathy. N Engl J Med 338: 1248–1257

Onrot J, Goldberg MR, Biaggioni I (1985) Hemodynamic and humoral effects of caffeine in autonomic failure: therapeutic implications for postprandial hypotension. N Engl J Med 313: 549–554

Onrot J, Goldberg MR, Hollister AS, Biaggioni I, Robertson RM, Robertson D (1986) Management of chronic orthostatic hypotension. Am J Med 80: 454–464

Ooi WL, Barrett S, Hossain M, Kelley-Gagnon M, Lipsitz LA (1997) Patterns of orthostatic blood pressure change and their clinical correlates in a frail, elderly population. J Am Med Assoc 277: 1299–1304

Polinksy RJ, Kopin IJ, Ebert ME, Weiss U (1981) Pharmacologic distinction of different orthostatic hypotension syndroms. Neurology 31: 1–7

Potter JF, Heseltine D, Hartley G, Matthews J, MacDonald IA, James OFW (1989) Effects of meal composition on postprandial blood pressure, catecholamine and insulin changes in elderly subjects. Clin Sci 77: 265–272

Raviele A, Gasparini G, DiPede F, Delise P, Bonso A, Piccolo E (1990) Usefulness of head-up tilt in evaluating patients with syncope of unknown origin and negative electrophysiologic study. Am J Cardiol 65: 1322–1327

Robertson D, Eade D, Robertson RM (1981) Postprandial alterations in cardiovascular hemodynamics in autonomic dysfunctional states. Am J Cardiol 48: 1048–1052

Robertson D, Goldberg MR, Hollister AS, Wade D, Robertson RM (1983) Clonidine raises blood pressure in severe idiopathic orthostatic hypotension. Am J Med 74: 193–200

Robertson D, Robertson RM (1994) Causes of chronic orthostatic hypotension. Arch Intern Med 154: 1620–1624

Rowe JW, Troen BR (1980) Sympathetic nervous system and aging in man. Endocr Rev 1: 167–179

Sidery MB, MacDonald IA, Cowley AJ, Fullwood LJ (1991) Cardiovascular responses to high fat and high carbohydrate meals in young subjects. Am J Physiol 261: H1430–1436

Strandgaard S (1976) Autoregulation of cerebral blood flow in hypertensive patients: the modifying influence of prolonged antihypertensive treatment on the tolerance to acute, drug-induced hypotension. Circulation 53: 720–727

Thulesius O, Ferner U (1972) Diagnose der orthostatischen Hypotonie. Z Kreislauffrschg 61: 742–754

Thulesius O (1976) Pathophysiological classification and diagnosis of orthostatic hypotension. Cardiology 61 [Suppl 1]: 180–190

Tilvis RS, Hakala SM, Valvanne J, Erkinjuntti T (1996) Postural hypotension and dizziness in a general aged population: a four-year follow-up of the Helsinki Aging Study. J Am Geriatr Soc 44: 809–814

Tinetti ME, Williams TF, Mayewski R (1986) Fall risk index for elderly patients based on number of chronic disabilities. Am J Med 80: 429–434

Tragl KH (1991) Synkopen, Stürze und Frakturen des betagten Menschen. Maudrich, Wien München Bern,

Wollner L, McCarthy ST, Soper ND, Macy DJ (1979) Failure of cerebral autoregulation as a cause of brain dysfunction in the elderly. Br Med J 1: 1117–1118

Ziegler MG, Lake CR, Kopin IJ (1977) The sympathetic-nervous-system defect in primary orthostatic hypotension. N Engl J Med 296: 293–297

Das Herz des alternden Menschen

Degenerative Erkrankungen des Herzens stehen in enger Beziehung zum Lebensalter. Sie werden bei den Menschen über 65 Jahre in bis zu 50% angetroffen und sind in dieser Bevölkerungsgruppe etwa zwei- bis dreimal häufiger als in der übrigen Bevölkerung (Abb. 10).

In der ältesten, über 90jährigen Bevölkerung sind fast alle Personen von kardiovaskulären Erkrankungen betroffen. Autopsien zeigen in diesem Alter Verkalkungen der epikardialen Koronargefäße bei fast allen Menschen.

45% weisen transmurale Fibrosen oder Nekrosen auf, während bei 55% dieser betagten Personen Verkalkungen der Aortenklappen und bei 47% der Mitralklappen nachzuweisen sind (Waller 1983).

Die Sklerose der Koronargefäße stellt die morphologisch häufigste Veränderung des Herzens dar und bildet die Basis für Herzinfarkte, für einen Großteil der Myokardiopathien, für viele Rhythmusstörungen und für den Großteil der kardialen Mortalität.

Umgekehrt belasten die Verkalkungen der großen Blutgefäße mit dem Rückgang ihrer Compliance, der mit dem Alter ansteigende Blutdruck sowie die Altersveränderungen von Nieren und Lungen das Herz und die Herzleistung.

Diese Disposition zu Herz- und Kreislauferkrankungen im Alter führt mit der unveränderten Zunahme der Lebenserwartung zu einer hohen kardiovaskulären Morbidität und Mortalität, von welcher die Männer stärker betroffen sind als die Frauen. Die allgemeine Sterberate verdoppelt sich jenseits des 30. Lebensjahres alle 7,5 Jahre, bei Vorliegen von Herz-Kreislauf Krankheiten aber schon alle 6 Jahre. Sie ist im 85. Lebensjahr etwa 100mal größer als im 30. Lebensjahr, bei Patienten mit Herz-Kreislauf-Krankheiten jedoch 400mal größer.

Obwohl die Mortalität der koronaren Herzkrankheit in den letzten Jahrzehnten deutlich zurückgegangen ist, wird die koronare Herzkrankheit auch in Zukunft die führende Ursache der Erkrankungen und der Mortalität in den industrialisierten Ländern bleiben (Hunink 1997).

Anatomisch-histologische Veränderungen des Herzens

Viele Faktoren neben dem Lebensalter nehmen Einfluß auf morphologische und funktionelle Veränderungen des Herzens. Besonders häufige Variable sind der Typ-2-Diabetes mellitus und die Hypertonie, deren Einfluß auf das Herz vom Einfluß des Alters per se getrennt werden muß. Wenn eine solche Trennung erfolgt, weist die Muskelmasse des Herzens eine mit dem Alter rück-

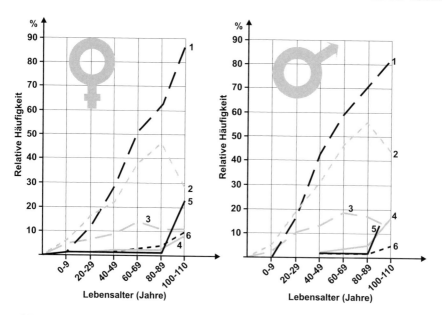

Abb. 10. Altersabhängigkeit von kardialen Obduktionsbefunden bei Frauen und bei Männern (Linzbach 1983). *1* Koronarsklerose, *2* Hypertrophie des linken Ventrikels, *3* Hypertrophie des rechten Ventrikels, *4* Degenerative Veränderungen der Aortenklappen, *5* Myokardfibrose, *6* Verkalkung des Mitralklappenringes

läufige Tendenz auf, welche etwa der Abnahme der Skelettmuskelmasse entspricht (Dannenberg 1989). Die Stärke der Ventrikelwand bleibt allerdings wegen der Zunahme von Kollagen, Fettgewebe und Amyloid unverändert (Wei 1992) auch wenn der Rückgang der Muskelmasse histologisch mit einem Rückgang der Zahl der Myozyten bei gleichzeitiger Volumenzunahme der Myozyten verknüpft ist (Olivetti 1991).

Das globale Herzgewicht nimmt bis ins hohe Alter eher zu, erst nach dem 80. Lebensjahr geht es zurück (Linzbach 1973). Insgesamt führt diese Remodellierung des Herzens dazu, daß das linksventrikuläre Volumen zurückgeht (Ganau 1995).

In Autopsiebefunden stehen die Verkalkungen der Koronargefäße, des Mitralklappenringes und der Aortenklappen sowie die Amyloidose des Herzmuskel im Vordergrund (Lie 1988) (Tabelle 22).

Die verkalkten Koronargefäße imponieren durch ihren geschlängelten Verlauf, durch ihren wechselnden Gefäßdurchmesser und durch die hohe Konsistenz ihrer Gefäßwand. Das Gefäßlumen selbst ist irregulär mit Gefäßektasien, mit atherosklerotischen Plaques und Kalkeinlagerungen. Die Sklerosierung der Herzklappen betrifft vorwiegend das linke Herz bzw. jene Herzabschnitte, an denen hohe Druckgradienten auftreten, d.s. die Aortenklappen und das vordere Segel der Mitralklappe. Die Endergebnisse dieser Sklerosierungen bilden kalzifizierende Aortenstenosen, Verkalkungen des Mitralklappenringes, ein Mitralklappenprolaps und die Ruptur von Sehnenfäden. Im höheren Lebensalter finden sich Aortenstenosen in etwa 4–6% aller Patienten, wobei Männer etwa viermal häufiger betroffen sind als Frauen (Pomerance 1965).

Die Verkalkung des Mitralklappenringes führt häufig zur Mitralinsuffizienz oder wegen seiner Nähe zum AV-Knoten und zum His-Bündel zu Reizleitungsstörungen. Die mukoide Degeneration ist vielfach die Ursache eines Mitralklappenprolaps.

Die altersabhängigen Veränderungen betreffen auch das Reizbildungs- und Reizleitungssystem. Im Sinusknoten kommt es zur Abnahme der myozytären Schrittmacherzellen auf etwa 10% des jugendlichen Herzens und deren Ersatz durch Bindegewebe und Fettzellen. Gleichzeitig lagert sich Amyloid im Randbereich dieses Reizleitungssystems ab. Ähnliche degenerative Veränderungen mit Ersatz von Leitungsfasern durch Bindegewebe und Fett treten im gesamten Leitungssystem auf, lediglich die Veränderungen im AV-Knoten sind geringer ausgeprägt. Das Ausmaß der degenerativen Veränderungen im Reizleitungssystem steht in enger Beziehung zu den Druckverhältnissen im

Tabelle 22. Anatomisch-histologische Veränderungen des Herzens im Alter

Herzmuskel
  Braune Atrophie mit Rückgang der Muskelmasse
  Gesteigerte Lipofuszinablagerung
  Gesteigerte Amyloidbildung
  Zunahme der epikardialen Fettbildung
  Abnahme der Myozytenzahl
  Zunahme des Myozytenvolumens

Herzklappen
  Fibröse Verdickung besonders der Klappenränder
  Verkalkung des Anulus fibrosus
  Verkalkung der Aortenklappen
  Mukoide Degeneration des Kollagens

Koronargefäße
  Bildung atherosklerotischer Plaques
  Gefäßverkalkung
  Gefäßektasien
  Zunehmende Gefäßwindungen

Reizbildung und Reizleistung
  Rückgang der Schrittmacherzellen im Sinusknoten
  Abnahme der Dichte der Reizleitungsbündel
  Fibrosierung der Reizleitungsbündel

linken Ventrikel und zu dessen Hypertrophie (Bharati 1992).

Schließlich verschlechtern sich auch die Durchblutungsverhältnisse durch die atherosklerotische Degeneration der sinoatrialen Blutgefäße (Davies 1988). Echokardiographische Untersuchungen des alternden Herzens zeigen bei Ruhebedingungen eine verminderte früh-diastolische Füllung des linken Ventrikels, eine Zunahme des Durchmessers der Aortenwurzel und eine linksventrikuläre Hypertrophie, jedoch kaum Veränderungen der Kontraktilität des Ventrikels.

Die verminderte früh-diastolische Füllung steht einerseits mit einer verzögerten Öffnung der fibrosierten Herzklappen und andererseits mit einer verzögerten linksventrikulären Relaxation bzw. mit einer erhöhten Steifigkeit des linken Ventrikels in Zusammenhang (Gerstenblith 1977). Die Verlängerung der systolischen und diastolischen Zeitintervalle ist an der Veränderung der funktionellen Abläufe ebenfalls beteiligt (Harrison 1964).

Die Herzfunktion im Alter

Die altersabhängigen, anatomischen Veränderungen des Herzens, besonders die Zunahme der Steifheit des linken Ventrikels, führen zur Verlangsamung der Relaxation und Füllung dieses Ventrikels, für dessen unverändert hohe Füllung der atriale Füllungsdruck ansteigen muß. Außerdem erfolgt, gleichsam als Kompensation für den Rückgang der Ventrikelfüllung, der Schluß der Mitralklappe langsamer, womit die Ventrikelfüllung wieder zunimmt (Lakatta 1990, Wie 1992). Ähnlich wie die Versteifung des Myocards tragen auch die Verengung des Mitralklappenringes und die Verlängerung der ventrikulären isometrischen Relaxation zur Reduktion der diastolischen Ventrikelfüllung bei (Fairweather 1992). Die Zunahme der Druckverhältnisse im linken Herzen führt zur Dehnung und Ausweitung des Vorhofes und des Ventrikels (Gerstenblith 1977). Die Drucksteigerung im Vorhof trägt zur Verbesserung der Ventrikelfüllung bei, ist jedoch mit einer Zunahme der Fibrosierung verbunden, welche wiederum das Risiko für ein Vorhofflimmern verstärkt. Der Druckanstieg im Ventrikel bewirkt eine Dehnung der Muskelfasern des linken Ventrikels und löst damit den Frank-Starling-Mechanismus aus. Gemeinsam mit der verspäteten Öffnung der Mitralklappen im Alter bedingt er aber auch eine Verschiebung der Ventrikelfüllung aus dem frühdiastolischen in den spätdiastolischen Bereich.

Unter allen diesen Altersveränderungen des Herzens bleibt das Auswurfvolumen bei Ruhebedingungen unverändert aufrecht. Die Erhaltung des Auswurfvolumens bei körperlicher Belastung erfolgt über eine Zunahme des Schlagvolumens, welche wiederum über eine Zunahme der distolischen Füllung möglich wird (Rodeheffer 1984). Zu den entscheidendsten Veränderungen der Herzfunktion im Alter gehört der Rückgang der durch Herzglykoside oder Katecholami-

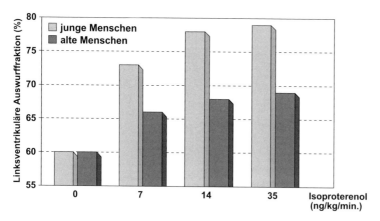

Abb. 11. Einfluß steigender Dosen von Isoproterenol auf die Auswurffraktion jüngerer und älterer Menschen (Lakatta 1993)

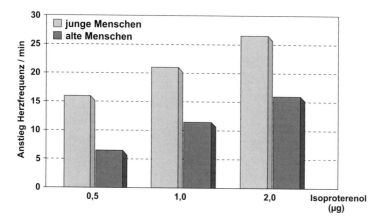

Abb. 12. Einfluß steigender Dosen von Isoproterenol auf die Herzfrequenz jüngerer und älterer Menschen (Lakatta 1993)

ne induzierbaren Steigerung der Kontraktilität und Auswurffraktion (Abb. 11) und der Rückgang der durch Katecholamine auslösbaren Frequenzsteigerung des Herzens (Abb. 12) (Lakatta 1980, 1993). Die Ursache für dieses verminderte Ansprechen des Herzens auf Katecholamine im Alter liegt in einer gesteigerten Adenosinfreisetzung nach Katecholaminen, gefolgt von einem verzögerten Kalziumtransport und der damit verbundenen verzögerten elektromechanischen Restitution (Xiao 1991). Auch wenn das Herz dieses verminderte Ansprechen auf Katecholamine durch eine Dilatation des Ventrikels und durch Zunahme des Schlagvolumens (Frank-Starling-Mechanismus) kompensiert, geht doch ein Teil der Anpassungsfähigkeit des Herzens verloren. Einen sehr bedeutsamen extra-kardialen Einfluß auf die Herzleistung nimmt die Sauerstoffsättigung des Blutes. Die Sauerstoffsättigung des arteriellen Blutes beträgt im jüngeren Erwachsenenalter etwa 90 mm Hg und beginnt noch vor dem 50. Lebensjahr um etwa 4 mm Hg/Dekade zu sinken, sodaß sie bei 80jährigen bei etwa 75 mm Hg gefunden wird (Sorbini 1968). Dieser Rückgang der arteriellen Sauerstoffsättigung trägt selbst bei intaktem Koronarsystem zu einem Absinken der Herzleistung besonders unter körperlicher Belastung bei.

Herzrhythmusstörungen im Alter

Der normale Alternsprozeß des Herzens läßt auch Veränderungen des Elekrokardiogramms erwarten. Die anatomischen und funktionellen Veränderungen des Herzens führen zur Linksablenkung der Herzachse, zu Leitungsverzögerungen (P-Wellen-Dauer, QRS-Intervalle, AV-Blockierungen) und zu einem Rückgang der QRS-Voltage (Mihalick 1974). Dazu nehmen auch das Körpergewicht, die Körperform, die Sklerose und Elongation der Aorta, die Altersveränderungen der Lungen sowie Genußmittel (Nikotin, Alkohol) Einfluß auf das EKG (Tabelle 23).

Die Ruhefrequenz älterer Menschen weist eine rückläufige Tendenz auf, vor allem aber liegt der belastungsabhängige Frequenzanstieg bei älteren Menschen unter jenem einer jüngeren Kontrollgruppe (Kostis 1982).

Das 24-Stunden-EKG von gesunden älteren Menschen zeigt einen sehr hohen Prozentsatz an supraventrikulären und ventrikulären Rhythmusstörungen (Fleg 1982). Bei nahezu 90% der untersuchten 60–85jährigen Personen sind supraventrikuläre und bei 80% sind ventrikuläre Rhythmusstörungen zu erheben.

Tabelle 23. Ursachen der Herzrhythmusstörungen im Alter

1. Degenerative (Alters-)Veränderungen am Sinusknoten und am Reizleitungssystem
2. Degenerative Veränderungen am übrigen Herzen (Myokard, Herzklappen, Koronargefäße)
3. Organische Herzkrankheiten (Myokarditis, Herzvitien, dilatat. Kardiomyopathie)
4. Koronare Herzkrankheit, besonders die Postinfarktphase
5. Aortenaneurysma
6. Lungenerkrankungen, besonders Lungeninfarkte und Pneumonien
7. Funktionsstörungen der Schilddrüse (bes. Hyperthyreosen)
8. Störungen des Elektrolytstoffwechsels
9. Infektionen, besonders Sepsis
10. Anämien
11. Phäochromozytome
12. Arzneimittel
    a. Herzglykoside
    b. Katecholamine
    c. Antiarrhythmika
    d. Antihypertensiva
    e. Anästhetika
    f. Antidepressiva und Tranquilizer
13. Alkohol

Bei den supraventrikulären Rhythmusstörungen stehen isolierte Extrasystolen und Vorhoftachykardien im Vordergrund, während bei den ventrikulären Rhythmusstörungen ebenfalls die isolierten Extrasystolen überwiegen. Ventrikuläre Couplets werden in 11% und ventrikuläre Tachykardien in 4% erhoben. AV-Blockierungen sind ebenso selten wie die Sinusbradykardie (Camm 1980). Die Frequenz und das Muster der atrialen Rhythmusstörungen werden weder durch den Schlaf noch durch das Nikotin oder durch eine Hypertonie beeinflußt. Dagegen nehmen die ventrikulären Rhythmusstörungen im Schlafe ab und nehmen bei Hypertonie und bei kardialen Erkrankungen deutlich zu, wobei der dilatativen Kardiomyopathie und der koronaren Herzkrankheit die größte Bedeutung zukommt (Fleg 1982).

Die atrioventrikuläre Überleitung

Die atrioventrikuläre Überleitung erfolgt im höheren Lebensalter langsamer (Mihalick 1974). Die Leitungsverzögerung findet dabei proximal vom His-Bündel statt (Das 1982). Die Inzidenz eines AV-Block I (PQ über 0,2 s) nimmt dementsprechend im Alter zu und wird in einem kardiologischen Krankengut in über 13% gefunden (Nelson 1984). Eine Dysfunktion des AV-Knotens ist selten, für eine solche Funktionsstörung sind allerdings nicht nur endogene (degenerative) Veränderungen verantwortlich, sondern sehr häufig Behandlungen mit Digitalis und/oder Betablockern.

Die Symptome der Herzrhythmusstörungen

Den Symptomen der Herzrhythmusstörungen liegen überwiegend die hämodynamischen Folgen dieser Rhythmusstörungen zugrunde. Von vielen Patienten wird allerdings auch der unregelmäßige Herzschlag stark verspürt und ev. als Herzstolpern wahrgenommen.

Tabelle 24. Symptome der Herzrhythmusstörungen im Alter

	Bradykardie	Tachykardie
Schwindelzustände	x	x
Verwirrtheit	x	x
Herzklopfen	x	xxx
Dyspnoe	x	xx
Stenokardie	x	xx
Linksherzversagen	(x)	xxx
Synkopen	xxx	x
Stürze	xxx	x
TIA und Insulte	xxx	x

Unter den Symptomen stehen Schwindelgefühl, Herzklopfen, Herzstolpern und besonders im höheren Alter auch Verwirrtheitszustände im Vordergrund (Tabelle 24). Wenn die hämodynamische Konsequenz in den Vordergrund tritt, kann es auch zu Synkopen und Stürzen einerseits und zur Dyspnoe oder zur Stenokardie andererseits kommen. Außerdem lassen sich die Beschwerden eher den bradykarden oder den tachykarden Rhythmusstörungen zuordnen.

Vorhofflimmern

Vorhofflimmern ist die häufigste kardiale Rhythmusstörung. Es tritt in einer akuten Form als paroxysmales Vorhofflimmern und als chronisches Vorhofflimmern auf. Vorhofflimmern besitzt große klinische Bedeutung, weil sein Auftreten die Mortalität vergleichbarer Personengruppen verdoppelt (Kannel 1982). Darüber hinaus steht die Prognose des Vorhofflimmerns mit der Ventrikelfunktion in enger Beziehung (Tröster 1991). Die ungünstige Prognose des Vorhofflimmerns verändert sich zwischen der paroxysmalen Form und der chronischen Form kaum, solange das Vorhofflimmern mit einer Herz-Kreislauf-Erkrankung in Ver-

Tabelle 25. Risikofaktoren für das Auftreten eines Vorhofflimmerns

1. Alter
2. Männliches Geschlecht
3. Hypertonie
4. Herzerkrankungen
   a. Herzinsuffizienz
   b. Herzklappenfehler
   c. koronare Herzkrankheit
   d. Cor pulmonale
   e. Perikarditis
   f. vergrößerter linker Vorhof
5. Pulmonalembolie
6. Hyperthyreose
7. Infektionen
8. Diabetes mellitus
9. Diuretika-Therapie
10. Alkoholkonsum

bindung steht. Die Prognose des idiopathischen Vorhofflimmerns bleibt dagegen günstiger (Brand 1985).
Die Inzidenz des Vorhofflimmerns steigt mit dem Lebensalter an und erreicht bei den über 70jährigen etwa 5%, wobei die Männer fast doppelt so häufig betroffen sind wie die Frauen. Bei Männern, welche an einer kardiovaskulären Erkrankung leiden und welche über 80 Jahre als sind, beträgt diese Inzidenz 8% (Psaty 1997). Bei den Erkrankungen, welche mit dem Auftreten eines Vorhofflimmerns belastet sind, stehen die Herzkreislaufkrankheiten und die Hypertonie weit im Vordergrund (Tabelle 25). Akutes, d.i. zeitlich limitiertes Vorhofflimmern tritt in aller Regel nur bei interkurrenten Erkrankungen wie z.B. bei Infektionen, bei Fieber, bei Pulmonalembolien oder nach Alkoholkonsum auf.

Symptome und Komplikationen des Vorhofflimmerns

Klinisch verläuft das Vorhofflimmern vielfach stumm. In solchen Fällen bleiben die Patienten beschwerdefrei und/oder fühlen sich in ihrer Leistungsfähigkeit nicht beeinträchtigt.
Oft verursacht das Vorhofflimmern jedoch Beschwerden, bei denen eine Dyspnoe mit etwa 50%, eine Angina pectoris mit etwa 30%, Palpitationen mit über 25% sowie Verwirrtheit und Schwindelgefühl mit Synkopenneigung mit knapp 20% im Vordergrund stehen (Narayan 1997).
Hinter den subjektiven Beschwerden steht in aller Regel die hämodynamisch Einbuße, welche durch das Vorhofflimmern ausgelöst wird. Die hämodynamischen Nachteile des Vorhofflimmerns betreffen fast ausschließlich den Rückgang der Ventrikelfüllung, wobei diese Ventrikelfüllung schon durch die im Alter erhöhte Steifheit des Ventrikels kompromittiert ist.
Die bedeutsamste Komplikation des Vorhofflimmerns stellt der zerebrale Insult dar. Embolien aus dem linken Vorhof steigern bei Vorhofflimmern das Schlaganfall-Risiko um das 5fache und stellen auch ein hohes Mortalitätsrisiko dar.

Die Behandlung des Vorhofflimmerns

Der erste Schritt bei der Behandlung eines Vorhofflimmerns besteht in der Suche nach dessen Ursache. Vielfach werden dabei eine Hypertonie, eine Hyperthyreose, kleine Lungeninfarkte, ein Alkoholkonsum oder anderes ermittelt. Im nächsten diagnostischen Schritt gibt die Echokardiographie exzellente Auskunft über die Größe der Ventrikel und Vorhöfe, über die Wandstärke und über die Beweglichkeit des linken Ventrikels sowie über die Morphologie und die Funktion der Herzklappen. Nach der Beseitigung oder Behandlung extrakardialer oder kardialer Ursachen eines Vorhofflimmern ist über das weitere Vorgehen zu entscheiden (Tabelle 26).
Wenn keinerlei Risikofaktoren für ein Vorhofflimmern erhoben werden können,

dann ist besonders für Patienten, welche unter dem Vorhofflimmern subjektiv oder hämodynamisch leiden, der Versuch einer Kardioversion zu empfehlen. Für diesen Versuch stehen entweder die transthorakale elektrische Konversion oder aber die Anwendung von Pharmaka zur Auswahl. Um das thromboembolische Risiko der Kardioversion niedrig zu halten, ist sie jedoch innerhalb von 48 Stunden nach Beginn des Vorhofflimmerns durchzuführen (Weigner 1997). Nach diesen 48 Stunden steigt das thromboembolische Risiko deutlich an und unabhängig von der Methode, welche angewendet werden soll, ist vor deren Einsatz eine Antikoagulation notwendig. Eine solche sollte etwa 3 Wochen vor der Kardioversion mit Marcoumar begonnen werden und nach erfolgreicher Konversion einige Wochen beibehalten werden.

Die pharmakologische Kardioversion besitzt den Vorteil, ohne Anästhesie auszukommen. Für ihre Durchführung eignen sich gut Pharmaka der Klassen Ia und Ic sowie Amiodaron. Mit ihnen gelingt die Kardioversion in über 80% (Narayan 1997, Rotmensch 1988) (Tabelle 27). Die elektrische Kardioversion gelingt bei Anwendung von 100 Joule in etwa 50% und bei Anwendung von 200 Joule in etwa 85%. Die Rate des Wiederauftretens des Vorhofflimmerns ist bei herzgesunden Menschen gering (etwa 25%) und steigt bei Vorliegen einer Herzerkrankung auf über 50% (Eckhard 1997).

Die Ablation als chirurgische Intervention bei Vorhofflimmern erweist sich in jenen Fällen sinnvoll und in hohem Maße erfolgreich, in welchen das Vorhofflimmern durch einen Re-entry Mechanismus ausgelöst wird (Cox 1996).

Auch Herzschrittmacher werden bei Vorhofflimmern erfolgreich eingesetzt, wenn die Auslösung des Flimmerns durch bradykarde Sinusphasen erfolgt und wenn diese bradykarden (Ruhe-)Phasen durch den Schrittmacher überbrückt werden.

Wird ein Sinusrhythmus durch eine erfolgreiche Kardioversion erzielt, dann eignen sich Arzneimittel der Klasse Ic, aber auch solche der Klasse Ia und der Klasse III sowie Betablocker zur Erhaltung des Sinusrhythmus. Pharmaka der Klasse Ic sind allerdings mit Rücksicht auf ihre proarrhythmogene

Tabelle 26. Ziele der Behandlung eines Vorhofflimmerns

1. Frequenzsenkung bei Persistenz des Vorhofflimmerns
2. Konversionsversuch
   a. pharmakologisch
   b. elektrisch
3. Erhaltung des Sinusrhythmus nach erfolgreicher Kardioversion

Tabelle 27. Einteilung der Antiarrhythmika nach elektrophysiologischen Eigenschaften

Klasse I
Antiarrhythmika mit Hemmung des raschen Natriumeinstromes in die Zelle

Ia: Quinidin
    Procainamid
    Disopyramid

Ib: Mexiletin
    Tocainid
    Ethmozin

Ic: Encainid
    Flecainid
    Propafenon
    Indecainid

Klasse II
Betablocker

Klasse III
Antiarrhythmika, welche das Aktionspotential selektiv verlängern
    Amiodaron
    Sotalol

Klasse IV
Antiarrhythmika mit Hemmwirkung auf den Kalziumfluß (langsame Aktionspotentiale)
    Verapamil
    Diltiazem

Wirkung mit Vorsicht einzusetzen (Echt 1991).
Kann (oder soll) der Sinusrhythmus nicht erzielt werden, kommen vor allem Verapamil oder Betablocker zur Frequenzsenkung zum Einsatz. Auch Digitalis eignet sich in solchen Fällen hervorragend zur Frequenzsenkung und wird besonders dann eingesetzt, wenn auch eine Herzinsuffizienz besteht (Platia 1989).

Die Antikoagulation des chronischen Vorhofflimmerns

Die Antikoagulation stellt die wichtigste präventive Maßnahme beim chronischen Vorhofflimmern dar. Sie reduziert die Inzidenz des Schlaganfalles von 4,5% auf 1,4% und die Mortalität um über 30%. Sie verbessert das therapeutische Gesamtergebnis für Schlaganfall, periphere Embolien und Mortalität um fast 50%. Dabei beträgt das Blutungsrisiko lediglich 1,3% (Atrial Fibrillation Investigators 1994). Zur Anwendung kommt Marcoumar, welches dann am wirksamsten ist, wenn ein INR (International Normalised Ratio) von 2–4 eingestellt ist. Das Lebensalter stellt keine besondere Kontraindikation für Marcoumar dar, doch empfiehlt sich bei einem Lebensalter von über 75 Jahren oder bei besonderen Risikofaktoren für hämorrhagische Komplikationen, d.s. vorangegangener Insult, Hypertonie, Diabetes mellitus, koronare Herzkrankheit, Herzinsuffizienz, Mitralklappenstenose und Herzklappenersatz eine gering reduzierte Marcoumardosis mit einer INR von 2–3 (European Atrial Fibrillation Trial Study Group 1995). Ein wirksamer Einsatz von Aspirin bei Vorhofflimmern zu Vermeidung eines Schlaganfalles ist nicht gesichert.

Das Sick-Sinus-Syndrom

Die Bezeichnung Tachy-Bradykardie-Syndrom macht schon deutlich, daß das Erscheinungsbild des Sick-Sinus-Syndroms sehr vielfältig ist. Tatsächlich ist es Ausdruck einer Vielzahl von Störungen der Reizbildung und Reizleitung im Sinusknoten, aber auch der sinuatrialen Verbindung, welche sich als supraventrikuläre oder als binodale Rhythmusstörungen mit Bradykardien, mit Tachykardien oder auch mit Vorhofflimmern oder -flattern manifestieren.

Oft bleiben klinische Erscheinungen aus, doch führen sowohl der Frequenzabfall wie auch der Frequenzanstieg infolge ihrer hämodynamischen Wirksamkeit gelegentlich zu Palpitationen, zu Schwindelgefühl und manchmal auch zu synkopalen Zuständen. Die Diagnose des Sick-Sinus-Syndroms ist wegen der Flüchtigkeit der Rhythmusstörung, noch mehr aber wegen der Flüchtigkeit der klinischen Erscheinung schwierig. Meistens ist zu seiner Diagnose eine Holter-Untersuchung notwendig.

Die einzige zufriedenstellende Therapie des Sick-Sinus-Syndroms ist die Schrittmachertherapie bei gleichzeitiger Verabreichung von Digitalis. Unter dieser Behandlung verhindert der Schrittmacher den Frequenzabfall des Herzens und Digitalis limitiert durch die Verzögerung der atrio-ventrikulären Leitung den Frequenzanstieg. Bei der Auswahl des Schrittmachers sollte das Vorhof-Pacing dem Ventrikel-Pacing vorgezogen werden, weil mit dem Vorhofsystem bessere Resultate hinsichtlich des Auftretens von Vorhofflimmern, hinsichtlich des Auftretens thromboembolischer Komplikationen, hinsichtlich einer Herzinsuffizienz und schließlich auch hinsichtlich der Mortalität erzielt werden (Andersen 1997).

Ventrikuläre Arrhythmien

Ventrikuläre Extrasystolen finden sich in ihrer paroxysmalen Form in der älteren Bevölkerung häufig und sie nehmen auch mit dem Alter zu. Lown-Grad 2 wird in bis zu 70% und Lown-Grad 3 in bis zu 20% in dieser

Altersstufe registriert, doch werden auch multiforme ventrikuläre Extrasystolen oder R- auf T-Phänomene beobachtet (Camm 1980, Nelson 1984) (Tabelle 28). Gesunde und asymptomatische Personen erfahren durch das Auftreten unkomplizierter ventrikulärer Extrasystolen keine Einschränkung ihrer Lebenserwartung (Kennedy 1985).

Als prognostisch ungünstige Faktoren und damit als Indikation für eine Behandlung gelten anamnestische Hinweise (z.B. Synkopen), eine koronare Herzkrankheit oder aber ein hoher Lown-Grad der Rhythmusstörung. Die Ischämie bei koronarer Herzkrankheit gehört mit der dilatativen Kardiomyopathie zu den häufigsten Ursachen einer ventrikulären Rhythmusstörung. Darüber hinaus stellt Kammerflimmern als schwerste Verlaufsform einer ventrikulären Rhythmusstörung die häufigste Todesursache nach einem Herzinfarkt dar.

Zu den Mechanismen, welche zur ischämischen Rhythmusstörung führen, gehört die spontane elektrische Aktivität (Automatismus), welche für das Reizleitungssystem des Herzens charakteristisch ist, welche jedoch im Falle der Rhythmusstörung außerhalb dieses Reizleitungssystems von einem Fokus getriggert wird. Der Re-entry-Ablauf einer Erregung stellt einen weiteren Mechanismus für eine ventrikuläre Rhythmusstörung dar (DeBakker 1988). Er wird im Grenzbereich der Ischämie durch Leitungsverzögerung einerseits und durch unidirektionale Blockade andererseits möglich (Singh 1991). Darüber hinaus besteht im Rahmen der Ischämie eine gesteigerte sympathische Aktivität, welche wiederum einen sehr wirkungsvollen arrhythmogenen Faktor darstellt (Corr 1978).

Die Behandlung der ventrikulären Rhythmusstörung

Die Entwicklung immer neuer antiarrhythmisch wirksamer Pharmaka ermöglicht eine immer gezieltere und spezifischere Therapie der ventrikulären Rhythmusstörung bei immer geringeren Nebenwirkungen. Dennoch läßt sich die Wirksamkeit eines Antiarrhythmikums auch bei gleicher Indikation bei verschiedenen Patienten nicht vorhersagen. Jedenfalls schwächt eine bestehende Linksherzinsuffizienz die Wirksamkeit des Antiarrhythmikums ab. Dazu besitzen alle antiarrhythmisch wirksamen Arzneimittel eine oder mehrere unerwünschte Wirkungen, welche vor deren Anwendung gegen ihren Nutzen abgewogen werden müssen (Akiyama 1992).

Tabelle 28. Ventrikuläre Rhythmusstörungen – Lown-Klassifikation

Grad	
0	Keine ventrikulären Extrasystolen (VES)
1	Maximal 30 VES pro Stunde
2	Mehr als 30 VES pro Stunde
3	Multiforme VES
4a	2 konsekutive ventrikuläre Couplets
4b	3 oder mehr konsekutive ventrikuläre Couplets (ventrikuläre Tachykardie)
5	R auf T-Phänomen

Tabbelle 29. Indikationen zur Therapie der ventrikulären Rhythmusstörung

A. Anamnestische Hinweise
  1. Schwindelgefühl
  2. Verwirrtheitszustände
  3. Synkopen
  4. Stenokardien

B. Kardiale Indikationen
  1. Koronare Herzkrankheit
  2. Frischer Herzinfarkt
  3. Herzklappenfehler
  4. Herzinsuffizienz

C. Schwere der Rhythmusstörung
  1. Hoher Lown Grad (4–5)
  2. Verlängerung von QT mit polymorphen VES

Ein Rückgang der antiarrhythmischen Wirkung mit dem Lebensalter findet zwar nicht statt (CAST 1989), doch disponiert das höhere Lebensalter ebenso wie die Linksherzinsuffizienz zur Zunahme unerwünschter Wirkungen, wobei zu diesen unerwünschten Wirkungen Kammerflimmern oder Herzstillstand, eine Proarrhythmie oder eine Zunahme der Herzinsuffizienz gehören (Akiyama 1992). Bei diesen schwerwiegenden Nebenwirkungen einer antiarrhythmischen Behandlung muß die Indikation zur Therapie streng gestellt werden. Subjektive Beschwerden und objektivierbare Tatbestände bilden demnach auch die Indikation (Tabelle 29).

Ventrikuläre Rhythmusstörungen in der Post-Infarkt-Phase und ihre Behandlung

Die Zeit nach dem Herzinfarkt stellt besonders unmittelbar aber auch in einem längeren Zeitintervall ein hohes Risiko für ventrikuläre Rhythmusstörungen dar. Das Risiko, welches mit dem akuten Herztod in direkter Beziehung steht, ist unmittelbar nach dem Herzinfarkt oder aber bei der Entwicklung einer infarktbedingten Herzinsuffizienz am größten (LeFeuvre 1996).

Der Nachweis der gesteigerten sympathischen Aktivität bei myokardialer Ischämie bildet die Basis für den Einsatz von Betablockern sowohl bei der koronaren Herzkrankheit wie auch bei der elektrischen Instabilität nach einem Herzinfarkt (Corr 1978). Dazu kommt, daß Betablocker zusätzlich eine anti-ischämische und eine bradykardisierende Wirkung besitzen.

Tatsächlich stellt die Verabreichung von Betablockern nach einem Herzinfarkt eine entscheidende Maßnahme zur Reduktion der Mortalität dar, auch wenn keine Rhythmusstörung vorliegt. Wenn die Kontraindikationen für eine Behandlung mit Betablockern beachtet werden, reduziert sich auch bei älteren Menschen durch Ihren Einsatz die Mortalität nach einem Herzinfarkt (Hawkins 1983, Kendall 1995). Eine weitere antiarrhythmische Prophylaxe über den Betablocker hinaus ist nach einem Herzinfarkt nicht notwendig, solange keine Rhythmusstörung vorliegt. Selbst der Rückgang der Linksventrikelfunktion nach einem Herzinfarkt stellt ohne zusätzlichem Auftreten von Rhythmusstörungen keine Indikation für die Verabreichung eines Antiarrhythmikums dar (Julian 1997).

Das Auftreten von ventrikulären Rhythmusstörungen nach einem Herzinfarkt macht jedoch eine antiarrhythmische Behandlung notwendig, unabhängig davon ob bereits ein Betablocker vom Patienten eingenommen wird (Singh 1990).

Die CAST-Studie zeigt, daß Antiarrhythmika der Klasse Ic (Encainid, Flecainid) durch ihre ausgeprägte proarrhythmogene Wirkung bei Patienten nach einem Myokardinfarkt und mit reduzierter Linksventrikelfunktion die Prognose verschlechtern (Echt 1991). Für diese Patienten sollte Amiodaron, ein Antiarrhythmikum der Klasse III zur Anwendung kommen (Amiodarone Trials Meta-Analysis Investigators, 1997). Amiodaron senkt die Häufigkeit und die Intensität der Rhythmusstörungen nach einem Myokardinfarkt. Es reduziert damit gleichzeitig die durch die Arrhythmie verursachte Mortalität sowohl unmittelbar nach dem Infarktereignis wie auch in den folgenden Jahren (Cairns 1997).

Nur für die Anwendung von Betablockern und Amiodaron nach einem Herzinfarkt ist ein Rückgang der Mortalität nachgewiesen. Selbst andere Pharmaka der Klasse III (Sotalol) verbessern die Prognose nach einem Herzinfarkt nicht (Waldo 1996). Die Behandlung mit Amiodaron erfolgt zunächst mit 10 mg/kg KG als initialer Aufsättigung durch 2 Wochen und einer anschließenden Erhaltungsdosis von 300–400 mg täglich durch 3 Monate. Nach diesen 3 Monaten sollte diese Dosis langsam innerhalb der nächsten 15–18 Monate auf täglich 200 mg reduziert werden. Sollte eine rasche Aufsättigung notwendig sein, kann sie auch durch eine i.v.-Applikation erfolgen.

Während die günstigen Wirkungen von Amiodaron bei Vorhofflimmern und bei ventrikulären Rhythmusstörungen gut belegt sind, sind auch Nebenwirkungen des Amiodaron bekannt. Diese Nebenwirkungen sind dosisabhängig, sie werden aber auch im höheren Lebensalter zunehmend angetroffen (Shetty 1992, Podrid 1995).

Durch die suppressive Wirkung von Amiodaron auf den Sinusknoten und auf die Reizleitung kommt es gelegentlich zur symptomatischen Bradykardie, besonders dann, wenn Amiodaron mit einem Betablocker oder mit Digitalis kombiniert wird. Ernsthafte Nebenwirkungen betreffen die Schilddrüse und die Lungen. Amiodaron hemmt die periphere Konversion von T4 zu T3 mit einem konsekutiven Anstieg von reversem T3 und von TSH, sodaß gelegentlich Störungen der Schilddrüsenfunktion beobachtet werden. In den Lungen kommt es zu interstitiellen Veränderungen aber auch zu alveolären Infiltraten, welche klinisch zu Husten, Dyspnoe und auch Fieber führen können.

Dagegen können die negativ inotrope und die proarrhythmogene Wirkung des Amiodaron als gering eingestuft werden.

Die Implantation vom Kardioverter-Defibrillatoren bei älteren, über 75jährigen Patienten ist bei der Verhinderung des plötzlichen Herztodes (Kammerflimmern) ähnlich wirksam wie bei jüngeren Menschen. Dennoch liegt die Mortalität innerhalb der älteren Patientengruppe etwa 3fach höher als in der jüngeren Gruppe, wofür Ursachen außerhalb des plötzlichen Herztodes verantwortlich sind (Panotopoulos 1997).

Die Schrittmachertherapie

Seit ihrer Einführung ist die Implantation von externen Schrittmachern zu einer rasch expandierenden Therapie von kardialen Rhythmusstörungen Kreislauferkrankungen geworden. Zur Zeit werden in den USA etwa 500 Schrittmachern pro einer Million Einwohnern und pro Jahr implantiert (Bernstein 1992). Das Lebensalter stellt für die Implantation eines Herzschrittmacher keinerlei limitierenden Faktor dar. Im Gegenteil sind es gerade altersabhängige Verände-

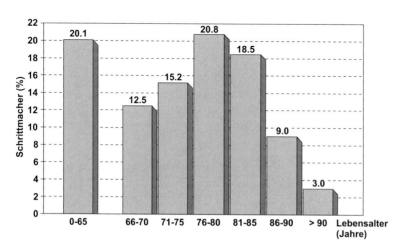

Abb. 13. Verteilung implantierter Schrittmacher (%) entsprechend dem Lebensalter der Patienten (de Belder 1992)

rungen oder Erkrankungen von Herz-Kreislauf-Organen, welche die Schrittmacherimplantation notwendig machen. Dem entspricht auch die altersmäßige Verteilung der implantierten Schrittmacher der British Pacing and Elektrophysiology Group (De Belder 1992) (Abb. 13).

Von den innerhalb dieser Gruppe implantierten Schrittmachern wurden 79,8% an Patienten über 65 Jahre, 52,1 an Patienten über 75 Jahre, 31,3% an Patienten über 80 Jahre und noch immer 3% an Patienten über 90 Jahre zugeordnet.

Indikationen zur Schrittmachertherapie

Bei den Indikationen zur Schrittmachertherapie stehen die AV-Blockierungen weit im Vordergrund, gefolgt vom Sick-Sinus-Syndrom und vom Vorhofflimmern (Abb. 14). Nur eine geringe Rolle spielen vasovagale Synkopen oder das Carotis-Sinus-Syndrom (de Belder 1992). Jedoch müssen auch für diese Indikationen zusätzlich klinische Symptome (Tabelle 24) oder objektive Daten wie z.B. asystole Perioden von 3 oder mehr Sekunden bzw. eine Herzfrequenz unter 40/min vorliegen, um sie zu Klasse I-Indikationen zu machen.

Zu den nicht eindeutigen Klasse II-Indikationen gehört der totale AV-Block, wenn er ohne klinische Symptomatik bleibt oder wenn er eine Frequenz über 40/min aufweist. Das Sick-Sinus-Syndrom wird dann als Klasse II eingestuft, wenn keine eindeutige Beziehung zwischen den bradykarden Phasen und den klinischen Erscheinungen hergestellt werden kann (Kusumoto 1996).

Der Rückgang der Mortalität des totalen AV-Blockes mit der Einführung der Schrittmachertherapie belegt die Bedeutung dieser Behandlung am besten: Betrug diese Mortalität vor der Schrittmachertherapie im ersten Jahr ihres Auftretens etwa 50%, so ist die Mortalität des totalen AV-Blocks unter der Schrittmachertherapie auf jene einer vergleichbaren Kontrollgruppe ohne AV-Block zurückgegangen (Sutton 1988).

Die Auswahl des Schrittmacher

Seit der Einführung des ersten permanenten Schrittmachers im Jahre 1958 sind die Schrittmacher technisch immer raffinierter geworden. Zur Auswahl stehen heute neben dem Demand-Einkammersystem sowohl das Zweikammersystem wie auch frequenzadaptive Systeme (Tabelle 30).

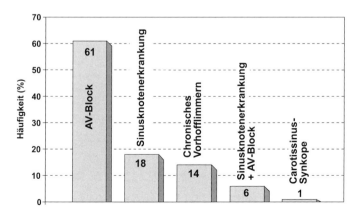

Abb. 14. Indikationen zur Schrittmacherimplantation (de Belder 1992)

Tabelle 30. Schrittmacher-Funktionen und Schrittmacher-Code

1. Buchstabe Stimulation (Pacing)	2. Buchstabe Wahrnehmung (Sensing)	3. Buchstabe Reaktion auf die Wahrnehmung (Mode)	4. Buchstabe Frequenzadaptive Programmierung (Rate adaptive sensor)	5. Buchstabe Antitachykarde Funktionen
A Vorhof V Ventrikel D Vorhof und Ventrikel	A Vorhof V Ventrikel D Vorhof und Ventrikel	I inhibiert T getriggert D getrennt Vorh. u. Ventr.	P 2 Funktionen M multipl. Funkt. F frequenzmoduliert	P antitach. Pacing S Schock D dual (P. u. S.)

Der technische Fortschritt hat bei jeder der technischen Etappen zur Frage geführt, welchen Patienten diese finanziell immer aufwendigeren Entwicklungen zugängig gemacht werden sollten. Bei der Auswahl des Schrittmachers sollte jedenfalls das Lebensalter keinerlei Rolle spielen. Vielmehr muß für die Implantation eines Schrittmachers ausschließlich die medizinische Indikation als Kriterium herangezogen werden. Ebenso muß bei der Auswahl der Schrittmachertechnik nur der Nutzen gesehen werden, welchen der Patient aus dieser Technik erzielt.

Ganz besonders im höheren Lebensalter, welches für eine reduzierte diastolische Füllung disponiert, erweisen sich Zweikammersysteme (DDD) den Einkammersystemen (VVI) hämodynamisch eindeutig überlegen (Channon 1994). Nur dann, wenn die eigentliche Indikation für den Schrittmacher (AV-Block, Sick-Sinus-Syndrom usw.) mit einem Vorhofflimmern kombiniert ist und damit ein hämodynamischer Vorteil aus dem Zweikammersystem nicht erzielbar ist, kann auf das DDD-System verzichtet werden.

Die Komplikationen der Schrittmacherimplantation sind mit der Verbesserung der Schrittmachertechnik gering geworden. Wenn sich auch die Häufigkeit der Infektionen des Implantationsbettes und die Häufigkeit der Dislokationen der Schrittmachersonden nicht wesentlich geändert hat, so ist doch das Schrittmacher-Syndrom seit der Einführung des Zweikammersystems deutlich zurückgegangen. Das Schrittmachersyndrom entsteht im Einkammersystem, wenn Vorhof (Eigenerregung) und Ventrikel (Schrittmacherimpuls) asynchron getriggert werden und sich gegenläufig kontrahieren. Dabei kommt es sowohl zur frustranen Kontraktion des Vorhofes mit Regurgitation in das pulmonale Kreislaufsystem wie auch zu einer unzureichenden Füllung des linken Ventrikels. Palpitationen, Schwindelgefühl und auch Synkopen können Ausdruck dieses Schrittmachersyndroms sein. Diese Nebenwirkungen werden im höheren Lebensalter besonders stark wahrgenommen und besitzen auch erhöhte hämodynamische Bedeutung (Hargreaves 1994).

Die Herzinsuffizienz im Alter

Die Herzinsuffizienz ist überwiegend eine Erkrankung des höheren Lebensalters. Ihre Prävalenz reicht von 0,01% in den beiden ersten Lebensjahrzehnten bis zu 10% nach dem 70. Lebensjahr (Luchi 1991) (Tabelle 31). Im höheren Lebensalter gehört die kardiale Insuffizienz auch zu den häufigsten Indikationen für eine stationäre Aufnahme in ein Krankenhaus. Dabei hat sich die Zahl der stationären Aufnahmen aus dieser Indi-

Tabelle 31. Die Herzinsuffizienz in verschiedenen Lebensabschnitten

Alter	Herzinsuffizienz (in % der Bevölkerung)
0–24	ca. 0,01
25–44	ca. 0,1
45–64	ca. 1,0
65–74	ca. 4–5
über 75	ca. 10,0

kation in den letzten 20 Jahren nahezu verdoppelt, was auf die höhere Lebenserwartung einerseits und auf eine erfolgreichere Therapie der Herzinsuffizienz andererseits zurückzuführen ist (Ghali 1990).

Die Prognose der Herzinsuffizienz ist in den ersten 5 Jahren ihres Auftretens sehr ungünstig. In diesem Zeitabschnitt sterben über 60% der betroffenen Männer und über 40% der betroffenen Frauen (McKee 1971). Nach diesen ersten 5 Jahren allerdings besitzt die Herzinsuffizienz eine ähnliche Prognose wie eine vergleichbare Population ohne Herzinsuffizienz.

Die Ursachen der Herzinsuffizienz

Zu den häufigsten Ursachen der Herzinsuffizienz im Alter gehören die Hypertonie mit etwa 75% und die koronare Herzkrankheit mit knapp 40% (Kannel 1991). Die koronare Herzkrankheit stellt bei Männern häufiger die Ursache der Herzinsuffizienz dar als bei den Frauen.

Die degenerativen Veränderungen der Herzklappen, besonders die Aortenstenose mit 9%, aber auch der Mitralklappenprolaps und die Verkalkung des Mitralklappenringes bilden weitere Ursachen einer Herzinsuffizienz. Schließlich führt auch die Amyloidose des Herzens zur Herzinsuffizienz (Rich 1997). Endokarditis und Myokarditis sind im höheren Lebensalter selten Ursache einer Herzinsuffizienz, dennoch müssen beide besonders nach einem Herzklappenersatz oder bei Auftreten von Fieber ausgeschlossen werden. Hinweis für eine Entzündung kann der Nachweis eines Perikardergusses sein.

Bei der Einteilung in hypertrophe, dilatative und restriktive Kardiomyopathien stellt die koronare Herzkrankheit, besonders aber der durchgemachte Herzinfarkt die wesentliche Ursache der dilatativen Kardiomyopathie dar, gefolgt von der äthanolischen Kardiomyopathie. Die hypertrophe Kardiomyopathie ist in den meisten Fällen Folge einer Hypertonie, während die restriktive Kardiomyopathie nach Fibrosierung und bei einer Amyloidose angetroffen wird, ansonsten aber als Ausdruck eines schwer kompromittierten Ventrikels anzusehen ist (Rick 1997). Die Amyloidose erreicht im Alter über 90 Jahre eine Prävalenz von 10%. Auslösend für das Auftreten einer Herzinsuffizienz ist im höheren Lebensalter häufig die

Tabelle 32. Auslösende Faktoren für das Auftreten einer Herzinsuffizienz im Alter

1. Nicht-Compliance mit der Therapie
2. Exzessive Flüssigkeitszufuhr (zumeist als Infusion)
3. Myokardiale Ischämie oder Herzinfarkt
4. Arrhythmie (Vorhofflimmern, Bradyarrhythmie, Ventrik. Arrhythmie)
5. Multimorbidität
   Infektionen (Pneumonie)
   Anämie (chron. Blutung)
   Hyperthyreose
   Lungeninfarkt
   Niereninsuffizienz
   Hypertonie (bes. hypertone Krise)
6. Arzneimittel
   Antiarrhythmika
   Betablocker
   Kalziumantagonisten
   Nicht-steroidale Antirheumatika
7. Alkohol

Nicht-Compliance mit der verordneten Therapie, auslösend sind aber auch interkurrente kardiale oder nicht-kardiale Erkrankungen. Auch iatrogene Maßnahmen können auslösend für eine Herzinsuffizienz sein (Tabelle 32).

Die Untersuchung des Patienten mit Herzinsuffizienz

Die geänderten Lebensumstände älterer Menschen führen bei allen Erkrankungen zu einer Verschiebung der Prävalenz der Symptome. Die Dyspnoe als quälendster und schwerwiegendster Ausdruck der Herzinsuffizienz wird vielfach gar nicht oder erst sehr spät wahrgenommen, weil durch den Mangel an körperlicher Aktivität die belastungsabhängige Atemnot erst gar nicht auftritt. Auch die Tachykardie, ein Kennzeichen der Herzinsuffizienz, wird im Alter keineswegs immer wahrgenommen.
Während beim Vorwärtsversagen des Herzens Müdigkeit, Abgeschlagenheit, Antriebslosigkeit, Verwirrtheit und Inappetenz im Vordergrund stehen, verursacht die Stauung im kleinen Kreislauf Atemnot, Hustenreiz, Hüsteln, Lungenödem und Pleuraerguß. Die Stauung im großen Kreislauf führt zu Fuß- und Unterschenkelödemen, zur Leberschwellung mit Druck und Schmerz im rechten Oberbauch sowie zu Appetitlosigkeit, Völlegefühl und Flatulenz. In Extremfällen einer kardialen Stauung resultieren eine Kachexie und bei renaler Minderdurchblutung eine Oligurie mit BUN-Anstieg. Umgekehrt ist die Nykturie ein klassischer Hinweis für das Herzversagen. Wenn sich das Rechtsherzversagen als Folge einer Linksinsuffizienz einstellt, dann kombinieren sich die klinischen Erscheinungen, wobei der Pulmonalarteriendruck durch Vorwärtsversagen des rechten Ventrikels absinken kann.
Das Herzversagen imitiert im Alter viele andere Organerkrankungen wie z.B. die Zerebralsklerose, die Angina abdominalis, intestinale Malignome oder bronchopulmonale Erkrankungen. Aus diesem Grunde stellt die frühzeitige Erkennung der Herzinsuffizienz im höheren Lebensalter eine besondere Herausforderung dar, weil die Herzinsuffizienz zum Zeitpunkt ihrer Diagnose bereits ein fortgeschrittenes Stadium erreicht haben kann.
Die Beurteilung der Pulsqualitäten ist im Alter schwierig, weil die sklerotischen und verkalkten Gefäße die Druckwelle erhöhen und verkürzen. Damit wird bei der Aortenstenose unter Umständen ein normaler Puls vorgetäuscht. Eine Ruhetachykardie ist aber immer verdächtig auf das Vorliegen einer Herzinsuffizienz, auch wenn stets eine Anämie, eine Hyperthyreose sowie pulmonale Erkrankungen inklusive Lungeninfarkte als Ursache der Frequenzsteigerung ausgeschlossen werden müssen. Der Füllungszustand der Halsvenen gibt oft eine gute Information über den Funktionszustand des rechten Herzens. Eine Venenstauung spricht für eine Rechtsinsuffizienz, eine Pulsation für eine Trikuspidalinsuffizienz. Die Perkussion des Herzens erlaubt im Alter keine exakte Bestimmung der Herzgrenzen. Selbst der Herzspitzenstoß ist nicht immer tastbar, weil ein starrer Thorax oder ein Emphysem diese physikalische Untersuchung erschweren. Der Thoraxwand mitgeteilte Pulsationen sind in den Interkostalräumen sichtbar oder sind mittels der auf der Thoraxwand liegenden Hand zu verspüren. Ein tastbares Schwirren spricht je nach Lokalisation für eine Aortenstenose oder für eine hypertrophe, obstruktive Kardiomyopathie. Bei der Auskultation sprechen der protodiastolisch einfallende 3. Herzton für einen dilatierten Ventrikel, der präsystolische 4. Herzton für einen übermäßig gespannten Ventrikel. Das systolische Geräusch über der Herzspitze ist Hinweis auf eine insuffiziente Mitralklappe. Rasselgeräusche über den Lungenbasen und/oder ein Pleuraerguß sind Ausdruck der zentralen Stauung. Die druckempfindliche, vergrößerte Leber

ist in Verbindung mit Beinödemen und eventuell einem Aszites Ausdruck einer Rechtsinsuffizienz. Die Pulsation des Leberrandes spricht so wie die Jugularispulsation für eine Trikuspidalinsuffizienz.

Im EKG sind zunächst Rhythmusstörungen zu differenzieren. Bradykarde Störungen haben häufig eine Herzinsuffizienz zur Folge, während tachykarde Störungen meistens Ausdruck einer solchen sind. Überleitungsstörungen, Schenkelblock und Extrasystolen besitzen sowohl für die Auslösung wie auch als Folge einer Herzinsuffizienz Bedeutung. Hinweise für eine koronare Minderdurchblutung oder für einen durchgemachten Herzinfarkt sind ebenfalls diagnostisch wertvoll.

Das Herz-Lungen-Röntgen hat trotz vieler anderer und neuerer Untersuchungsmethoden seine Bedeutung kaum eingebüßt. Die Herzgröße, seine Konfiguration, Verkalkungen der Herzklappen, der Koronargefäße oder der Aorta oder Hinweise für einen Perikarderguß sind ebenso wichtig wie pleuropulmonale Veränderungen bei Stauung, Erguß, Infiltration oder Emphysem.

Die Echokardiographie gehörte zu den aussagekräftigsten Methoden der Herzuntersuchung. Sie ist auch beim älteren Menschen als nicht-invasive Untersuchung unverzichtbar geworden, wenn auch in dieser Altersgruppe die Untersuchungsbedingungen durch ein bestehendes Emphysem, einen faßförmigen Thorax oder durch verkalkte Rippenknorpel erschwert sind. Die Echokardiographie ermöglicht neben der Darstellung von Ventrikelgröße und Herzmuskelhypertrophie auch den Nachweis feinster struktureller Veränderungen an den Herzklappen und im Myokard (Wandbewegungsstörungen). In Kombination mit der Doppler-Methode gibt sie Auskünfte über einzelne Herzfunktionen und ermöglicht die Bestimmung des Herzminutenvolumens ebenso wie die Differenzierung zwischen systolischer und diastolischer Herzinsuffizienz.

Die Radionuklidangiographie eignet sich gut zur Darstellung der Ventrikelwandbewegungen. Durch die exakte Quantifizierung der Meßgrößen ermöglicht sie auch eine gute Erfassung der Ventrikelfunktion (Auswurffraktion). Sie differenziert die durch koronare Durchblutungsstörungen bedingten regionalen Wandbewegungsstörungen des Herzmuskels gut gegen die globale Asynergie der Herzinsuffizienz.

Bei der Szintigraphie mit Thallium-201 wird die mit Rückgang der Myokarddurchblutung reduzierte Thalliumaufnahme zur Darstellung von Perfusionsdefekten verwendet. Der Einsatz invasiver Untersuchungsmethoden muß gerade beim älteren Menschen mit Rücksicht auf die zu erwartenden Komplikationen und im Hinblick auf die Möglichkeiten nicht-invasiver Untersuchungstechniken mit Zurückhaltung betrieben werden. Der Rechtsherzkatheter ermöglich die Messung des pulmonalarteriellen Druckes und des Herzzeitvolumens und erlaubt bei wiederholter Messung auch eine Aussage über Erfolg und Mißerfolg der Behandlung einer Herzinsuffizienz. Der Linksherzkatheter dient vorwiegend zur Abklärung der linksventrikulären Druckverhältnisse oder zur Darstellung des koronaren Gefäßsystems. Sein Einsatz ist vor allem bei der Planung oder Vorbereitung von chirurgischen Eingriffen an den Herzklappen oder an den Herzkranzgefäßen (PTCA oder aorto-koronarer Bypass) unverzichtbar geworden. Zur Diagnose der unkomplizierten Herzinsuffizienz wird er allerdings nicht benötigt.

Eine letzte diagnostische Möglichkeit ist durch die Bestimmung des atrialen natriuretischen Peptides eröffnet worden. Dieses Peptid wird bei einigen Erkrankungen des Herzens im Plasma erhöht gefunden. Sein Anstieg wird charakteristischerweise durch die Dehnung des linken Vorhofes ausgelöst. Wenn das atriale natriuretische Peptid zwar auch ganz allgemein im höheren Lebensalter erhöht gefunden wird, so besitzt es darüber hinaus doch prognostische Bedeutung bei der Herzinsuffizienz (Gottlieb 1989) bzw. als Prädiktor der Mortalität (Wallen 1997).

Systolische und diastolische Dysfunktionen als Ursachen der Herzinsuffizienz

Die Herzinsuffizienz ist keineswegs nur Folge eines kontraktilen Versagens des linken Ventrikels. Besonders im höheren Lebensalter nimmt die Inzidenz der diastolischen Herzinsuffizienz deutlich zu. Die Prävalenz der systolischen und der diastolischen Herzinsuffizienz weist ein Verhältnis von etwa 65:35 auf, wobei die diastolische Dysfunktion des linken Ventrikels mit dem Lebensalter bis zu 40% ansteigt (Tresch 1995).

Bei der systolischen Herzinsuffizienz spielen im Alter der Rückgang der Kontraktilität des Ventrikels, der höhere periphere Widerstand und Herzklappenfehler durch degenerative Veränderungen die größte Rolle (Tabelle 33). Klinisch stehen dabei die Schwächung des Herzmuskels durch eine ischämische Kardiomyopathie, durch Fibrosierung des Herzmuskels als Altersveränderung oder nach Herzinfarkten im Vordergrund. Auch die Ablagerung von Amyloid reduziert die Kontraktilität. Schließlich überfordert auch eine zunehmende Aortenstenose die Kontraktilität des linken Ventrikels. In ähnlicher Weise setzt die arterielle Hypertonie der Auswurfleistung des Herzens großen Widerstand entgegen und besonders hypertensive Krisen lassen im Alter das Herz akut dekompensieren.

Als diastolische Dysfunktion wird der Rückgang der diastolischen Füllung überwiegend des linken Ventrikels verstanden. Diesem Füllungsrückgang bei Verschlechterung der myokardialen Relaxation liegt am häufigsten die Versteifung des Myokards durch Hypertrophie des Ventrikels, durch Fibrosierung und/oder durch Einlagerung

Tabelle 33. Charakteristika der systolischen und der diastolischen Dysfunktion des Herzens

	Systolisch	Diastolisch
Alter	unter 65a	über 65a
Vorgeschichte		
Hypertonie	xx	xxx
Koronare Herzkrankheit	xxxx	x
Herzklappenfehler	xxxx	x
Diabetes mellitus	xxx	x
Klinischer Status		
Herzvergrößerung	xxx	x
Spitzenstoß-Verlagerung	xxx	x
Systol. Insuffizienzgeräusch	xxxx	x
Lungenstauung	xx	xx
Periphere Ödeme	xxx	x
Röntgenuntersuchung		
Herzvergrößerung	xxx	x
Lungenstauung	xx	xx
Echokardiographie		
Li. ventrik. Hypertrophie	xx	xxxx
Niedrige Auswurffraktion	xxxx	xxxx

x gering ausgeprägt; xxxx besonders stark ausgeprägt

von Amyloid zugrunde. Ebenso behindern die Stenosen der Mitral- oder der Trikuspidalklappen die Füllung der Ventrikel. Der Rückgang der Füllung des Ventrikels besitzt jedenfalls hohe funktionelle Bedeutung, weil durch die unzureichende Dehnung der Herzmuskelfaser der Frank-Starling-Mechanismus unzureichend ausgelöst wird.

Periphere Ödeme, Lungenödem, gestaute Halsvenen, Dyspnoe und Orthopnoe weisen als Zeichen der klinischen Stauung in aller Regel auf erhöhte rechts- und/oder links-ventrikuläre Füllungsdrücke hin und sind Ausdruck sowohl der systolischen wie auch der diastolischen Herzinsuffizienz. Bei systolischem Versagen steigt der Füllungsdruck durch den Rückstau des Blutes in den kleinen oder großen Kreislauf. Bei diastolischem Versagen steigt der Füllungsdruck durch den erhöhten Widerstand, welchen der steife Herzmuskel dem Bluteinstrom in den Ventrikel entgegenstellt (Grossman 1991).

Demnach gibt es kaum klinische Unterscheidungsmöglichkeiten zwischen der systolischen und der diastolischen Dysfunktion des Herzens. Die Echokardiographie jedoch läßt zwischen der dilatativen Kardiomyopathie und der diastolischen Füllungsstörung sehr gut differenzieren. Deshalb sollte diese Untersuchungsmöglichkeit auch stets genützt werden, um auch der zwischen beiden Dysfunktionen differenzierten Therapie Rechnung tragen zu können (Tabelle 33).

Vor jeder Behandlung von außen leitet das Herz selbst Präventivmaßnahmen gegen seine Dekompensation ein:

Dies bedeutet für den Vorhof, daß seine Dehnung und Vergrößerung zu einer kräftigeren Kontraktion führt und daß sich damit die Ventrikelfüllung aus dem prädiastolischen in den spätdiastolischen Abschnitt verschiebt.

Bei jeder Dehnung der Herzmuskelfasern wird der Frank-Starling-Mechanismus ausgelöst, welcher die Kontraktilität des Herzmuskels erhöht. Dazu führt die Belastung des Herzmuskels zu seiner Hypertrophie (Abb. 15).

Sinkt die Herzleistung so weit, daß der periphere Kreislauf nicht mehr gesichert ist, dann treten neurohumorale Gegenmaßnahmen mit Aktivierung des sympathischen Systems, des Renin-Angiotensin-Mechanismus und des Vasopressins in Kraft

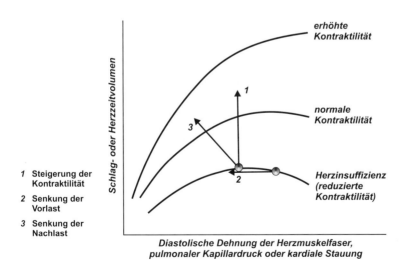

Abb. 15. Die kardiale Insuffizienz im Frank-Starling-Diagramm

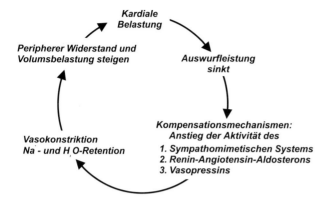

Abb. 16. Kardiale Dekompensation mit endokriner Gegenregulation (Francis 1985)

(Abb. 16). Diese neurohumoralen Gegenregulationen, welche als Kompensation und/oder zur Aufrechterhaltung des Perfusionsdruckes ausgelöst werden, belasten den linken Ventrikel und verschlechtern in einem Circulus vitiosus die Herzinsuffizienz zusätzlich (Levine 1985, Francis 1985). Sie bieten allerdings auch die Möglichkeit, durch ihre Hemmung (Beta-Blockade, Angiotension-Hemmung) die Belastung des linken Ventrikels zu reduzieren.

Die Behandlung der Herzinsuffizienz im Alter

Grundsätzlich liegen der Behandlung einer Herzinsuffizienz des älteren Patienten drei Ziele zugrunde. Das Erreichen eines dieser Ziele bringt in aller Regel eine Annäherung an ein nächstes Ziel (Cohn 1996):

1. Besserung des subjektiven Befindens eines Patienten. Zu den quälendsten Beschwerden der Herzinsuffizienz gehört die Atemnot der Patienten. Vasodilatation und Entwässerung erzielen dafür die schnellste Entlastung der Patienten.
2. Die Behandlung der einer Herzinsuffizienz zugrunde liegenden Ursachen bilden die Voraussetzung für eine definitive oder zumindestens längerfristige Besserung der Herzinsuffizienz. Zu diesen Ursachen gehören entsprechend ihrer Prävalenz und entsprechend ihrer Behandelbarkeit die Hypertonie, die koronare Herzkrankheit, Herzklappenfehler und Herzrhythmusstörungen.
3. Es nehmen auch altersabhängige Faktoren, welche nicht unmittelbar mit dem Herzen in Zusammenhang stehen, Einfluß auf die Entstehung und auf den Verlauf einer Herzinsuffizienz. Ihre Erkennung und Berücksichtigung trägt vielfach entscheidend zu einer erfolgreichen Behandlung der Herzinsuffizienz bei.

Zu diesen Faktoren gehören:

- die Multimorbidität,
- die Polypragmasie,
- die veränderte Pharmakokinetik,
- die reduzierte Compliance,
- die geänderten Behandlungsziele mit der im Alter
- zunehmenden Verschiebung von der Lebensverlängerung hin zur Lebensqualität.

Nicht-medikamentöse Therapie der Herzinsuffizienz

Die nicht-medikamentöse Therapie der Herzinsuffizienz besteht sowohl bei der systolischen Dysfunktion wie auch bei der diastolischen Dysfunktion in der Einschränkung der Kochsalz-Zufuhr auf etwa 2,0 bis 3,0 g täglich. Diese Einschränkung wird gerade von älteren Menschen ungern akzeptiert, weil sie die Schmackhaftigkeit der Speisen deutlich vermindert und damit die Lebensqualität reduziert. Außerdem kann der Patient keine zeitliche Beziehung zwischen der Kochsalz-Restriktion und der Besserung der Herzinsuffizienz herstellen. Strenge Bettruhe bei chronischer Herzinsuffizienz sollte auch beim älteren Patienten vermieden werden. Vielmehr sollten die Patienten ihren physischen Möglichkeiten entsprechend körperlich aktiv gehalten werden, nicht zuletzt um einer weiteren Dekonditionierung entgegen zu wirken.

Die medikamentöse Therapie der Herzinsuffizienz

Die Grundpfeiler der medikamentösen Behandlung der Herzinsuffizienz stellen im höheren Lebensalter ebenso wie bei jüngeren Patienten die Steigerung der Kontraktilität, die Senkung der Vorlast und die Senkung der Nachlast dar (Abb. 17) (Aronow 1997a).

Die hohe Bedeutung der Hypertonie als Ursache der Herzinsuffizienz ist ausschlaggebend für die Bedeutung der Senkung eines erhöhten Blutdruckes. Nachdem der Blutdruck gleichbedeutend mit der Nachlast des Herzens ist, erweist sich auch die Senkung eines normalen Blutdruckes als erfolgversprechend bei der Behandlung der Herzinsuffizienz, solange diese Blutdrucksenkung nicht zu orthostatisch hypotonen Blutdruckwerten führt.

Die Senkung der Vorlast mit Reduktion des diastolischen Füllungsdruckes und mit Reduktion der diastolischen Dehnung der Herzmuskelfasern erfolgt am raschesten durch eine Erweiterung des venösen Strombettes und nachhaltig durch eine Senkung des Plasmavolumens bzw. durch eine Verminderung des Extrazellulärvolumens.

Die Therapie mit Digitalis-Glykosiden steht nur dann am Beginn der Behandlung einer Herzinsuffizienz, wenn die Herzfrequenz gesenkt werden soll. Digitalis-Präparate finden auch Anwendung, wenn eine zusätzliche Therapie zur Diurese und Gefäßdilatation notwendig wird. Keinesfalls sollte Digitalis bei der diastolischen Dysfunktion des Herzens eingesetzt werden. Außerdem muß bei der Anwendung von Digitalis der im Alter veränderten Pharmakokinetik und auch der Interferenz mit anderen Arzneimitteln Rechnung getragen werden.

Diuretika

Diuretika stellen das Arzneimittel der ersten Wahl bei einer Herzinsuffizienz mit peripherer oder zentraler Stauung dar. Der Flüssigkeitsverlust durch Diurese führt zur Reduk-

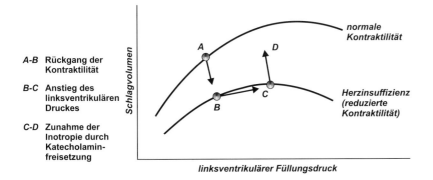

Abb. 17. Die Behandlung der kardialen Dekompensation im Frank-Starling-Diagramm

tion des venösen Rückstromes mit einer Senkung des Füllungsdruckes in den Vorhöfen und in den Ventrikeln. Damit kommt es zum Rückgang der Symptome der Stauung im kleinen und im großen Kreislauf, aber auch zur Verbesserung der subendokardialen Perfusion des Myokards.

Solange die Stauung nur geringgradig ausgeprägt ist, reicht die Verabreichung eines Thiazid-Diuretikums zwei- bis dreimal pro Woche aus.

Bei Zunahme der Stauung wird die tägliche Verabreichung eines Schleifendiuretikums notwendig, wobei dessen Dosierung täglich bis zu einem halben Gramm und mehr betragen kann.

Die diuretische Therapie älterer Menschen bedarf im Hinblick auf deren Neigung zur Flüssigkeitsverarmung und zur Elektrolyt-Imbalance einer sorgfältigen Überwachung. Auch sollte stets die minimal wirksame Dosis des Diuretikums gewählt werden, um eine iatrogen induzierte Exsikkose zu vermeiden. Bei der Auswahl des Diuretikums ist zu beachten, daß Thiazide schwächer und auch langsamer wirksam sind als Schleifendiuretika und daß unter einer glomerulären Filtrationsrate von 30 ml/min Thiazide sogar unwirksam sind. Gerade die schwächere Wirksamkeit erweist sich bei älteren Menschen aber auch bei einer diastolischen Dysfunktion des Herzens, bei der ein Absinken des Plasmavolumens vermieden werden sollte, als Vorteil. Thiazide bewirken eine Steigerung der tubulären Rückresorption von Kalzium und wirken damit einer Osteoporose entgegen.

Schleifendiuretika sind dann angezeigt, wenn die Stauung massiv ausgeprägt ist. Sie sind außerdem noch bei einer eingeschränkten Nierenfunktion wirksam.

Sollte bei einem Patienten von vorneherein ein Kaliummangel oder eine Neigung zum Kaliumverlust bestehen, sind kaliumsparende Diuretika angezeigt, auch wenn deren diuretische Wirkung schwächer ausgeprägt ist.

Vasodilatatoren

Arzneimittel, welche zur arteriellen und zur venösen Gefäßdilatation führen, senken einerseits den Widerstand gegen den Blutauswurf des Herzens (Senkung der Nachlast) und erweitern andererseits das venöse Blutbett (Senkung der Vorlast). Damit erhöhen sie das Schlagvolumen und senken den Füllungsdruck des Herzens und verbessern derart die Symptome der kardialen Stauung (Cohn 1996). Die verschiedenen Vasodilatatoren besitzen eine unterschiedliche Wirksamkeit auf venöse und auf arterielle Blutgefäße (Tabelle 34).

Tabelle 34. Wirkungen von Gefäßdilatatoren bei Herzinsuffizienz

	Venöse Kapazitätsgefäße (Vorlast)	Art. Widerstandsgefäße (Nachlast)
Na-Nitroprussid	+	+
Nitrate	+	–
Alpha-Rezeptorenblocker	+	+
Hydralazin	–	+
Kalziumantagonisten	–	+
ACE-Hemmer	+	+
Angiotensin-Rezeptorhemmer	+	+

Außerdem besitzen einige der Vasodilatatoren Nebenwirkungen, welche sie für den klinischen Einsatz weniger geeignet machen:
Die reflektorische Tachykardie nach Verabreichung von Hydralazin und die negativ inotrope Wirkung der Kalziumantagonisten erschweren ihren Einsatz bei der Herzinsuffizienz beträchtlich.
Natrium-Nitroprussid ist nur intravenös anwendbar und schon aus diesem Grunde für eine Dauertherapie ungeeignet. Nitrate besitzen eine rasche Wirkung auf die venösen Kapazitätsgefäße und führen im Asthma cardiale-Anfall eines Patienten zu einem raschen Rückgang der Stauung, doch macht sie ihre fehlende Wirkung auf die arteriellen Gefäße von einer Kombination mit einem arteriell wirksamen Arzneimittel abhängig.
Damit verbleiben für die Dauerbehandlung letztlich nur die Alpha-Rezeptorenblocker, die ACE-Hemmer und Angiotensin-Rezeptorenblocker, wobei auch die Alpha-Rezeptorenblocker eher kurzfristig wirksam sind (Markham 1983).

ACE-Hemmer

Mit der Behandlung der Herzinsuffizienz durch ACE-Hemmer lassen sich sowohl hämodynamische wie auch symptomatische Erfolge erzielen. Darüber hinaus verbessern ACE-Hemmer aber auch die Prognose der Patienten und führen zu einer signifikanten Lebensverlängerung. Bei einer Basisbehandlung mit Digitalis und Diuretika führt Enalapril im Vergleich mit einer Plazebo-Gruppe bei Patienten mit einem Stadium NYHA IV einer Herzinsuffizienz nach einem halben Jahr zu einem Rückgang der Mortalität um 40% und nach einem vollen Jahr um 31%, wobei der Tod in der Plazebo-Gruppe überwiegend durch die Progression der Herzinsuffizienz erfolgt (The CONSENSUS 1987). Darüber hinaus sind in der Enalapril-Gruppe achtmal mehr Patienten aus der NYHA-Gruppe IV in die NYHA-Gruppen I und II überzuführen als in der Plazebo-Gruppe.
Die Wirksamkeit der ACE-Hemmer ist unabhängig von der Ursache der Herzinsuffizienz. Sie kann bei Herzinsuffizienz im Rahmen einer Hypertonie ebenso erwartet werden wie bei einer Herzinsuffizienz nach einem Herzinfarkt (Hall 1997). Die Wirksamkeit erweist sich auch unabhängig vom Lebensalter, sodaß ACE-Hemmer auch bei 80jährigen Patienten mit gutem Erfolg eingesetzt werden (Aronow 1993).
Die Behandlung der Herzinsuffizienz mit einem ACE-Hemmer sollte gerade beim älteren Menschen mit einer niedrigen Dosis begonnen und nur langsam gesteigert werden. Die Vorbehandlung des Patienten mit einem Diuretikum läßt eine Hypovolämie und damit eine besondere Empfindlichkeit des Patienten auf den ACE-Hemmer erwarten. Bei vorsichtiger Überwachung kann der Patient jedoch bis an einen systolischen Blutdruck von 100 mm Hg herangeführt werden. Weiteres Augenmerk ist der Nierenfunktion des Patienten zu schenken. Bei einer Verdoppelung des Serum-Kreatinins unter dem ACE-Hemmer muß der Therapieabbruch erwogen werden. Als Komplikation der ACE-Hemmer-Therapie kann sich auch eine Hyperkaliämie einstellen, besonders dann, wenn von vorneherein eine leichte Niereninsuffizienz vorliegen sollte oder wenn die diuretische Therapie mit einem kaliumsparenden Arzneimittel begonnen wurde.

Angiotensin-Rezeptorenblocker

Angiotensin-Rezeptorenblocker haben sich nicht nur in der Behandlung der Hypertonie sondern auch in der Behandlung der Herzinsuffizienz einen festen Platz gesichert. Für ihren Einsatz bei der Herzinsuffizienz sind ihre im Vergleich mit den ACE-Hemmern geringeren Nebenwirkungen aber auch ihre spezifischere und stärkere Blockade der Angiotensin Wirkung ausschlaggebend (siehe Seite 49).

Im klinischen Einsatz erweisen sich die Angiotension-Rezeptorenblocker als äußerst wirkungsvoll und sind in der Behandlung der Herzinsuffizienz sogar den ACE-Hemmern überlegen (Pitt 1997). Diese Überlegenheit gründet sich auf die bessere Verträglichkeit mit weniger Therapieabbrüchen als bei ACE-Hemmern und auf die geringere Mortalität bei ihrer Anwendung.

Die Kombination von Hydralazin und Nitraten

Sollten ACE-Hemmer oder Angiotensin-Rezeptorenblocker nicht zur Verfügung stehen oder sollte gegen beide eine Unverträglichkeit vorliegen, dann stellt die Kombination von Hydralazin und Nitraten eine alternative Behandlungsmöglichkeit dar (Cohn 1986). Der Nachteil gegenüber einer Angiotensinblockade besteht darin, daß die Kombination von Hydralazin und Nitraten zwar die Auswurffraktion erhöht, jedoch auch den Sauerstoffbedarf steigert, sodaß sie besonders bei jenen Formen der Herzinsuffizienz, welche durch eine koronare Herzkrankheit induziert ist, Nachteile besitzen (Cohn 1991).

Ähnlich wie bei den Angiotensinblockern sollte auch bei der Kombination von Hydralazin und Nitraten eine niedrige Anfangsdosis gewählt werden:
Hydralazin kann von anfangs tägl. 3 x 10 mg langsam auf tägl. 3 x 100 mg gesteigert werden. Die Anfangsdosis von Isosorbid Dinitrat sollte ebenfalls 3 x 10 mg nicht übersteigen, die Volldosierung kann 3 x 40 mg betragen.

Digitalis-Präparate

Digitalis steigert die Kontraktilität des Herzmuskels durch den Anstieg des intrazellulären Kalziums. Dabei steigert es den ventrikulären Füllungsdruck und die Steifheit des Ventrikels. Die Indikation für eine Digitalisbehandlung bei der Herzinsuffizienz älterer Menschen ist differenziert zu betrachten:

Eine klare Indikation für eine Digitalisbehandlung besteht bei der systolischen Dysfunktion des Herzens mit reduzierter Auswurffraktion und mit tachykarder Herzaktion. Indiziert sind Digitalispräparate auch dann, wenn der herzinsuffiziente Patient mit Sinusrhythmus jedoch mit Linksherzinsuffizienz auf eine Behandlung mit einem Diuretikum und mit einem Vasodilatator gar nicht oder nur unzureichend reagiert.

Keine Indikation bzw. sogar Kontraindikation besitzen Digitalispräparate bei einem hypertrophen linken Ventrikel und bei diastolischer Dysfunktion.

Die zusätzliche Verabreichung von Digoxin zu einer Behandlung mit einem Diuretikum und mit einem Vasodilatator über durchschnittlich 3 Jahre führt zwar zu keiner Verringerung der Mortalität, doch kommt es zur deutlichen Reduktion der Spitalsaufnahmen wegen Verschlechterung der Herzinsuffizienz (The Digitalis Investigation Group, 1997).

Die therapeutische Breite von Digitalis ist gerade bei älteren Menschen eng. Zwar wird Digitoxin überwiegend hepatal metabolisiert, doch neigen Digoxine, welche überwiegend renal ausgeschieden werden, im Alter zur Kumulation. Zur Kumulation trägt auch der mit dem Alter verbundene Rückgang der Skelettmuskulatur bei, weil das Verteilungsvolumen kleiner wird. Ähnlich begünstigen die ischämische Kardiomyopathie, eine Hypothyreose und eine Hypokaliämie ebenso wie eine Anzahl von Arzneimitteln unerwünschte Wirkungen der Digitalis-Präparate.

Betablocker und Betablocker mit vasodilatatorischen Eigenschaften

Betablocker eignen sich unter bestimmten Voraussetzungen und bei enger Überwachung des Patienten zur Behandlung einer Herzinsuffizienz.

Einen gesicherten Platz in der Therapie der Herzinsuffizienz besitzen Betablocker bei der diastolischen Dysfunktion im Rahmen einer hypertrophen Kardiomyopathie. Auch die Herzinsuffizienz nach einem Herzinfarkt, welche durch massive Rhythmusstörungen kompliziert oder gar ausgelöst ist, kann durch den Einsatz von Betablockern gebessert werden (Kennedy 1994, Aronow 1997).

Die Überwachung des mit einem Betablocker behandelten, herzinsuffizienten Patienten sollte nicht zuletzt im Hinblick auf ihre negativ inotrope Eigenschaft so streng sein, daß für den Beginn dieser Behandlung die stationäre Aufnahme des Patienten anzuraten ist. Im höheren Lebensalter liegen außerdem eine größere bzw. zunehmende Anzahl an Kontraindikationen für eine Beta-Blockade vor, sodaß der Behandlungsversuch einer Herzinsuffizienz mit einem Betablocker auf eine sehr geringe Zahl an Patienten beschränkt bleibt. An dieser Restriktion ihrer Anwendung im höheren Lebensalter ändert das Umsteigen auf Alpha-Betablocker wenig. Während der Erfolg ihres Einsatzes bei Patienten unter 60 Jahren nachgewiesen ist (Bristow 1996, Packer 1996a), liegen für ihre Anwendung bei älteren Menschen keine Untersuchungen vor.

Kalziumantagonisten

Die gefäßdilatierende, die Nachlast senkende Wirkung der Kalziumantagonisten gehört mit ihrer frequenzsenkenden Wirkung zu den Indikationen für eine Anwendung bei der Herzinsuffizienz. Ihre negativ inotrope Wirkung beeinträchtigt dagegen den Erfolg ihres Einsatzes. Ihre massiv blutdrucksenkende Wirkung bei sublingualer und/oder hochdosierter Verabreichung führt immer wieder zu schwerer Hypotonie, gelegentlich mit zerebraler Durchblutungsstörung (Furberg 1983).

Kalziumantagonisten mit langsamem Wirkungseintritt und vom überwiegend peripheren Wirkungstyp besitzen die genannten Nebenwirkungen in einem geringeren Ausmaß. Dennoch beschränkt sich ihr Einsatz auf die Senkung des Blutdruckes (der Nachlast) bei der hypertensiven Herzinsuffizienz und auf die Behandlung der diastolischen Dysfunktion bei der hypertrophen Kardiomyopathie (Setaro 1990, Packer 1996b).

Das praktische Vorgehen bei der Behandlung der Herzinsuffizienz im Alter

Akutes Linksherzversagen (Lungenödem)

Das akute Linksherzversagen tritt dann am häufigsten auf, wenn bei einer vorbestehenden Linksherzschwäche zusätzliche Belastungen auf das Herz treffen. Solche Belastungen können eine Überwässerung des Patienten ebenso sein wie eine Zentralisierung des Blutes bei flacher Lagerung, z.B. in der Nacht. Aber auch hypertensive Krisen und koronare Durchblutungsstörungen bis hin zum frischen Herzinfarkt lösen das akute Linksherzversagen aus.

Die rasche Entlastung des Herzens durch Senkung der Vorlast stellt den entscheidenden Schritt in der Behandlung des akuten Linksherzversagens dar. Beim Asthma cardiale bringt vielfach schon das Aufrichten des Patienten in eine vertikale Körperposition (unblutiger Aderlaß) eine wesentliche Erleichterung für den Patienten.

Die rascheste medikamentöse Entlastung des Herzens erfolgt durch Senkung der Vorlast mit Hilfe von Nitroglyzerin und Nitraten. Die gleichzeitige Einleitung einer entwässernden Therapie durch ein rasch wirksames Diuretikum führt zu einer weiteren Reduktion der Vorlast. Die Wirkung der diuretischen Therapie tritt allerdings langsamer ein und ist auch an einen ausreichenden Filtrationsdruck gebunden. Sollte das Linksherzversagen mit einem höheren systemischen Blutdruck verbunden sein, dann ist auch die rasche Senkung dieser Nachlast angezeigt. Die abrupt-exzessive Blutdrucksenkung ist dabei dennoch zu vermeiden.

Chronische Herzinsuffizienz

Die Behandlung der mit einer Stauung verbundenen chronischen Herzinsuffizienz sollte mit einer Einschränkung der Kochsalzzufuhr zur Verringerung des Extrazellulärvolumens beginnen. Dieser Maßnahme kommt bei der diastolischen Dysfunktion und gleichzeitig normalen Auswurffraktion besonders große Bedeutung zu, weil damit ein Rückgang der Extrazellulärflüssigkeit erzielt wird, ohne daß das Plasmavolumen akut reduziert wird.

Darüber hinaus steht die medikamentöse Behandlung mit einem Diuretikum und mit einem ACE-Hemmer bzw. mit einem Angiotensinrezeptorenblocker im Vordergrund. Während bei der systolischen Dysfunktion mit dilatativer Kardiomyopathie die diuretische und die vasodilatative Therapie voll ausgeschöpft werden sollte, muß sie bei der diastolischen Dysfunktion und reduzierter Ventrikelfüllung langsam eingesetzt werden, um die Ventrikelfüllung nicht noch weiter zu kompromittieren (Tabelle 35). Bei weiterer Persistenz der Herzinsuffizienz ist bei Vorliegen einer systolischen Dysfunktion die Behandlung mit einem Digitalis-Präparat eventuell in einer Kombination mit Nitraten angezeigt. Sollte dagegen eine dekompensierte hypertrophe Kardiomyopathie vorliegen, dann sind positiv inotrop wirkende Arzneimittel kontraindiziert und es sollte dagegen die Behandlung mit einem Betablocker oder mit einem Kalziumantagonisten eingeleitet werden (Aronow 1997b). Eine gute Indikation für eine Behandlung mit Digitalis stellen jene Formen der Herzinsuffizienz dar, welche mit einer tachykarden Herzaktion, besonders mit tachykardem Vorhofflimmern kombiniert sind. Betablocker können besonders in jenen Fällen zur Behandlung einer Herzinsuffizienz herangezogen werden, in welchen diese Herzinsuffizienz im Rahmen einer ischämischen Kardiomyopathie auftritt.

Alpha-Rezeptorenblocker sollten im Alter ähnlich wie Kalziumantagonisten nur bei hypertensiven und ev. tachykarden Formen der Herzinsuffizienz zum Einsatz kommen.

Das Cor pulmonale

Veränderungen der Struktur und der Funktion des rechten Ventrikels, welche als Folge einer Druckerhöhung im kleinen Kreislauf

Tabelle 35. Behandlung der Herzinsuffizienz im Alter

	Systolische Dysfunktion (verminderte Auswurffraktion)	Diastolische Dysfunktion (normale Auswurffraktion)
1. Verminderte Kochsalzzufuhr	xx	xxx
2. Diuretika	xxx	x
3. Vasodilatantien	xxx	x
4. Kombination von Hydralazin und Nitraten	xxx	x
5. Digitalis	xx	–
6. Betablocker	x	xx
7. Kalziumantagonisten	(x)	xx

x geringe Indikation; xxx sehr starke Indikation

entstehen, führen zur Bezeichnung des Cor pulmonale. Zwar stellt das Cor pulmonale keine typische Erkrankung des höheren Lebensalters dar und seine Prävalenz geht sogar im höchsten Lebensalter zurück, dennoch bildet es einen beachtenswerten Anteil der bei älteren Menschen auftretenden Herzinsuffizienz (Linzbach 1973).

Die Ursachen der pulmonalen Hypertension liegen natürlich primär in den Lungen bzw. in deren Veränderungen. Nachdem der dünnwandige rechte Ventrikel sehr empfindlich auf Drucksteigerungen reagiert, führen auch Belastungen, welche vom linken Ventrikel kommend durch Rückstau in den rechten Ventrikel reichen, zur Rechtsherzbelastung und zur Rechtsherzhypertrophie.

Unter den pulmonalen Ursachen des Cor pulmonale stehen chronisch obstruktive und restriktive Erkrankungen neben rezidivierenden Lungenembolien und pleuralen Veränderungen im Vordergrund (Tabelle 36). Zu den kardialen Ursachen der Rechtsherzbelastung gehören die chronische Linksherzinsuffizienz sowie Herzklappenveränderungen, insbesonders Veränderungen der Mitralklappen. Thoraxdeformitäten, besonders die Kyphoskoliose, stellen eine weitere nicht-pulmonale und nicht-kardiale Ursache der Rechtsherzhypertrophie dar.

Die klinische Symptomatik des Cor pulmonale wird dominiert von der Atemnot, von der zentralen Zyanose und von einer Tachykardie. Im klinischen Status imponieren die gestauten Halsvenen, die Beinödeme und die vergrößerte Leber, deren Pulsation bei Trikuspidalinsuffizienz tastbar werden. Dazu findet sich regelmäßig eine Polyglobulie.

Im EKG kommt es zur Rechtsablenkung der Herzachse, zu ST-Senkungen in II, III und aVF sowie zu Rechtsschenkelblockbildern. Während die Röntgenuntersuchung keine entscheidenden diagnostischen Hinweise ergibt, lassen sich mit der Echokardiogra-

Tabelle 36. Ursachen der pulmonalen Hypertension im Alter

A. Pulmonale Ursachen
 1. Obstruktive Lungenerkrankungen
 2. Restriktive Lungenerkrankungen
 3. Rezidivierende Lungenembolien
 4. Lungenfibrosen
 5. Primär pulmonale Hypertension

B. Kardiale Ursachen
 1. Chronische Linksherzinsuffizienz
 2. Mitralklappenfehler
 3. Aortenklappenfehler

C. Thoraxdeformitäten
 1. Kyphoskoliose
 2. Thorakoplastik

D. Arzneimittel und Drogen

phie die pulmonalen Drücke gut abschätzen und auch die Diagnose sichern.

Im Vordergrund der Behandlung des Cor pulmonale steht die Therapie der zugrunde liegenden Erkrankungen bzw. die Drucksenkung im kleinen Kreislauf. So stellen bronchodilatierende Maßnahmen und die Behandlung mit Mukolytika und mit Kortikosteroiden die wirksamste Entlastung des Herzens bei der chronisch obstruktiven Lungenerkrankung dar. Ähnlich tragen die gezielte und ausreichende antibiotische Therapie bei rezidivierenden Bronchitiden oder die antiphlogistische Therapie bei restriktiven Lungenerkrankungen zur Entlastung des kleinen Kreislaufs bei. Auch kleine Aderlässe senken bei bestehender Polyglobulie nicht nur die Blutviskosität sondern auch den Druck im Lungenkreislauf. Alle diese Maßnahmen führen in weiterer Folge zu einem Anstieg des Herzzeitvolumens mit Zunahme der Diurese und Ausschwemmung der Ödeme. Der inotropen Stütze mit Digitalis, mit Beta-Sympathomimetika oder mit Theophyllin kommt im Hinblick auf den dünnwandigen rechten Ventrikel keine besondere Bedeutung zu. Digitalis-Präparate senken allerdings die

Frequenz bei tachykarden Rhythmusstörungen. Der diuretischen Therapie des Cor pulmonale kommt nur eine sehr geringe Bedeutung zu, weil unter dieser Behandlung ein weiterer Rückgang des Herzminutenvolumens zu befürchten ist. Sie sollte nur mit niedriger Dosis begonnen und dann allmählich gesteigert werden. Ähnlich vorsichtig sollte die Vasodilatation der Lungengefäße vorgenommen werden. Kalziumantagonisten, Hydralazine, Nitrate und Prostaglandin (PGI2) zeigen bei langsamer Dosissteigerung die besten Ergebnisse.

Das Cor pulmonale acutum ist in der Regel Ausdruck einer plötzlichen Drucksteigerung im kleinen Kreislauf und ist gerade im höheren Lebensalter verursacht durch die Thromboseneigung und ausgelöst durch eine Lungenembolie. Akute Atemnot, zentrale Zyanose und ein schwerer Schockzustand kennzeichnen diese Akutform des Cor pulmonale, welche durch eine hohe Mortalität belastet ist. Intensivmaßnahmen mit Schockbekämpfung, dem Versuch einer Thrombolyse und eventuell eine Thorakotomie mit Thrombektomie bilden die Therapie dieses Ereignisses.

Die koronare Herzkrankheit

Die koronare Herzkrankheit ist die dominierende Erkrankung des Herzens im Alter und ist für den größten Teil aller kardialen Beschwerden und Komplikationen verantwortlich. Die koronare Herzkrankheit ist keine spezifische Alterserkrankung, sie entwickelt sich unter dem Einfluß der verschiedenen Risikofaktoren bereits sehr früh, oft schon vor dem 30. Lebenjahr und nimmt mit allen ihren Erscheinungen bis ins hohe Alter zu.

Die koronare Herzkrankheit ist aber nicht nur die dominierende Erkrankung des Herzens im Alter, sondern sie ist seit Jahrzehnten unverändert die führende Ursache für Erkrankungen und für die Mortalität in den industrialisierten Ländern (Sytkowski 1990). Sie nimmt diese Stellung nach wie vor ein, obwohl es in den letzten Jahrzehnten zu einem deutlichen Rückgang ihrer Prävalenz, besonders aber ihrer Mortalität gekommen ist. Der Rückgang der Mortalität ist auf die verbesserte Betreuung der koronar herzkranken Patienten und zu etwa einem Viertel auf die primäre Prävention dieser Erkrankung zurückzuführen (Hunink 1997).

Die Angina pectoris

Die Angina pectoris ist keine einheitliche Krankheit und keineswegs nur Ausdruck einer Koronarsklerose. Sie ist vielmehr ein Syndrom mit vielen Ursachen und mit vielen Erscheinungsbildern. Eine exakte Diagnose ist deshalb wichtig, weil differenzierte therapeutische Maßnahmen getroffen oder versäumt und entscheidende Fehler gemacht werden können. Zur klassischen Angina pectoris gehören Anfälle mit einem belastungsabhängigen Schmerz, Druck oder Brennen in der Herzgegend, oder mit einem aus dem Thorax in den Hals aufsteigenden Enge- und Würgegefühl, das wenige Minuten dauert, häufig mit Angst und/oder Luftmangel verbunden ist und gelegentlich in Form von Parästhesien oder Schmerzen in die linke Schulter oder in die Ulnarseite des Armes ausstrahlt. Mit zunehmendem Alter fehlt häufig die Notwendigkeit zur körperlichen Leistung, und der betroffene Patient paßt sich, ohne seine anginösen Beschwerden bewußt wahrzunehmen, oft an die reduzierte kardiale Leistungsfähigkeit an. Das Schmerz- und Engegefühl tritt mit zunehmendem Alter als Symptom der Koronarinsuffizienz zurück und wird häufig durch das Symptom der anfallsweisen Dyspnoe ersetzt. Gelegentlich, ganz besonders aber mit zunehmendem Alter, bleibt die Koronarinsuffizienz überhaupt ohne Beschwerden. Die klinischen Zeichen der Koronarinsuffizienz treten keineswegs immer im Rahmen

Die Angina pectoris

einer körperlichen Belastung auf. Bei der Prinzmetalschen (Variant-) Angina sind die Beschwerden belastungsunabhängig, zeitlich eng begrenzt und treten oft in der Nacht auf. Sie führen im EKG charakteristischerweise zu einer ST-Hebung und werden durch einen Koronarspasmus ausgelöst, der zu vegetativ-nervösen Belastungen, zu Kältereizen oder zu Ergot-Alkaloiden in Beziehung steht. Eine belastungsabhängige Angina kann aber auch eine passagere Plättchenaggregation oder regionale Änderungen des Myokardstoffwechsels zur Ursache haben (Maseri 1983).

Die instabile Angina (Syn.: Intermediärsyndrom, Crescendo-Angina) steht zwischen der temporär inadäquaten Blutversorgung der Belastungsstenokardie einerseits und der Myokarddegeneration des Herzinfarktes andererseits. In der Regel ist ein größeres Koronargefäß an umschriebener Stelle stark verengt und diese Koronarstenose erhöht schubweise und/oder auf funktioneller Basis den Gefäßtonus. Damit wird die Sauerstoffversorgung ungenügend und der aerobe in einen anaeroben Stoffwechsel umgelenkt. Das unterversorgte Myokardareal reduziert die Pumpleistung des Herzens, eventuell mit klinischer Symptomatik. Die Myokardischämie betrifft oft nur das subendokardiale Myokard oder sie reicht transmural. Sie ist in der Regel reversibel, kommt aber in immer kürzeren Intervallen und kann im Infarkt enden (Lichtlen 1983). Die instabile Angina ist gekennzeichnet durch Belastungsschmerzen, die in Ruhe nicht mehr verschwinden, oder durch starke und in Ruhe auftretende Herzschmerzen, die oft 30 Minuten anhalten und in immer kürzeren Intervallen wiederkommen (Crescendo-Charakter). Die EKG-Veränderungen haben so wie die Ischämie und die Klinik transitorischen Charakter. Die Innenschichtischämie manifestiert sich als ST-Senkung, während die transmurale Ischämie eine ST-Hebung mit sich bringt. In dieser Phase bleiben die serologischen Untersuchungen (Kreatinphosphokinase, Troponin, Myoglobin, Transaminasen) negativ.

Differentialdiagnostisch sind von der Angina pectoris jene Erkrankungen zu trennen, die im kardio-pulmonalen Bereich akut auftreten und sich in thorakalen und eventuell sogar präkordialen Schmerzen äußern. Eine Perikarditis, eine Pleuritis, eine Myokarditis, ein Pneumothorax und ein Lungeninfarkt müssen in die Differentialdiagnose gebracht werden. Abzugrenzen sind auch jene Erkrankungen, die durch Reduktion des Sauerstoffangebotes oder durch Steigerung des Sauerstoffverbrauchs die Erscheinungen einer Angina pectoris auslösen. Eine Anämie kommt dafür ebenso in Frage wie eine Reduktion des Herzzeitvolumens durch Rhythmusstörungen, Tachykardien, Bradykardien oder Extrasystolen. Die Steigerung des Sauerstoffverbrauches bei Hyperthyreosen führt bei disponierten Personen ebenfalls zur Stenokardie.

Differentialdiagnostische Bedeutung haben auch Interkostalneuralgien, die durch eine diabetische Neuropathie, durch einen Herpes zoster, am häufigsten aber durch eine Spondylopathie ausgelöst sein können. Thoraxschmerzen bei langsamer Bewegung nach längerer Ruhe lassen eher eine Spondylo- oder Diskopathie vermuten. Aber auch intestinale Erkrankungen wie eine Refluxösophagitis, eine Zwerchfellhernie, ein peptisches Geschwür und sogar eine Cholezystitis täuschen gelegentlich eine Angina pectoris vor.

Die physikalische Untersuchung gibt bei Angina pectoris keine diagnostisch schlüssigen Hinweise und oft bleibt diese Untersuchung überhaupt ohne pathologisches Ergebnis. Andererseits sind indirekte Hinweise auf eine Koronarsklerose nicht selten. Ein 3. oder ein 4. Herzton sind ebenso wie ein systolisches Geräusch über der Herzspitze Hinweise für eine Herzinsuffizienz. Auch das EKG bestätigt die Diagnose einer Koronarinsuffizienz keineswegs mit absoluter Sicherheit. Im Ruhe-EKG finden sich nur bei der Hälfte aller an einer Koronarsklerose erkrankten Patienten die obendrein uncharakteristische T-Wellen-Umkehr und/oder eine ST-Senkung. Die Zeichen eines alten abgelaufenen Herzinfarktes im Ruhe-EKG sind allerdings Hinweis für die Koronarsklerose und machen bei entsprechender klinischer Symptomatik das Vorliegen einer Angina pectoris wahrscheinlich. Besonders bei nächtlichen Herzbeschwerden wird die Aufzeichnung eines Langzeit-EKG notwendig werden. Die Koinzidenz von EKG-Veränderungen mit anginösen Beschwerden ist Hinweis für die Koronarinsuffizienz.

Ein Belastungs-EKG ist bei alten Menschen zwar nicht kontraindiziert, seine Durchführung stößt aber oft auf unüberwindliche Schwierigkeiten. Degenerative Gelenkserkrankungen, Muskelschwäche, fehlende Einsicht u.a.m. machen dieses Vorhaben oft unmöglich. Der Nachweis bzw. die Koinzidenz von belastungsabhängigen anginösen Beschwerden und ST-Senkungen im EKG bestätigt jedoch die Diagnose.

Die Echokardiographie trägt zur Diagnose der Angina pectoris oder der Koronarsklerose wenig bei. Durch die Darstellung von Wandbewegungsstörungen des Ventrikels gibt sie aber Hinweise für ischämische Herzareale oder für durchgemachte Herzinfarkte. Die Echokardiographie ermöglicht jedoch durch den Nachweis einer Herzinsuffizienz oder eines Herzklappenfehlers die Diagnostik des Umfeldes der koronaren Herzkrankheit.

Die Myokard-Szintigraphie mit Thallium-201 ermöglicht die Darstellung des durchbluteten Myokards bzw. macht sie ischämische Bezirke durch Speicherungsausfälle sichtbar. Unter Belastungsbedingungen mit Hilfe der Verabreichung von Dipyridamol und durch Spätuntersuchungen gelingt auch die Darstellung der Redistribution, d.h. die Sichtbarmachung gefährdeter Myokardareale (Leppo 1984).

Die auch mit Technetium-99 mögliche Ventrikulographie erlaubt einerseits die Darstellung der Ventrikelform bzw. der Verformung und Verformbarkeit, andererseits aber auch funktionelle Rückschlüsse auf die Auswurfleistung des Ventrikels.

Die Koronarangiographie stellt unverändert den goldenen Standard der koronaren Diagnostik dar. Ihre zögernde Anwendung bei älteren Patienten hat sich mit dem zunehmenden Einsatz der perkutanen, transluminalen Koronarangioplastie (PTCA) und der aorto-koronaren Bypass-Operation (coronary artery bypass grafting – CABG) in dieser Altersgruppe drastisch geändert, weil sie für beide Interventionen eine unverzichtbare diagnostische Vorbereitung darstellt (Vigilante 1986, Tan 1995). Die Koronarangiographie stellt jedoch nicht nur eine Vorbereitung für ein invasives Vorgehen bei koronarer Herzkrankheit oder bei anderen kardialen Erkrankungen (Aortenstenose) dar, sondern sie hilft im diagnostischen Vorfeld, ob zur Therapie der koronaren Herzkrankheit ein konservativ medikamentöses Vorgehen ausreicht oder ob ein invasives Prozedere angezeigt ist. Demnach gelten sowohl die instabile Angina pectoris als auch der rezidivierende Thoraxschmerz, dessen nicht-invasive Diagnostik ausgeschöpft ist, als Indikationen zur Koronarangiographie. Schließlich stellt auch der frische Herzinfarkt dann eine Indikation zur Koronarangiographie dar, wenn alternativ oder ergänzend zur Lysetherapie die PTCA des okkludierten Gefäßes angestrebt wird.

Die Koronarangiographie ist allerdings mit Komplikationen wie mit einem Herzinfarkt, mit einem Schlaganfall (embolisch) und mit einem plötzlichen Herztod belastet. Sie sollte deshalb nur bei strenger Indikationsstellung und nach Ausschöpfung aller nicht-invasiven diagnostischen Methoden (Ergometrie, Thallium-Szintigraphie) zum Einsatz kommen.

Beim älteren Menschen sollten bei der Planung und bei der Durchführung der Koronarangiographie die gleichen Voraussetzungen und Bedingungen wie bei jüngeren

Patienten genommen werden. Längeres Zuwarten bei älteren Patienten führt lediglich zu einem weiteren Fortschreiten der Erkrankung und zu verschlechterten Voraussetzungen sowohl für die Koronarangiographie wie auch für eine PTCA oder für eine CABG (Elder 1991).

Praktisches Vorgehen bei der Behandlung der Angina pectoris

Die Ziele der Behandlung der Angina pectoris bestehen in der Reduktion der subjektiven Beschwerden und in der Steigerung der Belastbarkeit einerseits und in der Reduktion der Infarktinzidenz und der Mortalität andererseits.

Stabile Angina pectoris

Die Präparate der Sulfosalizylsäure (Aspirin) stellen die wichtigste Komponente in der Behandlung der stabilen Angina dar. Sie senken die Inzidenz der Myokardinfarkte, ohne allerdings entscheidenden Einfluß auf die Mortalität nehmen zu können (Juul-Möller 1992).
Nitrate gehören ebenfalls zur Standardtherapie, wobei das kurz wirksame Nitroglyzerin für Akutsituationen und Sorbitmono- und -dinitrate oder Molsidolat zur Langzeittherapie zur Anwendung kommen. Zur Vermeidung der Nitrattoleranz ist entweder ein nitratfreies Intervall oder die alternierende Verabreichung von Sorbitnitraten und Molsidolat zu wählen.
Beta-1-Rezeptorenblocker bilden eine gute Ergänzung zur Nitrattherapie, sollten aber bei einer vasospastischen Angina streng vermieden werden. Auch die Kalziumantagonisten der 2. Generation (Amlodipin, Felodipin, Nicardipin, Isradipin, Nisoldipin) eignen sich gut für eine Kombination mit Nitraten. Möglich ist auch die Kombination eines Betablockers mit einem Kalziumantagonisten. Diese Kombination senkt die Herzfrequenz und die Inotropie besonders stark und ist damit sehr wirkungsvoll bei der Senkung des Sauerstoffbedarf des Herzens. Beide Wirkungen addieren sich aber auch zum altersbedingten Rückgang dieser Funktionen, womit die Kombination eines Betablockers mit einem Kalziumantagonisten einer strengen Indikation und einer guten Überwachung bedarf.

Instabile Angina pectoris

Die instabile Angina pectoris gehört mit der Ruheangina, mit der Crescendo-Angina und mit dem intramuralen Infarkt zum „akuten Koronarsyndrom". Ärztliches Ziel in diesem Stadium der Koronarinsuffizienz sollte es sein, mit Hilfe der Koronarangiographie die Möglichkeit einer Dilatation (PTCA) oder einer chirurgischen Revaskularisierung (Bypass-Operation) abzuklären. Für den Fall, daß solche Interventionen nicht möglich sind oder aber bei einer Wartefrist auf solche Interventionen, sollte die Therapie der stabilen Angina intensiviert werden. Diese Intensivierung besteht vor allem in der Antikoagulation zusätzlich zur Aggregationshemmung. Das Mittel der Wahl für diese Antikoagulation ist ein niedermolekulares Heparin, welches 2 × täglich subkutan verabreicht wird.
Die antiischämische Therapie des akuten Koronarsyndroms verlangt zur Nitrattherapie einen Betablocker, der bei guter Überwachung noch mit einem Kalziumantagonisten kombiniert werden kann (Triple-Therapie).

Prävention und Behandlung der koronaren Herzkrankheit

Die Bedeutung der primären Intervention und die Bedeutung der intensivierten Therapie der koronaren Herzkrankheit für den Rückgang der Mortalität dieser Erkrankung in den letzten Jahrzehnten zeigen sehr deutlich die Richtungen auf, welche zu beschreiten sind.

Die primäre Prävention befaßt sich mit der Beseitigung oder mit der Behandlung der Risikofaktoren der koronaren Herzkrankheit, während unter der intensivierten Therapie der optimale Einsatz der medikamentösen, der interventionellen und der chirurgischen Therapie zu verstehen ist.

Die primäre Prävention der koronaren Herzkrankheit

Der Rückgang kardiovaskulärer Erkrankungen und ihrer Mortalität ist auf den Rückgang primärer und sekundärer Risikofaktoren zurückzuführen (Hunink 1997), wobei die primäre Prävention für etwa 25% des Mortalitätsrückganges und die optimierte Behandlung der koronaren Herzkrankheit für den Rest des Mortalitätsrückganges verantwortlich ist. Größte Bedeutung als Risikofaktoren besitzen die Hypercholesterinämie, die Hypertonie und das Zigarettenrauchen (Tragl 1983). Ein hohes C-reaktives Protein (CRP) im Serum und das Vorkommen von Cytokinen, Wachstumsfaktoren und mononukleärer Zellen als entzündliche Komponenten im Bereich atherosklerotischer Läsionen weisen darauf hin, daß auch entzündliche (infektiöse?) Vorgänge an der Entstehung der Atherosklerose beteiligt sind (Ross 1993, Ridker 1997). Solche Zusammenhänge sind vorwiegend für Infektionen mit Chlamydien und mit Helicobacter pylori, aber auch für Virusinfektionen (Zytomegalie-Virus, Coxsackie-Virus) bekannt (Gupta 1997, Blum 1998), doch bestehen offenbar auch Beziehungen zu anderen Entzündungen, wie z.B. zur Parodontose. Unklar ist, ob das infektiöse Agens selbst (Bakterien, Viren) oder die Entzündungsmediatoren (Interleukine, Tumornekrose-Faktor usw.) für die Atherogenese verantwortlich sind (Ellis 1997).

Die Zusammenhänge zwischen Hypercholesterinämie, Hypertonie sowie Nikotinabusus und der Entstehung kardiovaskulärer Erkrankungen sind durch umfangreiche epidemiologische Untersuchungen und durch nicht weniger umfangreiche Interventionsstudien belegt.

Wenn die Risikofaktoren eines Patienten ursächlich mit seinen Lebensgewohnheiten in Verbindung zu bringen sind, dann sollte auch bei älteren Menschen der Versuch zur Änderung des Lebensstiles unternommen werden.

Ein bestehendes Übergewicht steht regelmäßig in Beziehung zu einer Insulinresistenz und zu einer Hyperinsulinämie, zu einer Hypertonie und auch zu einer Hyperlipidämie. Umgekehrt ist ein Rückgang des Körpergewichtes mit einem Rückgang der genannten Risikofaktoren verbunden. Aber nicht nur die Gewichtsreduktion sondern auch die Umstellung einer bis dato fettreichen Kost auf eine Diät, welche den Kalorienbedarf nur mehr zu 30% durch Fette deckt und die den Kohlenhydratanteil sehr stark aus dem Genuß von Korn, Getreide, Reis und Hülsenfrüchten bezieht, tragen wesentlich zur Reduktion des kardio-vaskulären Risikos bei.

Zwar fällt gerade dem älteren Menschen die Steigerung der körperlichen Aktivität schwer, doch führen regelmäßige, ausgedehnte und/oder rasche Spaziergänge schon zur Risikoverminderung.

Einen wesentlichen Faktor bei der Reduktion des kardiovaskulären Risikos bildet das Einstellen des Zigarettenrauchens. Mit dem Sistieren der Rauchgewohnheiten geht das Risiko für die koronare Herzkrankheit ebenso zurück wie für die periphere Verschlußkrankheit.

Hypertonie und koronare Herzkrankheit

Die Beziehung zwischen Hypertonie und koronare Herzkrankheit wird hergestellt durch gemeinsame Risikofaktoren und durch die Auswirkungen der Hypertonie auf das Herz-Kreislaufsystem. Zu den gemeinsamen Risikofaktoren gehören das geneti-

Tabelle 37. Beziehung zwischen Hypertonie und koronarer Herzkrankheit

A. Gemeinsame Risikofaktoren
 1. Genetisches Risiko
 2. Insulinresistenz
 3. Gesteigerte sympathische Aktivität
 4. Freisetzung vasoaktiver Substanzen

B. Auswirkungen der Hypertonie
 1. Endotheliale Dysfunktion
 2. Gesteigerte Intimapermeabilität
 3. Linksventrikuläre Hypertrophie

sche Risiko, die Insulinresistenz, die gesteigerte sympathische Aktivität sowie die Präsenz vasoaktiver Substanzen, von welchen das Endothelin, das Angiotensin II und das Stickoxid zu den wirksamsten gehören. Die endotheliale Dysfunktion, die gesteigerte Intimapermeabilität und die linksventrikuläre Hypertrophie zählen zu den entscheidenden, unmittelbaren Folgen der Hypertonie (Tabelle 37) (Rakugi 1996).

Die Hypertonie führt aber nicht nur zur Intimaläsion, sondern sie beschleunigt auch die Lipidablagerung in dieser Läsion mit nachfolgender Degeneration der glatten Gefäßmuskulatur und der elastischen Fasern (Forte 1997) (siehe S. 38).

Diese Zusammenhänge zwischen Hypertonie und Gefäßveränderung im allgemeinen sowie der Zerebralsklerose und der koronaren Herzkrankheit im besonderen führen zu einer linearen Beziehung zwischen der Blutdruckhöhe bzw. dem Ausmaß der Hypertonie und der Mortalität älterer Menschen (MacMahon 1990). Systolische Blutdruckwerte über 149 mm Hg und diastolische Werte über 74 mm Hg bewirken einen Anstieg der kardiovaskulären Mortalität (Glynn 1995) (Abb. 18).

Die erfolgreiche Behandlung einer Hypertonie ist mit einem deutlichen Rückgang der kardiovaskulären Mortalität verbunden, unabhängig davon ob die Blutdrucksenkung den systolischen oder den diastolischen Blutdruck betrifft (SHEP 1991, D'Agostino 1991). Die Senkung des diastolischen Blut-

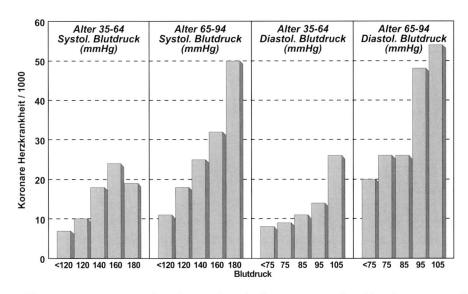

Abb. 18. Beziehung zwischen der Inzidenz der koronaren Herzkrankheit bei Männern (pro 1000, innerhalb von 2 Jahren) und der Höhe des systolischen und des diastolischen Blutdruckes in Abhängigkeit vom Lebensalter (Kannel 1987)

druckes um 5–6 mm Hg durch einige Jahre senkt die Inzidenz der Schlaganfälle um etwa 42% und die Inzidenz der koronaren Herzkrankheit um etwa 14%, unabhängig davon ob es sich um eine schwere oder um eine leichte Form einer Hypertonie handelt (Collins 1990).

Bei Vorliegen einer koronaren Herzkrankheit eignen sich Betablocker am besten zur Hypertoniebehandlung, weil sie gleichzeitig den Sauerstoffbedarf des Herzmuskels reduzierten. Als übliche Dosis der kardioselektiven Betablocker Atenolol oder Metoprolol können täglich 100 mg angesehen werden. Liegt eine Kontraindikation für die Anwendung eines Betablockers vor bzw. bei Vorliegen einer Herzinsuffizienz sollten ACE-Hemmer oder Angiotensin-Antagonisten vorgezogen werden.

Cholesterin, Triglyzeride und koronare Herzkrankheit

Hohe Blutspiegel an Cholesterin stellen ein lange bekanntes Risiko für eine koronare Herzkrankheit dar. Diese Beziehung zwischen Cholesterin und koronarer Herzkrankheit besteht auch im höheren Lebensalter, auch wenn die Beziehung in dieser Lebensphase gelegentlich durch eine Multimorbidität und/oder ein schweres körperliches Gebrechen getrübt ist (Corti 1997). Allerdings stellen das Lipoprotein a (Lp a), das low density lipoprotein (LDL) (Castelli 1986) und das high density lipoprotein (HDL) (Corti 1995) im höheren Lebensalter die besseren Prädiktoren für eine koronare Herzkrankheit und deren Mortalität als das Gesamt-Cholesterin dar.

Der Anstieg der Inzidenz der koronaren Herzkrankheit beginnt im jüngeren Alter bei etwa 200 mg% Cholesterin, im höheren Alter bei etwa 240 mg%. Für das HDL besteht im höheren Lebensalter eine nahezu linear-inverse Beziehung zur Prävalenz der koronaren Herzkrankheit, wobei unter einem HDL von 45 mg% der Anstieg der koronaren Herzkrankheit steiler wird (Abb. 19) (Castelli 1986).

Die Senkung des Gesamt-Cholesterins bzw. des LDL und/oder der Anstieg des HDL

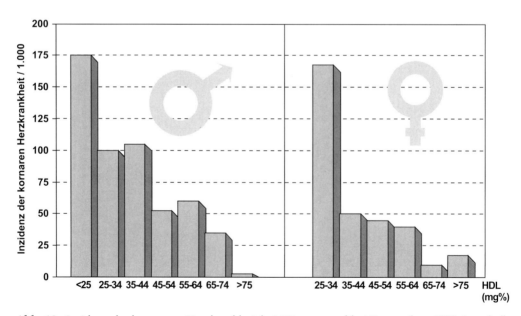

Abb. 19. Inzidenz der koronaren Herzkrankheit bei Männern und bei Frauen (pro 1000, innerhalb von 4 Jahren) in Abhängigkeit von der Höhe des HDL-Cholesterins (Castelli 1986)

führen zu einer Abnahme der Prävalenz der koronaren Herzkrankheit und zu einer Abnahme der Mortalität.

Die Senkung des Gesamt-Cholesterins um etwa 20% und der LDL um etwa 26%, verbunden mit einem Anstieg der HDL um etwa 8% und durchgeführt mit einem HMG-CoA-Reduktase-Hemmer führt über einem Zeitraum von etwa 5 Jahren zu einem Rückgang der nicht-tödlichen Herzinfarkte um etwa 30% und der koronaren Todesfälle in ähnlichem Ausmaß (Scandinavian Simvastatin Survival Study Group 1994, Shepard 1995). Dieser Nutzen der Therapie mit einem HMG-Co-Reduktase-Hemmer ist sowohl bei Männern wie auch bei Frauen zu erzielen und trifft auch auf Patienten mit einem Diabetes mellitus zu (Pyörälä 1997).

Bei reiner Hypercholesterinämie gelangen „Statine", d.s. HMG-CoA-Reduktase-Hemmer, zum Einsatz, wobei 80 mg Fluvastatin, 40 mg Pravastatin und Lovastatin, 20 mg Simvastatin und 10 mg Atorravastatin als annähernd äquivalente Dosis gesehen werden können. Atorvastatin senkt neben Gesamt- und LDL-Cholesterin auch noch die Triglyzeride. Damit kann es neben den „Fibraten" (Clofibrat, Bezafibrat, Etofibrat, Fenofibrat, Gemfibrozil) auch zur Therapie von Hypercholesterinämie und gleichzeitig hohen Triglyzeriden eingesetzt werden. Für die reine Hypertriglyzeridämie ist die Behandlung mit Fibraten angezeigt.

Bei älteren Menschen besteht der Nutzen einer Cholesterinsenkung hinsichtlich der Morbidität und hinsichtlich der Mortalität der koronaren Herzkrankheit in einem ähnlich hohen Ausmaß wie bei jüngeren Personen (Miettinen 1997). Hohe Plasmaspiegel an Fibrinogen oder der Aminosäure Homocystin stellen ebenfalls starke Risikofaktoren für kardiovaskuläre Erkrankungen und auch deren Mortalität dar (Nygard 1997). Bei angeborenen Störungen des Homocystin-Stoffwechsels (Homocystinurie) ereignen sich noch vor dem 30. Lebensjahr bei etwa 50% der Patienten thromboembolische Ereignisse mit einer Mortalität von 20% (Stampfer 1992).

Homocystin nimmt Einfluß auf das Gerinnungssystem und auf die vasodilatatorische und antithrombotische Funktion von Stickoxyd, sodaß die Gefäßkomplikationen eher mit der verursachten Gerinnungsstörung als mit dem atherogenen Risiko in Verbindung stehen (Petri 1996). Die normalen Plasmaspiegel des Homocystins liegen zwischen 7,5 und 10,5 mikromol/L und sind bei Männern höher als bei Frauen. Außerdem steigt der Plasmaspiegel mit dem Lebensalter an. Hohe Homocystinspiegel werden – abgesehen von der angeborenen Stoffwechselstörung – bei einem Mangel an Folsäure und an Vitamin B12 sowie bei hohem Plasma-Kreatinin und hoher Plasma-Harnsäure gefunden (Selhub 1993). Umgekehrt führen die Zufuhr von Vitamin B12, besonders aber von Folsäure zu einem Rückgang des Homocystin-Plasmaspiegels (Rimm 1998).

Zigarettenrauchen als Risikofaktor

Zigarettenrauchen ist eng verbunden mit dem Auftreten degenerativer Gefäßerkrankungen im allgemeinen und einer koronaren Herzkrankheit im speziellen. Dazu ist die Anzahl der gerauchten Zigaretten eng korreliert mit dem Ausmaß aber auch mit der Mortalität kardiovaskulärer Erkrankungen. Diese Beziehung besteht sowohl für Männer wie auch für Frauen (The Pooling Project Research Group 1978) und sie gilt auch für das höhere Lebensalter (LaCroix 1991) (Abb. 20). Vermittelt wird dieser Einfluß des Rauchens auf die Entwicklung der Atherosklerose durch einen Rückgang der HDL (Willett 1983) sowie durch einen Anstieg des Fibrinogens und der Plättchenaggregation (Davis 1979). Dazu verursachen die Oxydantien des Zigarettenrauches das Auftreten von Produkten einer Lipid-Peroxydation, welche von Makrophagen aufgenommen und als Schaumzellen in

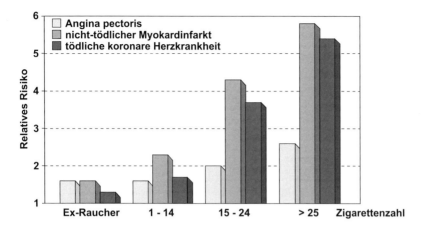

Abb. 20. Beziehung zwischen dem relativen Risiko für das Auftreten einer Angina pectoris, eines nicht-tödlichen Herzinfarktes und einer tödlich verlaufenden koronaren Herzkrankheit und der Anzahl gerauchter Zigaretten bei Frauen (Willett 1987)

sklerotischen Gefäßläsionen abgelagert werden (Morrow 1995).
Schließlich wird – auch durch passives Rauchen – die vom Gefäßendothel ausgelöste Gefäßdilatation durch das Zigarettenrauchen unterdrückt, auch dann wenn noch keine morphologischen Gefäßveränderungen vorliegen (Celermajer 1993). Klinisch bedeutsame spastische Gefäßreaktionen können die Folge sein. Der Nutzen einer Aufgabe der Rauchgewohnheiten besteht in einem Rückgang des Risikos für eine koronare Herzkrankheit und in einem Rückgang für fatale koronare Ereignisse. Dieser Nutzen reicht auch in das hohe und höchste Lebensalter hinein (LaCroix 1991). Umgekehrt stellt die Fortsetzung der Rauchgewohnheiten nach einer erfolgreichen PTCA-Revaskularisation ein hohes Risiko für das Auftreten eines transmuralen Myokardinfarktes und/oder für eine erhöhte kardiovaskuläre Mortalität dar (Hasdai 1997).

Die ischämische Präkonditionierung als endogene Prävention

Eine dem Herzinfarkt kurz vorausgehende Angina pectoris reduziert nicht nur die Infarktgröße sondern erhöht auch die Überlebenschancen (Kloner 1995). Ebenso wird bei unmittelbar aufeinander folgenden Ballondilatationen die Zweituntersuchung deutlich schwächer wahrgenommen als die Erstuntersuchung und auch die EKG-Veränderungen der Zweituntersuchung fallen geringer aus. Es ist bemerkenswert, daß diese ischämische Präkonditionierung durch Sulfonylharnstoffe abgeschwächt oder unterbunden wird (Cleveland 1997).

Die Hormonsubstitution bei der postmenopausalen Frau als Präventivmaßnahme einer koronaren Herzkrankheit

Östrogene nehmen Einfluß auf sehr viele somatische und psychische Funktionen im Leben einer Frau. Sie steuern nicht nur ihr Sexualleben sondern sie wirken auch auf das Neurotransmittersystem im Gehirn (Cohen 1988), auf den Knochenaufbau (Heaney 1978) und auf den Ablauf der Sklerosierung arterieller Blutgefäße (Colvin 1991). Ein Östrogenmangel, unabhängig davon ob postmenopausal oder durch Ovarektomie, führt dementsprechend zu psychischen Veränderungen überwiegend mit depressiven Verstimmungen, zu einer Abnahme der Knochendichte und zu einer rascheren Sklerosierung der Blutgefäße mit dem Auftreten einer koronaren Herzkrankheit.

Der Einfluß der Östrogene auf das Gefäßsystem im allgemeinen und auf die Herzkranzgefäße im speziellen ist zurückzuführen auf ihre Wirkungen auf den Cholesterinstoffwechsel, auf die Blutgerinnung und auf die Insulinsekretion (Nabulsi 1993). Östrogene senken das Gesamt-Cholesterin und die LDL und führen zum Anstieg der HDL. Sie senken das Plasma-Fibrinogen und sie führen über den Rückgang der Insulinsekretion zum Rückgang der Myozytenproliferation in der arteriellen Gefäßwand (Cruz 1961). Tatsächlich weisen Frauen vor der Menopause eine deutlich geringere Inzidenz der koronaren Herzkrankheit als Männer auf (Kannel 1976), außerdem bietet eine spät einsetzende Menopause einen Schutz vor kardiovaskulären Erkrankungen. Die Substitution mit östrogenen Hormonen hat sich aus allen diesen Gründen als wirksame Maßnahme zur Milderung oder Verhinderung postmenopausaler Beschwerden und organischer Defizite erwiesen.

Sie reduziert das Auftreten und die Progression der koronaren Herzkrankheit und sie senkt die Mortalität kardiovaskulärer Erkrankungen (Grodstein 1997).

Trotz dieser vielfältigen Vorteile ist die postmenopausale Hormonsubstitution nicht unproblematisch. Östrogene Hormone stimulieren nämlich die Bildung und das Wachstum der Endometriumzellen und sie erhöhen das Risiko für das Auftreten eines Endometriumkarzinoms um das 3–4fache (Chu 1982). Sie dürfen deshalb alleine, d.h. ohne gleichzeitige Verabreichung von Gestagenen, nur bei hysterektomierten Frauen verabreicht werden. Ohne vorausgegangene Hysterektomie muß das Östrogen mit einem Gestagen kombiniert werden. In dieser Kombination verliert sich das Risiko für das Endometriumkarzinom (Voigt 1991). Das Risiko der postmenopausalen Hormonsubstitution für die Entstehung eines Mammakarzinoms ist zwar geringer als für die Entstehung eines Endometriumkarzinoms, jedoch besteht es sowohl für Östrogene alleine wie auch für die Kombination von Östrogenen mit Gestagen (Colditz 1995, Stanord 1995), außerdem nimmt dieses Risiko im höheren Lebensalter zu.

Diese Wirkungen und Nebenwirkungen einer postmenopausalen Hormonsubstitution lassen eine sehr individuelle Vorgansweise angeraten erscheinen: Wenn die Disposition einer Frau für postmenopausale Erkrankungen (Osteoporose, kardiovaskuläre Erkrankungen usw.) oder wenn ihre postmenopausalen subjektiven Beschwerden sehr ausgeprägt sind, dann ist auch die Substitution mit einem Kombinationspräparat eines Östrogens mit einem Gestagen angezeigt. Allerdings bedarf diese Substitution einer sorgfältigen Überwachung, welche um so engmaschiger sein sollte, je größer das Risiko für Nebenwirkungen der Hormonsubstitution ist. Bei einer Familienanamnese für Karzinome sollte die Substitution entweder überhaupt unterbleiben oder die Kontrollen tatsächlich sehr eng und regelmäßig erfolgen.

Die Behandlung der koronaren Herzkrankheit

A. Konservative Behandlung

1. Antiischämische Behandlung
2. Antithrombotische Behandlung

Antiischämische Behandlung der koronaren Herzkrankheit

Nitroverbindungen gehören seit vielen Jahren zu den wirksamsten antianginösen Arzneimitteln. Sie führen über die Freisetzung von Stickoxid zur Vasodilatation vorwiegend des venösen Gefäßbettes (Moncada 1993). Damit kommt es zu einer Verminderung des venösen Rückstromes und in weiterer Folge zu einer Abnahme der enddiastolischen Ventrikeldrücke und -volumina. Damit sinkt aber auch die myokardiale Wandspannung und mit ihr der Sauerstoffverbrauch des Herzens. Außerdem ermöglicht der Rückgang des enddiastolischen Ventrikeldruckes eine Zunahme der subendokardialen Perfusion. Nitrate eignen sich sehr gut zur symptomatischen Therapie der Angina pectoris, während ihr Einfluß auf die Prognose der Patienten mit stabiler oder mit instabiler Angina hinsichtlich des Auftretens eines Myokardinfarktes oder hinsichtlich von kardial bedingten Todesfällen nicht gesichert ist.

In der Behandlung des akuten Angina pectoris-Anfalles ist die sublinguale Verabreichung von Nitroglyzerin unübertroffen geblieben. Zur Langzeittherapie werden jedoch Sorbit-Präparate (Isosorbitdinitrat und Isosorbitmononitrat) oder Molsidolat eingesetzt. Im höheren Lebensalter nehmen das Verteilungsvolumen und die Halbwertzeit der Nitrate zu, und damit wird ihre Wirkungsdauer verlängert (Alpert 1990). Nitrate besitzen kaum unerwünschte Wirkungen, gelegentlich führen Kopfschmerzen zum Abbruch der Behandlung. Bei ununterbrochener Anwendung kommt es zur Entwicklung einer Toleranz mit einem Teilverlust der Nitratwirkung. Die Nitrattoleranz tritt überwiegend bei Retardpräparaten und bei Salbenanwendung auf. Bei einer Intervallbehandlung bleibt jedoch die volle Wirkung des Arzneimittels erhalten (Blasini 1984).

Betablocker

Betablocker besetzen Beta-1- und/oder Beta-2-Rezeptoren und führen entsprechend ihrer Spezifität zu einem unterschiedlichen Wirkungsmuster. Außerdem werden sie unterschiedlich metabolisiert (Rigby 1985) (siehe Seite 46).

Betablocker eignen sich hervorragend zur Behandlung der Koronarinsuffizienz. Zwar fehlt ihnen die Akutwirkung der Nitro-Verbindungen, dafür aber eignen sie sich umso besser zur Langzeittherapie, d.i. zur Reduktion der Anzahl und der Dauer von Ischämieperioden. Betablocker senken die Frequenz und die Auswurfleistung des Herzens aber auch den systemischen Blutdruck

Tabelle 38. Adrenerge Rezeptoren. Organverteilung, Rezeptorentypen und Wirkungen

	Rezeptortyp	Wirkung
1. Kreislauforgane oder -funktionen		
Herz	Beta-1	Zunahme der Reizbildung
		Zunahme der Reizleitung
		Zunahme der Kontraktilität
Gefäße	Alpha	Zunahme der Konstriktion
	Beta-2	Zunahme der Dilatation
Niere	Beta-1	Zunahme der Reninsekretion
Bronchien	Beta-2	Zunahme der Erweiterung
2. Stoffwechselorgane und -funktionen		
Pankreas	Alpha	Hemmung der Insulinsekretion
	Beta-2	Stimulation der Insulinsekretion
Skelettmuskel	Beta-2	Zunahme der Glykogenolyse
	Beta-2	Zunahme des Kalium-Influx
Fettgewebe	Beta-1	Zunahme der Lipolyse

und tragen auf diese Weise zur Reduktion des Sauerstoffbedarfes bei. Ihre antiarrhythmische Wirkung und die Hemmung der Lipolyse mit Senkung der nicht veresterten Fettsäuren im Plasma zählen ebenfalls zu den kardio-protektiven Eigenschaften.

Zur Anwendung sollten im höheren Alter nur kardioselektive (Beta-1)-Rezeptorenblocker kommen, weil die Blockade der Beta-2-Rezeptoren die Bronchokonstriktion und die Konstriktion der peripher-arteriellen Blutgefäße begünstigen würde (Tabelle 38). Sehr häufig zur Anwendung kommen Atenolol und Metoprolol (Kendall 1997).

Die vasokonstriktorische Komponente stellt allerdings eine strenge Kontraindikation für ihren Einsatz bei der vasospastischen (Prinzmetal) Angina dar. Diese Form der Angina pectoris sollte viel eher mit einem Kalziumantagonisten behandelt werden. Der hemmende Einfluß der Betablocker auf die Reizleitung im Herzen limitiert ihre Anwendung bei Vorliegen der entsprechend Rhythmusstörungen, d.s. Sinusbradykardien sowie AV-Block II. und III. Grades.

Kalziumantagonisten

Kalziumantagonisten sind in der glatten Gefäßmuskulatur der Peripherie aber auch der Koronargefäße, in Neuronen und im Myokard wirksam. Sie entfalten ihre Wirkung durch Blockade der Kalziumkanälchen vom L-Typ (Dihydropyridine, Diltiazem, Verapamil) und vom T-Typ (Mibefradil). Die Blockade der L-Kanälchen führt zur Gefäßdilatation in der Peripherie und an den Koronargefäßen, zur negativen Inotropie und zur negativen Chronotropie. Die Blockade der T-Kanälchen weist ein ähnliches Wirkungsmuster auf, allerdings ohne negative Chronotropie.

Kalziumantagonisten senken durch Reduktion der Nachlast den Sauerstoffbedarf des Herzens. Sie sind durch ihre koronardilatierende Wirkung gut zur Therapie der stabilen und der vasospastischen (Prinzmetal) Angina pectoris geeignet.

Die stärkste gefäßdilatierende Wirkung weisen die Dihydropyridine auf, gefolgt von Diltiazem und zuletzt von Verapamil. Bei der negativ chronotropen Wirkung liegt Verapamil an der Spitze, während die Dihydrophyridine die geringste Wirkung auf die Herzfrequenz aufweisen. Kalziumantagonisten lassen sich bei der Behandlung der Angina pectoris gut mit Nitraten kombinieren. Dagegen bedarf die Kombination mit Betablockern einer engen Kontrolle der Herzfrequenz (Akhras 1991). Nachdem kurz und akut wirksame Dihydropyridine vor allem wegen ihrer negativ inotropen Wirkung bei systolischer Dysfunktion des linken Ventrikels im Rahmen einer schweren koronaren Herzkrankheit oder nach einem Herzinfarkt die Mortalität erhöhen können, sollte die erste Generation von Dihydropyridinen bei instabiler Angina pectoris oder nach einem Herzinfarkt nicht verabreicht werden (Furberg 1995). Neben der negativen Inotropie kommt weiteren Nebenwirkungen der Kalziumantagonisten eine eher untergeordnete Bedeutung zu. Gelegentlich aber führen Kopfschmerzen, Beinödeme oder eine Obstipation zur Unterbrechung der Therapie.

Aggregationshemmung und Antikoagulation

Die Aggregationshemmung der Thrombozyten und die Antikoagulation spielen in der Therapie der koronaren Herzkrankheit eine bedeutende Rolle.

Thrombozytenaggregationshemmer reduzieren bei der stabilen und der instabilen Angina pectoris sowohl das Auftreten eines Myokardinfarktes wie auch die Mortalität (Cairns 1985, Juul-Möller 1992). Als Aggregationshemmer sind Aspirin (Sulfosalizylsäure), Tiklopidin (Derivat des Thienopyridins) und Antagonisten der Thrombozytenrezeptoren für Fibrinogen (Glykoprotein-

IIb/IIIa-Rezeptor-Antagonisten, z.B. Abciximab) erfolgreich im Einsatz (Antiplatelet Trialists Collaboration 1994). Sie alle verhindern die Bildung von Thrombozytenaggregaten an atherosklerotischen Plaques aber auch an synthetischem Material, welches aus diagnostischen oder therapeutischen Gründen in Blutgefäße eingebracht wird.

Der antiphlogistischen Wirkung des Aspirin kommt im Hinblick auf die entzündliche Komponente bei der Entstehung atherosklerotischer Läsionen zusätzliche Bedeutung zu (Ridker 1998).

Im Ablauf der Thrombozytenaggregation vermittelt der GP IIb/IIIa-Rezeptor, der sich an der Oberfläche der Thrombozyten befindet, die Bindung eines Thrombozyten an einen anderen Thrombozyten mit Hilfe der Interposition eines Fibrinogenmoleküls (Abb. 21). Thromboxan-A2, Thrombin und Adenosindiphosphat (ADP) erhöhen die Thrombozytenaktivität mit Steigerung der Aktivität des GP IIb/IIIa-Rezeptors (Schrör 1995).

Aspirin führt schon in niedriger Dosis zu einer irreversiblen Hemmung der Thromboxan-A2-Synthese und damit der Thrombozytenaktivierung. Die einmalige tägliche Verabreichung von 100 mg Aspirin sichert eine ausreichende Aggregationshemmung (Buerke 1995).

Die gesteigerte Thromboxan-Bildung bei diabetischer Stoffwechsellage disponiert Diabetiker ganz besonders stark für eine Thrombozytenaggregation. Bei einem Typ-2-Diabetes mellitus besteht diese Disposition schon im prädiabetischen Stadium (Davi 1990). Aus diesem Grunde ist die Verabreichung von Aspirin zur Prävention kardiovaskulärer Ereignisse in dieser Personengruppe besonders dringend (Colwell 1997).

Die Nebenwirkungen des Aspirins wie eines jeden anderen Thrombozytenaggregationshemmers sind gerade beim älteren Menschen von Bedeutung, weil sie in dieser Lebensphase vielfach ohne subjektive Beschwerden verlaufen. Im Vordergrund steht die gastroulzerogene Wirkung, die bei disponierten Menschen oder bei Überdosierung zu schweren Magenblutungen führen kann. Selten tritt eine Knochenmarkschädigung auf.

Tiklopidin ist ein Derivat des Thienopyridins, welches die ADP-abhängige Aktivierung der Thrombozyten hemmt. Wirksam wird allerdings erst ein Tiklopidinmetabolit, welcher nur nach mehrtägiger Einnahme des Arzneimittels in ausreichender Plasmakonzentration vorliegt (Schrör 1995).

Für Tiklopidin ist eine mit Aspirin vergleichbare Wirksamkeit bei instabiler Angina pectoris nachgewiesen, der langsame Wir-

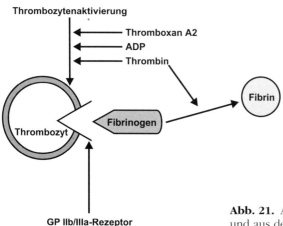

Abb. 21. Abläufe aus der Thrombozytenaggregation und aus der Blutgerinnung

Die Angina pectoris

kungseintritt verhindert allerdings eine Akuttherapie als Aggregationshemmer. In der Langzeittherapie der instabilen Angina pectoris senkt Tiklopidin das Auftreten einer Infarzierung und die Mortalität. In der Sekundärprophylaxe des Schlaganfalles erweist sich Tiklopidin dem Aspirin sogar als überlegen (Gent 1989). Als besonders vorteilhaft hat sich die Kombination von Aspirin und Tiklopidin zur Verhinderung der Reokklusion nach PTCA und nach Stent-Implantation bei Gefäßverschlüssen herausgestellt (Rupprecht 1997).

Als Nebenwirkungen des Tiklopidin führen gastrointestinale Beschwerden, Knochenmarksschäden, Erytheme und Hitzegefühl gelegentlich zum Abbruch der Behandlung. GP IIb/IIIa-Antagonisten blockieren den Rezeptor für Fibrinogen am Thrombozyten und verhindern auf diese Weise die Thrombozytenaggregation. Abciximab stellt den ersten Rezeptorenblocker dar, welcher sich in der Anwendung bei instabiler Angina pectoris zur Reduktion der Inzidenz des Herzinfarktes und der Mortalität (Simoons 1994) aber auch zur Verhinderung der Reokklusion bei PTCA als äußerst wirksam erweist (The EPIC Investigators 1994).

Die Langzeitantikoagulation ist unverändert eine Domäne des Marcoumar. Doch schon ab der mittelfristigen bis hin zur akuten Antikoagulation stehen mit den niedermolekularen Heparinen und dem rekombinanten Hirudin sehr wirksame Alternativen zur Verfügung. Heparin selbst wird nur mehr zur Akutantikoagulation verwendet.

Heparin ist ein Mukopolysaccharid, welches in Mastzellen gebildet, durch eine Heparinase in der Leber und in der Niere inaktiviert und schließlich im Harn ausgeschieden wird.

Heparin besitzt vielfältige Wirkungen auf das Gerinnungssystem, welche von der Gerinnungshemmung bis hin zur Aggregationshemmung reichen. In seiner entscheidenden Wirkung bindet Heparin an Antithrombin III und verwandelt diesen „Progressivinhibitor" der Blutgerinnung zu einem „Akutinhibitor".

Bei Auftreten einer Blutung als Komplikation der Heparinbehandlung kann die Heparinwirkung mit Protaminsulfat rasch unterbrochen werden. Eine andere, bedeutsame Nebenwirkung des Heparin stellt die Thrombozytopenie dar, die auch zum Abbruch der Heparinbehandlung führen kann. Gerade beim älteren Menschen muß beachtet werden, daß bei Langzeitanwendung von Heparin auch eine Osteoporose verstärkt oder hervorgerufen werden kann.

Bei den nieder-molekularen Heparinen (Low molecular weight heparin = LMWH) handelt es sich um einen Mukosaextrakt der Glykosaminoglykane mit einem Molekulargewicht zwischen 4000 und 6000 (Heparin 16.000). Sie führen zur Hemmung der Gerinnung durch eine sehr wirkungsvolle Inaktivierung des Gerinnungsfaktors Xa und eine geringere Inaktivierung der Faktoren IIa und XIIa. Zwar weisen LMWH – zum Unterschied von Heparin – eine geringere Bindung an Antithrombin III auf und führen damit auch zu einer geringeren Inaktivierung von Thrombin, ihre Halbwertzeit und ihre biologische Wirkdauer sind jedoch länger als jene des unfraktionierten Heparins. Dazu wird die Thrombozytenfunktion durch LMWH weniger beeinflußt als durch Heparin. Damit wird auch die Blutungsneigung geringer als unter einer Heparinbehandlung.

Die Wirksamkeit der LMWH wurde zunächst bei der Prophylaxe venöser Thrombosen bei orthopädisch-chirurgischen Patienten nachgewiesen. Ebenso erfolgreich ist die Anwendung der LMWH bei Patienten mit koronarer Herzkrankheit. Die subkutane Verabreichung von Nandroparin oder Enoxaparin 2 x täglich ergibt bei Patienten mit Ruheangina oder mit nicht-transmuralen Herzinfarkten hinsichtlich einer Rezidivangina, hinsichtlich eines frischen Infarktes aber auch hinsichtlich der Mortalität bessere Ergebnisse als die Behandlung mit einer kontinuierlichen Heparininfusion (Cohen 1997). Das rekombinant hergestellte Hirudin gehört zu den Thrombinantagonisten, welche nicht nur zirkulierendes Thrombin, sondern auch das im frischen Thrombus gebundene Thrombin inaktivieren. Der Einsatz der Thrombinantagonisten ergibt bei Patienten mit instabiler Angina oder mit PTCA einen Rückgang aller kardiovaskulären Ereignisse inklusive kleiner Myokardischämien (Topol 1994, The GUSTO-IIb Investigators 1996).

B. Invasive und chirurgische Therapie

PTCA und aortokoronarer Bypass

Prinzipiell sollten PTCA und Bypassoperation auch älteren Menschen zur Verfügung stehen. Die Ergebnisse von Interventionen auch im höchsten Lebensalter rechtfertigen diese Einstellung (Tan 1995, Laster 1996). Zwar sind die Komplikationen in dieser Lebensphase etwas häufiger, aber vielfach mit Begleiterkrankungen assoziiert (Gold 1991).
Die Indikation für eine der beiden Interventionen ergibt sich in der Regel nach einer Koronarangiographie, die notwendig wird, wenn eine Angina pectoris konservativ nicht mehr geführt werden kann oder wenn massive EKG-Veränderungen auf eine interventionsbedürftige Koronarinsuffizienz hinweisen. Voraussetzung für die Intervention ist allerdings, daß bei dieser Koronarangiographie in einem relevanten Gefäß (über 2,5 mm Durchmesser) eine relevante Stenose (über 50%) zur Darstellung kommt. Eine Indikation kann auch vorliegen, wenn die Stenose zwar unter 50% liegt, die Ischämiezeichen jedoch sehr ausgeprägt sind (Rupprecht 1997).
Eine PTCA sollte dann nicht in Erwägung gezogen werden, wenn eine Stenose eines Hauptstammes, eines Hauptstammäquivalents oder eines lebensnotwendigen Koronargefäßes vorliegt. Ebensowenig stellt die Dreigefäßerkrankung eine Indikation zur PTCA dar. Eine Ausnahme von diesen Regeln sollte beim älteren Menschen dann gemacht werden, wenn ihm eine Bypassoperation nicht mehr zugemutet werden kann und wenn durch Dilatation einer „schuldigen Läsion" entscheidend geholfen werden kann (Tan 1995).
Die Implantation einer intravasalen Gefäßstütze als Ergänzung zur PTCA (Stent) ist seit der Einführung stärkerer Aggregationshemmer (Tiklopidin und GP IIb/IIa-Antagonisten) möglich geworden (The EPIC Investigators 1994) und verbessert bei drohendem Gefäßverschluß, bei hohem Stenosegrad und bei Dissektion des dilatierten Gefäßes die Prognose beträchtlich (Savage 1997).
Für die Zeit der koronaren Intervention und für 4 Wochen danach muß die Aggregationshemmung intensiviert werden. Dies kann durch Zusatz von Tiklopidin (2 x 250 mg tägl.) zum Aspirin erfolgen oder es wird bei Patienten mit hohem Risiko ein GP IIb/IIIa-Antagonist eingesetzt (The EPILOG Investigators 1997). Zu dieser Aggregationshemmung muß bei PTCA und Stent-Implantation auch Heparin verabreicht werden. Der Einsatz eines Thrombinantagonisten anstelle von Heparin ist imstande, bei Patienten mit instabiler Angina und mit PTCA die mit Heparin erzielten Ergebnisse weiter zu verbessern (Serruys 1995).
Bei der Anwendung einer Kombinationstherapie von Heparin oder LMWH mit einem Aggregationshemmer ist darauf zu achten, daß Überdosierungen von Heparin oder LMWH vermieden werden, da es ansonst zu ernsthaften Blutungen kommen kann (Hansten 1979).
Die Revaskularisation mit Hilfe einer aortokoronaren Bypassoperation weist eine im Vergleich zur PTCA differenzierte Indikation auf. Sie gelangt überwiegend bei komplexen Koronarstenosen, bei einer Hauptstammstenose oder bei diffuser koronarer Herzkrankheit zum Einsatz.

Auch die bei koronarer Herzkrankheit reduzierte Linksventrikelfunktion stellt in der Regel eine Indikation für die Bypassoperation dar. Schließlich sprechen die guten Ergebnisse der Bypassoperation bei Patienten mit Niereninsuffizienz und/oder mit Dialysebehandlung für ihren Einsatz bei diesen Indikationen. Allenfalls noch bessere Ergebnisse ergibt der aortokoronare Bypass bei Patienten mit Diabetes mellitus (The Bypass Angioplasty Revascularization Investigation (BARI) Investigators 1996).

Die Revaskularisation mit Hilfe der Bypassoperation ist der PTCA bei den koronaren Langzeitergebnissen überlegen, weil nach einer PTCA wesentlich häufiger Rezidiv-Eingriffe notwendig werden (Carrie 1997). Die Strahlentherapie von dilatierten oder „gestenteten" Gefäßabschnitten, welche mit beta-emittierenden Isotopen durchgeführt wird, reduziert die Zellproliferation und damit die Häufigkeit der Restenose auf ein Maß, welches in weiterer Folge auch die Zahl der Revaskularisierungen senken wird (Teirstein 1998).

Die Bypassoperation älterer Menschen ist mit einer deutlich höheren Mortalität belastet als die PTCA. Diese höhere Gesamtmortalität nach Bypassoperationen hängt mit dem höheren Risiko bei alten Patienten zusammen, welches wiederum mit der Multimorbidität im höheren Lebensalter in Zusammenhang steht (Tsai 1986). Aus diesen Gründen muß die Vorgangsweise in jedem Einzelfall überlegt werden und wegen des geringeren Gesamtrisikos wird bei älteren Menschen die PTCA zur Sanierung der Hauptläsion vorgezogen werden, auch wenn bei Vorliegen einer Mehrgefäßkrankheit die Indikation zur Bypassoperation bestünde.

Die Behandlung der koronaren Herzkrankheit – praktisches Vorgehen

Prinzipiell stehen zur Behandlung der symptomatischen koronaren Herzkrankheit drei Möglichkeiten zur Verfügung, d.s. die konservativ-medikamentöse Therapie, die perkutane transluminale koronare Angioplastie und die aorto-koronare Bypassoperation.

Wenn auch die Inzidenz der koronaren Herzkrankheit in den letzten Jahrzehnten zurückgegangen ist, nimmt als Folge der zunehmenden Lebenserwartung der Anteil der symptomatischen koronaren Herzkrankheit weiter zu. Bereits mehr als ein Drittel aller Linksherzkatheter und Bypassoperationen werden an älteren Menschen durchgeführt (Tan 1995) und die Bedeutung der Revaskularisation auch bei älteren Menschen steigt weiter an.

Unverändert muß jedoch unabhängig vom Lebensalter die Behandlung des Patienten nach individuellen Gesichtspunkten gewählt werden. Dabei fällt ins Gewicht, daß im hohen Lebensalter mit einer bereits für Gesunde kurzen Lebenserwartung die Lebensverlängerung nicht mehr das einzige Ziel sein kann. Dazu kommt, daß ältere Menschen bei Beginn der Behandlung einer koronaren Herzkrankheit eine bereits weiter fortgeschrittene Erkrankung aufweisen, daß häufig eine Multimorbidität vorliegt und daß chirurgische Eingriffe schlechter toleriert werden.

Ganz allgemein gilt für die konservativ medikamentöse Behandlung, daß sie oft wenig effektiv und mit Nebenwirkungen behaftet ist und daß zu ihrer Wirksamkeit häufig auch eine Einschränkung der körperlichen Aktivität notwendig ist (Nolan 1988).

Bei den interventionellen Behandlungsmethoden darf nicht übersehen werden, daß beide, besonders aber die Bypassoperation eine mit dem Alter steigende Komplikationsrate aufweisen. Die Angioplastie ist durch gelegentliche Infarzierungen und Hirnembolien belastet, während bei der Bypassoperation mit einer erhöhten perioperativen Morbidität und Mortalität zu rechnen ist und der Patient die unmittelbare Operationsbelastung und einen längeren Spitalsaufenthalt in Kauf nehmen muß.

Umgekehrt liegen die Erfolge der Bypassoperation hinsichtlich der postoperativen Beschwerdefreiheit und hinsichtlich der Notwendigkeit weiterer zukünftiger Eingriffe deutlich über den Erfolgen der Angioplastie (Carrie 1997). Dieser Erfolgt wird noch deutlicher, wenn es sich bei den betroffenen Patienten um Diabetiker handelt (Gum 1997). Umgekehrt bedeutet dies, daß nach PTCA weitere Zweit- oder Dritt-Eingriffe häufiger notwendig werden.

Folgende Vorgansweise zur Therapie der koronaren Herzkrankheit sollte beim älteren Menschen gewählt werden:

1. Die diagnostischen Schritte sollten, was Umfang und Zeitpunkt der Durchführung anlangt, unabhängig vom Lebensalter gewählt werden.
2. Die stabile Angina pectoris des älteren Menschen sollte konservativ medikamentös behandelt werden.
3. Die instabile Angina pectoris sollte bei Vorliegen einer Ein- oder Zweigefäßerkrankung mittels PTCA versorgt werden.
4. Die PTCA kann bei einer Mehrgefäßkrankheit auch dann zum Einsatz kommen, wenn eine hohe Komplikationsrate zu befürchten ist oder wenn ein sehr hohes Lebensalter vorliegt. In diesen Fällen sollte die Angioplastie im wesentlichen auf die „schuldige Läsion" beschränkt bleiben.
5. Alle Mehrgefäßkrankheiten sollten, solange keine „small vessel disease" vorliegt, bei instabiler Angina pectoris einer Bypassoperation zugeführt werden.

Der Myokardinfarkt

Mit dem Rückgang kardiovaskulärer Erkrankungen im allgemeinen und der koronaren Herzkrankheit im besonderen ist in den letzten Jahrzehnten trotz zunehmender Lebenserwartung die Inzidenz des Myokardinfarktes und mit ihr die Mortalität der kardiovaskulären Erkrankung zurückgegangen. Diese Rückgänge der Morbidität und der Mortalität haben in den industrialisierten Ländern dramatische Ausmaße erreicht. So ist die Mortalität der kardiovaskulären Erkrankungen in den vergangenen drei Dezennien in den USA (Framingham) um 40% gesunken (Sytkowsky 1990). Bei diesem generellen Rückgang des Myokardinfarktes und der Mortalität hat sich jedoch der Anstieg der Mortalität mit dem Lebensalter kaum geändert (Tabelle 39) (Goldberg 1989).

Ganz allgemein weisen transmurale Vorderwandinfarkte ein höheres Mortalitätsrisiko auf. Außerdem tragen Frauen ein höheres Mortalitätsrisiko als Männer (Singer 1989).

Eine deutliche Steigerung der Mortalität ist auch dann zu beobachten, wenn ein Diabetes mellitus vorliegt, wobei die Mortalität mit der Höhe des HbA1C positiv korreliert ist (Oswald 1984) (Tabelle 40). Dazu weisen insulinpflichtige Diabetiker ein höheres Risiko auf als oral eingestellte Diabetiker (Behat 1997). Die häufigste Ursache für die Zunahme der Mortalität bei diabetischen Patienten liegt im Auftreten einer Herzinsuffizienz (Abbott 1988). Außerdem begünstigt die bei einem Diabetes mellitus gesteigerte Thrombozytenaggregation die Rezidivneigung des Myokardinfarktes (Davi 1990). Das exakte Monitoring eines Diabetikers nach einem Myokardinfarkt und die ebenso exakte therapeutische Versorgung erweisen sich als die beste Prävention dieses Mortalitätsanstieges.

Oft unterscheidet sich die klinische Symptomatik des frischen Herzinfarktes bei älteren Patienten kaum von jener jüngerer Personen und ist charakterisiert durch den plötzlichen Herzschmerz verbunden mit Engegefühl, Angst und der Schmerzausstrahlung in den linken Arm oder in den Kieferwinkel. Mit zunehmendem Alter wird die klinische Symptomatik zunehmend uncharakteristisch. Die Schmerzintensität läßt nach und die Zahl der asymptomatisch verlaufenden

Tabelle 39. Altersspezifische Inzidenz des Myokardinfarktes (pro 100.000) und seiner Mortalität (in Prozent) in einer 10-Jahres-Periode (nach Goldberg 1989)

Alter	1975	1978	1981	1984
25–54	104 (7,7%)	98 (3,1%)	96 (5,5%)	56 (2,5%)
55–64	369 (10,1%)	341 (6,7%)	337 (7,4%)	337 (2,5%)
65–74	470 (19,2%)	517 (16,6%)	559 (13,6%)	371 (15,7%)
über 75	570 (40,4%)	688 (35,7%)	954 (30,7%)	526 (22,7%)

Infarkte nimmt zu. Die im Alter atypische Symptomatik ergibt sich nicht selten durch die infarktbedingte Einschränkung der Pumpleistung des Herzens. Damit dekompensieren jene Organfunktionen, die bis zum Auftreten des Infarktes gerade noch kompensiert waren. Eine latente zerebrale Durchblutungsstörung reagiert oft mit Verwirrtheit und nicht selten mit einer Synkope und ein bereits latent dekompensiertes Herz wird zur Dyspnoe und gelegentlich zum Lungenödem führen. Aus diesen Gründen stehen im höheren Lebensalter neben dem retrosternal verspürten Herzschmerz die plötzlich einsetzende Atemnot des Patienten, eine akute zerebrale Dekompensation unter dem Bild einer Verwirrtheit, einer transitorisch ischämischen Attacke oder eines Schlaganfalles im Vordergrund, gefolgt von den Allgemeinsymptomen wie Schwindelgefühl, Schwäche, kalter Schweiß (Bayer 1986). Gelegentlich dominieren abdominelle Beschwerden wie Übelkeit, Brechreiz oder auch Durchfall. Im höheren Alter hat das klinische Erscheinungsbild auch prognostische Bedeutung, weil die Lebenserwartung der Patienten mit zerebralen Erscheinungen besonders häufig reduziert gefunden wird. Auch ein im höheren Lebensalter nur mühsam stabilisierter Sinusrhythmus bricht rascher zusammen und das Reizleitungssystem reagiert im besten Fall mit einigen ventrikulären Extrasystolen und im schlimmsten Fall mit Kammerflimmern. Dieser zum Teil abgeschwächte und zum anderen Teil von der typischen Symptomatik abweichende Verlauf des Herzinfarktes macht im höheren Lebensalter die Diagnose schwieriger und der Myokardinfarkt entzieht sich immer häufiger der Diagnose (Kannel 1984) (Tabelle 41).

Damit bleibt etwa ein Drittel aller Myokardinfarkte unentdeckt und diese Zahl nimmt im höheren Lebensalter weiter zu.

Die Diagnose des Herzinfarktes erfolgt im höheren Lebensalter wie bei jüngeren Patienten durch Registrierung typischer EKG-Veränderungen und durch den Nachweis

Tabelle 40. Beziehung zwischen diabetischer Stoffwechsellage (HbA1c) und Mortalität des Herzinfarktes (nach Oswald 1984)

HbA1c	Mortalität
unter 7,5%	23%
7,5%–8,5%	33%
über 8,5%	63%

Tabelle 41. Prozentsatz unerkannter Herzinfarkte nach Alter und Geschlecht (nach Kannel 1984)

Alter	Männer	Frauen
45–54	17,9%	41,2%
55–64	25,4%	30,5%
65–74	29,1%	34,7%
75–84	41,9%	35,7%
85–94	33,3%	45,5%

infarkttypischer Enzymveränderungen im Serum.
Im EKG kommt es zur ST-Elevation, zum R-Zacken-Rückgang mit Ausbildung von Q-Zacken und in weiterer Folge zu einer symmetrischen Negativierung der T-Wellen. Im Serum steigt zuerst das Troponin an, gefolgt von der CPK-MB, der GOT und schließlich der LDH.
Der Rückgang aber auch die Änderung der klinischen Symptomatik mit zunehmendem Alter läßt die EKG-Aufzeichnungen und die Bestimmung infarktbezogener Enzyme im höheren Lebensalter schon bei leisem Verdacht und manchmal uncharakteristischer Symptomatik ratsam erscheinen.

Die Komplikationen des frischen Herzinfarktes

Die Komplikationen des frischen Herzinfarktes unterscheiden sich qualitativ bei älteren Menschen kaum von jenen, die bei jüngeren Personen beobachtet werden.
Sie treten im höheren Lebensalter allerdings häufiger auf und sie sind auch mit einer höheren Mortalität belastet. Unter den Komplikationen des frischen Herzinfarktes sind die Rhythmusstörungen und das Pumpversagen des Herzens am bedeutungsvollsten. Rhythmusstörungen treten in den ersten Minuten bis Stunden des Infarktes am häufigsten auf. Neben sinusatrialen Störungen sind besonders vereinzelt oder gekoppelt auftretende ventrikuläre Extrasystolen und ventrikuläre Tachykardien Ausdruck einer oft nur passageren elektrischen Instabilität, oft führen sie aber auch zum Kammerflimmern, das unbehandelt fatal endet. Tatsächlich ist das Kammerflimmern die häufigste Todesursache in der Frühphase des Infarktes und das schwerwiegendste Argument zur möglichst raschen Hospitalisierung des betroffenen Patienten (Slany 1984). Während die Rhythmusstörungen in den ersten beiden Stunden, in denen sich 50% der Infarkt-Gesamtmortalität ereignen, überwiegen, wird in weiterer Folge das Herzversagen zahlenmäßig aber auch prognostisch zur bedeutsamsten Komplikation. Die Dyspnoe des Patienten und pulmonale Rasselgeräusche sind erste klinische Hinweise für das Herzversagen, das bestätigt und bei hämodynamischem Monitoring mit Anstieg des linksventrikulären Füllungsdruckes gesichert wird. Der kardiogene Schock bezeichnet das akute Herzversagen mit Abfall des systolischen Blutdruckes unter 80 mm Hg, mit Absinken des Herzindex (Herzzeitvolumen/m^2) unter 1,8 Liter und mit einem Anstieg des linksventrikulären Füllungsdruckes über 18 mm Hg. Dabei reduziert in einem Circulus vitiosus das Absinken der Auswurffraktion die koronare Durchblutung und damit wieder die Pumpleistung.
Weitere Komplikationen des Herzinfarktes sind das Herzwandaneurysma und die Herzruptur, welche letztere bei Frauen und bei Hypertonie häufiger beobachtet werden, sowie der Ventrikelseptumdefekt, der ohne chirurgische Intervention einen fatalen Ausgang nimmt. Auch die Mitralinsuffizienz kann den Herzinfarkt komplizieren und durch eine Papillarmuskelnekrose und einen Abriß eines Papillarmuskels bedingt sein.
Diese Komplikationen sind auch für die Mortalität nach einem Myokardinfarkt verantwortlich. In der unmittelbaren Postinfarktphase sind es überwiegend die Rhythmusstörungen, welche zum Tode des Patienten führen. Rhythmusstörungen bleiben auch in weiterer Folge starke Prädiktoren eines letalen Ausganges, doch besitzen sie in dieser späteren Phase gleiches Gewicht wie eine sich entwickelnde Linksherzinsuffizienz, wie eine noch verbleibende myokardiale Ischämie oder aber wie das höhere Lebensalter eines Patienten (The Multicenter Postinfarction Research Group, 1983).

Die Behandlung des Myokardinfarktes

Schon bei Verdacht auf das Vorliegen eines frischen Myokardinfarktes sollte die Aufnahme auch des älteren Patienten in ein Krankenhaus rasch erfolgen (Slany 1984). Die rasche Aufnahme ist deshalb angezeigt, weil einerseits die prognostisch äußerst belastenden Rhythmusstörungen überwiegend in den ersten Stunden nach dem Infarktereignis einsetzen und weil andererseits die gefäßöffnenden Maßnahmen (Thrombolyse oder PTCA) beginnen sollten, bevor noch eine Nekrose des betroffenen Myokardareals stattgefunden hat. Es ist auch von Bedeutung, daß dem Patienten vor der Aufnahme in ein Krankenhaus keine intramuskuläre Injektion verabreicht wird, damit eine Thrombolyse nicht schon durch eine solche Maßnahme unmögliche gemacht wird. Zu den ersten medikamentösen Maßnahmen der Behandlung eines Myokardinfarktes sollte bei entsprechender Indikation die Schmerzbekämpfung und die Verabreichung von Nitroglyzerin gehören. Nitrate mindern nicht nur die anginösen Beschwerden, sondern tragen auch zur Senkung der Mortalität des Myokardinfarktes bei (Yusuf 1988).

Einen wesentlichen Beitrag zur Reduktion der Mortalität leisten Betablocker und zwar sowohl bei intravenöser Anwendung unmittelbar nach dem Infarktereignis (ISIS-1, 1986) wie auch bei Langzeitbehandlung in den ersten Jahren nach dem Myokardinfarkt (The Norwegian Multicenter Study Group, 1981). Der Nutzen der Betablocker in der Akutphase des Myokardinfarktes ergibt sich überwiegend aus der Reduktion der Rhythmusstörungen, während der Nutzen der Langzeittherapie überwiegend aus dem sauerstoffsparenden Effekt der Betablocker resultiert (siehe Seite 46). Der Rückgang der Mortalität unter der Blockade von Beta-1-Rezeptoren besitzt bei älteren Menschen ein ähnliches Ausmaß wie bei jüngeren Personen (Park 1995).

Für Carvedilol, einem Alpha-Beta-Blocker sind für Patienten mit Myokardinfarkt ähnliche Wirkungen wie für den reinen Betablocker nachgewiesen (Basu 1997).

Kalziumantagonisten spielen in der Behandlung des frischen Myokardinfarktes keine wesentliche Rolle. Ihr Nutzen liegt hinter jenem der Betablocker und sie finden nur dann Anwendung, wenn eine tachykarde Herzfrequenz gesenkt werden soll, jedoch ein Betablocker kontraindiziert ist (Messerli 1997).

Die Verabreichung von ACE-Hemmern an Patienten mit einem Myokardinfarkt führt zu einem Rückgang der Mortalität dieses koronaren Ereignisses (The Acute Infarction Ramipril Efficacy (AIRE) Study Investigators 1994).

Dieser Rückgang ist jedoch an die Entwicklung einer Herzinsuffizienz nach dem Infarktereignis gebunden. Dementsprechend sollten ACE-Hemmer (oder Angiotensin-Antagonisten) erst bei klinischen Hinweisen oder anderen Befunden (Echokardiographie, Herz-Lungen-Röntgen) einer Herzinsuffizienz zum Einsatz kommen. Eine Indikation für den Einsatz der ACE-Hemmer in der Akutphase des Myokardinfarktes besteht nicht (Swedberg 1992).

Für die Prognose des Myokardinfarktes von entscheidender Bedeutung ist die sofortige Verabreichung von Aspirin als Aggregationshemmer. Die Bedeutung der Aggregationshemmung steigt zusätzlich, wenn es sich bei dem Patienten um einen Diabetiker handelt (Colwell 1997). Einerseits verschlechtert ein Diabetes mellitus die Prognose des Myokardinfarktes (Behar 1997), andererseits ist gerade bei diabetischen Patienten die Thrombozytenaggregation gesteigert (Davi 1990). Die Hemmung der Thrombozytenaggregation senkt die Mortalität des Infarktes um etwa 3% und reduziert in den folgenden Wochen und bei weiterer Aspirinmedikation die Inzidenz der Re-

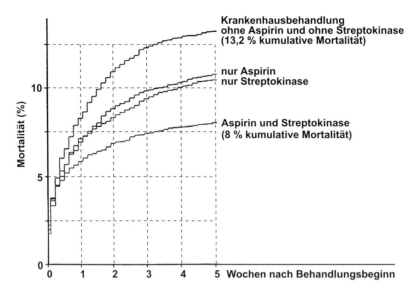

Abb. 22. Alternative Therapie-Schemata und kumulative Mortalität nach einem Myokardinfarkt (ISIS-2, 1988)

Infarkte und Schlaganfälle auf die Hälfte, d.i. von 20% auf 10% bzw. von 6% auf 3% (ISIS-2, 1988) (Abb. 22). Bei Fortsetzung der Aggregationshemmung über die nächsten Jahre verdoppelt sich dieser therapeutische Nutzen noch einmal (Antiplatelet Trialists Collaboration 1994).

Zur Behandlung der Rhyhtmusstörungen, welche unmittelbar nach dem Myokardinfarkt aber auch in weiterer Folge auftreten können, reicht die Behandlung mit dem initialen Betablocker vielfach aus. Sollten dennoch gehäuft ventrikuläre Extrasystolen oder ventrikuläre Tachykardien auftreten, ist die Behandlung mit Amiodaron angezeigt (siehe Seite 77). Das hohe Risiko diabetischer Patienten für einen Re-Infarkt und für die Entwicklung einer Herzinsuffizienz stellt die Indikation für eine rasche Aggregationshemmung und für eine straffe Kontrolle der diabetischen Stoffwechsellage. Die intensive Behandlung dieser Patienten mit Insulin führt zu einer deutlichen Senkung der Mortalität des Myokardinfarktes (Malmbert 1997).

Re-Perfusionstherapie des Myokardinfarktes

A. Thrombolytische Therapie

Die thrombolytische Therapie hat zum Ziel, das verschlossene Koronargefäß wieder zu eröffnen, um die Perfusion wiederherzustellen und um das nekrotische Muskelareal zu verkleinern.

Voraussetzung für eine erfolgreiche Thrombolyse ist ein möglichst rascher Therapiebeginn, am besten innerhalb der ersten 3 Stunden nach Auftreten der ersten klinischen Symptome. Der Erfolg der Behandlung nimmt linear mit der Zeit ab und erreicht nach 12 Stunden kaum 50% des Erfolges der ersten (goldenen) Stunde (Collins 1997). Höheres Lebensalter stellt keine Kontraindikation für das fibrinolytische Verfahren dar, jedenfalls werden auch über 75jährige Patienten ohne wesentlichen Nachteile lysiert (Baigent 1993). Zwar nehmen die Todesfälle als Komplikation der fibrinolytischen Therapie geringfügig zu, doch überwiegt

auch im höheren Lebensalter der Gewinn an überlebenden Patienten bei weitem (Fibrinolytic Therapy Trialists Collaborative Group 1994).
Mit Streptokinase stand die erste Substanz mit fibrinolytischer Eigenschaft zur Verfügung. Bei Verabreichung von 1,5 Mio. Einheiten in einer Stunde kann innerhalb von 90 min ein verschlossenes Koronargefäß eröffnet werden. Streptokinase ist ein Polypeptid aus hämolysierenden Streptokokken und aktiviert durch Komplexbildung das Plasminogen zu Plasmin. Die Elimination erfolgt rasch, die Halbwertzeit beträgt 23 min.
Bei Anistreplase (APSAC) handelt es sich um einen vorgefertigten Komplex aus Streptokinase und Plasminogen, wobei das lyseaktive Zentrum des Plasminogens im Molekül verdeckt ist und erst bei Anlagerung an Fibrin aktiviert wird. Die Vorzüge des APSAC liegen in der Wirkungsverlängerung (Halbwertzeit ca. 100 min) und in einer besseren Stabilität des Moleküls. Beim frischen Myokardinfarkt werden 30 E APSAC (entsprechend 1,25 Mio. E Streptokinase) intravenös verabreicht. Damit werden ähnliche Lyse-Ergebnisse erzielt wie mit Streptokinase.
Gewebeplasminogenaktivatoren (tissue plasminogen activator = t-PA) kommen im menschlichen Gewebe vor, allerdings wird das therapeutisch verwendete t-PA rekombinant hergestellt (Alteplase). Nach Anlagerung an Fibrin erfolgt die Aktivierung des Plasminogens und damit die Lyse des Fibrin. T-PA wird bei frischem Myokardinfarkt in einer Dosierung von 100 mg intravenös verabreicht, wobei 10–15 mg rasch appliziert und der Rest über 90 min infundiert werden. Der rekombinant hergestellt Plasminogenaktivator wirkt rascher als Streptokinase und eröffnet ein okkludiertes Koronargefäß in weniger als 60 min, sodaß die Zahl der Re-Perfusionen gering erhöht wird. Eine ähnliche Wirksamkeit weist die Reteplase auf, ein weiteres rekombinant hergestelltes Fibrinolytikum.

Der Nachteil von t-PA gegenüber Streptokinase ist allerdings ein häufigeres Auftreten von zerebralen Blutungen bzw. Schlaganfällen, sodaß der Vorteil der rascheren Wirksamkeit wieder verloren geht. Die Wirksamkeit und der Nutzen der Thrombolyse sind auch bei Patienten mit hohem Risiko (Rhythmusstörungen, Herzinsuffizienz, kardiogener Schock) nachweisbar, jedenfalls stellen die genannten Komplikationen, ähnlich wie das Lebensalter des Patienten keine Kontraindikation für das thrombolytische Verfahren dar (Fibrinolytic Therapy Trialists Collaborative Group 1994). Deshalb sollte älteren Menschen nur bei Vorliegen von Ausschlußkriterien die thrombolytische Therapie vorenthalten werden (Topol 1992). Im Hinblick darauf, daß zerebrale Ereignisse (Blutungen, Insulte) unter einer thrombolytischen Therapie mit zunehmendem Lebensalter zunehmen und daß andererseits zerebrale Ereignisse gerade unter t-PA häufiger sind, sollte Streptokinase zur bevorzugten thrombolytischen Therapie beim alten Menschen gemacht werden. Sollte die Wahl allerdings auf t-PA fallen, dann sollte nicht eine Standard-Dosis sondern nach der Verabreichung eines 15 mg Bolus vielmehr eine auf das Körpergewicht bezogene Dosis gewählt werden, d.i. 0,75 mg/kg KG durch 30 min und anschließend 0,50 mg/kg KG durch 60 min, wobei eine Gesamtdosis des t-PA von 100 mg nicht überschritten werden sollte (The Global Use of Strategie to Open Occluded Coronaray Arteries in Acute Coronary Syndromes (GUSTO IIb) Angioplasty Substudy Investigators 1997).
Ausschlußkriterien sind Hirnblutungen oder Schlaganfälle in der Anamnese, eine Aortendissektion, eine hämorrhagische Diathese, sowie gastrointestinale oder retinale Blutungen. Auch eine intramuskuläre Injektion stellt eine Kontraindikation für die Thrombolyse dar. Zurückhaltung mit dieser Therapie ist auch bei schweren Zweiterkrankungen wie bei Karzinomen, bei Nieren- und bei Leberinsuffizienz angezeigt. Eine bereits

früher durchgeführte Streptokinasebehandlung stellt eine Kontraindikation für Streptokinase dar, nicht aber für ein t-PA.

B. PTCA

Die breite Verfügbarkeit der Thrombolyse für Patienten mit Myokardinfarkt macht diese Behandlung zur wichtigsten Methode für die Re-Perfusion des Myokards. Dort jedoch, wo auch die PTCA möglich ist und auch laufend durchgeführt wird, ist diese interventionelle Therapie der Lysetherapie überlegen, weil ihre Ergebnisse besser sind (Zijlstra 1993).

Die Überlegenheit der PTCA gegenüber der Lysetherapie des frischen Myokardinfarktes gründet sich auf die geringere Inzidenz der Re-Infarkte und der Schlaganfälle und letztlich auch auf die geringere Mortalität. Die besseren Erfolge der PTCA betreffen alle Risikogruppen, d.s. Patienten über 70 Jahre, Patienten mit einem Vorderwandinfarkt und Patienten mit Tachykardie (Grines 1993).

Weitere Verbesserungen der Ergebnisse der PTCA beim frischen Myokardinfarkt werden durch die zusätzliche Behandlung der PTCA-Patienten mit einem GP IIb/IIIa-Antagonisten (The EPIC Investigators, 1994) und durch das Einbringen von Stents in das okkludierte Koronargefäß erzielt (Hoorntje 1996). Die weitere Behandlung jener Patienten mit frischem Myokardinfarkt, welche für eine PTCA-Therapie vorgesehen sind, entspricht der Standardtherapie des frischen Myokardinfarktes mit der Verabreichung von Analgetika und Sedativa sowie mit der Behandlung mit Nitraten, mit einem Aggregationshemmer und ev. mit einem Betablocker. Für die PTCA wird zusätzlich Heparin oder LMWH verabreicht. Diese Antikoagulation sollte über einige Tage beibehalten werden (Gibbons 1993). Die Ergebnisse der PTCA stehen in enger Beziehung zur Zahl der Interventionen, welche pro Zeiteinheit an der Abteilung durchgeführt werden. Nur gelegentlich vorgenommene Interventionen am Koronarsystem weisen schlechte Ergebnisse auf (Ritchie 1993).

Bei Patienten über 70 Jahre liegt schon die technische Erfolgsrate der PTCA unter jener von jüngeren Patienten. Dazu kommt, daß auch das Lebensalter neben der Infarktlokalisation (Vorderwand) und neben dem kardiogenen Schock ein erhöhtes Risiko für die PTCA darstellt (Holland 1989). Damit liegen die Ergebnisse der PTCA bei älteren Menschen deutlich unter jenen, welche bei jüngeren Patienten zu erzielen sind. Sie liegen aber noch immer über jenen einer konventionell-konservativen Therapie und auch über jenen einer Lysetherapie.

Therapeutisches Vorgehen bei Myokardinfarkt in der Praxis

1. Einweisung des Patienten in ein Krankenhaus, schon bei Verdacht auf einen Myokardinfarkt.
2. Nach der Diagnose eines Myokardinfarktes oder bei Erhärtung des Verdachtes auf diese Diagnose:
   a. Schmerzbekämpfung und Sedierung des Patienten.
   b. Verabreichung von Nitroglyzerin bzw. Einleitung einer Nitrat-Therapie.
   c. Beginn der Aggregationshemmung (in der Regel mit Aspirin).
   d. Wenn keine Kontraindikation vorliegt: Verabreichung eines kardioselektiven Betablockers.
   e. Wenn keine Kontraindikation vorliegt: Lysetherapie oder alternativ eine Koronarangiographie als Vorbereitung für eine PTCA.
3. Fakultativ
   a. Bei Auftreten von Rhythmusstörungen: Verabreichung von Amiodaron.
   b. Bei Entwicklung einer Herzinsuffizienz: Verabreichung eines ACE-Hemmers (oder eines Angiotensin-Antagonisten) und eines Diuretikums.

Literatur

Abbott RD, Donahue RP, Kannel WB, Wilson PW (1988) The impact of diabetes on survival following myocardial infarction in men vs women. The Framingham Study. J Am Med Assoc 260: 3456–3460

Akhras F, Jackson G (1991) Efficacy of nifedipine and isosorbide mononitrate im comination with atenolol in stable angina. Lancet 338: 1036–1039

Akiyama T, Pawitan Y, Campbell WB, Papa L, Barker AH, Rubbert P, Friedman L, Keller M, Josephson RA, CAST-Invest (1992) Effects of advancing age on the efficacy and side effects of antiarrhytmic drugs in post-myocardial infarction patients with ventricular arrhythmia. J Am Geriatr Soc 40: 666–672

Als E, Ammer R, Lehmann G, Pütter K, Ayers GM, Pasquantonio J, Schömig A (1997) Patient characteristics and underlying heart disease as predicators of recurrent atrial fibrillation after internal and external cardioversion in patients treated with oral sotalol. Am Heart J 134: 419–425

Amiodarone Trials Meta-Analysis Investigators (1997) Effect of prophylactic amiodarone on mortality after acuts myocardial infarction and in congestive heart failure: meta-analysis of individual data from 6500 patients in randomised trials. Lancet 350: 1417–1424

Andersen HR, Nielsen JC, Thomsen PEB, Thuesen L, Mortensen PT, Vesterland T, Pedersen AK (1997) Long-term follow-up of patients from a randomised trial of atrial versus ventricular pacing for sick-sinus syndrome. Lancet 350: 1210–1216

Antiplatelet Trialists Collaboration (1994) Collaborative overview of randomized trials of antiplatelet therapy: 1. prevention of death, myocardial infarction, and stroke by prolonged antiplatelet therapy in various categories of patients. Br Med J 308: 81–106

Aronow WS (1997a) Treatment of congestive heart failure in older persons. J Am Geriatr Soc 45: 1252–1258

Aronow WS, Ahn C, Kronzon I (1997b) Effect of propranolol versus no propranolol on mortality plus nonfatal myocardial infarction in older patients with prior myocardial infarction, congestive heart failure, and left ventricular ejection fraction – 40% treated with diuretics plus angiotensin-converting enzyme inhibitors. Am J Cardiol 80: 207–209

Aronow WS, Kronzon I (1993) Effect of enalapril on congestive heart failure treated with diuretics in elderly patients with prior myocardial infarction and normal left ventricular ejection fraction. Am J Med 71: 602–604

Atrial Fibrillation Investigators (1994) Risk factors for stroke and efficacy of anti-thrombotic therapy in atrial fibrillation: analysis of pooled data from five randomized trials. Arch Intern Med 154: 1449–1457

Baigent C, Collins R, ISIS-2 (1993) 4-year mortality follow-up of 17187 patients after fibrinolytic and antiplatelet therapy in suspected acute myocardial infarction. Circulation 88 [Suppl I]: 291

Basu S, Senior R, Raval U, van der Does R, Bruckner T, Lahiri A (1997) Beneficial effects of intravenous and oral carvedilol treatment in acute myocardial infarction. A placebo-controlled, randomised trial. Circulation 96: 183–191

Bayer AJ, Chadha JS, Farag RR, Pathy MSJ (1986) Changing presentation of myocardial infarction with increasing old age. J Am Geriatr Soc 34: 263–266

Behar S, Boyko V, Reicher-Reiss H, Goldbourt U, for the SPRINT Study Group (1997) Ten-year survival after acute myocardial infarction: comparison of patients with and without diabetes. Am Heart J 133: 290–296

Bernstein AD, Parsonnet V (1992) Survey of cardiac pacing in the United States in 1989. Am J Cardiol 69: 331–338

Bharati S, Lev M (1992) The pathologic changes in the conduction system beyond the age of ninety. Am Heart J 124: 486–496

Blasini R, Reiniger G, Brügmann U, Rudolph W (1984) Vermeidung einer Toleranzentwicklung unter Isosorbiddinitrat durch Intervalltherapie. Herz 9: 166–170

Blum A, Giladi M, Weinberg M, Kaplan G, Pasternack H, Laniado S, Miller H (1998) High anti-cytomegalovirus (CMV) IgG antibody titer is associated with coronary artery disease and may predict post-coronary balloon angioplasty restenosis. Am J Cardiol 81: 866–868

Boushey CJ, Beresfort SAA, Omenn GS, Motulsky AG (1995) A quantitative assessment of plasma homocysteine as a risk factor for vascular disease. Probable benefits of increasing folic acid intakes. J Am Med Assoc 274: 1049–1057

Brand FN, Abbott RD, Kannel WB, Wolf PA (1985) Characteristics and prognosis of lone atrial fibrillation. J Am Med Assoc 254: 3449–3453

Buerke M, Pittroff W, Meyer J, Darius H (1995) Aspirin therapy: optimized platelet inhibition with different loading and maintenance doses. Am Heart J 130: 465–472

Cairns JA, Gent M, Singer J, Finnie KJ, Froggatt GM, Holder DA, Jablonsky G, Kostuk WJ, Melendez LJ, Myers MG, Sackett DL, Sealey BJ, Tanser PH (1985) Aspirin, sulfinpyrazone or both in unstable angina. N Engl J Med 313: 1369–1375

Cairns JA, Connolly SJ, Roberts R, Gent M (1997) Randomised trial of outcome after myocardial infarction in patients with frequent or repetitive ventricular premature depolarisations: CAMIAT. Lancet 349: 675–682

Camm AJ, Evans KE, Ward DE, Martin A (1980) The rhythm of the heart in active elderly subjects. Am Heart J 99: 598–603

Carrie D, Elbaz M, Puel J, Fourcarde J, Karouny E, Fournial G, Galinier M (1997) Five-year outcome after coronary angioplasty versus bypass surgery in multivessel coronary artery disease. Circulation 96 [Suppl 2]: 1–6

Castelli WP, Anderson K (1986) A population at risk. Prevalence of high cholesterol levels in hypertensive patients in the Framingham Study. Am J Med 80 [Suppl 2A]: 23–32

Celermajer DS, Sorensen KE, Georgakopoulos D (1993) Cigarette smoking is associated with dose-related and potentially reversible impairement of endothelium-dependent dilation in healthy young adults. Circulation 88: 2149–2155

Channon KM, Hargreaves MR, Cripps TR, Gardner M, Ormerod OJM (1994) DDD vs. VVI pacing in patients aged over 75 years with complete heart block: a double-blind crossover comparison. Quart J Med 87: 245–251

Chur J, Schweid A, Weiss N (1982) Survival among women with endometrial cancer: a comparison of estrogen users and nonusers. Am J Obstet Gynecol Oncol 143: 569–573

Cleveland JC, Meldrum DR, Cain BS, Banerjee A, Harken AH (1997) Oral sulfonylurea hypoglycemic agents prevent ischemic preconditioning in human myocardium. Circulation 96: 29–32

Cohen M, Adams PC, Parry G, Xiong J, Chamberlain D, Wieczorek I, Fox KAA, Chesebro JH, Strain J, Keller C, Kelly A, Lancaster G, Ali J, Kornmal R, Fuster V, and the Antithrombotic Therapy in Acute Coronary Syndroms Research Group (1994) Combination antithrombotic therapy in unstable rest angina and non-Q-Wave infarction in nonprior aspirin users: primary end point analysis from the ATACS trial: antithrombotic therapy in acute coronary syndromes research group. Circulation 89: 81–88

Cohen M, Demers C, Gurfinkel EP (1997) A comparison of low-molecular-weight heparin with unfractionated heparin for unstable coronary artery disease. N Engl J Med 337: 447–452

Cohen I, Wise P (1988) Effect of oestradiol on the diurnal rhythm of serotonon activity in microdissected brain areas of ovarectomized rats. Endocinrology 122: 2619–2625

Cohn JN (1996) The management of chronic heart failure. N Engl J Med 335: 490–498

Cohn JN, Archibald DG, Ziesche S (1986) Effect of vasodilator therapy on mortality on chronic congestive heart failure: results of a Veterans Administration Cooperative Study. N Engl J Med 314: 1547–1552

Cohn JN, Johnson G, Ziesche S, Cobb F, Francis G, Tristani F, Smith R, Dunkman WB, Loeb H, Wong M, Bhat H, Goldman S, Fletcher RD, Diherty J, Hughes CV, Carson P, Cintron G, Shabetai R, Haakenson C (1991) A comparison of enalapril with hydralazine-isosorbid dinitrate in the treatment of congestive heart failure. N Engl J Med 325: 303–310

Colditz GA, Hankinson SE, Hunter DJ, Willett WC, Manson JE, Stampfer MJ, Hennekens C, Rosner B, Speizer FE (1995) The use of estrogens and progestins and the risk of breast cancer in postmenopausal women. N Engl J Med 332: 1589–1593

Collins R, Peto R, MacMahon S, Hebert P, Fiebach NH, Eberlein KA, Godwin J, Qizilbash N, Taylor JO, Hennekens CH (1990) Blood pressure, stroke, and coronary heart disease. Part 2. Lancet 335: 827–838

Collins R, Peto R, Baigent C, Sleight P (1997) Aspirin, heparin, and fibrinolytic therapy in suspectes acute myocardial infarction. N Engl J Med 336: 847–860

Colvin P, Auerbach B, Case L (1991) A dose response relationship between sex hormone induced change in hepatic triglyceride lipase and high density lipoprotein cholesterol in post menopausal women. Metabolism 40: 1052–1056

Colwell JA (1997) Aspirin therapy in diabetes. Diabetes Care 20: 1767–1771

Corr PB, Gillis RA (1978) Autonomic influences in the dysrhythmia resulting from myocardial infarction. Circ Res 43: 1–9

Corti MC, Guralnik JM, Salive ME, Harris T, Field TS, Wallace RB (1995) HDL cholesterol predicts coronary heart disease mortality in older adults. J Am Med Assoc 274: 539–544

Corti MC, Guralnil JM, Salive ME, Harris T, Ferrucci L, Glynn RJ, Havlik RJ (1997) Clarifying the direct relation between total cholesterol levels and death from coronary heart disease in older persons. Ann Intern Med 126: 753–760

Cox JL, Schuessler RB, Lappas DG, Boineau JP (1996) An 8.5 year experience with surgery for atrial fibrillation. Ann Surg 224: 267–273

Cruz AB, Amatuzio DS, Grnade F, Hay LJ (1961) Effect of intraarterial insulin in tissue cholesterol and fatty acids in alloxan-diabetic dogs. Circ Res 9: 39–43

D'Agostino RB, Belanger AJ, Kannel WB, Cruickchank JM (1991) Relation of two diastolic blood pressure to coronary heart disease death in presence of myocardial infarction: the Framingham Study. Br J Med 303: 385–389

Dannenberg AL, Levy D, Garrison RJ (1989) Impact of age on echocardiographic left ventricular mass in a healthy population (the Framingham Study). Am J Cardiol 63: 1066–1068

Das DN, Fleg JL, Lakatta EG (1982) Effect of age on the components of atrioventricular conduction in normal man. Am J Cardiol 49: 1031

Davi G, Catalano I, Averna M (1990) Thromboxane biosynthesis and platelet function in type II diabetes mellitus. N Engl J Med 322: 1769–1774

Davies MJ (1988) The pathological basis of arrhythmias. Geriatr Cardiovasc Med 1: 181–183

Davis JW, Davis RF (1979) Acute effects of tobacco cigarette smoking on the platelet aggregate ratio. Am J Med Sci 278: 139–143

De Bakker JM, Van Capelle FJL, Janse MJ (1988) Reentry as a cause of ventricular tachycardia in patients with chronic ischemic heart disease: electrophysiologic and anatomic correlation. Circulation 77: 589–606

de Belder MA, Linker NJ, Jones S, Camm AJ, Ward DE (1992) Cost implications of the British Pacing and Electrophysiology Groups recommendations for pacing. Br Med J 305: 861–865

Echt DS, Liebson PR, Mitchell LB, Peters RW, Obias-Manno D, Barker AH, Arensberg D, Baker A, Friedman L, Greene HL, Huther ML, Richardson DW, and CAST Investigators (1991) Mortality and morbidity in patients receiving encainide, flecainide, or placebo. N Engl J Med 324: 781–788

Edmunds LH, Stephenson LW, Edie RN, Ratcliffe MB (1988) Open-heart surgery in octogenarians. N Engl J Med 319: 131–136

Elder AT, Shaw TRD, Turnball CM, Starkex IR (1991) Elderly and younger patients selected to undergo coronary angiography. Br Med J 303: 950–953

Ellis RW (1997) Infection and coronary heart disease. J Med Microbiol 46: 535–539

European Atrial Fibrillation Trial Study Group (1992) Optimal oral anticoagulant therapy in patients with nonrheumatic atrial fibrillation and recent cerebral ischemia. N Engl J Med 333: 5–10

Fairweather DS (1992) Aging of the heart and the cardiovascular system. Rev Clin Gerontol 2: 83–103

Fibrinolytic Therapy Trialists /FFT) Collaborative Group (1994) Indications for fibrinolytic therapy in suspected acute myocardial infarction: collaborative overview of early mortality and major morbidity results from all randomised trials of more than 1000 patients. Lancet 343: 311–322

Fleg JL, Kennedy HL (1982) Cardiac arryhthmias in a healthy elderly population. Chest 81: 302–307

Forte P, Copland M, Smith LM, Sutherland J, Benjamin N (1997) Basal nitric oxide synthesis in essential hypertension. Lancet 349: 837–842

Francis GS (1985) Neurohumoral mechanisms involved congestive heart failure. Am J Cardiol 55: 15A–21A

Furberg CD (1983) Effect of antiarrhythmic drugs on mortality after myocardial infarction. Am J Cardiol 52: 32C–36C

Furberg CD, Psaty BM, Meyer JV (1995) Nifedipine. Dose-related increase in mortality in patients with coronary heart disease. Circulation 92: 1326–1331

Ganau A, Saba PS, Roman MJ, de Simone G, Realdi G, Devereux RB (1995) Ageing induces left ventricular concentric remodelling in normotensive subjects. J Hypertens 13: 1818–1822

Gent M, Blakely JA, Easton JD, Ellis DJ, Hachinski VC, Harbison JW, Panak E, Roberts RS, Sicurella J, Turpie AGG, and the CATS Group (1989) The Canadian American Ticlopidine Study (CATS) in thromboembolic stroke. Lancet i: 1215–1220

Gerstenblith G, Frederiksen J, Yin FCP, Fortuin NJ, Lakatta EG, Weisfeldt ML (1977) Echocardiographic assessment of a normal adult aging population. Circulation 56: 273–278

Ghali JK, Cooper R, Ford E (1990) Trends in hospitalization rates for heart failure in the United States, 1973–1986. Arch Intern Med 150: 769–773

Glynn RJ, Field TS, Rosner B, Hebert PR, Taylor JO, Hennekens CH (1995) Evidence for a positive linear relation between blood pressure and mortality in elderly people. Lancet 345: 825–829

Gold S, Wong WF, Schatz IJ, Blanchette PL (1991) Invasive treatment for coronary artery disease in the elderly. Arch Intern Med 151: 1085–1088

Goldberg RJ, Gore JM, Gurwitz JH, Alpert JS, Brady P, Strohsnitter W, Chen Z, Dalen JE (1989) The impact of age on the incidence and prognosis of initial acute myocardial infarction: The Worcester Heart Attack Study. Am Heart J 117: 543–549

Gottlieb SS, Kukin ML, Ahern D, Packer M (1989) Prognostic importance of atrial natriuretic peptide in patients with chronic heart failure. J Am Coll Cardiol 13: 1534–1539

Grady D, Rubin SM, Petitti DB, Fox CS, Black D, Ettinger B, Ernster VL, Cummings SR (1992) Hormone therapy to prevent disease and prolong life in postmenopausal women. Ann Intern Med 117: 1016–1037

Grines CL, Browne KF, Marco J, Rothbaum D, Stone GW, O Keefe J, Overlie B, Donohue B, Chelliah N, Timmis GC, Vlietastra RE, Strzelecki M, Puchrowicz-Ochocki S, O Neill WW, for the Primary Angioplasty in Myocardial Infarction Study Group (1993) A comparison of immediate angioplasty with thrombolytic therapy for myocardial infarction. N Engl J Med 328: 673–679

Grodstein F, Stampfer MJ, Colditz GA, Willett WC, Manson JE, Hoffe M, Rosner B, Fuchs C, Haninsor SE, Hunter DJ, Hennekens CH, Speitzer FE (1997) Postmenopausal hormone therapy and mortality. N Engl J Med 336:1769–1775

Grossman W (1991) Diastolic dysfunction in congestive heart failure. N Engl J Med 32: 1557–1564

Gum PA, O Keefe JH, Borkon AM, Spertus JA, Bateman TM, McGraw JP, Sherwani K, Vacek J, McCallister BD (1997) Bypass surgery versus coronary angioplasty for revascularization of treated diabetic patients. Circulation 96 [Suppl 2]: 7–10

Gupta S, Camm AJ (1997) Chronic infection in the etiology of atherosclerosis – the case for Chlamydia pneumoniae. Clin Cardiol 20: 829–836

Hall AS, Murray GD, Ball SG, and the AIREX Study Investigators (1997) Follow-up study of patients randomly allocated ramipril of placebo for heart failure after myocardial infarction: AIRE Extrension (AIREX) Study. Lancet 349: 1493–1497

Hansten PD (1979) Drug interactions. Lea & Febiger, Philadelphia, p 253

Hargreaves MR, Ormerod O (1994) Physiological pacing for elderly patients: exploit the benefits but don't overdo it. Age Ageing 23: 441–444

Harrison TR, Dixon K, Russel RO, Bidwai PS, Coleman HN (1964) The relation of age to the duration of contraction, ejection and relaxation of the normal human heart. Am Heart J 67: 189

Hasdai D, Garratt KN, Grill DE, Lerman A, Holmes DR (1997) Effect of smoking status on the long-term outcome after successful percutaneous coronary revascularization. N Engl J Med 336: 755–761

Hawkins CM, Richardson DW, Vokonas PS, Beta-blocker Heart Attack Trial Group (1983) Effect of propranolol in reducing mortality in older myocardial infarction patients. The beta-blocker heart attack trial experience. Circulation 57 [Suppl 1]: 94–97

Heaney RP, Recker RR, Saville PD (1978) Menopausal changes in bone remodeling. J Lab Clin Med 92: 964–970

Holder DA, Jablonsky G, Kostuk WJ, Merendez LJ, Myers HG, Sackett DL, Sealey BJ, Tanser PH (1985) Aspirin sulfinpyrazone or both in unstable angina. N Engl J Med 313: 1369–1375

Holland KJ, O Neill WW, Bates ER, Pitt B, Topol EJ (1989) Emergency percutaneous transluminal coronary angioplasty during acute myocardial infarction for patients more than 70 years of age. Am J Cardiol 63: 399–403

Hoorntje JC, Suryapranata H, de Boer M-J, Zijlstra F, van Hof AW, van den Brink L, ESCOBAR (1996) ESCOBAR: primary stenting for acute myocardial infarction: preliminary results of a randomized trial. Circulation 94 [Suppl 1]: 570

Hunink MGM, Goldman L, Tosteson ANA, Mittleman MA, Goldman PA, Williams LW, Tsevat J, Weinstein MC (1997) The recent decline in mortality from coronary heart disease, 1980–1990. J Am Med Assoc 277: 535–542

ISIS-1 (First International Study of Infarct Survival) Collaborative Group (1986) Randomized trial of intravenous atenolol among 16,027 cases of suspected acute myocardial infarction: ISIS-1. Lancet ii: 57–65

ISIS-2 (Second International Study of Infarct Survival) Collaborative Group (1988) Randomized trial of intravenous streptokinase, oral aspirin, both, or neither among 17,187 cases of suspected acute myocardial infarction: ISIS-2. Lancet ii: 349–360

Julian DG, Camm AJ, Frangin G, Janse M, Munoz A, Schwartz PJ, Simon P, EMIAT-Invest (1997) Randomized trial of effect of amiodarone on mortality in patients with left-ventricular dysfunction after recent myocardial infarction: EMIAT. Lancet 349: 667–674

Juul-Möller S, Edvardsson N, Jahnmatz B, Rosen A, Sorensen S, Ömbius R, for the Swedish Angina Pectoris Aspirin Trial (SAPAT) Group (1992) Double-blind trial of aspirin in primary prevention of myocardial infarction in patients with stable angina pectoris. Lancet 340: 1421–1425

Kannel WB (1977) Prevention of heart disease in the young coronary candidate. Primary Care 4: 229–243

Kannel WB, Abbott RD, Savage DD, McNamara PM (1982) Epidemiological features of chronic atrial fibrillation. N Engl J Med 306: 1018–1022

Kannel WB, Abbott RD (1984) Incidence and prognosis of unrecognized myocardial infarction. N Engl J Med 311: 1144–1147

Kannel WB, Belanger AJ (1991) Epidemiology of heart failure. Am Heart J 121: 951–957

Kannel WB, Wolf PA, Garrison RJ. The Framingham Study, Section 34: Some risk factors related to the annual incidence of cardiovascular disease and death using pooled repeated biannual measurements. National Institutes of Health Publication No 87-2803

Kendall MJ, Lynch KP, Hjalmarson A, Kjekshus J (1995) Beta-blockers and sudden cardiac death. Ann Intern Med 123: 358–367

Kendall MJ (1997) Clinical relevance of pharmacokinetic differences between beta blockers. Am J Cardiol 80 (9B): 15J–19J

Kennedy HL, Whitlock JA, Sprague MK, Kennedy LJ, Buckingham TA, Goldberg RJ (1985) Longterm follow-up of asymptomatic healthy subjects with frequent and complex ventricular ectopy. N Engl J Med 312: 193–197

Kloner R, Shook T, Przyklenk K, Davis VG, Junio L, Matthews RV, Burstein S, Gibson SM, Poole WK (1995) Previous angina alters in-hospital outcome in TIMI 4. Circulation 91: 37–47

Kostis JB, Moreyra AE, Natarajan N, Gotzoyannis S, Hosler M, McCrone K, Kuo PT (1979) Ambulatory electrocardiography: what is normal? Am J Cardiol 43: 420

Kostis JB, Moreyra AE, Amendo MT, DiPietro J, Cosgrove N, Kuo PT (1982) The effect of age on heart rate in subjects free of heart disease. Circulation 65: 141–145

Kostis JB, Davis BR, Cutler J, Grimm RH, Berge KG, Cohen JD, Lacy CR, Perry HM, Blaufox MD, Wassertheil-Smolle S, Black HR, Schron E, Berkson DM, Curb JD, Smith WM, McDonald R, Applegate WB, and the SHEP Cooperative Research Group (1997) Prevention of heart failure by antihypertensive drug treatment in older persons with isolated systolic hypertension. J Am Med Assoc 278: 212–216

Kusumoto FM, Goldschlager N (1996) Cardiac pacing. N Engl J Med 334: 89–98

LaCroix AZ, Lang J, Scherr P, Wallace RB, Cornoni-Huntley J, Berkman L, Curb JD, Evans D, Hennekens CH (1991) Smoking and mortality among older men and women in three communities. N Engl J Med 324: 1619–1625

Lakatta EG, Yin FCP (1982) Myocardial aging: functional alterations and related cellular mechanisms. Am J Physiol 242: H927–941

Lakatta EG (1980) Age-related alterations in the cardiovascular response to adrenergic mediated stress. Federation Proc 39: 3173–3177

Lakatta EG (1990) Similar myocardial effects of aging and hypertension. Eur Heart J 11: 29–38

Lakatta EG (1993) Deficient neuroendocrine regulation of the cardiovascular system with advancing age in healthy humans. Circulation 87: 631–636

Laster SB, Rutherford BD, Giorgi LV, Shimshak TM, McConahay DR, Johnson WL, Huber KC, Ligon RW, Hartzler GO (1996) Results of direct percutaneous transluminal coronary angioplasty in octogenarians. Am J Cardiol 77: 10–13

Le-Feuvre CA, Connolly SJ, Cairns JA, Gent M, Roberts RS (1996) Comparison of mortality from acute myocardial infarction between 1979 and 1992 in a geographically-defined stable population. Am J Cardiol 78: 1345–1349

Leppo LA, O'Brien J, Rothendler JA, Getchell JD, Lee VW (1984) Dipyridamole-Thallium-201 scintigraphy in the prediction of future cardiac events acute myocardial infarction. N Engl J Med 310: 1014–1018

Levine TB (1985) Role of vasidilators in the treatment of congestive heart failure. Am J Cardiol 55: 32A–35A

Levy D, Wilson PWF, Anderson KM, Castelli WP (1990) Stratifying the patient at risk from coronary disease: new insights from the Framingham Heart Study. Am Heart J 119: 12–17

Lichtlen PR (1983) Unstabile Angina pectoris und Prä-Infarktsyndrom. Internist 24: 372–382

Lie JT, Hammond PI (1988) Pathology of the senescent heart: anatomic observations on 237 autopsy studies of patients 90 to 105 years old. Mayo Clin Proc 63: 552–564

Linzbach AJ, Akuamoa-Boateng E (1973) Die Altersveränderungen des menschlichen Herzens. Die Polypathie des Herzens im Alter. Klin Wochenschr 51: 164–175

Luchi RJ, Taffe GE, Teasdale TA (1991) Congestive heart failure in the elderly. J Am Geriatr Soc 39: 810–825

MacMahon S, Peto R, Cutler J, Collins R, Sorlie P, Neaton J, Abbott R, Godwin J, Dyer A, Stamler J (1990) Blood pressure, stroke, and coronary heart disease. Part 1. Lancet 335: 765–774

Malmberg K, for the DIGAMI (Diabetes mellitus, Insulin Glucose Infusion in Acute Myocardial Infarction) Study Group (1997) Prospective randomised study of intensive insulin treatment on long term survival after myocardial infarction in patients with diabetes mellitus. Br Med J 314: 1512–1515

Markham RV, Corbett JR, Gilmore A (1983) Efficacy of prazosin in the management of chronic congestive heart failure secondary to idiopathic dilated cardiomyopathy. Am J Cardiol 51: 1346–1352

Maseri A (1983) Angina pectoris: the new emerging face. Triangel 22/1: 23–30

McKee PA, Castelli WP, McNamara PM, Kannel WB (1971) The natural history of congestive heart failure: The Framingham Study. N Engl J Med 285: 1441–1446

Messerli FH, Michalewicz L (1997) Safety of heart rate-lowering calcium antagoniste: lessons from controlled trials. Am Heart J 134: S21–S24

Miettinen TA, Pyörälä K, Olsson AG, Musliner TA, Cook TJ, Faergeman O, Berg K, Pedersen T, Kjekshus J, for the Scandinavian Simvastatin Study Group (1997) Cholesterol-lowering therapy in women and elderly patients with myocardial infarction of angina pectoris. Circulation 96: 4211–4218

Mihalick MJ, Fisch C (1974) Electrocardiographic findings in the aged. Am Heart J 87: 117–128

Moncada S (1993) The L-arginine-nitric oxide pathway. N Engl J Med 329: 2002–2012

Morrow JD, Frei B, Longmire AW, Gaziano JM, Lynch SM, Shyr Y, Strauss WE, Oates JA, Roberts LJ (1995) Increase in circulating products of lipid peroxidation (F2-isoprostanes) in smokers. N Engl J Med 332: 1198–1203

Nabulsi AA, Folsom AR, White A, Patsch W, Heiss G, Wu KK, Szklo M, for the Atherosclerosis Risk in Communities Study Investigators (1993) Association of hormone-replacement therapy with various cardiovascular risk factors in postmenopausal women. N Engl J Med 328: 1069–1075

Narayan S, Cain ME, Smith JM (1997) Atrial fibrillation. Lancet 350: 943–950

Nelson RD, Ezri MD, Denes P (1984) Arrhythmias and conduction disturbances in the elderly. In: Messerli FJ (ed) Cardiovascular disease in the elderly. Marinus Nijhoff, Boston, pp 83–107

Nolan L, O'Malley K (1988) Prescribing for the elderly. Part I. Sensitivity of the elderly to adverse drug reactions. J Am Geriatr Soc 36: 142, 149

Nygard O, Nordrehaug JE, Refsum H, Ueland PM, Farstad M, Vollset SE (1997) Plasma homocysteine levels and mortality in patients with coronary artery disease. N Engl J Med 337: 230–236

Olivetti G, Melissari M, Capasso JM Anversa, P (1991) Cardiomyopathy of the aging human heart. Circul Res 68: 1560–1568

Oswald GA, Corcoran S, Yudkin JS (1984) Prevalence and risks of hyperglycaemia and undiagnosed diabetes in patients with acute myocardial infarction. Lancet i: 1264–1267

Packer M, Bristow MR, Cohn JN, Colucci WS, Fowler MB, Gilbert EM, Shusterman NH, for the U.S. Carvedilol heart failure Study Group (1996a) The effect of carvedilol on morbidity and mortality in patients with chronic heart failure. N Engl J Med 334: 1349–1355

Packer M, O Connor CM, Ghali JK, Pressler ML, Carson PE, Belkin RN, Miller AB, Neuberg GW, Frid PE, Wertheimer JH, Cropp AB, DeMets AL, and the PRAISE Study Group (1996b) Effect of amlodipine on morbidity and mortality in severe chronic heart failure. N Engl J Med 335: 1107–1114

Panotopoulos PT, Axtell K, Anderson AJ, Sra J, Blanck Z, Despande S, Biehl M, Keelan ET, Jazayeri MR, Akhtar M, Dhala A (1997) Efficacy of the implantable cardioverter-defibrillator in the elderly. J Am Coll Cardiol 29: 556–560

Park KC, Forman DE, Wie JY (1995) Utility of beta-blockade treatment for older postinfarction patients. J Am Geriatr Soc 43: 751–755

Petri M, Roubenoff R, Dallal GE, Nadeau MR, Selhub J, Rosenberg IH (1996) Plasma homocysteine as a risk factor for atherothrombotic events in systemic lupus erythematosus. Lancet 348: 1120–1124

Pitt B, Segal R, Martinez FA, Meurers G, Cowley AJ, Thomas I, Deedwania PC, Ney DE, Snavely DB, Chang PI, and the ELITE Study Investigators (1997) Randomized trial of losartan versus captopril in patients over 65 with heart failure (Evaluation of Losartan in the Elderly Study, ELITE). Lancet 349: 747–752

Platia EV, Michelson EL, Proterfield JK, Das G (1989) Esmolol versus verapamil in the acute treatment of atrial fibrillation or atrial flutter. Am J Cardiol 63: 925–929

Podrid PJ (1995) Amiodarone: re-evaluation of an old drug. Ann Intern Med 122: 689–700

Pomerance A (1965) Pathology of the heart with and wothout cardiac failure in the aged. Br Heart J 27: 697–710

Psaty BM, Manolio TA, Kuller LH, Kronmal RA, Cushman M, Fried LP, White R, Furberg CD, Rautaharju PM (1997) Incidence of and risk factors for atrial fibrillation in older adults. Circulation 96: 2455–2461

Pyärälä K, Olsson AG, Pedersen TR, Thorgeirson G, Kjekshus J, Faereman O (1997) Cholesterol lowering with simvastatin improves prognosis of diabetic patients with coronary heart disease. Diabetes Care 20: 614–620

Rakugi H, Yu H, Kamitani A, Nakamura Y, Ohishi M, Kamide K, Nakata Y, Takami S, Higaki J, Ogihara T (1996) Links between hypertension and myocardial infarction. Am Heart J 132: 213–221

Rich MW (1997) Epidemiology, pathophysiology, and etiology of congestive heart failure in older adults. J Am Geriatr Soc 45: 968–974

Ridker PM, Cushman M, Stampfer MJ, Tracy RP, Hennekens CH (1997) Inflammation aspirin, and the risk of cardiovascular disease in apparently healthy men. N Engl J Med 336: 973–979

Ridker PM (1998) C-reactive protein and risk of future myocardial infarction and thrombotic stroke. Europ Heart J 19: 1–3

Rigby JW, Scott AK, Hawkswrth GM, Petrie JC (1985) A comparison of the pharmacokinetics of atenolol, metoprolol, oxyprenol, and propranolol in elderly hypertensive and young healthy subjects. Br J Clin Pharmacol 20: 327

Rimm EB, Willet WC, Hu FB, Sampson L, Colditz GA, Manson JE, Hennekens C, Stampder MJ (1998) Folate and vitamin B6 from diet and supplements in relation to risk of coronary heart disease among women. J Am Med Assoc 279: 359–364

Ritchie JL, Phillips KA, Luft HS (1993) Coronary angioplasty: statewide experience in California. Circulation 88: 2735–2743

Rodeheffer RJ, Gerstenblith G, Becker LC, Fleg JL, Weisfeldt ML, Lakatta EG (1984) Exercise cardiac output is maintained with advancing age in healthy human subjects: cardiac dilation and increased stroke volume compensate for diminished heart rate. Circulation 69: 203–213

Ross T (1993) The pathogenesis of atherosclerosis: a perspective for the 1990s. Nature 362: 801–809

Rotmensch HH, Belhassen B (1988) Amiodarone in the management of cardiac arrhythmias: current concepts. Med Clin North Am 72: 321–358

Rupprecht H-J, Darius H, Meyer J (1997) Aktuelle Therapie der koronaren Herzkrankheit. Internist 38: 1179–1190

Savage MP, Douglas JS, Fischman DL (1997) Stent placement compared with balloon angiopasty for obstructed coronary bypass grafts. N Engl J Med 337: 740–747

Scandinavian Simvastatin Survival Study Group (1994) Randomised trial of cholesterol lowering in 4444 patients with coronary heart disease: the Scandinavian Survival Study (4S). Lancet 344: 1383–1389

Schocke DD (1992) Cardiac disease. Rev Clin Gerontol 2: 207–226

Schrör K (1995) Antiplatelet drugs. A comparative review. Drugs 50: 7–28

Selhub J, Jacques PF, Wilson PWF, Rush D, Rosenberg IH (1993) Vitamin status and intake as primary determinants of homocysteinemia in an elderly population. J Am Med Assoc 270: 2693–2698

Serruys PW, Herrman J-PR, Simon R, Rutsch W, Bode C, Laarman G-J, van Dijk R, van den Bos AA, Umans VAWM, Fox KAA, Close P, Deckers JW, for the HELVETICA Investigators (1995) A comparison of hirudin with heparin in the prevention of restenosis after coronary angioplasty. N Engl J Med 333: 757–763

Setaro JF, Zaret BL, Schulman DS (1990) Usefulness of verapamil for congestive heart failure associated with abnormal left ventricular distolic filling and normal left ventricular systolic performance. Am J Cardiol 66: 981–986

SHEP Cooperative Research Group (1991) Prevention of stroke by antihypertensive drug treatment in older persons with isolated systolic hypertension. J Am Med Assoc 265: 3255–3264

Shepard J, Cobbe SM, Ford I, Isles CG, Lorimer AR, MacFarlane PW, McKillop JH, Packard CJ, for the West of Scotland Coronary Prevention Study Group (1995) Prevention of coronary heart disease with pravastatin in men with hypercholesterinemia. N Engl J Med 333: 1301–1307

Shetty HGM, Woodhouse KW (1992) Use of amiodarone for elderly patients. Age Ageing 21: 233–236

Simoons ML, de Boer MJ, van den Brand MJBM, van Miltenbrug AJM, Horrntje JCA, Hendrickx GR, van der Wieken LR, De Bono D, Rutsch W, Schaible TF, Weisman HF, Klootwijk P, Nijssen KM, Stibbe J, Feyter PJ, and the European Cooperative Study Group (1994) Randomized trial of GP IIb/IIIa platelet receptor blocker in

refractory unstable angina. Ciruclation 89: 596–603
Singer DE, Moulton AW, Nathan DM (1989) Diabetic myocardial infarction. Interaction of diabetes with other preinfarction risk factors. Diabetes 38: 350–357
Singh BN (1990) Advantages of beta-blockers versus anti-arrhythmic agents and calcium-antagonstits in secondary prevention after myocardial infarction. Am J Cardiol 66: 9C–20C
Singh BN (1991) Principles of pharmacologic and nonpharmacologic therapy. In: Weiss JN (ed) Ventricular arrhythmias in ischemic heart disease. Ann Intern Med 114: 784–797 (792–795)
Slany J (1984) Akuter Myokardinfarkt beim alten Menschen. Fortschr Med 102: 507–511
Sorbini CA, Grassi V, Solinas E, Muiesan G (1968) Arterial oxygen tension in relation to age in healthy subjects. Respiration 25: 3–13
Stampfer MJ, Malinow MR, Willet WC, Newcomer LM, Upson B, Ullman D, Tishler PV, Hennekens CH (1992) A prospective study of plasma homocystein and risk of myocardial infarction in US physicians. J Am Med Assoc 268: 877–881
Stanord L, Weiss N, Voigt L, Daling J, Habel L, Rossing M (1995) Combined oestrogen and progestin hormone replacement therapy in relation to risk of breast cancer in middle aged women. J Am Med Assoc 274: 178–179
Stratton JR, Cerqueria MD, Schwartz RS, Levy WC, Veith RC, Kahn SE, Abrass IB (1992) Differences in cardiovascular responses to isoproterenol in relation to age and exercise training in healthy men. Circulation 86: 504–512
Sutton R (1988) The use of cardiac pacemakers. Geriatr Cardiovascular Med 1: 197–199
Swedberg K, Held P, Kjekhus J, Rasmussen K, Ryden I, Wedel H, the CONSENSUS II Study Group (1992) Effects of the early administration of enalapril on mortality in patients with acute myocardial infarction. N Engl J Med 327: 678–684
Sytkowski PA, Kannel WB, D Agostino RB (1990) Changes in risk factors and the decline in mortality from cardiovascular disease: the Framingham Heart Study. N Engl J Med 322: 1635–1641
Tan KH, Sulke N, Taub N, Karani S, Sowton E (1995) Percutaneous transluminal coronary angioplasty in patients 70 years of age or older: 12 years experience. Br Heart J 74: 310–317
Task Force of the Working Group on Arrhythmias of the European Society of Cardiology (1994) The early termination of clinical trials: causes, consequences, and control, with special reference to trials in the field of arrhythmias and sudden death. Circulation 89: 2892–2907
Teirstein PS (1998) Radiotherapy to inhibit coronary restenosis: kind of a light at the end of the tunnel. Europ Heart J 19: 3–6
Teo K, Yusuf S, Furberg C (1993) Effect of antiarrhythmic drug therapy in acute myocardial infarction: an overview of results from randomized controlled trials. J Am Med Assoc 270: 1589–1595
The Acute Infarction Ramipril Efficacy (AIRE) Study Investigators (1994) The effect of ramipril on mortality and morbidity of survivors of acute myocardial infarction with clinical evidence of heart failure. Lancet 342: 821–828
The Bypass Angioplasty Revascularization Investigation (BARI) Investigators (1996) Comparison of coronary bypass surgery with angioplasty in patients with multivessel disease. N Engl J Med 335: 271–225
The CONSENSUS Trial Study Group (1987) Effects of enalapril on mortality in severe congestive heart failure. N Engl J Med 316: 1429–1435
The Digitalis Investigation Group (1997) The effect of dogoxin on mortality and morbidity in patients with heart failure. N Engl J Med 336: 525–533
The EPIC Investigators (1994) Use of a monoclonal antibody directed against the platelet glycoprotein IIb/IIIa receptor in high-risk coronary angioplasty. N Engl J Med 330: 956–961
The EPILOG Investigators (1997) Platelet glycoprotein IIb/IIIa receptor blockade and low-dose heparin during percutaneous coronary revascularization. N Engl J Med 336: 1689–1696
The Global Use of Strategies to Open occluded coronary arteries in Acute Coronary Syndromes (GUSTO IIb) Angioplasty Substudy Investigators (1997) A clinical trial comparing primary coronary angioplasty with tissue plasminogen activator for acute myocardial infarction. N Engl J Med 336: 1621–1628
The GUSTO-IIb Investigators (1996) A comparison of recombinant hirudin with heparin for the treatment of acute coronary syndromes. N Engl J Med 335: 775–782
The Multicenter Postinfarction Research Group (1983) Risk stratification and survival after myocardial infarction. N Engl J Med 309: 331–336

The Norwegian Multicenter Study (1981) Tmilol-induced reduction in mortality and reinfarction in patients surviving acute myocardial infarction. N Engl J Med 304: 801–807

The Pooling Project Research Group (1978) Relationship of blood pressure, serum cholesterol, smoking habit, relative weight and ECG abnormalities to incidence of major coronary events: final report of the Pooling Project. J Chron Dis 31: 201–306

Topol EJ, Califf RM (1992) Thrombolytic therapy for elderly patients. N Engl J Med 327: 45–47

Topol EJ, Fuster V, Harrington RA, Califf RM, Kleiman NS, Kereiakis DJ, Cohen M, Chapekis A, Gold HK, Tannenbaum NA, Rao AK, Debowey D, Schwartz D, Henis M, Chesebro J (1994) Recombinant hirudin for unstable angina pectoris. A multicenter randomized angiographic trial. Circulation 89: 1557–1566

Tragl KH (1983) Risikofaktoren und atherosklerotische Komplikationen in Wien: Herzinfarkt und Schlaganfall. Acta Med Austr 10: 1–10

Tresch DD, McGough MF (1995) Heart failure with normal systolic function: a common disorder in older people. J Am Geriatr Soc 1035–1042

Tresch DD (1997) The clinical diagnosis of heart failure in older patients. J Am Geriatr Soc 45: 1128–1133

Tröster S, Schuster H-P, Bodmann KF (1991) Vorhofflimmern bei Patienten einer medizinischen Klinik – ein Marker für Multimorbidität und ungünstige Prognose. Med Klinik 86: 338–343

Tsai TP, Matloff JM, Chaux A, Kass RM, Lee ME, Czer LSC, DeRobertis RN, Gray RJ (1986) Combined valve and coronary artery bypass procedures in septuagenerians and octogenerians: results in 120 patients. Ann Thorac Surg 42: 681–684

Vigilante GJ, Weintraub WS, Klein LW, Schneider RM, Seelaus PA, Parr GVS, Agarwal JB, Heltant RH (1986) Medical and surgical survival in coronary artery disease in the 1980s. Am J Cardiol 58: 926–931

Voigt L, Weiss N, Chu J, Daling J, McKnight B, van Belle G (1991) Progestagen supplementation of exogenous oestrogens and the risk of endometrial cancer. Lancet 338: 274–277

Waldo AL, Camm AJ, deRuyter H, Friedman PL, McNeil DJ, Pauls JF, Pitt B, Pratt CM, Schwartz PJ, Veltri EP, for the SWORD Investigators (1996) Effect of sotalol on mortality in patients with left ventricular dysfunction after recent and remote myocardial infarction. Lancet 348: 7–12

Wallen T, Landahl S, Hedner T, Hall C, Saito Y, Nakao K (1997) Atrial natriuretic peptides predict mortality in the elderly. J Intern Med 241: 269–275

Waller BF, Roberts WC (1983) Cardiovascular disease in the very elderly. Am J Cardiol 51: 403–421

Wie JY (1992) Age and the cardiovascular system. N Engl J Med 327: 1735–1739

Weigner MJ, Caulfield TA, Danias PG, Silverman DI, Manning WJ (1997) Risk for clinical thromboembolism associated with conversion to sinus rhythm in patients with atrial fibrillation lasting less than 48 hours. Ann Intern Med 126: 615–620

Willett W, Hennekens CH, Castelli W (1983) Effects of cigarette smoke on fasting triglyceride, total cholesterol, and HDL-cholesterol in women. Am Heart J 105: 417–421

Willett WC, Green A, Stampfer MJ, Speizer FE, Colditz GA, Rosner B, Monson RR, Stason W, Hennekens CH (1987) Relative and absolute excess risks of coronary heart disease among women who smoke cigarettes. N Engl J Med 317: 1303–1309

Xiao RP, Lakatta EG (1991) Mechanism of altered beta-adrenergic modulation of the cardiovascular system with aging. Rev Clin Gerontol 1: 309–322

Yin FC, Raizes GS, Guarnieri T, Spurgeon HA, Lakatta EG, Fortuin NJ, Weisfeldt ML (1978) Age-associated decrease in ventricular response to haemodynamic stress during beta-adrenergic blockers. Br Heart J 40: 1349–1355

Yusuf S, Collins R, MacMahon S, Peto R (1988) Effect of intravenous nitrates on mortality in acute myocardial infarction: an overview of the randomised trials. Lancet i: 1088–1092

Zijlstra F, de Boer MJ, Horrntje JCA, Reiffers S, Reiber JHC, Suryapranata H (1993) A comparison of immediate coronary angioplasty with intravenous streptokinase in acute myocardial infarction. N Engl J Med 328: 680–684

Die Niere im Alter

Die Niere unterliegt im Verlaufes des Lebens anatomischen und funktionellen Veränderungen, deren Ausmaß eine direkte Beziehung zum Lebensalter besitzt. Sie werden bei jedem Menschen und unabhängig von Nierenerkrankungen beobachtet. Die stärksten Nierenveränderungen werden allerdings durch Krankheiten verursacht, welche im Alter gehäuft auftreten und nicht primär von der Niere ausgehen müssen. Zu diesen Erkrankungen gehören Harnwegsinfekte, ein Diabetes mellitus und ganz besonders ein erhöhter Blutdruck.

Anatomie und Histologie

Mit zunehmendem Alter sinken Größe und Gewicht der Nieren. Beim erwachsenen Mann beträgt das Nierengewicht bis zu 290 g und sinkt bis zum 90. Lebensjahr auf etwa 200 g ab. Es liegt bei der Frau um etwa 25% tiefer als beim Mann. Der Gewichtsverlust betrifft vorwiegend die Nierenrinde und geht histologisch mit einer Abnahme der Zahl der Glomerula einher. Es kommt aber nicht nur zu einem Verlust, sondern auch zu einer Sklerosierung der Glomerula (McLachlan 1978). Dieser Verlust an Parenchym führt zu einer stärkeren Windung der Blutgefäße. Die Degeneration der kortikalen Glomerula führt zur Obliteration der afferenten Arteriolen, während die Degeneration der medullären Glomerula die Shunt-Bildung afferenter und efferenter Arteriolen begünstigt. Damit kommt es zu einer Änderung der Durchblutungsverhältnisse mit Begünstigung des Nierenmarkes. Während die Zahl der epithelialen Zellen sinkt und damit auch die Filterleistung der Niere zurückgeht, nimmt die Zahl der mesangialen Zellen zu. Elektronenoptisch nimmt die Dicke sowohl der glomerulären wie auch der tubulären Basalmembran zu, allerdings sinkt die Permeabilität erst ab einem größeren Ausmaß dieser Basalmembranverdickung. Die langsame aber stetige medulläre, interstitielle Fibrosierung führt schließlich auch zur Obliteration der Nierentubuli.

Das charakteristische Merkmal der Altersveränderungen der Nierentubuli besteht allerdings im Auftreten kleinster Divertikel (Lonergan 1988).

Diese altersabhängigen morphologischen Veränderungen der Nieren entstehen multifaktoriell, wobei eine der Ursachen in der Ernährung zu suchen ist. Es gelingt nämlich durch Kalorienreduktion bzw. durch Einschränkung der Eiweißzufuhr (Meyer 1983) die Altersveränderungen der Niere zu retardieren.

Durchblutung der Nieren

Die Nierendurchblutung beträgt beim erwachsenen Mann etwa 600 ml/min und sinkt bis zur 8. Lebensdekade langsam auf etwa 300 ml/min ab.
Dieser Rückgang der Nierendurchblutung ist in erster Linie das Resultat der renalen Gefäßveränderungen besonders durch Atherosklerose und Hypertonie, des verminderten Nierenvolumens, des Rückganges des Herzzeitvolumens, aber auch von früher durchgemachten Nierenkrankheiten (Port 1980, Levy 1992). Die Messung der Nierendurchblutung mittels der 133-Xenon-Auswaschmethode bestätigt die Verminderung des mittleren Blutflusses der Niere, besonders aber die Verminderung des kortikalen Blutflusses und sie zeigt auch die reduzierte Vasodilatation nach Azetylcholin (Hollenberg 1974). Renale Prostaglandine spielen für den renalen Blutfluß und für die glomeruläre Filtrationsrate (GFR) des gesunden Menschen keine entscheidende Rolle (Asokan 1992). Bei hypovolämischen Zuständen und bei Parenchymschäden der Niere sind sie allerdings für die Aufrechterhaltung dieser Funktionen von großer Bedeutung. Aus diesem Grunde stellen nicht-steroidale Antirheumatika bei diesen Zuständen eine zusätzliche, gelegentlich sogar fatale Belastung dar (Adams 1986).

Die Nierenfunktion

Sowohl die glomeruläre wie auch die tubuläre Funktion der Niere sinkt mit zunehmendem Lebensalter. Der Funktionsverlust beginnt sehr früh, verläuft jedoch im höheren Alter deutlich rascher. Außerdem wird die Funktionseinschränkung des frühen Erwachsenenalters zunächst noch durch eine Hypertrophie der verbleibenden Nephrone kompensiert (Epstein 1979).

Die glomeruläre Funktion

Für den Rückgang der glomerulären Funktion besitzt der Rückgang der Nierendurchblutung eine große Bedeutung. Dazu kommen innerhalb der Niere eine Vasokonstriktion mit gesteigerter Aktivität von Angiotensin II und von Endothelin sowie ein Rückgang des Prostacyclin (Baylis 1996). Der Rückgang der Filtrationsleistung beginnt um das 40. Lebensjahr, und es sinken die PAH-Clearance als Ausdruck der Nierendurchblutung sowie die Kreatinin- und die Inulin-Clearance als Parameter der

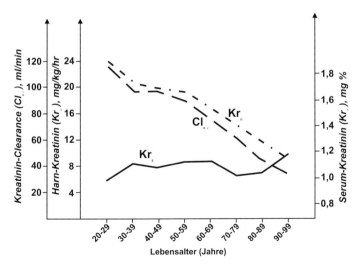

Abb. 23. Plasmakreatinin, Ausscheidung von Kreatinin und Kreatinin-Clearance in Abhängigkeit vom Lebensalter (Kampmann 1974, Follath 1981)

glomerulären Filtration. Die Angaben über den Rückgang der Clearance-Raten nach dem 40. Lebensjahr variieren entsprechend der großen individuellen Schwankungsbreite. Im Durchschnitt kann aber eine Reduktion der Kreatinin-Clearance um etwa 8,0–10,0 ml/min/1,73 m² Körperoberfläche pro Lebensdekade angenommen werden (Abb. 23) (Anderson 1986).

Trotz der Abnahme der Kreatinin-Clearance mit zunehmendem Lebensalter steigt das Plasmakreatinin nicht oder nur geringfügig an, weil bei dem gleichzeitigen Rückgang der Muskelmasse das aus dem Muskel freiwerdende Kreatinin ebenfalls abnimmt. Deshalb kann das Plasmakreatinin des älteren Menschen auch nicht als Ausdruck der Nierenfunktion herangezogen werden (Kampmann 1974, Follath 1981). Um die Nierenfunktion dennoch beurteilen zu können, ohne dem Patienten die im Alter oft schwierige Aufgabe des Harnsammelns aufzulasten zu müssen, steht eine Formel zur Verfügung, die bei Kenntnis des Plasmakreatinins, des Alters und des Körpergewichts des Patienten eine grobe Beurteilung seiner Kreatinin-Clearance erlaubt (Cockcroft 1976).

$$ClCr = \frac{(140 - \text{Alter}) \times \text{Gewicht (kg)}}{72 \times \text{Cr (mg\%)}}$$

Die Inulin-Clearance des Erwachsenen beträgt etwa 120 ml/min/1,73 m² Körperoberfläche und geht zunächst langsam, mit zunehmendem Lebensalter aber immer schneller zurück. Sie wird im 60. Lebensjahr bei etwa 95 ml und im 90. Lebensjahr bei etwa 65 ml/min/1,73 m² gefunden (Davies 1950, Slack 1976). In den selben Zeiträumen sinkt die PAH-Clearance von 620 ml auf 430 ml bzw. 290 ml/min ab. Mit dem Rückgang der Inulin- und der PAH-Clearance steigt die Filtrationsfraktion, das ist der Fraktionsanteil am effektiven Nierenplasmastrom langsam aber kontinuierlich an. Dieser relative Anstieg erfolgt im Rahmen der Sklerose der efferenten Arteriolen, die zu einem Druckanstieg im kapillären Stromgebiet führt.

Die Tubulusfunktion

Zunehmendes Lebensalter führt auch im Tubulusapparat der Niere zur Einschränkung der spezifischen Leistungen (Epstein 1979).

1. Die Wasserausscheidung (Verdünnungsfähigkeit) geht zurück;
2. die Konzentrierfähigkeit sinkt;
3. die Konservierungsfähigkeit für Natriumionen ist rückläufig;
4. die Fähigkeit zur Wasserstoffionen-Ausscheidung (Säure-Basen-Homeostase) sinkt;
5. die Ausscheidungsschwelle für Glukose steigt.

Ähnlich wie bei der glomerulären Filtration sinken auch die tubulären Funktionen zunächst nur langsam und sind nur mittels entsprechender Belastungsuntersuchungen erkennbar. Klinische Bedeutung erhalten die Funktionseinschränkungen des Tubulusapparates besonders dann, wenn bei dem im höheren Lebensalter häufigen Flüssigkeitsmangel durch unzureichende Zufuhr oder durch Flüssigkeitsverlust (Diurese, Fieber, Erbrechen, Diarrhoe usw.) die reduzierte Konzentrierfähigkeit der Niere nicht mehr ausreicht, um die harnpflichtigen Stoffe zur Ausscheidung zu bringen.

Eine verminderte Effizienz des Gegenstrommechanismus und ein mit dem Alter abnehmender Flüssigkeitstransport aus dem Tubuluslumen in das medulläre Interstitium sind die Grundlagen der verminderten Konzentrierfähigkeit (Beck 1982).

Nach salzfreier Diät benötigt die Niere des älteren Menschen zunehmend länger, um mit einer Verminderung der Salzausscheidung zu reagieren (Epstein 1976). Auch die Aufrechterhaltung einer ausgeglichenen Säure-Basen-Bilanz ist im höheren Lebensalter gestört. Nach Belastung mit Ammoniumchlorid scheiden alte Menschen diese Säurebelastung langsamer aus als junge Personen (Adler 1972). Schließlich steigt auch die Nierenschwelle für Glukose, welche im jugendlichen Alter zwischen Blutzuckerwerten von 130 bis 180 mg% schwankt, im höheren Lebensalter an, sodaß manchmal erst Blutzuckerwerte um 300 mg% zur Glukosurie führen (Butterfield 1967). Die praktische Bedeutung des Anstieges der Nierenschwelle für Glukose ist nicht sehr groß, allerdings kann im höheren Alter das Ausmaß einer Glukosurie nicht mehr für die Beurteilung einer diabetischen Stoffwechsellage herangezogen werden. Die mit zunehmendem Lebensalter einhergehenden Veränderungen der Nierenfunktion bewirken auch Änderungen der Arzneimittelverträglichkeit (Turnheim 1995) mit einem erhöhten Risiko für Arzneimittelnebenwirkungen (Lonergan 1988) (siehe Seite 328, 330).

Die endokrinen Funktionen der Niere im Alter

Der Einfluß des Alters auf die verschiedenen endokrinen Funktionen der Niere ist unterschiedlich. Aber auch der Einfluß verschiedener Hormone auf die Niere in nicht einheitlich.

A. Renin

Es ist gesichert, daß das Renin-Aldosteron-System im höheren Alter einen Aktivitätsverlust erleidet. Dieser Aktivitätsverlust spielt eine wesentliche Rolle für den Rückgang der Fähigkeit des älteren Organismus zur Flüssigkeitsretention (Crane 1976). Dieser Aktivitätsverlust tritt deshalb ein, weil die Konversion von inaktivem Renin zu aktivem Renin im höheren Alter abgeschwächt abläuft (Tsunoda 1986). In diesem Zusammenhang ist von Bedeutung, daß die Stimulierbarkeit der Nebenniere zur Aldosteronsekretion im Alter unvermindert erfolgt.

B. Erythropoietin

Gesunde ältere Menschen weisen sowohl einen normalen Hämatokrit wie auch eine normales Serum-Erythropoietin (EPO) auf (Zauber 1987). Bei einer Anämisierung kommt es auch im höheren Lebensalter zu einem EPO Anstieg, solange die Anämie keine renale Ursache besitzt. Außerdem besteht bei anämischen Zuständen eine für jüngere und für ältere Menschen ähnliche Beziehung zwischen dem Hämatokrit und dem Serumspiegel für EPO (Powers 1991).

C. Vasopressin

Vasopressin wird zwar nicht in der Niere gebildet, es entfaltet jedoch in diesem Organ seine antidiuretische Wirkung.
Die basale Sekretion von Vasopressin bleibt auch im höheren Alter unverändert erhalten, bei einem adäquaten Reiz (Flüssigkeitsverlust, Blutung) erfolgt aber die Vasopressinsekretion verstärkt (Davies 1995). Dennoch sinkt der Einfluß von Vasopressin auf die Niere im Alter, weil in diesem Lebensabschnitt die Aktivierung der Adenylcyclase im Nierentubulus abgeschwächt ist (Davidson 1995).

D. Atriales natriuretisches Peptid (ANP)

Ähnlich wie das Vasopressin wird auch das ANP nicht in der Niere gebildet, ist aber dort wirksam.
ANP ist ein Polypeptid, welches überwiegend in den Vorhofmyokardzellen gebildet wird. Die Dehnung des Vorhofes stellt den adäquaten Reiz für die Sekretion dieses Peptids dar. Die Wirkungen des ANP sind sowohl natriuretisch wie auch diuretisch und stehen mit der Konstriktion der Vasa efferentia bei gleichzeitiger Dilatation der Vasa afferentia in der Niere zusammen. Unter diesem Einfluß steigt auch die glomeruläre Filtrationsrate (GFR). ANP hemmt gleichzeitig die Renin-

sekretion im iuxtaglomerulären Apparat. Im höheren Lebensalter findet sich nur die Sekretion des ANP gesteigert (Ohashi 1987).

E. 1,25-Dihydroxy-Cholecalciferol

1,25-Dihydroxy-Cholecalciferol als wirksames Endprodukt der Vitamin-D-Synthese wird zwar nur zum Teil in der Niere gebildet, doch erfolgt gerade die letzte Hydroxylierung in diesem Organ. Für diesen letzten Schritt im Aufbau des wirksamen Vitamin D ist die 1-alpha-Hydroxylase im Nierentubulus verantwortlich, welche durch Parathormon, durch Östrogene und durch Calcitonin aktiviert und durch Kalzium und Phosphat gehemmt wird. Im höheren Lebensalter sinkt die Aktivität der 1-alpha-Hydroxylase, wodurch auch die Synthese von 1,25-Dihydroxy-Cholecalciferol beeinträchtigt wird (Duursma 1988).

Erkrankungen der Niere im Alter

Die Glomerulonephritis

Die akute Glomerulonephritis (GN) ist vorwiegend eine Erkrankung des jüngeren Lebensalters. Sie tritt jedoch auch im höheren Alter auf, wird dann allerdings häufig übersehen, weil sie in dieser Lebensphase entweder uncharakteristisch mit Müdigkeit, Schwäche und Übelkeitsgefühl verläuft oder weil sie sich unter dem Bild einer Herzinsuffizienz oder eines Infektes darstellt.
Sie tritt etwa 1–2 Wochen nach Antigeneinschwemmung, wenn es zur Ausbildung von Antigen-Antikörperkomplexen gekommen ist, auf und stellt das Akutbild einer nichtinfektiösen Entzündung mit Aktivierung von Komplement, von Thrombozyten und von Zytokinen dar.
Die häufigsten klinischen Manifestationen sind anamnestisch eine Anorexie, eine Übelkeit, ein Erbrechen, Gelenk- oder Muskelschmerzen und im klinischen Status eine Hypertonie und Dyspnoe, Ödeme, eine Lungenstauung oder eine pulmonale Infiltration (Frocht 1984). Wie bei vielen anderen Nierenerkrankungen auch ist der Verlauf als nephrotisches Syndrom, besonders bei den chronischen Formen der GN, häufig anzutreffen.
Die Blutbefunde sind mit einer erhöhten Blutsenkung, mit einer Anämie, einem Eiweißmangel und einem BUN-Anstieg wenig spezifisch. Im Harn kann der Nachweis von Eiweiß und Erythrozyten gerade im Alter viele Ursachen besitzen, lediglich die Erythrozytenzylinder lenken den Verdacht auf eine GN. Der Umkehrschluß zum Auftreten dieser uncharakteristischen Befunde bedeutet allerdings, daß bei ihrer Koinzidenz auch an eine GN zu denken ist. Unter den auslösenden Ursachen der akuten GN besitzt die Streptokokkeninfektion zwar eine gut Prognose, spielt aber zufolge ihrer geringen Prävalenz nur eine geringe Rolle. Viel eher sind es Hautinfektionen oder Infektionen mit Pneumokokken, die im Alter einer GN vorausgehen. Der Antistreptolysintiter ist bei den Hautinfektionen ein schlechter Indikator des Streptokokkeninfektes, weil Streptolysin O in der Haut an Lipide gebunden und damit die Antikörperbildung verhindert wird (Montoliu 1980). Serologisch kommt es in der Regel zum Komplementabfall.

Erscheinungsformen der Glomerulonephritis

A. Akute, postinfektiöse Glomerulonephritis
B. Chronische Glomerulonephritis
   1. Chronischer Verlauf einer primär akuten GN
   2. Chronische GN bei immunologischen (Kollagen-)Krankheiten
     a. Panarteriitis nodosa
     b. Goopasture-Syndrom
     c. Schönlein-Henochsche Purpura
     d. Hämolytisch-urämisches Syndrom

Die chronische GN wird sehr häufig durch immunologisch aktive Kollagenkrankheiten hervorgerufen (Arieff 1972). Ihr Verlauf weist in der Regel ein typisches histologisches Muster auf:

– Membranöse Form
– Membranproliferative Form
– Mesangioproliferative Form

Unter diesen Verlaufsformen weist die mesangioproliferative Form die höchste Inzidenz auf, während die membranproliferative Form durch ihr therapeutische Unbeeinflußbarkeit die schlechteste Prognose aufweist.

Die endgültige Diagnose der Glomerulonephritis bleibt der Nierenbiopsie überlassen. Sie erweist sich bei älteren Patienten ebenso nützlich wie bei jüngeren Patienten. Jedenfalls ist das höhere Alter keine Kontraindikation für eine Nierenbiopsie (Preston 1990). Das Spektrum der histologischen und immunologischen Befunde unterscheidet sich bei alten Menschen kaum von jungen Personen. Es überwiegen bei älteren Menschen allerdings die intrakapillär proliferativen und exsudativen Formen der GN.

Therapeutisch kommen Antibiotika, Immunsuppressive, Kortikosteroide und Heparin zur Anwendung, besitzen allerdings wenig Bedeutung für die Prognose der Erkrankung (Arieff 1971). Von Bedeutung ist dagegen die Sanierung eines ursächlichen Herdgeschehens und in manchen Fällen trägt eine Dialysetherapie zur Überwindung einer passageren Oligurie bei.

Die Prognose der akuten GN ist im höheren Lebensalter und gerade nach Streptokokkeninfekten gut (Lien 1979) und mit nur geringer Mortalität belastet. Sie verschlechtert sich allerdings, wenn im histologischen Bild die extrakapilläre Proliferation zunimmt und Halbmonde auftreten. Im rasch progredienten Verlauf wird die Nierenersatztherapie (Dialyse, Transplantation) nicht zu umgehen sein.

Die interstitielle Nephritis

Die interstitielle Nephritis besitzt im höheren Alter eine höhere Prävalenz als die GN und weist eine sehr unterschiedliche Prävalenz auf. Prinzipiell ist zwischen den bakteriellen und den abakteriellen interstitiellen Nephritiden zu unterscheiden (Murray 1975).

Ausgangspunkt der bakteriellen Nephritiden sind die Harnwegsinfekte (S. 133), während für die abakteriellen interstitiellen Nephritiden überwiegend Arzneimittel oder metabolische Störungen ursächlich in Frage kommen. Unter den Arzneimitteln sind besonders Antibiotika (Penicilline, Cephalosporine, Rifampicin, Sulfonamide), nichtsteroidale Antirheumatika und Diuretika für interstitielle Nierenschäden verantwortlich. Bei den metabolischen Störungen handelt es sich überwiegend um Hyperkalzämien, Hyperurikämien, um Hypokaliämien und um den Diabetes mellitus (diabetische Nephropathie, S. 228).

Histologisch kommt es zur lymphozytären und plasmazellulären Infiltration des Interstitiums mit einer Zunahme des Bindegewebes. Diese Veränderungen sind nicht regelmäßig, sondern fleckenförmig über die Niere verteilt und ziehen von den Nierenpapillen in das Mark und bis an die Nierenoberfläche. Die Bindegewebsbildung nimmt langsam zu, und es bilden sich Narben, welche die Oberfläche des Organs tief einziehen und schließlich zur Schrumpfung des Organs führen. Besonders bei einer Pyelonephritis, bei Phenazetinabusus und bei Diabetes mellitus kommt es auch zur Papillennekrose (Eknoyan 1982).

Das klinische Bild der IN ist oft uncharakteristisch, Müdigkeit, Schwäche, Anämie, Fieber und Appetitverlust treten schleichend auf. Vielfach ist diese klinische Bild aber doch vom Ort der Schädigung abhängig. Solange der interstitielle Schaden tatsächlich noch lokalisiert ist, ergibt sich folgende Zuordnung der Befunde:

A. Tubulusschaden:
   1. Azidose
   2. Tubuläre Proteinurie
   3. Natriumverlust
   4. Hyperkaliämie
B. Medullärer Schaden:
   Eingeschränktes Konzentrationsvermögen
C. Glomerulärer Schaden:
   1. Glomeruläre Proteinurie
   2. Hypertonie
   3. Rückgang der glom. Filtrationsrate

Die Diagnose der abakteriellen interstitiellen Nephritis erfolgt in der Regel aus der Anamnese und aus den erhobenen Befunden: Von besonderer Bedeutung für die Diagnose der abakteriellen interstitiellen Nephritis ist die Anamnese, besonders die Arzneimittelanamnese. Auch abgelaufene allergische Reaktionen sind von Bedeutung. Wichtig sind der Ausschluß einer Gicht, eines Diabetes mellitus und von Erkrankungen, welche mit einer Hyperkalzämie ablaufen (Myelom, Knochenmetastasen). Unter den Blutbefunden kommt einer Eosinophilie, einer Erhöhung der IgE-Immunglobuline und einer Azotämie große Bedeutung zu, während bei den Harnbefunden die Proteinurie, die Hämaturie sowie das Auftreten von Eosiniphilen besonders beachtet werden müssen. Die Nierenbiopsie ist diagnostisch keineswegs immer erfolgreich, weil die Läsionen herdförmig in der Niere verteilt sind und falsch negative Befunde erhoben werden können. Sonographie und Röntgen weisen Verkalkungen, Gewebsschrumpfungen und auch Erweiterungen von Hohlräumen nach. Bei Verdacht auf einen Tubulusschaden sollte auf eine Kontrastmittelverabreichung verzichtet werden. Die Behandlung der abakteriellen interstitiellen Nephritis besteht vordringlich im Absetzen möglicher nephrotoxischer Arzneimittel und/oder in der Behandlung von vorliegenden Stoffwechselerkrankungen. Wichtig ist die Senkung eines ev. erhöhten Kalziumspiegels oder die Behandlung einer Hyperurikämie mit einem Xanthinoxydasehemmer. Ansonst sind eine exakte Flüssigkeits- und Elektrolyt-Bilanz angezeigt und nephrotoxische Stoffe zu vermeiden. Durch strenge Hygiene ist auch zu achten, daß sich nicht ein bakerieller Infekt auf die abakterielle Nephritis aufpfropft. Diese Kombination wäre für den Patienten fatal.

Ansonst bleibt die Nierenfunktion lange normal, weil der Ausfall einzelner Nephrose zunächst durch kompensatorische Hypertrophie anderer Nephrone ausgeglichen wird. Langsam treten aber die Detailschäden in den Vordergrund bis es schließlich zu Azotämie und zur chronischen Niereninsuffizienz kommt. Letztlich kann es zur Nierenersatztherapie kommen.

Nephrosklerose

1. Benigne Nephrosklerose

Als Nephrosklerose wird die Sklerosierung bis Arteriosklerose der Nierengefäße bezeichnet. Sie ist im Biopsiematerial älterer Menschen die häufigste Diagnose und in der Regel Folge einer Hypertonie, wird allerdings mit zunehmendem Lebensalter auch bei Normotensiven beobachtet. Initial werden Gefäßspasmen und eine Zunahme der Gefäßpermeabilität beobachtet, in weiterer Folge kommt es zur Verdickung der Intima, zum Gefäßwandödem und schließlich zur hyalinen Verdickung der Gefäßwand (Tracy 1988). Der Harnbefund ist zu diesem Zeitpunkt meistens unauffällig, selten werden eine Proteinurie und hyaline Zylinder gefunden. In der Niere sinkt der renale Blutfluß, dennoch bleibt die glomeruläre Filtration zunächst normal und kann sogar gering ansteigen. Die tubulären Funktionen erfahren dagegen eine Einbuße.

2. Maligne Nephrosklerose

Bei Anstieg des Blutdruckes auf diastolisch 120 mm Hg oder darüber, bei Auftreten einer Exsudation und eines Papillenödems im Augenhintergrund und bei einem Rückgang der Nierenfunktion wird von einer malignen Nephrosklerose gesprochen. Dabei nimmt die Gefäßpermeabilität zu und in den Blutgefäßen treten zusätzlich zum Intimaödem noch fibrinoide Nekrosen auf mit Einstrom von Plasma und Plasmamakromolekülen in die Gefäßwand sowie mit nachfolgenden Blutungen und Narbenbildungen (Giese 1973).

Klinisch treten Kopfschmerzen, Sehstörungen, eventuell sogar zerebrale Krämpfe und auch Zeichen der Linksdekompensation auf.

Der Harnbefund ändert sich kaum gegenüber der benignen Verlaufsform, im Serum steigen allerdings BUN und Kreatinin. Die starke Drucksteigerung im Gefäßsystem führt zu einer Druck-Natriurese und Druck-Diurese mit nachfolgender Hyponatriämie und Hypovolämie. Ein Anstieg der Plasmareninaktivität, des Angiotensins und des Aldosterons ist die Folge (Barraclough 1966).

Die Prognose der malignen Nephrosklerose wird durch eine konsequente Blutdruckbehandlung mit ACE-Hemmern (Maschio 1996) oder mit Kalziumantagonisten (Epstein 1998) deutlich verbessert. Eine solche Behandlung verzögert auch die Progredienz einer bereits manifesten Niereninsuffizienz (Kalra 1990).

Die Nierenarterienstenose

Bei der Nierenarterienstenose handelt es sich um eine uni- oder bilaterale, im Alter stets atherosklerotische Engstellung der Nierenarterien, welche einen progredienten Verlauf aufweist und welche mit einem Verlust an Nierenparenchym und Nierenfunktion einhergeht. Nierenarterienstenosen treten häufig gemeinsam mit einer koronaren Herzkrankheit, besonders aber mit einer peripheren arteriellen Verschlußkrankheit auf, außerdem ist ihre Inzidenz bei Vorliegen eines Diabetes mellitus erhöht. Die Nierenarterienstenose ist die häufigste Ursache einer ischämischen Nephropathie und besitzt nicht nur wegen ihres progredienten, eventuell malignen Verlaufes eine große Bedeutung, sondern auch deshalb, weil sie eine potentiell reversible Ursache eines ansonst chronischen Nierenversagens darstellt (Greco 1997, Preston 1997).

Besondere Hinweise für eine Nierenarterienstenose sind ein rascher BUN- und Kreatinin-Anstieg bei älteren Menschen, besonders dann, wenn andere sklerotische Gefäßveränderungen bereits vorliegen.

Die sonographische Doppler-Untersuchung gibt bei nicht übergewichtigen Patienten bereits einen Hinweis auf die Nierenarterienstenose. Die Sicherung dieser Diagnose oder aber auch die präoperative Vorbereitung sollte nur angiographisch erfolgen.

Die Behandlung der Nierenarterienstenose besteht in einer perkutanen, transluminalen Angioplastie, eventuell mit endovaskulärem Stenting oder aber in einer chirurgischen Revaskularisation.

Zur Blutdruckbehandlung vor solchen Revaskularisierungsmaßnahmen eignen sich Kalziumantagonisten oder zentrale Antihypertensiva. ACE-Hemmer führen bei bilateraler Nierenarterienstenose zu einer raschen Verschlechterung der Nierenfunktion. Bei einseitiger Nierenarterienstenose senken die ACE-Hemmer die glomeruläre Filtrationsrate auf der stenosierten Seite mit kompensatorischer Steigerung auf der gesunden Seite, wobei BUN und Kreatinin zunächst nicht ansteigen müssen.

Der Harnwegsinfekt – die Pyelonephritis

Der Harnwegsinfekt gehört zu den häufigsten Infektionen des höheren Lebensalters und die Pyelonephritis als häufigste Nierenerkrankung weist bei älteren Menschen einen zusätzlichen Gipfel ihrer Inzidenz auf.

In dieser Lebensphase sind die Immobilität, die Bettlägrigkeit, eine dementielle Erkrankung sowie eine unzureichende perianale Hygiene die disponierenden Faktoren (Levy 1992). Die Inzidenz dieser Erkrankung wird noch einmal akzentuiert, wenn alte Menschen in ein Krankenhaus oder in ein Pflegeheim aufgenommen werden. Sie steigt dann bis auf über 50% der stationären Patienten an (Romano 1981).

Auch das Bakterien-Spektrum ändert sich mit dem Abhängigkeitsverhältnis des betagten Menschen. Bei Personen in gewohnten Lebensverhältnissen werden bei Auftreten eines Harnwegsinfektes in etwa 75% E. coli und in weniger als 10% ein Proteus aus dem Harn kultiviert. Bei Patienten in Krankenanstalten und Pflegeheimen wechselt dieses Spektrum immer häufiger zu Kulturen mit Proteus, mit Klebsiellen, mit Pseudomonas, mit Enterobacter, mit Enterokokken und auch mit Candida (Abrutyn 1996).

Die Harngewinnung für die Harnkultur gelingt beim Mann mit Hilfe des Mittelstrahlharnes, bei der Frau ist dafür in der Regel ein Katheterharn notwendig. Harn aus einem liegenden Dauerkatheter sollte nicht für eine Kultur herangezogen werden, weil Keime eines kontaminierten Katheters nicht unbedingt den Keimen der Harnblase entsprechen müssen. Von signifikanter Bakteriurie wird gesprochen, wenn mehr als 100.000 Keime pro ml Harn gezählt werden. Wenn mehrere verschiedene Keime kultiviert werden, ist eine Kontamination möglich oder wahrscheinlich:

Folgende Faktoren begünstigen das Auftreten von Harnwegsinfekten:

1. Obstruktive Uropathien sind die häufigste Ursachen für Harnwegsinfekte. Beim Mann ist es die Prostatahypertrophie und bei der Frau sind es gynäkologische Zysten und Tumoren, welche zum Harnstau führen. Dazu kommen Nierensteine, Divertikel der ableitenden Harnwege sowie ein vesikourethraler Reflux.
2. Neuromuskuläre Störungen der Blasenmuskulatur, die im Alter häufig auftreten, verhindern die vollständige Blasenentleerung und begünstigen den Infekt.
3. Die bakterizide Wirkung des Prostatasekretes geht mit der im Alter sinkenden Sekretproduktion langsam verloren (Stamey 1968).
4. Bei fäkaler Inkontinenz kommt es zur Verschmutzung des Perineums und zum nachfolgenden Harnwegsinfekt besonders bei Frauen.
5. Die häufige Verwendung von Blasenkathetern im Alter begünstigt ebenfalls die Infektion des Harntraktes. Besonders im Krankenhaus entstehen mehr als 80% der dort erworbenen Harnwegsinfekte durch Blasenkatheter (Platt 1982, Thompson 1984). Dabei besitzt auch die zunächst geringe Bakteriurie klinische Bedeutung (Stark 1984).
6. An disponierenden Faktoren für die Entstehung des Harnwegsinfektes sind noch zu nennen:
   a. der Diabetes mellitus, der neben der interkapillären Glomerulosklerose vorwiegend durch Ischämie zur Papillennekrose führt;
   b. die mit dem Alter zunehmende Immunschwäche;
   c. die Neigung zur Dehydratation;
   d. alle jene Faktoren, wie z.B. Hyperkalzämie, Hyperurikämie und Alkalose, welche eine interstitielle Nephritis begünstigen oder auslösen.

Eine strenge Stadieneinteilung des Harnwegsinfektes ist bei den fließenden Übergängen nur schwer möglich. Es sollte jedoch stets sicher gestellt sein, daß tatsächlich eine bakterielle Infektion und nicht etwa eine gar nicht so seltene abakterielle Pyurie vorliegt (Ouslander 1996):

1. Eine asymptomatische Bakterurie liegt dann vor, wenn sie klinisch stumm ist und wenn sie von keinen Komplikationen begleitet ist. Sie besitzt für den älte-

ren Menschen keine klinische Relevanz, auch wenn sie lokal zur Endotoxin vermittelten Bildung von Zytokinen und der Ausscheidung von Interleukin-1 und Interleukin-6 führt (Nicolle 1993). Eine gelegentlich festgestellte, erhöhte Mortalität ist auch nicht auf die asymptomatische Bakterurie zurückzuführen, sondern viel eher auf die ihr zugrunde liegenden oder mit ihr assoziierten Krankheiten (Abrutyn 1994).
2. Das Auftreten einer Pollakisurie, eines Brennens beim Urinieren, von Schmerzen im Unterbauch und von Fieber macht aus der asymptomatischen eine symptomatische d.h. signifikante Bakterurie. In dieser Phase treten beim älteren Menschen vielfach Harninkontinenz und Verwirrtheit auf, auch kann eine Bakteriämie vorliegen. Ein Harnwegsinfekt mit Bakteriämie weist eine erhöhte Mortalität auf. Besondere Risikofaktoren dafür sind (Bishara 1997):
   a. Aufenthalt auf internen Abteilungen;
   b. ein Harnwegsinfekt, welcher im Krankenhaus erworben wurde;
   c. eine empirische d.h. nicht gezielte antibiotische Therapie;
   d. das Vorliegen eines Dekubitalgeschwüres;
   e. eine respiratorische oder eine Niereninsuffizienz;
   f. ein niedriges Serum-Albumin.
3. Eine Pyelonephritis liegt bei einer signifikanten Infektion mit einer entsprechenden Symptomatik vor. In der Regel dominieren das Fieber und der Flankenschmerz, dazu kommen massives Krankheitsgefühl, Müdigkeit, Anämisierung, Exsikkose und gerade beim älteren Menschen wieder eine zunehmende Verwirrtheit. Bei Nierenbeteiligung kommen noch die tubuläre Konzentrationsschwäche und eine Azidose dazu.

Die Behandlung des Harnwegsinfektes und der Pyelonephritis

A. Asymptomatische Bakteriurie

Die Inzidenz der asymptomatischen Bakteriurie ist im höheren Lebensalter unterschiedlich. Sie ist niedrig bei körperlich und geistig aktiven Menschen, noch dazu, wenn sie in ihrer eigenen Wohnung leben können, und sie erreicht 50%, wenn sie bei verwirrten und immobilen Menschen in Krankenanstalten oder Pflegeheimen gefunden wird (Nicolle 1987b). Die asymptomatische Bakteriurie per se ist nicht mit einer erhöhten Mortalität assoziiert, auch wenn die Keimbesiedelung zu einer höheren Leukozyturie führt oder wenn andere Keime als ein E. coli für die Bakteriurie verantwortlich ist. Eine antibiotische Therapie bei asymptomatischer Bakteriurie führt im besten Fall (aktive Menschen, welche daheim leben) zu einem Rückgang der Rezidivrate und im schlechteren Fall (verwirrter Mensch im Pflegeheim) zu keiner Änderung der vorliegenden Situation (Abrutyn 1996).

Tabelle 42. Risikofaktoren für signifikante Harnwegsinfekte – Therapie des Harnwegsinfektes

1. Anatomische Veränderungen (z.B. vesikorektale Fistel)
2. Urolithiasis
3. Renale oder perirenale Abszesse
4. Chronische Prostatitis
5. Restharn
6. Exsikkose
7. Diabetes mellitus
8. Unzureichende Hygiene

Die Therapie des symptomatischen Harnwegsinfektes besteht aus drei Maßnahmen:
1. Beseitigung oder Behandlung vorliegender Risikofaktoren
2. Vorsorge für ausreichende Harnmengen
3. Antibiotische Behandlung

Aus allen diesen Gründen ist eine Behandlung der asymptomatischen Bakteriurie nicht zu empfehlen. Durch regelmäßige Kontrollen oder Überwachung sollte jedoch das Auftreten erster Beschwerden frühzeitig registriert werden (Yoshikawa 1996).

B. Der symptomatische Harnwegsinfekt

Der symptomatische Harnwegsinfekt präsentiert sich in mehreren Varianten:
Es kann sich zum einen um eine symptomatische Erstinfektion handeln, es kann ein rezidivierender Harnwegsinfekt vorliegen und schließlich kann auch eine Infektion bei einem liegenden Harnkatheter auftreten.
In allen diesen Fällen sollte eine sorgfältige urogenitale Untersuchung mit Bestimmung der Restharnmenge und mit sonographischer Untersuchung der Nieren, der ableitenden Harnwege, der Harnblase und der Genitalorgane durchgeführt werden (Tabelle 42). Eine Kontrolle der Nierenfunktion ist dabei unerläßlich. Im Falle einer stärkeren Beeinträchtigung des Patienten, eventuell mit toxischem Zustandsbild ist auch eine Blutkultur anzulegen.
Die antibiotische Behandlung wird im Idealfall gezielt durchgeführt. Dies bedeutet, daß bei einem nicht ernsthaft beeinträchtigen Patienten das verantwortliche Bakterium identifiziert und seine Empfindlichkeit auf Antibiotika geprüft wird. Nachdem E. coli ursächlich am häufigsten für einen Harnwegsinfekt verantwortlich und auch überwiegend gegen Trimethoprim empfindlich ist, wird dieses Antibiotikum auch am häufigsten zum Einsatz kommen. Ansonst wird die Behandlung mit einem Antibiotikum mit hoher Keimempfindlichkeit aber auch mit einem möglichst engen Wirkungsspektrum durchgeführt werden. Die Wahl wird auf ein Cephalosporin oder ev. auf ein Quinolon fallen.
Bei älteren Menschen kann gelegentlich nicht unterschieden werden, ob die vorliegende Infektion tatsächlich dem Urogenitaltrakt oder nicht vielleicht (auch) den Respirationstrakt betrifft. In diesem Falle, aber auch im Falle einer starken Beeinträchtigung des Patienten muß das Antibiotikum noch vor Einlangen der Harnkultur verabreicht werden. In dieser Situation sollte ein Antibiotikum gewählt werden, welches sowohl im Urogenitaltrakt wie auch im Respirationstrakt wirksam ist und es sollte das Antibiotikum intravenös verabreicht werden.
Amoxicillin, Cephalosporine der 2. oder 3. Generation (Cephalexin, Cephazidim, Cefotaxim) oder Ampicillin mit einem Cephalosporin oder mit einem Aminoglykosid stehen dabei zur Auswahl (Harbord 1981).
Rezidivierende Harnwegsinfekte benötigen eine Behandlung mit den genannten Antibiotika, vornehmlich Quinolonen (Ciprofloxacin, Norfloxacin, Ofloxacin), jedoch über einen längeren Zeitraum, oft über 4 Wochen.

Die akute Pyelonephritis

Die akute Pyelonephritis stellt in jedem Lebensalter eine schwerwiegende Erkrankung dar. Bei älteren Menschen und bei multimorbiden Patienten kann diese Infektion auch bedrohlich werden. Aus diesem Grunde ist bei feststehender klinische Diagnose zwar die Isolierung des verantwortlichen Bakteriums unverzichtbar, ansonst aber ein therapeutisch pragmatisches Vorgehen einzuschlagen.
Dies bedeutet, daß mit Vorliegen der klinischen Diagnose auch schon die antibiotische Therapie eingeleitet werden muß. Diese Behandlung wird dementsprechend zunächst empirisch und was das Keimspektrum anlangt auch breit, in jedem Falle aber sehr intensiv und auch intravenös sein müssen.
Amoxicillin oder Cephalosporin, eventuell in Kombination mit Aminoglykosiden oder Quinolonen stellen die Basis der antibiotischen Therapie dar (Hyslop 1992).

Die Behandlung des Harnwegsinfektes bei oder nach einem Harnblasenkatheter

a. Katheter mit kurzer Liegedauer

Bei einem symptomatischen Harnwegsinfekt nach kurdauerndem Blasenkatheter kann die einmalige Verabreichung eines Antibiotikums (z.B. Trimethorpim-Sulfamethoxazol 320 bis 1600 mg oder Norfloxacin 800 mg) zur Anwendung kommen (Saginur 1992). Mit zunehmendem Lebensalter wird jedoch die „single-dose-therapy" immer unwirksamer (Boscia 1987).
Ansonst ist Trimethoprim-Sulfamethoxazol in einer Dosierung von 160–800 mg über etwa 10 Tage zu verabreichen. Einer Harnkultur mit der Identifikation eines anderen Keimes als E. coli ist durch die Wahl eines anderen, wirksamen Antibiotikums Rechnung zu tragen (Harding 1991).

b. Dauerkatheter

Eine große Zahl der Patienten in Krankenanstalten oder von Personen in Pflegeheimen ist über Monate sogar über Jahre mit einem Blasenkatheter versorgt. Bei solchen Zeiträumen tritt nahezu in jedem Fall eine Bakteriurie auf und vielfach werden dann auch polymikrobielle Befunde erhoben.
Bei den Komplikationen des Dauerkatheters stehen die Katheterobstruktion, Harnsteine und die Pyelonephritis im Vordergrund. Eine Bakteriurie wird in nahezu 100% (Kunin 1987) und eine polymikrobielle Besiedelung in über 60% nachweisbar (Warren 1994).
Die chronische Pyelonephritis gehört mit etwa 5% keineswegs zu den häufigen Komplikationen des Dauerkatheters, sie wird jedenfalls seltener angetroffen als die chronische interstitielle Entzündung der Niere mit etwa 30%. Während die Pyleonephritis am häufigsten mit Nierensteinen und einer Hydronephrose assoziiert ist, gehören Veränderungen und Erkrankungen der ableitenden Harnwege ebenso zu den Risikofaktoren der chronisch interstitiellen Nephritis, wie ein Analgetikaabusus oder ein erhöhter diastolischer Blutdruck (Tabelle 43) (Warren 1994).
Auch wenn die Prävalenz der Bakteriurie eng mit der Liegedauer des Blasenkatheters in Verbindung steht, ist das Vorliegen einer chronischen Pyelonephritis bei einem Blasenkatheter keinesfalls regelhaft an eine Bakteriurie gebunden. Ähnlich ist auch die chronische interstitielle Nephritis, welche im Rahmen eines Dauerkatheters entsteht, nicht unbedingt an eine positive Bakterienkultur aus dem Harn gebunden (Warren 1994).
Die Obstruktion des Dauerkatheters und/oder der ableitenden Harnwege erfolgt besonders häufig durch Urease-bildende Bakterien, besonders durch Proteus mirabilis, welche Konkremente aus Tripelphosphat und Kalziumphosphat bilden und zum Harnstau bzw. zur Drucksteigerung im ableitenden Harnsystem führen. Harnstau und Drucksteigerung begünstigen schließlich den Aufstieg der Keime und deren Invasion in das Nierenepithel (Yoshikawa 1994).
In der Abfolge der Ereignisse nach dem Anlegen des Dauerkatheters muß davon ausgegangen werden, daß selbst bei Beachtung der strengsten Hygienevorschriften eine bakterielle Besiedelung der Harnblase unvermeidlich ist. Chronisch obstruktive

Tabelle 43. Ursachen und Folgen einer interstitiellen Nephritis bei Harnblasen-Dauerkatheter

1. Liegedauer des Katheters
2. Vesiko-ureteraler Reflux
3. Ureterdilatation
4. Hydronephrose
5. Harnsteine
6. Pyelonephritis
7. Analgetikaabusus
8. Erhöhter diastolischer Blutdruck

Vorgänge führen zum Harnstau und zur Drucksteigerung mit Invasion der Keime in die Niere. Demnach ist das Anlegen des Dauerkatheters die einzige Variable in diesem Ablauf und sollte so lange als nur möglich vermieden werden. Nur dann, wenn eine Inkontinenz vorliegt, welche ausschließlich mit Hilfe eines Dauerkatheters versorgt werden kann oder wenn der Harnblasenausgang unkorrigierbar verschlossen ist, sollte ein Dauerkatheter zur Anwendung kommen. Suprapubische Katheter verzögern den Ablauf nur unbedeutend.

Weder die langfristige, systemische Verabreichung eines Antibiotikums noch die regelmäßige antiseptische Blasenspülung oder das häufige Wechseln des Dauerkatheters verändern die Prognose entscheidend. In den febrilen Perioden des Patienten steigt seine Mortalität um das 60fache (Warren 1987).

Das akute Nierenversagen

Das akute Nierenversagen ist definiert als Niereninsuffizienz, welche sich rasch und aus einer strukturell und funktionell normalen Niere entwickelt.

Die Ursachen des akuten Nierenversagens liegen in über 50% prärenal, in etwa 30–40% sind sie auf Nierenerkrankungen zurückzuführen, und in etwa 10% liegen sie in einer postrenalen (obstruktiven) Erkrankung. Mit zunehmendem Lebensalter nehmen die prärenalen Ursachen zu (McInnes 1987).

Unter den prärenalen Ursachen stehen der Volumenmangel bzw. die Dehydratation z.B. nach übermäßiger Entwässerung, nach Diarrhoe oder Erbrechen im Vordergrund (Kumar 1973), gefolgt von der Herzinsuffizienz und der Hypotonie. Diese Ursachen führen zum Rückgang der Nierendurchblutung, zum Rückgang der glomerulären Filtration und schließlich auch zur Tubulusnekrose. Massive Elektrolytstörungen, am häufigsten als Folge einer unkontrollierten diuretischen Therapie, gehören ebenfalls zu den prärenalen Ursachen des akuten Nierenversagens (Tabelle 44).

Die Diagnose des akuten prärenalen Nierenversagens erfolgt durch die klinische Untersuchung (Dehydratation, Herzinsuffizienz), durch die Blutdruckmessung auch im Stehen sowie durch Blut- und Harnuntersuchungen. Im Harn sprechen eine hohe Osmolalität oder ein niedriges Natrium, im

Tabelle 44. Ursachen des akuten Nierenversagen

A. Prärenale Ursachen
  1. Volumenmangel, Exsikkose
  2. Hyponatriämie
  3. Hypotonie
  4. Herzinsuffizienz

B. Renale Ursachen
  1. Akute Nierenerkrankung (vaskulär, glomerulär, interstitiell)
  2. Traumatische Ursache (postoperativ)
  3. Sepsis (Pneumonie, Urosepsis, Staphylokokkensepsis)
  4. Toxisch (Arzneimittel, Röntgenkontrastmittel, Verbrennung, Pankreatitis)

C. Postrenale Ursachen
  1. Ureterenverschluß (Steine, Tumoren)
  2. Verschluß des Blasenausganges (Steine, Strikturen, Tumoren)
  3. Tumoren im kleinen Becken (Harnblase, Uterus, Prostata)

Serum eine hohe Relation von BUN:Kreatinin (10:1) ebenfalls für das prärenale Versagen.

Primäre, akute Nierenerkrankungen wie z.B. die Glomerulonephritis als Ursache eines akuten Nierenversagens sind im Alter selten. Vaskuläre Prozesse nehmen eine besondere Stellung ein und sind dann besonders häufig, wenn gleichzeitig eine periphere oder auch koronare Gefäßerkrankung vorliegt (Preston 1997). Die Bedeutung der renalen Gefäßerkrankung für das Auftreten eines akuten Nierenversagens hat mit der Einführung der ACE-Hemmer eher zugenommen. Bilaterale Nierenarterienstenosen führen unter einem ACE-Hemmer direkt zur terminalen Niereninsuffizienz. Toxische oder immunologisch vermittelte Nierenschäden als Ursache eines akuten Nierenversagens sind in dieser Gruppe ebenfalls häufig.

Arzneimittel, besonders Antibiotika und nicht-steroidale Antirheumatika spielen die größte Rolle (Smith 1980, Ailabouni 1996), doch sind auch Diuretika, Antiepileptika, Gold-Präparate u.a.m. für ein akutes Nierenversagen verantwortlich (Rodgers 1990) (Abb. 24).

Ausdruck des toxischen oder immunologischen Nierenschadens ist meistens die interstitielle Nephritis, welche bis zur Papillennekrose reichen kann (Ganley 1989).

Die Einführung der nicht-ionischen, niedrigosmolaren Röntgenkontrastmittel hat die Kontrastmittel bedingten Nierenschäden durch Senkung ihrer osmolaren Wirkung drastisch reduziert. Die Inzidenz der Nierenschäden erreicht 2%, wenn die Nephrotoxizität durch einen Kreatininanstieg um mindestens 25% bzw. auf mindestens 2,0 mg% Plasmakreatinin innerhalb von 2 Tagen definiert ist (Levy 1996). Bei älteren Patienten

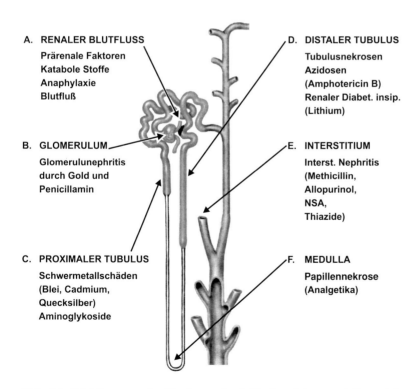

Abb. 24. Schädigungen des Nephrons durch Toxine, Schwermetalle und Arzneimittel

steigt die Inzidenz nach einer Koronarangiographie auf nahezu 15%, mit der Notwendigkeit zur Dialyse in 0,8% (Deray 1995).
Ältere Menschen weisen deshalb eine höhere Inzidenz von Nierenschäden durch Röntgenkontrastmittel auf, weil die Risikofaktoren für solche Schäden kumulieren und weil besonders die Prävalenz eines Diabetes mellitus und einer Hypovolämie bzw. einer Dehydratation in diesem Alter hoch sind.
Die Nephrotoxizität der Röntgenkontrastmittel ist auf ihre hohe Konzentration im Nierentubulus zurückzuführen, wo sie osmotisch wirksam sind und diesen osmotischen Druck bis zur Dilatation der einzelnen Nephrone bzw. zur Volumenzunahme der Niere steigern können. Unter dieser Drucksteigerung kommt es zum Rückgang der glomerulären Filtrationsrate. Unabhängig von dieser Drucksteigerung im Nierentubulus kommt es zu einer gesteigerten Erythrozytenaggregation und auch zu einer Zunahme der Endothelinfreisetzung mit Vasokonstriktion (Katzberg 1997).
Neben einer hohen Kontrastmitteldosis sind eine bereits reduzierte Nierenfunktion, ein Diabetes mellitus sowie eine Dehydratation (Tabelle 45) weitere Risikofaktoren für das Auftreten eines Kontrastmittel bedingten Nierenversagens (Rudnick 1997).
Die beste Methode zur Vermeidung von Röntgenkontrastmittel-Zwischenfällen sind

Tabelle 45. Risikofaktoren für das Auftreten eines Nierenversages durch Röntgenkontrastmittel

1. Vorausbestehende Niereninsuffizienz
2. Diabetes mellitus
3. Herzinsuffizienz
4. Dehydratation
5. Hyponatriämie
6. Hypoalbuminämie
7. Vorliegen eines Plasmozytoms
8. Hohe Kontrastmitteldosis

eine sorgfältige Auswahl der Patienten mit Berücksichtigung von Risikofaktoren, die Infusion einer Kochsalzlösung 0,45% vor und nach der Kontrastmittelverabreichung sowie eine möglichst geringe Dosis des Kontrastmittels. Sollte es dennoch zu einem Nierenversagen kommen, dann ist eine weitere Flüssigkeitszufuhr, eventuell in Kombination mit einem Furosemid angezeigt. Kalziumantagonisten, Theophyllin und schließlich Dopamin erweisen sich ebenfalls als therapeutisch wirkungsvoll. Zuletzt kann auch der Einsatz der Hämodialyse notwendig werden.
Das postoperative Nierenversagen besitzt bei immer aufwendigeren Operationen an immer älteren Patienten eine unveränderte Bedeutung, auch wenn die Anästhesie immer schonender und die Operationsvorbereitung immer sorgfältiger wird. Für sein Auftreten spielen die Multimorbidität des Patienten und eventuelle Störungen der Elektrolyt- und Flüssigkeitsbilanz sowie der Säure-Basen-Homeostase die größte Rolle (Zuccala 1994).
Das postrenale akute Nierenversagen ist eher selten. Seine Ursachen liegen in einer Obstruktion der ableitenden Harnwege vom Nierenbecken bis zur Urethra. Als verantwortlich für die Obstruktion erweisen sich Konkremente, Tumoren, aber auch massive Entzündungen. Der Nachweis der Obstruktion gelingt meistens mit Hilfe der Sonographie, ansonst mittels Computertomographie oder Kernspintomographie. Röntgenkontrastmittel zur Darstellung der ableitenden Harnwege sind jedenfalls streng zu vermeiden.
Der Verlauf eines akuten Nierenversagens kann schleichend sein. Erst die kritische Entgleisung des Flüssigkeits- oder Elektrolythaushaltes oder deren Komplikationen führen zur Diagnose. Der rasche Anstieg von BUN, Kreatinin und auch des Kaliums sichert die Diagnose. Bei Oligo-Anurie der Patienten liegt meistens auch schon eine Überwässerung vor. Die Untersuchung des

Harnes bzw. des Harnsedimentes gibt auch Hinweise zur Form der Nierenerkrankung. Der Nachweis von Tubuluszellen und Zelldetritus im Sediment und der chemische Nachweis einer Azetyl-Glukosaminidase läßt auf einen Tubulusschaden oder auf eine Papillennekrose schließen (Ganley 1989).

Die Therapie des akuten Nierenversagens

Die wichtigsten Maßnahmen zur Behandlung eines akuten Nierenversagen sind die Beseitigung und Elimination eines toxischen Agens (z.B. Arzneimittel), die Behandlung eines vorliegenden Schockzustandes sowie die Herstellung einer ausgeglichenen Flüssigkeits- und Elektrolytbilanz.
Wenn mit Hilfe dieser Maßnahmen kein ausreichender Harnfluß zu erzielen ist, muß die Dialyse des Patienten in Betracht gezogen werden.
Vor allem bei prärenalem Nierenversagen ist nach Wiederherstellung des Flüssigkeitshaushaltes gelegentlich mit Furosemid der Harnfluß wiederherzustellen (Shilliday 1997).
Die Indikation zur Dialyse ergibt sich bei Vorliegen einer sonst unbehandelbaren Überwässerung, bei einer massiven Störung des Elektrolytstoffwechsels oder bei raschem Anstieg von BUN und Kreatinin.
Die Auswahl des Dialyseverfahrens (Hämodialyse oder Peritonealdialyse) ist individuell vorzunehmen. Beide Verfahren sind auch im höheren Alter gut anzuwenden und gut wirksam und beide Verfahren weisen ähnliche Erfolgsraten und ähnliche Prognosen des Patienten auf (Williams 1990).
Die Prognose des akuten Nierenversagens ist generell ungünstig, die Mortalität liegt über 50% und beträgt im höheren Lebensalter bis zu 70%. Das akute Nierenversagen, welches nach chirurgischen Eingriffen oder im Rahmen einer Sepsis auftritt, besitzt dabei die schlechteste Prognose (Rodgers 1990, Levy 1996).

Die chronische Niereninsuffizienz

Die im späteren Lebensalter auftretende chronische Niereninsuffizienz ist in der Regel Folge einer langsam progredienten Erkrankung, welche die Nierenfunktion über ihren altersbedingten Rückgang hinaus einschränkt. Die in Frage kommenden Krankheiten betreffen die Niere selbst, können aber auch – ähnlich wie beim akuten Nierenversagen – prä- oder postrenal ablaufen. Die Ursachen der chronischen Niereninsuffizienz im höheren Lebensalter unterliegen einem steten Wandel. Während noch vor 30 Jahren primäre Nierenerkrankungen unter dem Bild der Glomerulonephritis und des nephrotischen Syndroms im Vordergrund gestanden sind, bilden heute die hypertensive und die diabetische Nephropathie durch die verbesserte Therapie und das damit verbesserte Überleben den größten Anteil der Patienten mit chronischer Niereninsuffizienz (Brown 1986, Brancati 1997). Ätiologisch spielen neben den obstruktiven Nierenerkrankungen noch die vaskulären, toxischen und arzneimittelbedingten Nierenschäden eine größere Rolle (Williams 1990).
Unter den prärenalen Ursachen kommt der kardialen Insuffizienz, der Hypovolämie aber auch der fortgeschrittenen Hepatopathie Bedeutung zu.
Die Prostatahypertrophie ist die häufigste Ursache der postrenalen, obstruktiven Erkrankungen, welche zu Niereninsuffizienz führen.
Das klinische Bild der chronischen Niereninsuffizienz ist im Stadium der Kompensation uncharakteristisch und wird weitgehend von der Grundkrankheit geprägt. In dieser Phase stehen die Symptome der Herzinsuffizienz oder der obstruktiven Uropathie oder aber die Probleme eines Diabetes mellitus im Vordergrund. Diese Symptome überdecken zunächst die zunehmende Er-

müdbarkeit, die Schwäche und auch das Krankheitsgefühl der Niereninsuffizienz.

Im Stadium der Kompensation ist der Patient in der Regel polyurisch mit hellem Harn bzw. mit niedrigem spezifischem Gewicht. Mit zunehmender Niereninsuffizienz kommt zur Konzentrationsschwäche noch eine Dilutionsschwäche mit Isosthenurie. Im Serum steigen BUN, Kreatinin, Harnsäure, Phosphor und Kalium stark an, während das Bikarbonat und das Blut-pH absinken.

In dieser Phase der Niereninsuffizienz kommt es zu Brechreiz, Singultus und Hautjucken mit oft ausgeprägten Kratzeffekten an der Haut. Die urämische Neuropathie ist gekennzeichnet durch Konzentrationsschwäche, Schlaflosigkeit und dementiellen Abbau, in der Peripherie durch Faszikulieren, Krämpfe, Reflexschwäche, Sensibilitätsstörungen und „restless leg"-Beschwerden.

Die Haut des Patienten nimmt langsam eine graugelbe bis graubraune Farbe an, die Schleimhäute sind blaß anämisch und die serösen Häute (Pleura, Perikard) entzündlich geschwollen und verdickt.

Die Behandlung der chronischen Niereninsuffizienz

Die Behandlung von Begleit- oder Grundkrankheiten ist eine Vorbedingung für die Therapie der chronischen Niereninsuffizienz, unabhängig davon ob die Ursache der Erkrankung prärenal, renal oder postrenal zu suchen ist.

Für die Verzögerung des Krankheitsablaufes ist gerade durch das Wechselspiel von Hypertonie, Nephrosklerose oder diabetischer Nephropathie die Blutdrucksenkung von besonderer Bedeutung. (Siewert-Delle 1996). Die Blutdrucksenkung bei Niereninsuffizienz erfolgt am erfolgreichsten mit Hilfe von ACE-Hemmern (Maschio 1996) oder Kalziumantagonisten (Epstein 1998). Die Herzinsuffizienz ist eine weitere, häufige Begleiterkrankung der Niereninsuffizienz und ist in der Regel Folge der Druckbelastung oder Folge einer koronaren Herzkrankheit. Die erwähnte Blutdruckbehandlung stellt eine entscheidende Entlastung des Herzens dar und wird bei einer bestehenden Stauung am besten durch Verabreichung eines Schleifendiuretikums (Furosemid) unterstützt (Shilliday 1997).

Diätetische Maßnahmen bestehen im wesentlichen aus einer Reduktion der Eiweißzufuhr auf etwa 0,6 g/kg Körpergewicht, unter Beachtung der biologischen Wertigkeit der Nahrungsproteine. Der Gehalt an essentiellen Aminosäuren bildet das Maß für die biologische Wertigkeit. Mit der Eiweißreduktion wird die Belastung des Nierentubulus vermindert (Klahr 1994).

Eine exakte Flüssigkeits- und Elektrolyt-Bilanz bildet eine der Voraussetzungen für die Behandlung der chronischen Niereninsuffizienz. Im Endstadium der Niereninsuffizienz gehören nämlich die Überwässerung des Patienten, die Hyperkaliämie und die Hyperphosphatämie zu den häufigsten Komplikationen. Für die Überwässerung können bei noch vorhandener Restfunktion Schleifendiuretika gegeben werden, während einer Hypernatriämie durch eine strenge Natriumrestriktion in der Diät begegnet werden sollte. Für die oft exzessive Hyperkaliämie, die zu schweren Rhythmusstörungen Anlaß geben kann, werden Ionenaustauscher oral oder auch als Klysma gegeben. Gelegentlich muß sie durch Verabreichung von Glukose und Insulin (200 ml einer 20% Glukose mit etwa 1 E Altinsulin pro 2,0 g infundierter Glukose) behandelt werden. Zur Behandlung der Hyperphosphatämie bzw. der damit verbundenen Hypokalzämie empfiehlt sich die Verabreichung von 1,25-Dihydroxycholekalziferol, der biologisch aktiven Form des Vitamin D.

Unter dieser Behandlung steigt das Serum-Kalzium an und die Entstehung eines sekundären Hyperparathyreoidismus wird zunächst verhindert.

Bei Manifestation einer metabolischen Azidose werden Natrium-Bikarbonat oral oder intravenösen sowie Kalziumzitrat oder Natriumlaktat oral gegeben.
Der Anstieg der Harnsäure im Serum wird mit einem Xanthinoxydase-Hemmer behandelt.

Die Nierenersatztherapie

Die Zurückhaltung, welche in den ersten Jahren der Nierenersatztherapie älteren Menschen gegenüber gepflogen wurde, gehört der Vergangenheit an. Weder das höhere Lebensalter noch die zugrunde liegenden Erkrankungen werden nunmehr als Ausschlußkriterien für die Hämodialyse, für die Peritonealdialyse oder für die Nierentransplantation betrachtet. Es weisen jedenfalls die Patienten über dem 65. Lebensjahr die höchste Steigerungsrate der Nierenersatztherapie auf (U.S. Renal Data System, 1991). Außerdem hängt die Prognose eines Patienten mit Nierenersatztherapie weniger vom Lebensalter als von der Grundkrankheit ab. Dazu kommt, daß die Prognose der dialysierten Patienten sehr ähnlich ist, unabhängig davon, welches Dialyseverfahren zur Anwendung kommt (Burton 1987, Williams 1990). Die Lebenserwartung der Patienten ist unter beiden Verfahren gleich. Als Minimalziel der Nierenersatztherapie sollte gelten, daß die Patienten ihr weiteres Leben im häuslichen Milieu verbringen können (Descoeudres 1989).
Lediglich das Vorliegen einer Erkrankung, welche den Tod des Patienten in naher Zukunft erwarten läßt, spricht gegen die Aufnahme einer Nierenersatzbehandlung.
Zu den Begleitkrankheiten, welche den stärksten negativen Einfluß auf die Prognose eines Patienten mit Nierenersatztherapie nehmen, gehören die kardiovaskulären Erkrankungen, ein Diabetes mellitus und eine Multimorbidität (Tabelle 46) (Burton 1987, Maiorca 1988). Tatsächlich zählen Herzin-

Tabelle 46. Faktoren mit Einfluß auf die Prognose der Patienten mit Nierenersatztherapie (Burton 1987, Maiorca 1988)

1. Multimorbidität
2. Kardiovaskuläre Erkrankungen
3. Zerebrale Durchblutungsstörungen
4. Periphere Durchblutungsstörungen
5. Diabetes mellitus
6. Amyloidose
7. Zerebrale Krämpfe
8. Alter

farkt und Schlaganfall mit insgesamt etwa 50% zu den häufigsten Todesursachen dialysierter Patienten, gefolgt von malignen Erkrankungen sowie von Pneumonie und Sepsis. Mit der kontinuierlichen, ambulanten Peritonealdialyse ist auch die Darmperforation zu den Todesursachen gekommen (Williams 1990).
Die beiden möglichen Dialyseverfahren weisen unterschiedliche Komplikationen auf. Bei der Hämodialyse ist die Funktionsfähigkeit des arterio-venösen Shunts eine Voraussetzung für die erfolgreiche Nierenersatztherapie, während bei der Peritonealdialyse die Peritonitis bzw. deren Häufigkeit die Prognose beeinflußt.

Hämodialyse

Unter den Komplikationen und Nachteilen der Hämodialyse stehen die Infektionen und Thrombosen der arterio-venösen Verbindung, starke Blutdruckschwankungen während des Dialysevorganges, Blutungen unter der Heparinverabreichung und die Entwicklung einer Anämie im Vordergrund. Der arterio-venöse Zugang (Shunt) wird bei Rechtshändern am linken Unterarm hergestellt, wobei zunächst eine arterio-venöse Verbindung vom Cimino-Typ versucht wird. Jede andere Verbindung (Vena saphena-Interponat, Kunststoffinterponat aus Goretex usw.) ist dem Cimino-Shunt unterlegen. Ein hoher Standard der Shunt-Chirurgie ist die Voraussetzung für eine gute Prognose des Dialysepatienten und sichert, gemeinsam mit einer individuell gestalteten optimalen Dialyse ein Überleben des über 80jährigen Patienten in etwa 50% nach einer dreijährigen Dialysedauer (Neves 1994). Diese Überlebensrate entspricht etwa der Überlebensrate eines altersmäßig nicht limitierten, diabetischen Krankengutes (Abb. 25).

Blutdruck- und Volumenschwankungen, welche vom Patienten subjektiv als sehr unangenehm empfunden werden, können durch kürzere (und dafür öftere) Dialysen sowie durch intermittierende Hämofiltrationen vermieden werden.

Die Blutungsneigung unter Heparin, die im schlimmsten Fall das Gehirn oder die Retina betrifft oder aber im Retroperitoneum unentdeckt bleiben kann, wird durch eine regionale Heparinisierung und Antagonisierung mit Protaminchlorid oder Protaminsulfat vermieden.

Die Anämie des Dialysepatienten hat viele Ursachen. Die fehlende Erythropoietinsynthese in der erkrankten Niere, Aluminium in der Dialyseflüssigkeit und/oder in Phosphatbindern aber auch toxische, harnpflichtige Substanzen, welche im Körper kumulieren, spielen die größte Rolle. Rekombinantes Erythropoietin und die Vermeidung von aluminiumhältigen Stoffen und Flüssigkeiten reduzieren die Anämisierung des Patienten (Rosenlöf 1990).

Peritonealdialyse

Voraussetzung für eine kontinuierliche ambulante Peritonealdialyse (CAPD) sind das Verständnis des Patienten und seine Fähigkeit, die verschiedenen Manipulationen korrekt durchzuführen. Als gravierender Nachteil der CAPD muß eine relativ hohe Ausfallquote genannt werden, die es notwendig macht, daß eine Hämodialyse als Ersatztherapie für den Bedarfsfall bereitstehen muß.

Die schwerwiegendste Komplikation der CAPD besteht im Auftreten einer Peritonitis. Für dieses Auftreten spielt der Hygienestandard des Patienten die größte Rolle. Die Peritonitis wird bei mehr als 50% der Patienten mit CAPD beobachtet mit einer durchschnittlichen Häufigkeit von einem Fall pro Patient und pro Jahr. Infektionen mit Staph. epiderm. (39%) und E. coli (19%) stehen im Vordergrund, doch ist auch die abakterielle Peritonitis mit 33% häufig (Williams 1990).

Die Auswahl des Dialyseverfahren richtet sich nach den vorliegenden Möglichkeiten. Dennoch sollten alle Verfahren mit dem Patienten besprochen werden und im Auswahlverfahren sollten sowohl die medizinischen wie auch die psychosozialen Gegebenheiten des Patienten Berücksichtigung

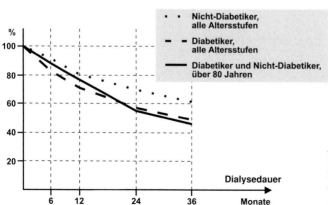

Abb. 25. Mortalität der Dialyse-Patienten in Abhängigkeit vom Lebensalter und in Abhängigkeit vom Vorliegen eines Diabetes mellitus (Neves 1994)

Tabelle 47. Medizinische und psychosoziale Faktoren als Voraussetzung für die Auswahl des Dialyseverfahrens

	Hämodialyse	CAPD
Medizinische Faktoren		
Kardiovaskuläre Erkrankungen		+
Baroreflex-Schwäche		+
Herzrhythmus-Störungen		+
Gastro-intestinale Erkrankungen	+	
Mangelernährung und Anorexie	+	
Kein arterieller Zugang		+
Dementieller Abbau	+	
Psychosoziale Faktoren		
Depression	+	
Isolation	+	
Keine Voraussetzung zur CAPD	+	
Größere Selbstständigkeit erwünscht		+

finden. Jedenfalls sollte der Patient die verschiedenen Vor- und Nachteile der Verfahren kennengelernt haben (Tabelle 47).

Der Zeitpunkt zur Aufnahme des Dialyseverfahrens ergibt sich einerseits aus objektiven Kriterien und andererseits aus dem Befinden des Patienten. Als objektive Kriterien gelten Plasmakreatininwerte zwischen 8,0 und 10,0 mg% oder aber eine Kreatinin-Clearance von etwa 5 ml/min. Bei den Beschwerden und klinischen Erscheinungen stehen die Schwäche, das Übelkeitsgefühl, der Juckreiz und die Zeichen der Überwässerung im Vordergrund.

Die Nierentransplantation

Die Nierentransplantation stellt auch im höheren Lebensalter jene Form der Nierenersatztherapie dar, welche dem Patienten nicht nur die beste Lebensqualität sondern auch das längste Überleben bietet. Allerdings steht die hohe Lebenserwartung (Tabelle 48) auch mit dem Faktum in Zusammenhang, daß die Auswahl der Patienten für eine Nierentransplantation nach strengeren Maßstäben erfolgt als die Auswahl für ein Dialyseverfahren. Patienten mit kardiovaskulären Erkrankungen oder mit signifikanter Multimorbidität werden selten für eine Transplantation akzeptiert.

Trotz der guten Prognose, welche ältere Patienten mit einer Nierentransplantation aufweisen, wird älteren Menschen diese Nierenersatztherapie oft vorenthalten (Kjellsrand 1988). Nicht zuletzt sind jene Vorurteile daran schuld, welche das Risiko sowohl der Abstoßung wie auch der Operation bei Älteren für höher einschätzen als bei jüngeren Patienten.

Jedoch weisen jüngere Menschen eine höhere Immunkompetenz auf als ältere Patienten und müssen deshalb auch mit einer stärkeren Abstoßung rechnen. Die Einführung von Cyclosporin hat sowohl die Prognose der Patienten wie auch jene der Transplantate deutlich gebessert. Gleichzeitig hat die Reduktion der Cortisontherapie das Ausmaß der Nebenwirkungen reduziert. Die Funktion der Transplantate ist 5 Jahre nach der Transplantation für Patienten unter oder über 60 Jahren identisch, auch wenn die Lebenserwartung der älteren Patienten kürzer ist (Tesi 1994).

Tabelle 48. Überleben von Patienten über 55 Jahre mit einer Nierenersatztherapie (in Prozent) (Krakauer 1983)

Überlebenszeit	Dialyse (Hämo- od. P.D.)	Transplant. Kadaver	Transplant. Verwandtenspender
1 Jahr	77%	79%	88%
3 Jahre	48%	68%	81%

Bei den älteren Menschen verkürzen vor allem die kardiovaskulären Erkrankungen oder eine Multimorbidität deren Lebenserwartung (Krakauer 1983).
Nach einer Gegenüberstellung aller Vorteile und Nachteile kann die Nierentransplantation auch beim älteren Menschen als Nierenersatztherapie der ersten Wahl ins Auge gefaßt werden (Vivas 1992).

Literatur

Abrutyn E, Mossey J, Berlin JA, Boscia J, Levison M, Pitsakis P, Kaye D (1994) Does asymptomatic bacteriuria predict mortality and does antimicrobial treatment reduce mortality in elderly ambulatory women? Ann Intern Med 120: 827–833

Abrutyn E, Berlin J, Mossey J, Pitsakis P, Levison M, Kaye D (1996) Does treatment of asymptomatic bacteriuria in older ambulatory women reduce subsequent symptoms of urinary tract infection? J Am Geriatr Soc 44: 293–295

Adams DH, Howie AJ, Michael J, McConkey B, Bacon PA, Adu D (1986) Nonsteroidal anti-inflammatory drugs and renal failure. Lancet i: 57–60

Adler S, Lindeman RD, Yiengst MJ, Beard E, Shock NW (1972) Effect of acute acid loading on urinary acid excretion by the aging human kidney. J Lab Clin Med 72: 278–289

Ailabouni W, Eknoyan G (1996) Nonsteroidal anti-inflammatory drugs and acute renal failure in the elderly. A risk-benefit assessment. Drugs Aging 9: 341–351

Anderson S, Brenner BM (1986) Effects of aging on the glomerulus. Am J Med 80: 435–442

Arieff AI, Anderson, RJ, Massry SG (1971) Acute glomerulonephritis in the elderly. Geriatrics 26/9: 74–84

Asokan A, Fancourt GJ, Bennett SE, Castleden CM (1992) Renal prostaglandins, effective renal plasma flow and glomerular filtration rate in healthy elderly subjects. Age Ageing 21: 39–42

Barraclough MA (1966) Sodium and water depletion with acute malignant hypertension. Am J Med 40: 265–272

Baylis C, Schmidt R (1996) The aging glomerulus. Semin Nephrol 16: 265–276

Beck N, Yu BP (1982) Effect of aging on urinary concentrating mechanism and vasopressin dependent cAMP in rats. Am J Physiol 243: F121–125

Bishara J, Leibovici L, Huminer D, DruckerM, Samra Z, Konisberger H, Pitlik S (1997) Five-year prospective study of bacteraemic urinary infection in a single institution. Eur J Clin Microbiol Infect Dis 16: 563–567

Boscia JA, Abrutyn E, Levison ME, Pitsakis PG, Kaye D (1989) Pyuria and asymptomatic bacteriuria in elderly ambulatory women. Ann Intern Med 110: 404–405

Brancati FL, Whelton PK, Randall BL, Neaton JD, Stamler J, Klag MJ (1997) Risk of end-stage renal disease in diabetes mellitus. J Am Med Assoc 278: 2069–2074

Brown WW, Davis BB, Spry LA, Wongsurawat N, Malone D, Domoto DT (1986) Aging and the kidney. Arch Intern Med 146: 1790–1796

Burton PR, Walls J (1987) Selection-adjusted comparison of life-expectancy of patients on continuous ambulatory peritoneals dialysis, haemodialysis, and renal transplantation. Lancet i: 1115–1119

Butterfield WJH, Keen H, Whichelow MJ (1967) Renal glucose threshold variations with age. Br Med J 4: 505–507

Cockroft DW, Gault MH (1976) Prediction of creatinin clerance from serum creatinin. Nephron 16: 31–41

Crane MG, Harris JJ (1976) Effect of aging on renin activity and aldosterone secretion. J Lab Clin Med 87: 947–959

Davidson YS, Fotheringham AP, Davies I, Morris JA (1995) Age-related postreceptor mechanisms: changes in adenylate cyclase but not phosphodiesterase in isolated mouse renal medullary collecting ducts. Exp Gerontol 30: 594–604

Davies I, O'Neill PA, McLean KA, Catania J, Bennett D (1995) Age-associated alterations in thirst and arginine vasopressin in response to a water or sodium load. Age Ageing 24: 151–159

Deray G, Jacobs C (1995) Radiocontrast nephrotoxicity. Invest Radiol 30: 221–225

Descoeudres C (1989) Hämodialyse als Nierenersatztherapie. Schweiz Med Wochenschr 119: 1067–1070

Duursma SA, Slootweg MC, Bijlsma JWJ (1988) How does oestrogen prevent postmenopausal osteoporosis? In: Bergener M, Ermini M, Stähelin HB (eds) Crossroads in aging. Academic Press, New York

Eknoyan G, Qunibi WY, Grissom RT, Tuma SN, Ayus JC (1982) Renal papillary necrosis: an update. Medicine 61: 55–73

Epstein M, Schneider NS, Befeler B (1975) Effects of intrarenal furosemide on renal function and intrarenal dynamics and acute renal failure. Am J Med 58: 510

Epstein M, Hollenberg NK (1976) Ages as a determinant of renal sodium conservation in normal man. J Lab Clin Med 87: 411–417

Epstein M (1979) Effects of aging on the kidney. Federation Prox 38: 168–172

Epstein M (1998) Calcium antagonists and the progression of chronic renal failure. Curr Opin Nephrol Hypertens 7: 171–176

Follath F (1981) Medikamentöse Nebenwirkungen im Alter. Ther Umschau 38: 49–54

Frocht A, Fillit H (1984) Renal disease in the geriatric patient. J Am Geriatr Soc 32: 28–43

Ganley CJ, Paget SA, Reidenberg MM (1989) Increased tubular cell excretion by patients receiving chronic therapy with gold and with nonsteroidal anti-inflammatory drugs. Clin Pharmacol Ther 46: 51–55

Giese J (1973) Renin, angiotensin and hypertensive vascular damage: a review. Am J Med 55: 315–332

Greco BA, Breyer JA (1997) Atherosclerotic ischemic renal disease. Am J Kidney Dis 29: 167–187

Harding GKM, Nicolle LE, Ronald AR, Preiksaitis JK, Forward KR, Low DE, Cheang M (1991) How long should catheter-acquired urinary tract infection in women be treated? Ann Intern Med 114: 713–719

Hollenberg NK, Adams DF, Solomon HS, Rashid A, Abrams HL, Merrill JP (1974) Senescencs and the renal vasculature in normal man. Circ Res 34: 309–316

Hyslop DL, Bischoff W (1992) Loracarbeff (LY 163892) versus cefaclor and norfloxacin in the treatment of uncomplicated pyleonephritis. Am J Med 92 [Suppl 6A]: 86S–94S

Kalra PA, Mamtora H, Holmes AM, Waldek S (1990) Renovascular disease and renal complications of angiotensin-converting enzyme inhibitor therapy. Quart J Med 77: 1013–1018

Kampmann J, Siersbaek-Nielsen K, Kristensen M, Molhol-Hansen J (1974) Rapid evaluation of creatinin clearance. Acta Med Scand 196: 517–520

Katzberg RW (1997) Urography into the 21st century: new contrast media, renal handling, imaging characteristics, and nephrotoxicity. Radiology 204: 297–312

Kjellstrand CM (1988) Age, sex, and race inequality in renal transplantation. Arch Intern Med 148: 1305–1309

Klag MJ, Whelton PK, Randall BL, Neaton JD, Brancati FL, Ford CE, Shulman NB, Stamler J (1996) Blood pressure and end-stage renal disease in men. N Engl J Med 334: 13–18

Klahr S, Levey AS, Beck HJ, Caggiula AW, Hunsicker L, Kusek JW, Striker G, for the Modification of Diet in Renal Disease Study Group (1994) The effects of dietary protein restriction and blood-pressure control on the progression of chronic renal disease. N Engl J Med 330: 877–884

Krakauer H, Grauman JS, McMullan MR, Creeede CC (1983) The recent U.S. experience in the treatment of end-stage renal disease by dialysis and transplantation. N Engl J Med 308: 1558–1563

Kumar R, Hill CM, McGeown MG (1973) Acute renal failure in the elderly. Lancet i: 90–91

Kunin CM, Chin QI, Chambers S (1987) Indwelling urinary catheters in the elderly. Am J Med 82: 405–411

Lee HA, Stirling G, Sharpstone P (1966) Acute glomerulonephritis in middle-aged and elderly patients. Br Med J 2: 1361–1363

Levy DW, Waldek S (1992) Renal disease in the elderly. Rev Clin Gerontol 2: 105–121

Levy EM, Viscoli CM, Horwitz RI (1996) The effect of acute renal failure on mortality: a cohort analysis. J Am Med Assoc 275: 1489–1494

Lien JWK, Mathew TH, Meadow R (1979) Acute post-streptococcal glomerulonephritis in adults: a long-term study. Quart J Med 48: 99–111

Lonergan ET (1988) Aging and the kidney: adjusting treatment to physiologic change. Geriatrics 43/3: 27–33

Maiorca R, Vonesh E, Cancarini GC, Cantaluppi A, Manili L, Grunori G (1988) A six-year comparsion of patient and technic survival in CAPD and HD. Kidney Int 34: 518–524

Maschio G, Alberti D, Janin G, Locatelli F, Mann JFE, Motolese M, Ponticelli C, Ritz E, Zucchelli P, and the Angiotensin-Converting-Enzym Inhibition in Progressive Renal Insufficiency Study Group (1996) Effect of the angiotensin-converting-enyzme inhibitor benazepril on the progression of chronic renal insufficiency. N Engl J Med 334: 939–945

McInnes EG, Levy DW, Chaudhuri MD, Bhan G (1987) Renal failure in the elderly. Quart J Med 64–583–588

McLachlan MSF (1978) The aging kidney. Lancet ii: 143–146

Meyer TW, Hostetter TH, Rennke HG, Noddin JL, Brenner BM (1983) Preservation of renal structure and function by long term protein restriction in rats with reduced renal mass. Kidney Int 23: 218

Montoliu J, Darnell A, Torras A, Revert L (1980) Primary acute glomerular disorders in the elderly. Arch Int Med 140: 755–756

Murray T, Goldberg M (1975) Chronic interstitial nephritis: etiologic factors. Ann Intern Med 82: 453–459

Neves PL, Sousa A, Bernardo I, Anunciada AI, Pinto I, Bexiga I, Amiceto J, Amorim JP (1994) Chronic haemodialysis for very old people. Age Aging 23: 356–359

Nicolle LE, Mayhew WJ, Bryan L (1987a) Prospective randomized comparison of therapy and no therapy for asymptomatic bacteriuria in institutionalized elderly women. Am J Med 83: 27–33

Nicolle LE, Henderson E, Bjornson E, McIntyre M, Harding GKM, MacDonell JA (1987b) The association of bacteriuria with resident characteristics and survival in elderly institutionalisations. Ann Intern Med 106: 682–686

Nicolle LE, Brunka J, Orr P, Wilkins J, Harding GKM (1993) Urinary immunoreactive interleukin-1-alpha and interleukin-6 in bacteriuric institutionalized elderly subjects. J Urol 149: 1049–1053

Nissenson AR (1993) Dialysis therapy in the elderly patient. Kidney Int 43 [Suppl 40]: S51–S57

Nordenstam GR, Brandberg CA, Oden AS, Svanbor-Eden CM, Svanborg A (1986) Bacteriuria and mortality in an elderly population. N Engl J Med 314: 1152–1156

Ohashi M, Fujio N, Nawata H (1987) High plasma concentrations of human atrial natriuretic polypeptide in aged men. J Clin Endocrinol Metab 64: 81–85

Ouslander JG, Schapira M, Schnelle JF, Fingold S (1996) Pyuria among chronically incontinent but otherwise asymptomatic nursing home residents. J Am Geriatr Soc 44: 420–423

Platt R, Polk BF, Murdock B, Rosner B (1982) Mortality associated with nosocomial urinary-tract infection. N Engl J Med 307: 637–642

Powers JS, Krantz SB, Collins JC, Meurer K, Failinger A, Buchholz T, Blank M, Spivak JL, Hochberg M, Baer A, Cotes M, Goldwasser E (1991) Erythropoietin response to anemia as a function of age. J Am Geriatr Soc 39: 30–32

Preston RA, Stemmer CL, Materson BJ, Perez-Stable E, Pardo V (1990) Renalbiopsy in patients 65 years of age or older. J Am Geriatr Soc 38: 669–674

Preston RA, Epstein M (1997) Ischemic renal disease: an emerging cause of chronic renal failure and end-stage renal disease. J Hypertens 15: 1365–1377

Rich MW, Crecelius CA (1990) Incidence risk factors, and clinical course of acute renal insufficiency after cardiac catheterization in patients 70 years of age or older. Arch Intern Med 150: 1237–1242

Roders H, Staniland JR, Lipkin GW, Turney JH (1990) Acute renal failure: a study of elderly patients. Age Ageing 19: 36–42

Romano JM, Kaye D (1981) Urinary tract infection in the elderly: common yet atypical. Geriatrics 36/6: 113–120

Rosenlöf K, Fyhrquist F, Tenhunen R (1990) Erythropoietin, aluminium, and anaemia in patients on haemodialysis. Lancet 335: 247–249

Rudnick MR, Berns JS, Cohen RM, Goldfarb S (1997) Contrast media-associated nephrotoxicity. Sem Nephrology 17: 15–26

Saginur R, Nicolle LE, and the Canadian Infectious Disease Society Clinical Trials Study Group (1992) Single-dose compared with 3-day norfloxazin treatment of uncomplicated urinary tract infection in women. Arch Intern Med 152: 1233–1237

Shilliday IR, Quinn KJ, Allison ME (1997) Loop diuretics and the management of acute renal failure: a prospective double-blind, placebo-controlled, randomized study. Nephrol Dial Transplant 12: 2592–2596

Smith CR, Lipsky JJ, Laskin OL, Hellmann DB, Mellits ED, Longstreth J, Lietman PS (1980) Double-blind comparison of the nephrotoxicity and auditory toxicity of gentamicin and tobramycin. N Engl J Med 302: 1106–1109

Stamey TA, Fair WR, Timothy MM, Chung HK (1968) Antibacterial nature prostatic fluid. Nature 218: 444–447

Stark RP, Maki DG (1984) Bacteriuria in the catheterized patient. N Engl J Med 311: 560–564

Tesi RJ, Elkhammas EA, Davies EA, Henry ML, Ferguson RM (1994) Renal transplantation in older people. Lancet 343: 461–464

Thompson RL, Haley CE, Searcy MA, Guenther SM, Kaiser DL, Gröschel DHM, Gillenwater JY, Wenzel RP (1984) Catheter-associated bacteriuria. JAMA 251: 747–751

Tracey RE, Velez-Duran M, Heigle T, Oalmann MC (1988) Two variants of nephrosclerosis separately related to age and blood pressure. Am J Pathol 131: 270–282

Tsunoda K, Abe K, Goto T, Yasujima M, Sato M, Omata Saino M, Yoshinaga K (1986) Effect of age on the renin-angiotensin-aldosterone system in normal subjects: simultaneous measurement of active and inactive renin, renin substrate, and aldosterone in plasma. J Clin Endocrinol Metab 62: 384–389

Turnheim K (1995) Geriatrische Pharmakologie. Wien Klin Wochenschr 107: 439–356

U.S. Renal Data System (1991) Annual Report: The National Institutes of Health, National Institute of Diabetes and Digestive and Kidney Diseases, Bethesda, August 1, 1991

Vivas CA, Hickey DP, Jordan ML, O'Donovan RM, Lutins J, Shapiro R, Starzl TE, Hakala TR (1992) Renal transplantation in patients 65 years old or older. J Urol 147: 990–993

Warren JW, Damron D, Tenney JH (1987) Fever, bacteremia, and death as complications of bacteriuria in women with long-term urethral catheters. J Infect Dis 155: 1151–1158

Warren JW, Muncie HL, Hebel JR, Hall-Craggs M (1994) Long-term urethral catheterization increases risk of chronic pyelonephritis and renal inflammation. J Am Geriatr Soc 42: 1286–1290

Williams AJ, Nicholl JP, El Nahas AM, Moorhead PJ, Plant MJ, Brown CB (1990) Continuous ambulatory peritoneal dialysis and haemodialysis in the elderly. Quart J Med 74: 215–223

Yoshikawa TT (1994) Risks of long-term urethral catheterization. J Am Geriatr Soc 42: 1304

Yoshikawa TT, Nicolle LE, Norman DC (1996) Management of complicated urinary tract infection in older patients. J Am Geriatr Soc 44: 1235–1241

Zauber NP, Zauber AG (1987) Hematologic data of healthy very old people. J Am Med Assoc 257: 2181–2184

Zuccala G, Cocchi A, Gambassi G, Bernabei R, Carbonin P (1994) Postsurgical complications in older patients. The role of pharmacological intervention. Drugs Aging 5: 419–430

Störungen des Flüssigkeits- und des Elektrolythaushaltes

Störungen des Flüssigkeits- und des Elektrolythaushaltes sind im höheren Lebensalter nicht ungewöhnlich. Endogene Faktoren, geänderte Lebensumstände, Krankheiten, aber auch iatrogene Eingriffe sind für solche Störungen verantwortlich (Miller 1991). Ob es nun zu einer Veränderung der Flüssigkeitshomeostase oder zu einer Störung im Elektrolythaushalt kommt, stets wird das gesamte System des Flüssigkeits- und Elektrolythaushaltes in Mitleidenschaft gezogen (Tragl 1986, Miller 1987).

Das dominierende Problem des Flüssigkeits- und Elektrolythaushaltes älterer Menschen ist ihre herabgesetzte homeostatische Kapazität bzw. ihre reduzierte Anpassungsfähigkeit an endogen oder exogen verursachte Elektrolytverschiebungen (Leaf 1984).

Stets kommt der Elektrolytkonzentration im Plasma (Tabelle 49) große Bedeutung zu, weil die regulativen Maßnahmen in der Regel von der Plasmakonzentration bestimmt werden. Der tägliche Bedarf an Elektrolyten ist von den individuellen Lebensumständen abhängig und kann deshalb nur in Form von Richtlinien angegeben werden (Tabelle 50).

Beim älteren Menschen besitzen schon geringfügige Verschiebungen der Flüssigkeits- und Elektrolyt-Homeostase Bedeutung, weil auch sie zu ernsthaften klinischen Störungen wie z.B. Verwirrung, Krämpfen oder Stürze führen können.

Der Flüssigkeitsanteil des Organismus steht mit seinem Alter und Fettanteil in negativer, mit seinem Bestand an Muskelgewebe jedoch in positiver Beziehung. Mit dem im Alter beobachteten Muskelschwund sinkt das Gesamtkörperwasser ab. Der Flüssigkeitsbestand eines Neugeborenen beträgt etwa 82% seines Körpergewichtes, eines Erwachsenen etwa 60% und eines Greises etwa 55%. Der altersabhängige Flüssigkeitsverlust betrifft den intrazellulären und den extrazellulären Flüssigkeitsbestand (Stehen 1985) und mit diesen auch den entsprechenden Elektrolytbestand. Zum Elektrolytverlust aus dem Intra- und Extrazellulärraum kommt der Mineralverlust im Rahmen der senilen Osteoporose. Bei diesem Knochenabbau steigt der Kalziumspiegel im Serum nur selten nennenswert an, die Kalziumausscheidung im Harn wird allerdings oft erhöht gefunden. Parallel zum Abbau von Kalzium und Phosphor aus dem Knochen geht ein Verlust von Natrium und Chlor, welche ebenfalls dort deponiert sind.

Zu den häufigsten Störungen des Flüssigkeits- und Elektrolythaushaltes gehören die

Tabelle 49. Die Verteilung der Elektrolyte im Organismus (mval/l)

	Extrazellulärraum		Intrazellulärraum
	Plasma	Interstitielle Flüssigkeit	
Natrium	142	145	10
Kalium	4	4	160
Kalzium	5	5	2
Magnesium	2	2	26
Kationen total	153	156	198
Chlorid	101	114	3
Bikarbonat	27	31	10
Phosphat	2	2	100
Sulfat	1	1	20
Org. Säuren	6	7	0
Proteine	16	1	65
Anionen total	153	156	198

Tabelle 50. Richtlinien zum täglichen Bedarf des älteren Menschen an Elektrolyten

Natrium	2000–3000 mg
Chlor	3000–5000 mg
Kalium	2000–3000 mg
Kalzium	1000–1500 mg
Phosphor	700–800 mg
Magnesium	250–350 mg

Dehydratation und sowohl die Hypo- wie auch die Hypernatriämie. Jedoch sind auch eine Überwässerung oder andere Störungen des Elektrolytstoffwechsels nicht ungewöhnlich (Adams 1991, Weinberg 1995).

Ursachen von Störungen des Flüssigkeits- und Elektrolytstoffwechsels

Die Ursachen der Störungen des Flüssigkeits- und Elektrolytstoffwechsels im Alter sind vielfältig, lassen sich aber doch in vier Gruppen zusammenfassen:

A. Änderungen der Steuerung der Flüssigkeits- und Elektrolyt-Homeostase;
B. geänderte Lebensumstände;
C. Krankheiten;
D. iatrogene Ursachen.

A. Altersbedingte Änderungen der Steuerung der Flüssigkeits- und Elektrolyt-Homeostase

Die Aufrechterhaltung der Flüssigkeits und Elektrolyt-Homeostase gehört zu den wichtigsten biologischen Aufgaben. Sie erfolgt über die Steuerung der Flüssigkeitsaufnahme, des Plasmavolumens und der Flüssigkeitsausscheidung einerseits und über die (hormonelle) Regulation des Elektrolythaushaltes andererseits (Tabelle 51). Das Durstgefühl gehört zu den entscheidenden Regulatoren der Flüssigkeitsaufnahme. Osmorezeptoren im Hypothalamus nehmen die Zunahme der Osmolalität wahr und antworten mit der Stimulation des Durstgefühls aber auch mit der Stimulation der Vasopressinsekretion. Bei der im höheren Alter unverminderten Basis-Sekretion von Vaso-

Tabelle 51. Endogene Regulation des Flüssigkeits- und Salzhaushaltes im Alter

1. Vermindertes Durstgefühl
2. Rückgang der Nierenfunktion
   a. Rückgang der glom.Filtration
   b. Rückgang der tub. Konzentrierfähigkeit
   c. Rückgang der Natrium-Konservierung
   d. Rückgang der Vasopressinwirkung
3. Änderungen der Hormonsekretion
   a. Rückgang der Plasmarenin-Aktivität mit Rückgang der Aldosteronsekretion
   b. Zunahme der Sekretion des atrialen natriuretischen Peptids
   c. Gesteigerte Vasopressinsekretion bei osmotischer oder Volumenbelastung
4. Verlust an Muskelgewebe und Zunahme des Fettgewebes

pressin erfolgt die Vasopressinsekretion nach Belastung (Rückgang des Blutvolumens, Anstieg der Osmolalität) gesteigert (Davies 1995). Die gleiche Wahrnehmung der Osmorezeptoren, welche zur gesteigerten Vasopressinsekretion führt, kommt im Hinblick auf das Durstgefühl vermindert zu Bewußtsein (Phillips 1993). Der Einfluß von Vasopression auf die Niere ist im Alter reduziert. Es sinkt die Fähigkeit von Vasopressin zur Aktivierung der Adenylcyclase im Nierentubulus (Davidson 1995), wobei der tatsächliche Defekt zwischen der Translation der Vasopressin-mRNS und der Verbindung zwischen dem Vasopressin-Rezeptor und der Adenylcyclase liegt (Klingler 1997). Ähnlich wie der Anstieg der Osmolalität stellt auch der Rückgang des Blutvolumens eine Meßgröße sowohl für die Vasopressinsekretion wie auch für das Durstgefühl dar. Jedoch sinkt im Alter die Empfindlichkeit der Barorezeptoren (Gribbin 1971), womit sowohl das Durstgefühl wie auch die Druckregulation kompromittiert werden (Phillips 1993). Der Aktivitätsverlust des Renin-Aldosteron-Systems im Alter bildet eine wesentliche Komponente für den Rückgang der Fähigkeit zur Flüssigkeitskonservierung (Weidmann 1973, Crane 1976) und trägt damit stark zum latenten Flüssigkeitsmangel im Alter bei (Leaf 1984). Dieser Aktivitäts-

verlust entsteht durch einen Rückgang der Konversion von inaktivem zu aktivem Renin, bei unverminderter Stimulierbarkeit der Nebennieren (Tsunoda 1986).

Zu diesen Veränderungen des Durstgefühls, der Vasopressinsekretion und der Aktivität des Renin-Aldosteron-Systems kommt noch, daß die Sekretion des *atrialen natriuretischen Peptids*, welches die glomeruläre Filtrationsrate steigert und die Natriurese erhöht (Laaragh 1985), im Alter erhöht ist (Ohashi 1987).

Die morphologischen und funktionellen Veränderungen der Niere mit zunehmendem Lebensalter (siehe Seite 126–130) bilden einen wesentlichen Faktor bei den Verschiebungen der Flüssigkeits- und Elektrolyt-Homeostase (Tabelle 51).

Der Verlust der Konzentrierfähigkeit ist ein charakteristisches Merkmal des Alterns der Niere. Bei Einschränkung der Wasserzufuhr erreicht die Osmolalität des Harnes älterer Menschen nicht mehr das Ausmaß der Osmolalität jüngerer Personen.

Die Reduktion der glomulären Filtrationsrate steht in engem Zusammenhang mit dem Rückgang der Clearance für freies Wasser, welche wiederum mit dem Rückgang der Dilutionsfähigkeit der Niere in Zusammenhang steht (Crowe 1987). Folge dieses altersabhängigen Rückganges der Dilutionsfähigkeit ist auch der Anstieg der minimalen Harn-Osmolalität (Lindeman 1966). Diuretika, besonders Thiazide können den Rückgang der Dilutionsfähigkeit der Niere zusätzlich verstärken (Januszewicz 1959). Schließlich kommt es mit zunehmendem Alter zum Salzverlust, weil auch die Fähigkeit der Niere zur Natriumrückresorption langsam zurückgeht (Epstein 1976).

B. Geänderte Lebensumstände

Unter den geänderten Lebensumständen sind in erster Linie alle Formen der Isolation zu verstehen, ob sie nun soziale Gründe aufweisen, ob sie durch Krankheit oder körperliche Gebrechen zustande kommen oder ob sie die Folge eines dementiellen Abbaues sind (Tabelle 52).
In allen diesen Fällen sollte die ausreichende und ausgeglichene Versorgung mit Flüssigkeit und mit Lebensmitteln hinterfragt und eventuell durch soziale Dienste überwacht werden. Die Folgen einer unausgeglichenen Versorgung reichen von der Dehydratation (Weinberg 1995) über die Hyponatriämie (Miller 1996) bis hin zum schweren Eiweißmangel oder Mangel an Vitaminen und Spurenelementen.
Im weiten Umfeld der Lebensumstände ist auch der Laxantienabusus zu sehen, der zum Flüssigkeitsverlust, besonders aber zu Hypokaliämien und Hyponatriämien führen kann.

C. Krankheiten

Die osmotische Diurese bei Hyperglykämie (Diabetes mellitus), starke Schweißsekretion bei fieberhaften Zuständen (Infekte) sind ebenso wie chronisches Erbrechen oder wie chronische Durchfälle die häufigsten Ursachen eines Flüssigkeitsverlustes im Zusammenhang mit Krankheiten (Tabelle 53). Flüssigkeitsverschiebungen mit Rückgang des Plasmavolumens eventuell mit Ausbildung eines sekundären Hyperaldosteronismus finden bei der Bildung von kardialen, von renalen oder von Eiweißmangel-Ödemen statt.

D. Iatrogene Ursachen einer Störung der Flüssigkeits- oder Elektrolythomeostase

Iatrogene Ursachen von Störungen des Flüssigkeits- und Elektrolythaushaltes bei älteren Menschen sind keineswegs selten. In erster Linie kommen Arzneimittel in Frage, welche einen direkten Einfluß auf die Diurese oder auf den Elektrolytstoffwechsel besitzen. Die unkontrollierte Einnahme diuretisch wirksamer Arzneimittel hat übermäßigen Flüssigkeitsverlust bis hin zur Exsikkose aber auch den Verlust von Natrium und/ oder Kalium zur Folge.
Kaliumsparende Diuretika ebenso wie ACE-Hemmer verursachen gelegentlich eine Hyperkaliämie, besonders dann, wenn beide Arzneimittel gleichzeitig verabreicht werden (Tabelle 54).

Tabelle 52. Veränderte Lebensbedingungen im Alter mit Einfluß auf den Flüssigkeits- und Elektrolythaushalt

1. Soziale Isolation
2. Immobilität durch degenerative Gelenksveränderungen
3. Altersdemenz

Tabelle 53. Krankheiten mit starkem Einfluß auf den Flüssigkeits- und Elektrolythaushalt

a. Diabetes mellitus
b. Herzinsuffizienz
c. Chron. obstruktive Lungenerkrankung
d. Chron. Infekte und fieberhafte Zustände
e. Erbrechen oder chron. Diarrhoen
f. Alkoholismus

Tabelle 54. Iatrogene Ursachen von Störungen des Flüssigkets- und Elektrolythaushaltes

1. Überwässerung (parenteral)
2. Unkontrollierte Verabreichung von Diuretika führt zur Exsikkose, zur Hyponatriämie und/oder zur Hypokaliämie
3. Nicht-steroidale Antirheumatika führen zur Natrium-Retention und verstärken die Vasopressinwirkung
4. Chlorpropamid, Clofibrat, Carbamazepin, Cyclophosphamid u.a.m. haben einen Vasopressinanstieg zur Folge
5. ACE-Hemmer und/oder kaliumsparende Diuretika verursachen eine Hyperkaliämie

Nicht steroidale Antirheumatika besitzen durch die Hemmung der Prostaglandinsynthese vielfältige Wirkungen. In der Niere führen sie durch Hemmung der Gefäßdilatation zur Reduktion der renalen Perfusion aber auch zur Hemmung des Renin-Aldosteron-Systems und zur Verstärkung der Vasopressinwirkung (Sica 1985). Dazu kommt es unter Anwendung von nicht steroidalen Antirheumatika häufig zur Natriumretention (Data 1976).

Zahlreiche Arzneimittel stimulieren die Sekretion von Vasopressin und lösen ein Syndrom des unangemessenen Anstiegs des antidiuretischen Hormones (SIADH) aus. Zu diesen Arzneimitteln gehören das Clofibrat, das Chlorpropamid, das Cyclophosphamid und eine Reihe psychotroper Arzneimittel (Weissmann 1971, Chohen 1990).

Der unkontrollierte Flüssigkeitsersatz, in der Regel als parenterale Flüssigkeitsinfusion bei stationären Patienten bildet den direkten Gegensatz zur unkontrollierten Verabreichung von Diuretika. In Abhängigkeit vom Elektrolytzusatz entstehen alle möglichen Störungen des Elektrolythaushaltes. Die größte Gefahr stellt jedoch die Überwässerung mit kardialer Dekompensation dar.

Auch die nicht äquilibrierte Sondenernährung birgt die Risiken der Hyper- oder auch der Hyponatriämie. Die Langzeiternährung über eine Magensonde sollte deshalb zu regelmäßigen Kontrollen der Serumelektrolyte Anlaß geben.

Die Dehydration

Die Dehydration, d.i. ein Mangel an Flüssigkeit und Salz oder an Flüssigkeit alleine, stellt die häufigste Störung des Flüssigkeits- und Elektrolythaushaltes älterer Menschen dar (Lavizzo-Mourey 1988, Weinberg 1995). Der begleitende Salzverlust unterscheidet auch die hyponatriämische (hypotone) Dehydration von der isotonen und der hypernatriämischen (hypertonen) Dehydration mit wenig oder mit keinem Salzverlust.

Die exakte Zahl dehydrierter älterer Menschen ist auch bei hospitalisierten Patienten nicht zu erfassen, weil der Flüssigkeitsmangel oft durch andere Krankheiten maskiert wird. Jedoch ist die unbehandelte Dehydration mit einer hohen Mortalität belastet (Maowald 1981).

Die Ursachen der Dehydration sind vielfältig. Unzureichende Flüssigkeitsaufnahme durch fehlendes Durstgefühl oder durch Demenz spielen ebenso eine Rolle wie Erbrechen und Durchfälle oder wie die unkontrollierte Anwendung von Diuretika oder Laxantien.

In einer Analyse der Risikofaktoren für eine Dehydration in Pflegeheimen erweisen sich das weibliche Geschlecht, ein Alter über 85 Jahren, mehr als 4 chronische Krankheiten, mehr als 4 Arzneimittel und eine Bettlägrigkeit als besonders risikoreich (Lavizzo-Mourey 1988).

Das klinische Bild der Dehydration ist äußerst variabel und reicht von Sturzneigung bis zum Koma (Tabelle 55).

Für die Behandlung des dehydrierten Patienten ist es von großer Bedeutung, daß zwischen hypertoner und hypotoner Dehydration unterschieden wird. Bei Salzverlust (hypotone Dehydration) ist das klinische

Bild von einer orthostatischen Blutdruckregulation, von Tachykardien und von einem reduzierten Hautturgor geprägt. In der Konstellation der Blutbefunde imponiert bei der hypotonen Dehydration der erhöhte BUN bei niedrigem Natrium. Für die hypertone Dehydration sind der erhöhte BUN bei erhöhtem Natrium und ein hoch konzentrierter Harn charakteristisch.

Entsprechend der Diagnose sollte die hypertone Dehydration mit hypotoner Infusion behandelt werden, während bei hypotoner Dehydration der Zusatz von Kochsalz notwendig ist.

Bei der Substitution mit Kochsalz ist wichtig, daß nicht die rasche und vollständige Korrektur des Salzmangels versucht wird, sondern daß die Anhebung des Serum-Natriums schrittweise um jeweils 10–15 mval/l erfolgt. Dabei können auch 200–300 ml Bolusgaben einer 3%igen Kochsalzlösung zur Anwendung kommen (Miller 1987).

Ansonst besitzt im höheren Lebensalter die Beachtung einer ausreichenden Flüssigkeitszufuhr große Bedeutung, weil mit reduziertem Durstgefühl, mit der Angst vor Harnverlust oder vor einer Nykturie oder gar mit körperlicher Behinderung jene Faktoren zunehmen, die eine ausreichende Flüssigkeitszufuhr beeinträchtigen. Außerdem benötigt die Niere bei sinkender Konzentrierfähigkeit immer größere Flüssigkeitsmengen, um die harnpflichtigen Substanzen zur Ausscheidung zu bringen.

Die Hypernatriämie

Die Hypernatriämie gehört keineswegs zu den seltenen Störungen des Elektrolytstoffwechsels älterer Menschen. Sie beginnt bei einem Natriumanstieg im Serum von über 145 mval/l und wird bei über 148 mval/l auch behandlungswürdig. Für ihr Auftreten gibt es mehrere Ursachen, fast immer ist sie Hinweis auf einen Flüssigkeitsmangel. Sie wird vorwiegend im Rahmen einer osmotischen Diurese, besonders bei hyperosmolarem Koma eines Diabetes mellitus, bei einem renalen oder zentralen Diabetes insipidus, bei massivem Schweißverlust und gelegentlich auch bei unkontrollierter Kochsalzzufuhr beobachtet (Tabelle 56) (Narins 1982). Es führt aber auch eine unzureichende Flüssigkeitszufuhr über längere Zeiträume zur Hypernatriämie.

Die Symptome der Hypernatriämie, besonders das Durstgefühl lassen im Alter lange auf sich warten (Adams 1991). Erst bei hohen Natriumwerten stehen die zerebralen Symptome wie z.B. Stupor, Krämpfe und schließlich das Koma im Vordergrund.

Die Behandlung der Hypernatriämie richtet sich nach ihrer Ursache. In jenen Fällen, welche durch Flüssigkeitsverlust entstanden sind, ist die langsame Flüssigkeitssubstitution mit 5% Glukoselösung, ev. alternie-

Tabelle 55. Klinische Zeichen der Dehydration

1. Trockene Zunge
2. Stehenbleiben der Hautfalten
3. Orthostatische Blutdruckregulation
4. Sturzneigung
5. Fieber
6. Verwirrung
7. Stupor
8. Krämpfe (zerebrale)
9. Koma

Tabelle 56. Ursachen der Hypernatriämie

1. Renale Flüssigkeitsverluste
   a. Rückgang des Konzentriervermögens
   b. Osmotische Diurese
   c. Diabetes insipidus (zentral oder renal)
2. Extrarenaler Flüssigkeitsverlust (Schweiß)
3. Hyperaldosteronismus (primär oder sekundär)
4. Unkontrollierte Kochsalzzufuhr (parenteral oder Sondenernährung)

rend mit isotoner Kochsalzlösung angezeigt. Der Flüssigkeitsbedarf eines 70 kg schweren Menschen kann bei einem Serum-Natrium von 150 mval/l mit etwa 3 Litern und bei einem Serum-Natrium von 160 mval/l mit etwa 5,5 Litern angenommen werden.

Wenn die Hypernatriämie durch exogene Kochsalzzufuhr induziert wurde, wird zur Flüssigkeitsgabe die Verabreichung eines Saluretikums notwendig sein, eventuell wird auch die Dialyse zum Einsatz kommen müssen.

Die Hyponatriämie

Hyponatriämien mit Serumwerten unter 130 mval/l werden besonders im höheren Lebensalter häufiger angetroffen als hohe Natriumspiegel. Ursache dafür ist entweder der Salzverlust nach Durchfällen, nach Erbrechen oder nach unkontrollierter diuretischer Behandlung (Booker 1984), oder aber eine Flüssigkeitsretention, die zur starker Elektrolytverdünnung führt. Die Flüssigkeitsretention hat häufig eine kardiale Ursache, doch kommen für sie auch ein nephrotisches Syndrom, eine dekompensierte Lebererkrankung mit Aszites oder ein Eiweißmangel bei Malabsorption in Frage (Tabelle 57).

Eine Flüssigkeitsretention durch eine inadäquate Sekretion von Vasopressin (SIADH) kann nervös (Goldstein 1983), durch Tumor assoziierte Stoffe oder auch durch Arzneimittel (Weissmann 1971) ausgelöst sein. Allerdings kann auch das höhere Alter per se einen Risikofaktor für ein SIADH darstellen (Miller 1996).

Die akut auftretende Hyponatriämie des höheren Lebensalters hat überwiegend iatrogene Ursachen und wird meistens nach unkontrollierter diuretischer oder nach Infusionsbehandlung beobachtet. Während die Flüssigkeitsretention mit Hyponatriämie bei kardialer Stauung und bei Eiweißmangel ein eher chronisches Problem darstellt, erfolgt der Natriumverlust bei schwerem Erbrechen oder bei Durchfall rasch und bedarf auch rascher Substitution.

Bei reduziertem osmotischen Druck mit Abstrom der Flüssigkeit aus dem Gefäßsystem stehen klinisch die peripheren Ödeme, Ergüsse in den serösen Höhlen und der Aszites im Vordergrund. Bei Natriumwerten von unter 125 mval/l kommt es auch zur Hirnschwellung mit den klinischen Symptomen von Lethargie, Verwirrtheit und auch Koma.

Wenn die Hyponatriämie durch Überwässerung zustande kommt, dann stehen gastrointestinale Symptome mit Übelkeit und Erbrechen im Vordergrund.

Tabelle 57. Ursachen der Hyponatriämien

1. Renale Natriumverluste
   a. Diuretika
   b. Nebennierenrindeninsuffizienz
2. Extrarenale Natriumverluste bei Erbrechen, Durchfall oder Pankreatitis
3. Hypotone Flüssigkeitsretention
   a. Kardiale Stauung, nephrotisches Syndrom, Aszites, Eiweißmangel
   b. Inadäquate Sekretion von Vasopressin bei Streß, Schmerz, Tumoren oder Arzneimittel (Sulfonylharnstoffe)
4. Hyponatriämie bei Nierenversagen
5. Iatrogene Hyponatriämie bei Überwässerung, nach Steroiden und nach nicht steroidalen Antirheumatika

Die Behandlung der Hyponatriämie richtet sich primär nach der Ursache der Elektrolytstörung. Oft reicht die Behandlung der Grunderkrankung aus. Wenn der Natriummangel nicht exzessiv ausgeprägt ist, wird die Korrektur der Elektrolytstörung mit einem osmotischen Diuretikum (Mannitol) ausreichend sein. Nur bei sehr ausgeprägtem Natriummangel, welcher noch durch klinische Symptome kompliziert wird, ist die Verabreichung einer hypertonen Salzlösung angezeigt.

Die Hyperkaliämie

Bei normaler Nierenfunktion sind Hyperkaliämien selten, weil die gut funktionierende Niere auch ein hohes Kaliumangebot problemlos zur Ausscheidung bringt. Eine eingeschränkte Nierenfunktion allerdings neigt zur Kaliumretention und führt über die oft begleitende Azidose zu einer Verschiebung des Kaliums aus der Zelle in den Extrazellulärraum (Narins 1982). Die Blockade der Kaliumrückresorption im distalen Nierentubulus durch kaliumsparende Diuretika oder durch Spironolaktone bildet eine weitere, häufige Ursache der Hyperkaliämie.

Die Ursachen einer Hyperkaliämie sind im höheren Lebensalter vorwiegend durch eine Niereninsuffizienz, durch Austritt von Kalium aus dem Zellinneren oder medikamentös bedingt. Medikamentös kommen die angeführten Diuretika in Frage, und zwar besonders dann, wenn eine zusätzliche kaliumsteigernde Ursache vorliegt. Akute Hyperkaliämien treten auch nach schweren Hämolysen und nach massiven Gewebsquetschungen auf (Tabelle 58).

Die Klinik der Hyperkaliämien wird durch den Einfluß des Kaliums auf das Herz geprägt und Arrhythmien sind das charakteristische Merkmal dieser Elektrolytentgleisung. Am Beginn der EKG-Veränderungen stehen hohe und steile T-Wellen in den präkordialen Ableitungen, die bei weiterem Anstieg des Kaliumspiegels wieder abflachen und einer Verbreiterung des QRS-Komplexes Platz machen. Überleitungsstörungen, Blockbilder, Vorhofextrasystolien und schließlich Kammerflimmern sind die weiteren Rhythmusstörungen der Hyperkaliämie (Surawicz 1967). Zu den kardialen Erscheinungen kommen noch die Zeichen der allgemeinen Muskelschwäche.

Ähnlich wie bei allen anderen Störungen des Elektrolytstoffwechsels sollte auch bei der Hyperkaliämie die Ursache gesucht und behandelt werden. Ansonst besteht die Behandlung der Hyperkaliämie entweder in der Beseitigung von Kalium aus dem Organismus mittels Austauscharzen, die peroral oder als Klysma verabreicht werden können; oder aus Maßnahmen, welche Kalium aus dem Extrazellulärraum in die Zelle verschieben. Dies geschieht bei Vorliegen einer Azidose durch die Verabreichung von Natriumbikarbonat, ansonst

Tabelle 58. Ursachen der Hyperkaliämie

1. Niereninsuffizienz
2. Nebennierenrindeninsuffizienz
3. Verschiebung von Kalium aus dem Intrazellulärraum in den Extrazellulärraum
    a. Bei Azidose
    b. Bei Zellruptur
        1. Aus Erythrozyten (Hämolyse, Blutung)
        2. Aus Thrombozyten (Thrombose bei Thrombozytose)
        3. Aus dem Gewebe (bei Verbrennungen und bei einem Trauma)
4. Diabetische Ketoazidose
5. Unkontrollierte Kaliumzufuhr (bes. bei Niereninsuffizienz bzw. bei Dialysepatienten)
6. Iatrogen
    a. Unkontrollierte Kaliumzufuhr
    b. Arzneimittel
        1. Kaliumsparende Diuretika
        2. ACE-Hemmer

auch durch die Infusion von Glukose (bis 100 g als 10% Lösung) und Insulin (8–16 E mit der Glukoseinfusion). Die Hyperkaliämie der Nebennierenrindeninsuffizienz sollte allerdings nicht mit Insulin behandelt werden, weil durch das Fehlen von Insulinantagonisten das Risiko für Hypoglykämien groß ist.
Laufende EKG-Kontrollen sind während der Korrektur der Hyperkaliämie angezeigt.

Die Hypokaliämie

Die Hypokaliämie ist die häufigere Entgleisung des Kaliumstoffwechsels. Bei den Ursachen (Tabelle 59) stehen die ungenügende Kaliumzufuhr, ein erhöhter Kaliumverlust und die Verschiebung von Kalium in den Intrazellulärraum im Vordergrund. Nach der Häufigkeit stehen die medikamentösen Ursachen, besonders bei diuretischer (Thiazid-) Therapie oder bei Insulinbehandlung an erster Stelle, gefolgt vom gastrointestinalen Verlust, von Infusionsbehandlungen ohne Kaliumzusatz, und nicht zuletzt von einem sekundären Hyperaldosteronismus besonders im Rahmen einer Herzinsuffizienz (Lawson 1979).
Die klinischen Zeichen der Hypokaliämie sind vielfach uncharakteristisch mit Müdigkeit und Lethargie. Charakteristisch ist die neuromuskuläre Störung mit Muskelschwäche, welche bis zur Lähmung der Atemmuskulatur und bis zur Areflexie führen kann. Im EKG kommt es zur Abflachung und Verbreiterung, später zur Inversion der T-Wellen, zur Ausbildung einer U-Welle und schließlich zur Zähnelung der ST-Strecke (Surawicz 1967).
Bei der Korrektur der Hypokaliämie steht die Behandlung der Grunderkrankung bzw. deren Ursache im Vordergrund. Falls notwendig, muß die Kaliumsubstitution mit Kaliumchlorid oder dem besser verträglichen Kaliumglukonat folgen. Die intravenöse Kaliumsubstitution muß besonders langsam verabreicht werden (etwa 20 mval pro Stunde).

Die Hyperkalzämie

Der Serumkalziumspiegel ist Ausdruck einer komplexen Regulation, in welcher die Kaliumzufuhr, eine normale Dünndarmfunktion, sowie normale Plasmaspiegel des 1,25-Dihydroxy-Cholcalciferols und des Parathormons die größte Rolle spielen (Slovik 1981, Agus 1982).
Unter den Ursachen, welche zu einer Hyperkalzämie führen (Tabelle 60), stehen die verschiedenen Formen des Hyperparathyreoidismus (Heath 1980), das Plasmozytom und jene Malignome, welche sich osteolytisch im Skelett absiedeln (Mammakarzinom, Bronchuskarzinom) im Vordergrund (Ralsin 1982).

Tabelle 59. Ursachen der Hypokaliämie

---

1. Verminderte Aufnahme (Anorexie, Alkoholismus)
2. Kaliumverluste
    a. Renal – tubuläre Azidose
    b. Gastroinstestinal (Erbrechen, Durchfall, Darmfistel, Laxantien)
3. Hormonell (Nebennierenrindenhormone – Aldosteron, Cortisol)
4. Diuretika (besonders Thiazide)
5. Rasche Zellbildung (Leukämie, B12-Therapie bei Perniciöser Anämie)
6. Kaliumverschiebung intrazellulär (Insulin, Sympathomimetika, Alkalose)

Tabelle 60. Ursachen der Hyperkalzämie

1. Hyperparathyreoidismus
2. Maligne Erkrankungen mit Skelettmetastasierung
3. Vitamin-D-Intoxikation
4. Nebennierenrindeninsuffizienz (Verlust der kalziumsenkenden Wirkung der Glukokortikoide)
5. Sonstige (Thyreotoxikose, Therapie mit Thiaziden)

Die klinischen Zeichen der Hyperkalzämie sind Müdigkeit, Adynamie, Durstgefühl und Hyporeflexie. Die psychischen Veränderungen sind in den exogenen Reaktionstyp einzureihen und steigern sich über ein Delirium bis zum Koma.

Als Folge der Muskelschwäche kommt es auch zur Obstipation. Übelkeit und Brechreiz sind gelegentlich mit Magen- oder Zwölffingerdarmgeschwüren, selten auch mit einer Pankreatitis vergesellschaftet. Polyurie, Nephrolithiasis und Nephrokalzinose sind die urologischen Erscheinungen der Hyperkalzämie.

Kardial stehen Rhythmusstörungen, Tachykardien und eine Verkürzung der QT-Zeit im Vordergrund. In Extremfällen und bei Zunahme des Ca x P-Produktes auf etwa 60 mg% kommt es auch zu Weichteilverkalkungen (Zumkle 1977).

Die Behandlung der Hyperkalzämie sollte nach Möglichkeit mit der Ausschaltung des Grundleidens beginnen (Agus 1982, Nijjar 1983). Wenn dies nicht möglich ist, sind die Zufuhr größerer Flüssigkeitsmengen und eventuell die Verabreichung von Glukokortioiden zu empfehlen. Gelegentlich kann die Infusion von physiologischer Kochsalz- oder isotoner Natriumsulfat-Lösung bis zu 6 Liter täglich und unter dem Zusatz von Furosemid, Phosphat und Kalzitonin notwendig werden. Als letzter Ausweg bleibt die Hämodialyse des Patienten.

Literatur

Adams KRH, Martin JA (1991) Electrolyte disorder in the elderly. Drugs Aging 1: 254–265

Agus ZS, Wasserstein A, Goldfarb S (1982) Disorders of calcium and magnesium homestasis. Am J Med 72: 473–488

Booker JA (1984) Severe symptomatic hyponatremia in elderly outpatients: the role of thiazide therapy and stress. J Am Geriatr Soc 32: 108–113

Cohen BJ, Mahelsky M, Adler L (1990) More cases of SIADH with fluxetine. Am J Psychiatry 147: 948–949

Crane MG, Harris JJ (1976) Effect of aging on renin activity and aldosteron secretion. J Lab Clin Med 87: 947–959

Crowe MJ, Forsling ML, Rolls BJ, Phillips PA, Ledingham JGG, Smith RF (1987) Altered water excretion in healthy elderly men. Age Ageing 16: 285–293

Data JL, Chang LC, Nies AS (1976) Alteration of canine renal vascular response to hemorrhage by inhibitors of prostaglandin synthesis. Am J Physiol 230: 940–945

Davidson YS, Fotheringham AP, Davies I, Morris JA (1995) Age-related postreceptor mechanisms: changes in adenylate cyclase but not phosphodiesterase in isolated mouse renal medullary collecting ducts. Exp Gerontol 30: 594–604

Davies I, O'Neill PA, McLean KA, Catania J, Bennett D (1995) Age-associated alterations in thirst and arginine vasopressine in response to a water or sodium load. Age Ageing 24: 151–159

Epstein M, Hollenberg NK (1976) Age as determinant of renal sodium conservation in normal man. J Lab Clin Med 87: 411–417

Goldstein CS, Braunstein S, Goldfarb S (1983) Idiopathic syndrome of inappropriate antidiuretic hormone secretion possibly related to advanced age. Ann Intern Med 99: 185–188

Gribbin B, Pickering TG, Sleight P, Peto R (1971) Effect of age and high blood pressure on baroreflex sensitivity in man. Circul Res 29: 424–431

Heath H, Hodgson SF, Kennedy MA (1980) Primary hyperparathyroidism. Incidence, morbidity and potential economic impact in a community. N Engl J Med 302: 189–193

Januszewicz W, Heinemann H, Demartini F, Laragh JH (1959) A clinical study of effects of hydrochlorothiazide on renal excretion of electrolyte and free water. N Engl J Med 261: 264–269

Klingler C, Preisser L, Barrault MB, Lluel P, Horgen L, Teillet L, Ancellin N, Corman B (1997) Vasopressin V2 receptor mRNA expression and cAMP accumulation an aging rat kidney. Am J Physiol 272: R1775–R1782

Laragh JH (1985) Atrial natriuretic hormone, the renin-aldosterine axis, and blood pressure-electrolyte homeostasis. N Engl J Med 313: 1330–1340

Lavizzo-Mourey R, Johnson J, Stolley P (1988) Risk factors for dehydration among elderly nursing home residents. J Am Geriatr Soc 36: 213–218

Lawson DH, Henry DA, Lowe JM, Gray JMB, Morgan G (1979) Severe hypokalaemia in hospitalized patients. Arch Intern Med 139: 978–980

Leaf A (1984) Dehydration in the elderly. N Engl J Med 311: 791–792

Lindeman RD, Lee TD, Yiengst MJ, Shock NW (1966) Influence of age, renal disease, hypertension, diuretics and calcium on the antidiuretic responses to suboptimal infusions of vasopressin. J Lab Clin Med 68: 206–223

Mahowald J, Himmelstein D (1981) Hypernatremia in the elderly: relation to infection and mortality. J Am Geriatr Soc 29: 177–182

Miller M (1987) Fluid and electrolyt balance in the elderly. Geriatrics 42/11: 65–76

Miller M, Gold GC, Friedlander DA (1991) Physiological changes of aging affecting salt and water balance. Rev Clin Gerontol 1: 215–230

Miller M, Hecker MS, Friedlander DA, Carter JM (1996) Apparent idiopathic hyponatremia in an ambulatory geriatric population. J Am Geriatr Soc 44: 404–408

Narins RG, Jones ER, Stom EC, Rudnick MR, Bastl CB (1982) Diagnostic strategies in disorders of fluid, electrolyte and acid-base homeostasis. Am J Med 72: 496–520

Nijjar T, Brandes LJ (1983) Bleomycin for hypercalcemia due to cancer. N Engl J Med 308: 655

Ohashi M, Fujio N, Nawata H (1987) High plasma concentrations of human atrial natriuretic polypeptide in aged men. J Clin Endocrinol Metab 64: 81–85

Phillips PA, Johnston CI, Gray L (1993) Disturbed fluid and electrolyte homeostasis following dehydration in elderly people. Age Ageing 22: S26–S33

Ralston S, Fogelman I, Gardner MD, Boyle IT (1982) Hypercalcaemia and metastatic bone disease: is there a causal link? Lancet ii: 903–905

Sica DA, Hartford A (1985) Sodium and water disorders in the elderly. In: Zawade ET, Sica DA (eds) Geriatric nephrology and urology. Littleton

Slovik DM, Adams JS, Neer RM, Holick MF, Potts JT (1981) Deficient production of 1,25-dihydroxyvitamin D in elderly osteoporotic patients. N Engl J Med 305: 372–374

Steen B, Lundgren BK, Isaksson B (1985) Body water in the elderly. Lancet i: 101

Surawicz B (1967) Relationship between electrocardiogram and electrolytes. Am Heart J 73: 814–834

Tragl KH (1986) Störungen des Elektrolytstoffwechsels im Alter. Fortschr Med 104: 223–227

Tsunoda K, Abe K, Goto T, Yasujima M, Sato M, Omata Seino M, Yoshinaga K (1986) Effect of age on the renin-angiotensin-aldosterone system in normal subjects: simultaneous measurement of active and inactive renin, renin substrate, and aldosterone in plasma. J Clin Endocrinol Metab 62: 384–389

Weidmann P, deChatel R, Schiffman A, Bachmann E, Beretta-Piccoli C, Reubi FC, Ziegler WH, Vetter W (1973) Interrelations between age and plasma renin, aldosteron and cortisol, urinary catecholamines, and the body state in normal man. Klin Wochenschr 55: 725–733

Weinberg AD, Minaker KL, and the Council on Scientific Affairs, American Medical Association (1995) Dehydration. Evaluation and management in older adults. J Am Med Assoc 274: 1552–1556

Weissmann P, Shenkman L, Gregerman RI (1971) Chlorpropamide hyponatremia: drug induced inappropriate antidiuretic hormone activity. N Engl J Med 284: 65–74

Zumkley H, Losse H (1977) Klinik und Therapie der Hyperkalzämie. Med Klinik 72: 1151–1162

Die Harninkontinenz

Unter Harninkontinenz ist der unfreiwillige Harnverlust zu verstehen, der im höheren Alter häufig anzutreffen ist und der viele Ursachen aufweisen kann.

Die Harninkontinenz besitzt für den Betroffenen eine eminente gesundheitliche und eine noch größere soziale Bedeutung. Die Angst vor Harnverlusten und vor der Geruchsbelästigung der Umgebung führt zur Distanzierung in der Familie und schließlich überhaupt zum sozialen Rückzug und zur Isolation (Grimby 1993).

Die Harninkontinenz betrifft etwa 20–30% aller älteren Menschen mit Bevorzugung der Frauen und wird in Akutspitälern (Sier 1987) und besonders in Pflegeheimen in bis zu 50% angetroffen (Vedrilla 1991, Resnick 1995). Besonders häufig findet sich die Harninkontinenz bei stark adipösen Frauen, doch steht die Inzidenz auch sehr stark mit der Anzahl der Schwangerschaften in Beziehung. Beim Manne dagegen überwiegt die Überlaufblase, welche am häufigsten durch eine Prostatahyperplasie verursacht wird.

Zwar wird die Harninkontinenz durch Alternsprozesse des unteren Harntraktes nicht verursacht, doch disponieren solche Prozesse zum unfreiwilligen Harnverlust. Ein Rückgang der Blasenkapazität und der Blasenkontraktilität (Elbadawi 1993) sowie ein Rückgang der zentralen Hemmung des Miktionsreflexes fördern die Harninkontinenz. Auch der bei der Frau im höheren Alter reduzierte Verschlußdruck der Urethra begünstigt den Harnverlust. Dazu kommt es sowohl beim Manne wie auch bei der Frau mit zunehmendem Alter zu unwillkürlichen Harnblasenkontraktionen. Trotz all dieser anatomischen und funktionellen Altersveränderungen im Bereich des unteren Harntraktes, welche zum Harnverlust disponieren, nimmt die residuale Harnmenge nach den Urinieren stetig zu (Resnick 1995).

Die Harninkontinenz eines älteren Menschen tritt keineswegs von Anfang an unter ihrem Vollbild in Erscheinung. Nur postoperativ werden solche Fälle die Regel bilden. Ansonst beginnt die Harninkontinenz mit vorübergehenden oder mit minimalen Harnverlusten. Provoziert werden solche geringfügigen Harnverluste durch Immobilität, durch eine diuretische Therapie oder durch die Verabreichung anticholinerger Arzneimittel. Die Harninkontinenz ist auch sehr häufig mit internistischen oder mit neurologischen Krankheiten assoziiert. Kardiovaskuläre, zerebrovaskuläre und zerebrodegenerative Erkrankungen spielen dabei die größte Rolle (Tabelle 61). Unter den Arzneimitteln, welche außer den Diuretika und Anticholinergika noch Einfluß auf die Kontinenz der Harnblase nehmen, kommt den Kalziumanatagonisten, den trizyklischen Antidepressiva und den Beta-Rezeptoren-

Tabelle 61. Krankheiten und Arzneimittel mit Beziehung zur Inkontinenz älterer Menschen

A. Internistische Erkrankungen
  1. Diabetes mellitus
  2. Exsikkose
  3. Niereninsuffizienz
  4. Hypotonie
  5. Kardiale Dekompensation
  6. Koronare Herzkrankheit
  7. Arrhythmien
B. Neurologische Erkrankungen
  1. Zerebrovaskuläre Erkrankungen (TIAs, Insulte)
  2. Dementielle Erkrankungen
  3. Synkopale Zustände
  4. Zerebrale Krämpfe
  5. Depression
C. Toxische Einflüsse
  1. Arzneimittel
    a. Diuretika
    b. Kalziumantagonisten
    c. Trizyklische Antidepressiva
    d. Beta-Rezeptoren-Stimulatoren
    e. Beta-Rezeptorenblocker
    f. Alpha-Rezeptoren-Stimulatoren
    g. Alpha-Rezeptorenblocker
    h. Antiparkinson Mittel
    i. Sedativa
  2. Suchtmittel
    a. Alkohol
    b. Opiate
D. Mechanische Einflüsse – Kotsteine

Stimulatoren die größte Bedeutung zu (Gormley 1993). Auch sind urologische oder gynäkologische Operationen gelegentlich Schrittmacher für eine Harninkontinenz (Williams 1982).

Als *Pseudoinkontinenz* wird jene Harninkontinenz bezeichnet, bei welcher weniger die funktionellen Abläufe, welche die Harnkontinenz sicherstellen, unzureichend sind, als vielmehr körperliche Behinderungen, die das rechtzeitige Erreichen der Toilette verhindern. Solche Behinderungen können durch eine massive Adipositas ebenso gegeben sein, wie auch durch Gonarthrosen, Coxarthrosen oder durch eine Hemiparese.

Anatomie und Physiologie

Die erfolgreiche Behandlung einer Inkontinenz ist an die Kenntnis sowohl der anatomischen Gegebenheiten wie auch der funktionellen Abläufe gebunden:

Die Harnblase ist ein muskuläres Hohlorgan mit großem Volumen und niedrigem Druck, das nervös gesteuert wird. Die glatte Muskulatur des Blasenhalses und der Urethra unterliegt der unwillkürlichen, der externe Sphinkter und die quergestreifte Muskulatur des Beckenbodens, die den Sphinkter unterstützt, der willkürlichen Steuerung. Der Musculus detrusor steht unter dem Einfluß des parasympathischen Systems aus dem sakralen Rückenmark, während das Trigonum der Harnblase und der vesiko-urethrale Übergang vom sympathischen System versorgt werden, in welchem die Alpha-Rezeptoren überwiegen. Die Miktionsreflexe nehmen ihren Ausgang von Dehnungsrezeptoren der Harnblase, haben ihre Schaltstelle im sakralen Rückenmark und koordinieren die reziproken Aktionen des Musculus detrusor und des Sphinkters. Hemmende Impulse für den Musculus detrusor kommen aus dem Frontalhirn und laufen im Rückenmark zum sakralen Reflexzentrum (Abb. 26). Der Druck der Harnblase steigt in der Regel erst bei einem Harnvolumen von 300 ml und vermittelt ab diesem Zeitpunkt das Gefühl des Harndranges. Neben dem Harnvolumen sind noch der Tonus des Harnblasen-Detrusors und der intraabdominelle Druck für den Blasendruck verantwortlich. Dabei steht der Tonus des Musculus detrusor in positiver Beziehung zur Blasenfüllung, zur cholinergen Stimulation, zur beta-adrenergen Hemmung und zur Abnahme der zentralvenösen Hemmung.

Anatomie und Physiologie

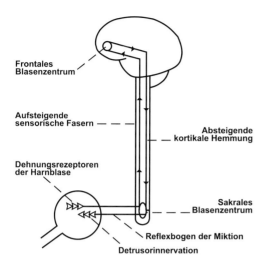

Abb. 26. Nervöse Kontrolle der Miktion

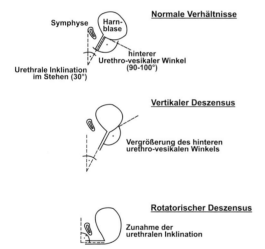

Abb. 27. Die Beziehung der Urethra zur Harnblase im lateralen Urethra-Zystogramm

Bei der Frau verläuft die Urethra überwiegend intraabdominell, sodaß der intraabdominelle Druck gemeinsam mit dem Tonus der glatten Muskulatur eine große Rolle für den intraurethralen Druck spielt. Für sie besitzen auch die anatomischen Verhältnisse am vesikourethralen Übergang eine besondere Bedeutung, wobei der Winkel zwischen Harnblase und der abgehenden Urethra für die Erhaltung der Kontinenz ebenso wichtig ist wie die Rotation der Urethra (Green 1975). Bei der Miktion werden durch Kontraktion des Harnblasen-Detrusors der Winkel zwischen Urethra und Blasenboden gedehnt und die Rotation der Urethra überwunden. Die alpha-sympathomimetische Stimulation erhöht den Tonus der Urethra und verhindert damit den Harnfluß, während die alpha-adrenerge Blockade diesen Tonus reduziert und den Harnfluß ermöglicht. Die Stimulierung der Beta-Rezeptoren führt zur Erschlaffung des Detrusors und ermöglicht die Füllung der Harnblase (Bradley 1976). Mit zunehmendem Alter sinkt der Muskeltonus der gesamten und damit auch der Beckenmuskulatur und des externen Sphinkters ab. Damit kommt es aber besonders bei der multiparen Frau zum Deszensus des Urogenitaltraktes mit Veränderung des vesikourethralen Winkels und damit zu einer Schwächung der physiologischen Hindernisse gegen einen unkontrollierten Harnverlust (Abb. 27). Bei der Frau führt der postmenopausale Östrogenmangel außerdem zu einer Atrophie der Urethralschleimhaut und des periurethralen Gewebes, womit die Kontinenzmechanismen weiter geschwächt werden.

Die wesentlichen Ursachen der Harninkontinenz ergeben sich aus Störungen des Sphinktertonus der Urethra und aus Störungen des Harnblasendetrusors, aus einer Zunahme des intraabdominellen Druckes und der Harnblasenfüllung und nicht zuletzt aus einem Tonusverlust der Beckenbodenmuskulatur. Das Überwiegen der Detrusorinnervation über seine Hemmung führt zur Kontraktion bzw. zur instabilen Harnblase. Ein Mißverhältnis von intraurethralem Druck zum intravesikalen Druck führt zur Harnretention bzw. zur Überlaufblase. Umgekehrt ist die Streßinkontinenz durch eine Sphinkterschwäche der Urethra gekennzeichnet. Bei dieser Schwäche führt schon eine geringe intraabdominelle Drucksteigerung (z.B. beim Husten oder Lachen) zum Harnverlust. Psychische und organ-neurologische Störungen, die zentral oder peripher vermittelt werden, bilden schließlich die funktionellen Ursachen der Harninkontinenz (Williams 1982).

Die Ursachen der Harninkontinenz

Die Ermittlung der Ursachen der Harninkontinenz ist unverzichtbar, weil nur die ursachengerechte Behandlung auch über längere Zeit erfolgreich sein kann. In diesem Sinne gehört die Trennung der passageren von den definitiven Ursachen zu den wichtigen differential-diagnostischen Aufgaben. In aller Regel sind die passageren Ursachen einer Harninkontinenz auch am leichtesten zu behandeln oder überhaupt zu eliminieren (Tabelle 62). Zu Ihnen gehören vor allem Diuretika und Sedativa, welche in höherer Dosierung die Inkontinenz auslösen oder verstärken.

Unter den zahlreichen definitiven Ursachen heben sich die Insuffizienz des Harnröhrenverschlusses und die Funktionsstörungen des Blasendetrusors besonders ab, wobei sowohl ein überaktiver wie auch ein vermindert funktionierender Detrusor zur Inkontinenz führen.

Was die Prävalenz der einzelnen Ursachen (Formen) der Harninkontinenz anlangt steht sowohl bei den Männern wie auch bei den Frauen die Detrusor-Überaktivität (Hyperreflexie) deutlich im Vordergrund, unabhängig davon ob diese Überaktivität mit einer normalen oder mit einer verminderten Kontraktilität der Harnblase verknüpft ist (Resnick 1989). Bei den Frauen folgt in der Prävalenz die Streßinkontinenz, während bei den Männern die Harnröhrenobstruktion die zweite Stelle einnimmt.

A. Detrusor-Überaktivität – instabile Harnblase – „Dranginkontinenz"

Die Detrusor-Überaktivität kommt durch ein Überwiegen der stimulierenden Einflüsse über die hemmende Regulation zustande. Klinisch imponiert die Dranginkontinenz mit ständigem Harndrang und mit Miktion kleiner Harnmengen. Die Nykturie ist vielfach quälend. Die Überaktivität des Detrusors entsteht dadurch, daß es bereits bei geringer Blasenfüllung zu einer starken Erregung des Zentralnervensystems kommt. Der verstärkte afferente Reiz wird in der Regel durch Erkrankungen der Harnblase (Entzündung, Tumor, Blasenstein) ausgelöst. Mit der zentralen Erregung wird der vorzeitige Harndrang ausgelöst und die kortikale Hemmung reicht nicht mehr zur Unterdrückung des Miktionsreflexes aus. Die kortikale Hemmung kann nach zerebralen Insulten oder bei Hirntumoren abnehmen. Das Vorliegen einer Demenz beeinflußt die Detrusoraktivität kaum (Resnick 1989).

Der normale Blasenreflex kann aber auch durch bewußte und unwillkürliche Miktion kleiner Harnmengen dekonditioniert werden. Diese Dekonditionierung erfolgt bei Personen, welche auf unbequeme Leibschüsseln oder kalte Toilettensitze gesetzt werden, als Form des Protestes und führt letztlich zur instabilen Harnblase.

B. Die Streßinkontinenz

Bei der Streßinkontinenz lösen lokale anatomische Veränderungen oder lokale patholo-

Tabelle 62. Passagere Ursachen einer Harninkontinenz

1. Arzneimittel
2. Harnwegsinfekte
3. Atrophische Urethritis und Vaginitis
4. Kotsteine
5. Eingeschränkte Mobilität
6. Depression

gische Prozesse bei körperlicher Aktivität eine Sphinkterschwäche mit Harnverlust aus. Ursächlich überwiegt die Schwäche des Beckenbodens, welche bei der Frau durch zahlreiche Geburten, durch einen Deszensus des Uterus und der Vagina, durch starkes Übergewicht sowie durch eine atrophische Vaginitis und Urethritis bei postmenopausalem Östrogenmangel verursacht wird (Kendall 1983).

Die Streßinkontinenz der Männer ist wesentlich seltener und findet sich häufig nach Prostataoperationen. Bei beiden Geschlechtern führen auch chronische Harnwegsinfekte, Strahlenschäden oder Neuropathien zu dieser Form der Harninkontinenz

Ursächliche Bedeutung besitzt auch die Hypotonie der Harnröhre als Folge einer neurogenen Störung, nach chirurgischen Eingriffen oder auch nach Tumorbestrahlungen.

Alle genannten Ursachen werden entweder direkt am Sphinkter wirksam, oder sie nehmen dergestalt Einfluß auf die Sphinkterumgebung, daß die Schlußfähigkeit des Sphinkters beeinträchtigt wird. Das klinische Bild der Streßinkontinenz ist gekennzeichnet durch einen unzureichenden Sphinkterschluß, der bei Druck auf die Blase zum Harnverlust führt. Jedenfalls weist ein Harnverlust bei abruptem Anstieg des intraabdominellen Druckes (Husten, Pressen) mit einer bis zu 90%igen Wahrscheinlichkeit auf eine Streß-Harnblase hin (Hilton 1981). Ein Harnverlust während der Nacht ist bei Streß-Harnblase dagegen selten.

Die Diagnose der Streßinkontinenz wird aus der Anamnese, aus dem Nachweis des Harnverlustes nach körperlicher Belastung und aus dem Befund der urodynamischen Untersuchung erstellt. In diesem Befund ist das normale Miktionsverhalten durch einen initial reduzierten dafür aber zeitlich verlängerten Harnfluß gekennzeichnet (Abb. 28).

C. Die Überlauf-Harnblase

Die Überlauf-Harnblase als weitere Form einer Harninkontinenz kommt zustande, wenn der Verschlußdruck der Urethra vom intravesikalen Druck nicht überwunden werden kann. Dabei kommt es zur Überdehnung der Blase mit einem Harnträufeln, wenn der passiv aufgebaute Blasendruck den Harnröhrendruck übersteigt.

Bei der klinischen Untersuchung läßt sich in der Regel die Harnblase als suprapubische Resistenz tasten.

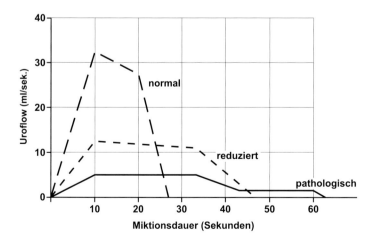

Abb. 28. Urodynamische Untersuchung bei Obstruktion. Schematische Darstellung

Die Ursachen für die Überlaufblase liegen entweder in einer mechanischen oder funktionellen Urethraobstruktion oder aber in einem unzureichenden Blasendruck. Der erste Fall (Urethraobstruktion) ist charakteristisch für die Prostatahypertrophie (siehe Seite 170), für das Prostatakarzinom oder auch für einen Kotstau, welcher durch Druck von außen die Urethra obstruiert.

Bei der Frau sind mechanische Obstruktionen selten. Stenosen der Harnröhre oder aber die Kompression der Urethra im Rahmen eines rotatorischen Deszensus sind für eine solche Obstruktion verantwortlich.

Eine funktionelle Obstruktion gehört sowohl beim Manne wie auch bei der Frau zu den seltenen Ursachen einer Überlaufblase. Sie ist meistens auf eine unkoordinierte Relaxation des Sphinkters während der Miktion zurückzuführen.

Eine unzureichende Detrusoraktivität oder Kontraktilität als Ursache der Überlaufblase findet sich nach Läsion motorischer Fasern im Sakralbereich, aber auch bei Neuropathien im Rahmen eines Diabetes mellitus oder eines chronischen Alkoholismus.

D. Neurogene Blasenstörungen

Die neurogenen Blasenstörungen treten in Form sehr unterschiedlicher klinischer Bilder in Erscheinung (Abb. 26).

Die Lokalisation der nervösen Läsion hat entscheidenden Einfluß auf die Art der Blasenstörung bzw. der Miktionsbeschwerden (McGuire 1980).

1. Die Unterbrechung der zum sakralen Reflexzentrum führenden afferenten Fasern durch Überdehnung der Nerven oder durch Neuropathien im Rahmen eines Diabetes mellitus, einer Tabes dorsalis oder eines chronischen Alkoholismus verhindert die Übermittlung des Dehnungsgefühls der Harnblase und führt zu ihrer Überfüllung (Überlauf-Harnblase). Bei Unterbrechung des efferenten motorischen Anteils des Reflexbogens bleibt die Innervation zur Detrusorkontraktion aus und die Füllung der Blase dauert an, bis der intraurethrale Druck überwunden werden kann. Anticholinerge Substanzen reduzieren den Druck der hypertrophierenden Blase, machen aber die intermittierende Katheterisierung notwendig.

2. Eine Denervation des Musculus detrusor durch eine Läsion im sakralen Rückenmark unterbricht die sensorischen und motorischen Fasern, läßt aber die Fasern des sympathomimetischen Systems intakt. Damit bleibt der interne Sphinkter in Funktion und führt zu hohem Blasendruck und Restharn mit Ausbildung einer Trabekelblase.

3. Läsionen zwischen dem sakralen Reflexzentrum und dem Frontalhirn, wie z.B. nach Wirbelfrakturen oder nach demyelinisierenden Prozessen, erlauben nur mehr die unwillkürliche Blasenentleerung. Dabei reagiert die Blase über den Reflexbogen hyperreflektorisch auf den Füllungsreiz, gelegentlich mit Dyssynergie von Detrusoraktivität und Sphinktertonus. Eine Behandlung der Hyperreflexie mit muskelrelaxierenden Arzneimittel (Diazepam, Baclofen) eventuell in Kombination mit anticholinergen Mitteln ist gelegentlich erfolgreich.

4. Die Ausschaltung des hemmenden Einflusses des Frontalhirnes auf die Detrusoraktivität durch zerebrale Insulte oder Hirntumoren führt zum Überwiegen des Musculus detrusor mit dem klinischen Bild der instabilen Harnblase. Die Zerebralsklerose allein oder das Vorliegen einer dementiellen Erkrankung ändert an den pathophysiologischen Abläufen wenig. Jedenfalls können Veränderungen der Aktivität des Muskulus detrusor kaum auf eine Zerebralsklerose oder auf eine Demenz zurückgeführt werden (Resnick 1989). Eher disponieren einige Ursachen der Harninkontinenz auch für

eine Demenz, wie z.B. eine Verwahrlosung oder Immobilität (Skelly 1995)
5. Gelegentlich hat die Harninkontinenz auch psychische Ursachen. Nicht selten wird nämlich der Harnverlust als Ausdruck eines seelischen oder körperlichen Unbehagens oder aber als Abwehrmechanismus verwendet. Die Konfrontation eines älteren Menschen mit einer unfreundlichen Umgebung (z.B. Pflegeheim) oder eine fehlende Intimsphäre in der Toilette können einen solchen Abwehrmechanismus auslösen.

E. Andere Ursachen einer Harninkontinenz

1. Kotstau

Die Obstipation mit Stuhleindickung und Kotstau ist durch Druck auf die Harnblase in bis zu 10% für eine Harninkontinenz verantwortlich (Hilton 1981).

2. Arzneimittel-induzierte Harninkontinenz

Gerade bei den häufig an einer Polymorbidität leidenden und deshalb nicht selten mit einer Polypragmasie versorgten älteren Patienten hat die Einnahme bestimmter Arzneimittel für die Entstehung einer Harninkontinenz Bedeutung. Muskelrelaxierende Mittel spielen dabei ebenso eine Rolle wie jene Sedativa und Hypnotika, welche die geistige Regsamkeit und Aufmerksamkeit des älteren Menschen einengen.

Eine besondere Rolle spielen aber die diuretisch wirksamen Arzneimittel, welche die Harnblase rasch füllen und besonders dem behinderten Menschen wenig Zeit lassen, rechtzeitig die Toilette zu erreichen. Auch Alpha-Rezeptorenblocker, die häufig und mit gutem Erfolg sowohl zur Blutdrucksenkung wie auch zur Senkung der Nachlast bei linksdekompensierten Patienten verwendet werden, reduzieren den Sphinktertonus und können bei bestehender Disposition eine Inkontinenz auslösen (Thien 1978).

3. Körperliche Behinderung

Wenn auch die körperliche Behinderung nicht unmittelbar mit der Kontinenz in Verbindung steht, so kann sie doch bei einer Disposition zur Inkontinenz eine solche auslösen. In solchen Fällen verspürt zwar der Betroffene den Harndrang rechtzeitig, ist aber infolge seiner Behinderung (Gonarthrose, Coxarthrose, Status post zerebralem Insult usw,) nicht imstande, die Toilette rechtzeitig zu erreichen – „Pseudoinkontinenz".

4. Beim älteren Menschen addieren sich häufig mehrere Ursachen einer Harninkontinenz, die einzeln noch nicht klinisch wirksam wären, zum tatsächlichen Harnverlust (Resnick 1985). Eine oft nur geringe Sphinkterschwäche gemeinsam mit der Einnahme eines Diuretikums disponiert ebenso zum Harnverlust wie eine instabile Harnblase entweder kombiniert mit einer körperlichen Behinderung oder in Verbindung mit der Einnahme eines Alpha-Rezeptorenblockers.

Die Diagnose der Harninkontinenz

Bei der Suche nach der Ursache der Harninkontinenz muß die gründliche Exploration des Patienten im Vordergrund stehen.
Vielfach ist es notwendig, Inkontinenzprobleme selbst zur Sprache zu bringen, um die Scheu und die Zurückhaltung des Patienten zu überwinden. Zur Beurteilung und Diagnose ist nicht nur die exakte Miktionsanamnese von Bedeutung sondern auch die Kenntnis der Lebensgewohnheiten und der Lebensumstände.
An die Exploration schließt sich die klinische Untersuchung, bei welcher der urologischen und der gynäkologischen Kontrolle die größte Bedeutung zukommt. Beim Mann wird die Untersuchung der Prostata und bei der Frau die Frage nach einem Deszenus des Uterus und der Vagina bzw.

nach der Kompetenz des Beckenbodens im Vordergrund stehen. Die klinische Untersuchung wird unterstützt durch die Sonographie des Abdomens und des Unterbauches. Dabei wird gelegentlich auch die vaginale und die rektale Ultraschalluntersuchung zum Einsatz kommen. Neben der Beurteilung der anatomischen Verhältnisse ist auch der Nachweis von Restharn oder einer Ausweitung der Uretern und des Nierenbeckens von Bedeutung.

Zu den Laboratoriumsuntersuchungen, welche zur Differentialdiagnose der Harninkontinenz beitragen, gehören die Harnanalyse und die Untersuchung des Serum zum Nachweis oder Ausschluß eines Nierenversagens, oder eines Diabetes mellitus. Beim Manne ist auch die Bestimmung des Prostata-spezifischen Antigens (PSA) als Beitrag oder zum Ausschluß der Diagnose eines Prostatakarzinoms wichtig.

Einen wesentlichen Schritt zur Diagnose und Differentialdiagnose der Harninkontinenz stellt die urodynamische Untersuchung dar. Sie ermöglicht die Darstellung des gesamten Miktionsablaufes und läßt Rückschlüsse zu auf den Druck in der Harnblase, auf das Harnblasenvolumen und sie registriert die Kontraktionen des Musculus detrusor (Castelden 1981, Kieswetter 1981). Unkontrollierbare Detrusorkontraktionen, welche schon bei minimalen Harnvolumina auftreten, kennzeichnen die instabile Harnblase, während bei der Überlaufblase trotz übervoller Harnblase keine Kontraktion registriert wird (Abb. 28).

Die Behandlung der Harninkontinenz

Die Therapie der Harninkontinenz orientiert sich an der Diagnose, sollte allerdings auch dem Leidensdruck sowie dem näheren und weiteren Umfeld des Patienten entsprechen. Der geistige Zustand eines Patienten, seine soziale Stellung und auch Wohn- und

Tabelle 63. Therapeutische Maßnahmen bei der Harninkontinenz

1. Verhaltensmaßnahmen (z. Blasentraining)
2. Arzneimittel
3. Chirurgische Eingriffe
4. Vorkehrungen und Gerätschaften zur Harnableitung (Katheter) oder zur Stützung des Beckenbodens (Pessare)
5. Absorbierende Wäsche oder Einlagen

Lebensverhältnisse werden auf die Therapiewahl Einfluß nehmen.

Wichtig ist auch die Erkennung passagerer Ursachen der Harninkontinenz, weil deren Beseitigung oder Behandlung leichter fallen sollte. In jedem Falle ist aber bei der Behandlung der Harninkontinenz individuell vorzugehen.

Für die Behandlung einer Harninkontinenz mit definitiver Ursache stehen mehrere Maßnahmen zur Verfügung, welche von Verhaltesregeln bis zu chirurgischen Eingriffen reichen (Tabelle 63) (Herzog 1989).

A. Behandlung der Dranginkontinenz

Die Elimination jeder Verstärkung der afferenten Reizübermittlung stellt eine Vorbedingung für die Behandlung der Dranginkontinenz dar. Dazu gehören vor allem die Behandlung eines Harnwegsinfektes oder die Östrogentherapie einer atrophischen Urethritis.

Das Blasentraining bildet einen Eckpfeiler in der Behandlung des überaktiven Blasendetrusors (Fantl 1991). Dabei werden kooperierende Patienten angehalten, unabhängig vom Miktionsbedürfnis alle 2 Stunden zu urinieren und bei entsprechendem Erfolg dieses Intervall zu verlängern. Eine Biofeedback-Behandlung kann dieses Training unterstützen. Patienten mit dementiellen Erkrankungen werden ebenfalls alle 2 Stunden zur Toilette gebracht und dort zum Urinieren aufgefordert. Bis zu einem

Drittel aller Patienten kann durch diese Maßnahmen erfolgreich behandelt werden. Bei etwa einem Viertel aller dementen und inkontinenten Patienten bleibt das Blasentraining auch dann erfolglos, wenn noch zusätzlich Arzneimittel verabreicht werden. Für diese Patienten bleiben nur absorbierende Wäsche und Einlagen, die regelmäßig kontrolliert und gewechselt werden.

Die Wirksamkeit des Verhaltenstrainings erweist sich auch bei einem Vergleich mit einem anticholinergen Arzneimittel (Ouslander 1995).

Zur Unterstützung des Blasentrainings und einer Biofeedback-Behandlung steht eine Reihe von Arzneimitteln zur Verfügung, welche insgesamt zur Relaxation der „Reizblase" beitragen.

Anticholinerge Substanzen wie z.B. Trospiumchlorid (Spasmolyt R), Oxybutynin (Ditropran R) oder Muskelrelaxantien, wie z.B. Flavoxat (Urispas R) stehen im Vordergrund, doch kommen auch Kalziumantagonisten (vorwiegend Dihydropyridine) mit Erfolg zur Anwendung. Schließlich finden noch andere Arzneimittel wie z.B. *Emepronium* (Ceteprin R) oder Imipramin (Tofranil R) Eingang in die Therapie. Gelegentlich ist auch die Kombination dieser Arzneimittel erfolgreich. Bewährt hat sich z.B. die Kombination von Oxybutynin und Imipramin.

Dauerkatheter sind bei keiner Form einer Harnkontinenz anzuraten. Sie bewähren sich bei der Dranginkontinenz aber am wenigsten, weil damit der Reizzustand der Harnblase lediglich zunimmt.

B. Die Behandlung der Streßinkontinenz

Ähnlich wie bei der Dranginkontinenz stehen auch bei der Streßinkontinenz nichtmedikamentöse Maßnahmen im Vordergrund. Wenn eine Schwäche des Beckenbodens vorliegt, dann ist bei Übergewicht zunächst die Gewichtsreduktion anzustreben. In weiterer Folge oder aber bei anderen Gründen einer Beckenbodenschwäche sollte ein Training der Beckenbodenmuskulatur, eventuell unterstützt durch Biofeedback-Maßnahmen eingeleitet werden. Die Elektrostimulation des Beckenbodens über Reizung des N. pudendus trägt ebenfalls zur Stärkung des Beckenbodens bei. Schließlich kann die Kompetenz des Beckenbodens der Frau durch ein Pessar unterstützt bzw. gestützt werden.

Sollte die Inkontinenz durch eine Sphinkterschwäche ausgelöst sein, dann ist bei der Frau die Östrogenbehandlung angezeigt.

Es versteht sich von selbst, daß jener Streß, welcher zum Harnverlust führt, gemildert oder überhaupt eliminiert werden sollte, z.B. durch eine Hustenbehandlung. Als letzte Maßnahme bleibt die chirurgische Intervention, welche von der Urethrasuspension bis zur Herstellung eines künstlichen Sphinkters reichen kann.

C. Die Behandlung der Überlaufblase

Bei der häufigsten Ursache der Überlaufblase, der Prostatahyperplasie, werden konservative Maßnahmen in aller Regel nicht mehr zielführend sein, und die Prostataoperation wird die Therapie der Wahl sein müssen (siehe Seite 171). Sollte eine Striktur der Urethra als Ursache der Überlaufblase vorliegen, dann wird die Inzision der Engstelle vielfach nicht zu vermeiden sein.

Bei funktionellen Verschlüssen oder Engstellen der Urethra werden mit gutem Erfolg Alpha-Rezeptorenblocker, wie z.B. Prazosin (Minipress R) angewendet.

Sollte die Überlaufblase als Folge einer Störung des Wechselspiels zwischen dem Detrusor der Harnblase und dem Sphinkter der Urethra auftreten, kann vielfach das Muskelrelaxans Baclofen (Lioresal R) mit Erfolg eingesetzt werden. Bei einer Schwäche des M. detrusor ist primär das Blasentraining vorzunehmen (Leyson 1980).

Ansonst kann nur mit der vom Patienten erlernbaren, intermittierenden Katheterisierung der Dauerkatheter vermieden werden, welcher durch eine hohe Infektionsgefahr, durch die Abnahme des Blasenvolumens und schließlich durch eine erhöhte Mortalität belastet ist (Ouslander 1985).

Die benigne Prostatahyperplasie

Die benigne Prostatahyperplasie (BPH) betrifft mehr als die Hälfte aller Männer über dem 50. Lebensjahr und mehr als 80% aller Männer über dem 90. Lebensjahr Sie nimmt ihren Ausgang von der hyperplastischen Wucherung der paraurethralen Drüsen, welche schließlich den Großteil des Prostatavolumens einnehmen. Für die Wucherung sind die Testosteronmetaboliten Dihydrotestosteron und Androstendion verantwortlich. Die Symptome der BPH ergeben sich aus der Reaktion der Harnblase auf den erhöhten Auslaßwiderstand mit dysurischen Beschwerden, mit Pollakisurie und mit Nykturie. Die Obstruktion macht sich durch einen verzögerten Miktionsbeginn, durch einen abgeschwächten Harnstrahl, durch ein Harnträufeln und durch einen Restharn bemerkbar und resultiert schließlich in der Drang-Inkontinenz (Tabelle 64).

Die Diagnostik der BPH beginnt mit der rektal-digitalen Untersuchung, die einen ersten Eindruck von der Prostatagröße vermittelt und auch eine Beurteilung der Konsistenz erlaubt. Die Sonographie (abdominell und rektal) führt zu objektiven Bestätigung des Tastbefundes, ermöglicht die Messung des eventuell vorliegenden Restharnes sowie die Differenzierung von Karzinomknoten innerhalb der hyperplasierten Prostata. Die Uroflowmetrie objektiviert schließlich die Miktionsbeschwerden des Patienten durch Messung der Miktionszeit und des Miktionsvolumens (Abb. 28).

Das prostataspezifische Antigen (PSA) sollte bei vergrößerter Prostata immer bestimmt werden. Immerhin findet sich bei über 10% aller wegen einer BPH operierten Patienten histologisch ein Prostatakarzinom.

Die Therapie der benignen Prostatahyperplasie

Die Therapie der BPH richtet sich nach dem Ausmaß der Beschwerden und/oder der Blasenentleerungsstörung. In erster Linie sind es Blasenentleerungsstörungen oder auch Harnwegsinfekte, welche eine Behandlung notwendig machen.

Phytopharmaka stehen sehr oft am Beginn der Therapie der BPH (Stadium 1), weil sie bei langdauernder Einnahme wirksam sind, ohne besondere Nebenwirkungen aufzuweisen. Sie wirken in der Regel antiphlogistisch, antiödematös und besitzen eine spasmolytische Wirkung im Bereich der ableitenden Harnwege. Außerdem wirken sie regenerierend auf das Drüsengewebe der Prostata.

Extrakte aus den Früchten der Sabalpalme, Pollenextrakte und Brennesselextrakte mit Beta-Sitosterin und Cernitin als Wirkstoff stehen im Vordergrund.

Tabelle 64. Stadieneinteilung der Prostatahyperplasie

Stadium 1
Reizstadium, Stadium der Kompensation
– Dysurie, Pollakisurie, Nykturie
– Kein Restharn
– Langsame Entwicklung einer Trabekelblase

Stadium 2
Stadium der Blaseninsuffizienz
– Verstärkte Pollakisurie und Nykturie
– Restharnbildung

Stadium 3
Blaseninsuffizienz mit Harnrückstau
– Ausbildung eines Hydroureters und einer Hydronephrose
– Eventuell Beginn einer Niereninsuffizienz

Als Arzneimittel stehen Cyproteronazetat, Alpha-Rezeptorenblocker und Flutamid zur Verfügung. Flutamid ist als Toluidinderivat ein nicht-steroidales, Cyproteroazetat ein steroidales Antiandrogen, welche als Nebenwirkungen zu Libidoverlust und Gynäkomastie führen können.

Alpha-Rezeptorenblocker, wie z.B. das Prazosin hemmen die sympathische Erregungsübertragung auf postsynaptische Alpha-Rezeptoren und verringern damit den Tonus der glatten Muskulatur im Blasen- und Prostatabereich und verbessern damit die Urodynamik bzw. die Beschwerden des Patienten.

Die chirurgische Therapie der BPH wird ab dem Stadium 2 und ab einem Restharnvolumen über 50 ml notwendig. Auch Blasensteine oder rezidivierende Harnwegsinfekte stellen eine Indikation zur Operation dar.

Die transurethrale Resektion der Prostata (TURP) ist die weitaus am häufigsten angewendete Methode der chirurgischen Therapie der BPH, auch wenn sie für nicht allzu große Prostatavolumina reserviert ist. Die suprapubische Prostataoperation kommt bei großer Prostata oder bei der Operation eines Prostatakarzinoms zur Anwendung. Ihr Nachteil ist der Verlust der Potentia generandi, während die Potentia coeundi überwiegend erhalten bleibt. Das Ziel einer beschwerdefreien Miktion ohne Restharn wird durch die chirurgische Intervention in einem hohen Prozentsatz erreicht, auch wenn der hyperaktive Detrusor mit dysurischen Beschwerden für einige Zeit persistiert.

Literatur

Bradley WE, Rockswold GL, Timm GW, Scott FB (1976) Neurology of micturition. J Urol 115: 481–486

Castleden CM, Duffin HM, Asher MJ (1981) Clinical and urodynamic studies in 100 elderly incontinent patients. Br Med J 282: 1103–1105

Elbadawi A, Yalla SV, Resnick NM (1993) Structural basis of geriatric voiding dysfunction II: aging detrusor: normal vs impaired contractility. J Urol 150: 1657–1667

Fantl JA, Wyman JF, McClish DK (1991) Efficacy of bladder training in older women with urinary incontinence. J Am Med Assoc 265: 609–613

Gormley EA, Griffiths DJ, McCracken PN, Harrison GM (1993) Polypharmacy and its effect on urinary incontinence in a geriatric population. Br J Urol 71: 265–269

Green Th (1975) Urinary stress incontinence: differential diagnosis, pathophysiology, and management. Am J Obstet Gynecol 122: 368–400

Grimby A, Milsom I, Molander U, Wiklund I, Ekelund P (1993) The influence of urinary incontinence on the quality of life of elderly women. Age Ageing 22: 82–89

Herzog R, Fultz NH, Normolle DP, Brock BM, Diokno AC (1989) Methods used to manage urinary incontinence by older adults in the community. J Am Geriatr Soc 37: 339–347

Hilton P, Stanton SL (1981) Algorithmic method for assessing urinary incontinence in elderly women. Br Med J 282: 940–942

Kendall AR, Stein BS (1983) Practical approach to stress urinary incontinence. Geriatrics 38/5: 69–79

Kieswetter H (1981) Harninkontinenz, Reizblase, Miktionsstörungen. Edition Medizin, Weinheim

Leyson JFJ, Martin BF, Sporer A (1980) Baclofen in the treatment of detrusor-sphincter dyssynergia in spinalcord injury patients. J Urol 124: 82–84

McGuire EJ (1980) Urinary dysfunction in the aged: neurological considerations. Bull NY Academy Med 56: 275–284

Ouslander JG, Fowler E (1985) Management or urinary incontinence in Veterans Administration nursing homes. J Am Geriatr 33: 33–40

Ouslander JG, Schnelle JF, Uman G, Fingold S, Nigam JG, Tuico E, Jensen BB (1995) Does oxybutynin add to the effectiveness of prompted voiding for urinary incontinence among nursing home residents? A placebo controlled trial. J Am Geriatr Soc 43: 610–617

Resnick NM, Yalla SV (1985) Management of urinary incontinence in the elderly. N Engl J Med 313: 800–805

Resnick NM, Yalla SV, Laurino E (1989) The pathophysiology of urinary incontinence among institutionalized elderly persons. N Engl J Med 320: 1–7

Resnick NM (1995) Urinary incontinence. Lancet 346: 94–99

Sier H, Ouslander J, Orzeck S (1987) Urinary incontinence among geriatric patients in an acute-care hospital. J Am Med Assoc 257: 1767–1771

Skelly J, Flint AJ (1995) Urinary incontinence associated with dementia. J Am Geriatr Soc 43: 286–294

Thien Th, Delaere KPJ, Debruyne FMJ, Koene RAP (1978) Urinary incontinence caused by prazosin. Br Med J 1: 622–623

Ventrilla D, Klein K (1991) Interdisziplinäre Therapie der Harninkontinenz im Alter. Therapiewoche Österr 6: 612–620

Williams ME, Pannill FC (1982) Urinary incontinence in the elderly. Physiology, pathophysiology, diagnosis and treatment. Ann Intern Med 97: 895–907

Die Lunge im Alter

Die Lungenfunktion

Wie in allen anderen Organen kommt es auch in der Lunge mit zunehmendem Alter zu einer Funktionseinschränkung. Besonders bei der Lunge wird diese Funktionseinschränkung auch von Faktoren mitbestimmt, welche außerhalb der Lunge gelegen sind. Die zunehmende Rigidität des Thorax, bedingt durch die Verkalkung der Rippenknorpel, und die degenerativen Veränderungen der Wirbelsäule spielen dabei ebenso eine Rolle wie der Rückgang der Auswurfleistung des Herzens (Connolly 1993). Außerdem rückt die Abnahme der Thoraxbeweglichkeit des älteren Menschen dessen Zwerchfellatmung stärker in den Vordergrund.

Schließlich wird auch die außerhalb der Lunge gelegene Steuerung der Atmung durch Alternsprozesse beeinflußt bzw. beeinträchtigt. Es sinkt nämlich mit zunehmendem Alter die Empfindlichkeit der Chemorezeptoren für die Hypoxämie, ebenso ist der Frequenzanstieg des Herzens bei Hypoxämie im Alter abgeschwächt (Connolly 1992).

Spirometrische Untersuchungen belegen den Rückgang der Lungenfunktion mit dem Lebensalter sehr deutlich, wobei sich zusätzlich ein leicht obstruktives Muster einstellt. Wenn die Vitalkapazität (VC) und der Atemstoßwert (FEV1) als einfach gebräuchliche Funktionsparameter longitudinal verfolgt werden, so findet ein Rückgang mit dem Lebensalter statt, der für die VC etwa 200 ml/Dekade und für das FEV1 etwa 240 ml/Dekade beträgt (Burrows 1986) (Abb. 29).

Mit zunehmendem Alter nimmt der Durchmesser der großen Luftwege eher zu, während der Durchmesser der Bronchiolen abnimmt. Dazu kommt es zwischen dem 30. und 80. Lebensjahr zu einer Verminderung der Atemfläche um etwa 20% (Thurlbeck 1967).

Zur Abnahme des Durchmessers der Bronchiolen mit zunehmendem Alter kommt noch eine Abnahme der bronchodilatatorischen Fähigkeit nach der Verabreichung von beta-adrenergen Stimulatoren oder von anticholinergen Stoffen (van Schayck 1991a). Außerdem zeigt sich, daß die regelmäßige und kontinuierliche Anwendung einer bronchodilatatorischen Therapie zu einem rascheren Rückgang des FEV1 führt als die intermittierende, bedarfsbezogene Verabreichung solcher Arzneimittel (van Schayck 1991b).

Alle diese Veränderungen resultieren letztlich in einer altersabhängigen Abnahme des Sauerstoff-Partialdruckes. Diese Abnahme beträgt zwischen dem 20. und 80. Lebensjahr etwa 14 mm Hg. Jedoch steht der Sauerstoff-Partialdruck auch zum Körpergewicht bzw. zum Broca-Index in Beziehung und differiert zwischen den Indices 75 und 135 um etwa 6 mm Hg (Abb. 30). Dem Rückgang der Lungenfunktion entspricht in erster Linie ein Rückgang der Lungenelastizität. Dieser Verlust an Dehnbarkeit beträgt bei einer 70jährigen Person etwa 35%. Damit muß aber die Atemarbeit des 70jährigen bei jedem Atemzug um 35% höher liegen als bei einem 20jährigen (Villar 1992).

In unmittelbarem Zusammenhang mit dem Elastizitätsverlust steht die Zunahme der funktionellen Residualkapazität und des Residualvolumens.

Als Ursache des Rückganges der Elastizität kommen in erster Linie Sklerosierungsprozesse in Frage (Yernault 1979), doch spielen auch Residuen nach Bronchitiden eine Rolle. Solche Residuen persistieren bis ins höhere Lebensalter, auch wenn der Infekt in der Jugend abgelaufen ist (Barker 1991). Auf molekularer Ebene stehen Eiweißveränderungen hinter dem Rückgang der Dehnbarkeit der Lungen. Unter diesen Veränderungen stehen die Zunahme der Quervernetzung von Eiweißmolekülen und Eiweißstrukturen, die Entwicklung einer Resistenz gegen Kollagenase und auch Glykosilierungsprozesse im Vordergrund (Schnider 1980).

Zigarettenrauchen gehört zu den stärksten Risikofaktoren für einen Rückgang der Lungenfunktion (Tager 1988). Sowohl die VC wie auch das FEV1 sind bei Rauchern niedriger als bei Nichtrauchern, und beide Parameter erleiden bei Rauchern einen stärkeren altersabhängigen Rückgang als bei Nichtrauchern (Cherrill 1991) (Abb. 29).

Einen weiteren disponierenden Faktor für einen frühzeitigen Rückgang der Lungenfunktion stellt die bronchiale Hyperreaktivität dar. Sie bezeichnet eine Neigung zur Bronchokonstriktion auf verschiedene chemische und physikalische Reize und wird vor allem bei Patienten mit einem Asthma bronchiale, bei Patienten mit einer

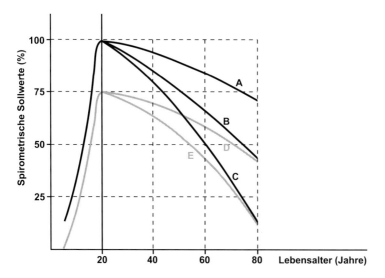

Abb. 29. Ergebnisse der Spirometrie in Abhängigkeit vom Lebensalter, von den Rauchgewohnheiten und von Krankheiten. *A* Lungenfunktion bei Gesunden und bei Nichtrauchern; *B* Lungenfunktion bei Rauchern und/oder nach leichten Lungenerkrankungen; *C* Lungenfunktion bei schweren Rauchern und nach schweren Lungenerkrankungen; *D* Niedriger Ausgangswert der Lungenfunktion, genetisch bedingt oder nach Erkrankungen in der Kindheit; *E* Niedriger Ausgangswert und rasche Verschlechterung der Lungenfunktion bei Rauchern und/oder nach Lungenkrankheiten

chronisch obstruktiven Lungenerkrankung (COPD), bei Zigarettenrauchern, passager nach bronchialen Infekten und schließlich auch bei Personen ohne jede Lungenerkrankung angetroffen. Die bronchiale Hyperreaktivität stellt in jedem Fall einen Indikator für einen rascheren Rückgang der Lungenfunktion dar (Campbell 1985).

Es besteht eine enge Beziehung dieser bronchialen Hyperreaktivität zu einer Atopie bzw. zur Höhe des IgE-Serumspiegels, und es gibt Hinweise dafür, daß ein höherer IgE-Spiegel einen Risikofaktor für eine COPD auch in jenen Fällen darstellt, in welchen keine bronchiale Hyperreaktivität vorliegt (Vollmer 1986).

Die berufliche Exposition mit Staub, verschiedenen Gasen und mit chemischen Stoffen, in der Praxis mit Metallsalzen (Nikkel, Chrom usw.), mit Mehl und auch mit Haustieren löst gelegentlich Änderungen der Lungenfunktion oft verbunden mit pulmonalen Symptomen aus, bei denen asthmatische Beschwerden im Vordergrund stehen. Atopische Personen sind für solche pulmonalen Reaktionen besonders anfällig. Ansonst disponieren die chemischen Eigenschaften des Stoffes, die Dauer und die Intensität der Exposition aber auch das Zigarettenrauchen für diese Bronchokonstriktion (Weill 1985). Die Prognose von Patienten mit beruflich ausgelöstem Asthma ist wieder abhängig von der Dauer und von der Intensität der Exposition (Becklake 1989). Als guter Indikator für diese Prognose eignet sich das FEV1. Je niedriger das FEV1, umso schlechter ist auch die Prognose (Attfield 1985).

Die chronisch obstruktive Lungenerkrankung (COPD)

Die chronisch obstruktive Lungenerkrankung gehört zu den häufigen Erkrankungen älterer Menschen. Ihre Prävalenz erreicht in

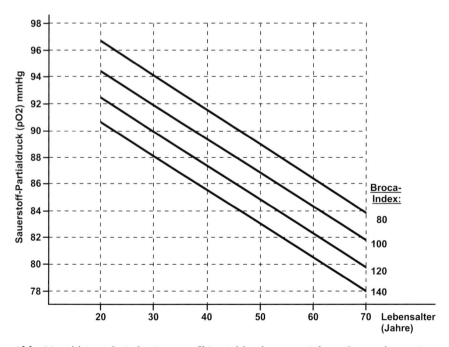

Abb. 30. Abhängigkeit des Sauerstoff-Partialdruckes vom Lebensalter und vom Broca-Index

der über 65jährigen Bevölkerung etwa 14%. Lungenerkrankungen insgesamt (COPD, Asthma bronchiale, Pneumonie, Bronchuskarzinom) sind für etwa 14% aller Todesfälle verantwortlich, wobei die Todesrate nach dem 65. Lebensjahr bei den Männern etwa doppelt so hoch liegt wie bei den Frauen. Schließlich ist bemerkenswert, daß die Todesrate für die COPD in den vergangenen 30 Jahren deutlich angestiegen ist.

Ausschlaggebend für die hohe und noch immer zunehmende Inzidenz der COPD sind das Zigarettenrauchen und die zunehmende Umweltbelastung der Atemluft, wobei den ungefilterten Abgasen der Fabriken und der Automobile die größte Bedeutung zukommt. Die Luftverschmutzung an vielen Arbeitsplätzen addiert sich zu diesen Umweltbelastungen.

Grundsätzlich sind entweder eine chronische Bronchitis oder aber ein Emphysem Ausgangspunkt einer COPD. Allerdings sind diese beiden Krankheiten selten isoliert anzutreffen, weil jede der beiden für die andere disponiert.

Die chronische Bronchitis ist eine meistens über Jahre gehende Krankheit und ist gekennzeichnet durch massive tracheobronchiale Schleimproduktion.

Die entzündliche Schleimhautschwellung und die Schleimproduktion führen besonders in den kleinen Atemwegen zur Obstruktion, womit sich zum Husten und zur Expektoration noch die Dyspnoe gesellt.

Erschwerend für den Verlauf der chronischen Bronchitis kommt im höheren Alter noch die Abschwächung des Hustenreflexes, durch welche die Expektoration des Bronchialsekretes nur mangelhaft erfolgt, womit Infektionen Vorschub geleistet wird (Newnham 1997). Die bakterielle Besiedelung der Atemwege führt schließlich zur putriden Bronchitis.

Beim Lungenemphysem handelt es sich um eine abnorme und permanente Ausweitung der distal von den terminalen Bronchiolen gelegenen Lufträume, deren Wände destruiert, jedoch nicht fibrosiert sind. Pathogenetisch steht hinter der Wanddestruktion eine exzessive Lyse von Elastin und anderen

Tabelle 65. Klinik der chronisch obstruktiven Lungenerkrankung

	Überwiegend Bronchitis	Überwiegend Emphysem
Alter zum Zeitpunkt der Diagnose	50 oder jünger	60 oder älter
Husten	vor der Dyspnoe	nach der Dyspnoe
Sputum	massiv, purulent	wenig, mukoid
Dyspnoe	gering	schwer
Respir. Insuffizienz	intermittierend	meistens terminal
Röntgen	verstärkte Bronchialzeichnung	Überblähung, bullöses Emphysem
pO_2	45–60	65–75
PCO_2	50–60	35–40
Hämatokrit	50–55	35–45
Pulmonale Hypertension:		
in Ruhe	mäßig bis schwer	keine bis mild
bei Belastung	nimmt weiter zu	mäßig
Cor pulmonale	in der Regel	kaum, ev. terminal
Retraktionskraft	normal	massiv herabgesetzt
Diffusionskapazität	normal, ev. vermindert	herabgesetzt

strukturellen Proteinen durch eine Elastase oder durch andere Proteasen, welche von Makrophagen, von mononuklearen Zellen oder von Leukozyten stammen können. Die genetisch bedingten Formen des Lungenemphysems weisen einen Mangel an Alpha-1-Antitrypsin auf. Alpha-1-Antitrypsin ist ein Hemmstoff der Proteasen und sein Mangel führt zu einer gesteigerten Proteasentätigkeit mit Lyse der Alveolarwand.

Ähnlich wie die Pathologie ist auch die Klinik der chron. Bronchitis und des Lungenemphysems unterschiedlich (Tabelle 65).

Die chronische Bronchitis tritt schon in jüngeren Jahren auf und imponiert durch starken Husten und massiven, gelegentlich putriden Auswurf. Die Patienten sind meistens adipös und es bestehen eine Plethora und eine Cyanose („blue bloater"). Die Perkussion ist meistens unauffällig, die Auskultation ergibt mittel- bis grobblasige Rasselgeräusche.

Die Belastung des Herzens ist beträchtlich und die Rechtsdekompensation bei länger dauernder Krankheit und mit zunehmendem Alter die Regel. Dann stehen neben dem Husten und dem Auswurf die Beinödeme im Vordergrund.

Die radiologischen Untersuchungen der chronischen Bronchitis sind eher gering. Die bronchovaskuläre Zeichnung ist meistens verstärkt, eventuell sind die Bronchialwände verdickt. Die Ausweitung des Pulmonalisbogens und des rechten Herzens charakterisieren die Herzsilhouette.

Beim Empyhsem sind eher ältere Menschen betroffen, die in der Regel mager und ausgezehrt erscheinen („pink puffer"). Husten und Auswurf sind gering, jedoch kann die Dyspnoe ausgeprägt sein. Die Perkussion ergibt einen hypersonoren Klopfschall und das Atemgeräusch ist abgeschwächt, substanzarm. Radiologisch läßt sich die bronchovaskuläre Zeichnung nicht bis an die Lungenperipherie verfolgen, das Herz ist steilgestellt und das Zwerchfell tiefstehend und abgeflacht.

Der Schweregrad der COPD ist vom Schweregrad der Grundkrankheit (Bronchitis oder Emphysem) abhängig. Er variiert naturgemäß von Patient zu Patient sehr, jedoch sollte aus diagnostischen wie auch aus therapeutischen Gründen eine Stadieneinteilung angestrebt werden. Eine solche wird einfach und gut mit dem FEV1 durchgeführt, die VC eignet sich dafür weniger.

Dennoch bleibt jede Stadieneinteilung willkürlich und weist keineswegs in allen Fällen eine gute Korrelation zu den Beschwerden des Patienten auf. Generell gilt allerdings, daß die emphysematösen Formen der COPD eine schlechtere Prognose besitzen als die asthmatisch-bronchitischen Formen (Burrows 1987, Ferrer 1997). Als Stadium I einer COPD wird jene leichte Form bezeichnet, welche noch einen FEV1-Wert von über 49% des Sollwertes erlaubt. Im Stadium II werden FEV1-Werte zwischen 35%–49% des Sollwertes erreicht und das Stadium III ist schließlich durch FEV1-Werte unter 35% gekennzeichnet (American Thoracic Society 1995).

Die wichtigste Maßnahme bei der Behandlung der COPD stellt die Einstellung des Zigarettenrauchens und/oder die Beseitigung der Luftverschmutzung am Arbeitsplatz.

Die Behandlung der chronisch obstruktiven Lungenkrankheit

Die wichtigste Maßnahme, die an den Beginn jeder Therapie gestellt werden muß, ist die Beseitigung bzw. Minimierung der Risikofaktoren, welche zur Einschränkung des bronchialen Luftstromes beitragen.

Unerläßlich ist, daß jede Progression der Krankheit einerseits und jeder Behandlungserfolg andererseits durch regelmäßige spirometrische Untersuchungen erfaßt wird. Ein Rückgang des FEV1 um über 30 ml/Jahr ist Hinweis für eine Verschlechterung der COPD (Ferguson 1993).

An der Spitze der Risikofaktoren für eine COPD steht sowohl im Hinblick auf die

Häufigkeit wie auch im Hinblick auf die Bedeutung das Zigarettenrauchen, gefolgt von den umweltbedingten und von den beruflichen Staub- und Abgasbelastungen (Tabelle 66).

Die Ziele der Behandlung der COPD bestehen in der Reduktion der Schleimproduktion, in einer Steigerung der Expektoration und in der Bronchodilatation.

Die Vermeidung oder die Behandlung bronchialer Infekte gehört nach der Beseitigung der Risikofaktoren zu den wirkungsvollsten Maßnahmen zur Verminderung der Schleimproduktion. Unter diesen Maßnahmen kommt der Vakzination gegen das Influenza-Virus größere Bedeutung zu, wobei als Indikation ein Alter über 65 Jahre oder aber eine chronische Erkrankung zu werten ist (Nichol 1994). Für eine Vakzination gegen Pneumokokken kommen ebenfalls alle Personen über 65 Jahre in Frage, dazu allerdings noch Patienten mit Herz-Kreislaufkrankheiten oder Lungenerkrankungen oder aber auch immungeschwächte Personen (Tabelle 67) (Koivula 1997). Eine generelle Impfung der Gesamtbevölkerung gegen Pneumokokken erscheint dagegen nicht sinnvoll (Örtquist 1998).

Bei bereits erfolgter bakterieller Infektion ist die Bakterienkultur, auf deren Basis die antibiotische Behandlung erfolgen sollte, unverzichtbar (Anthonisen 1987).

Unter Expektorantien sind Stoffe zu verstehen, welche die Bronchialsekretion steigern, das Sekret verflüssigen und den Sekrettransport anregen. Man kann davon ausgehen, daß auch beim nicht-dehydrierten Patienten die Zufuhr von Flüssigkeit die beste Unterstützung der Expektoration darstellt. Unter den Arzneimitteln löst das N-Acetylcystein (Fluimucil R) Disulfidbrücken von Mucoproteinen des Bronchialschleimes und trägt damit zur Schleimverflüssigung bei. Außerdem werden Extrakte aus Ipecacuanha, Guajakol und Saponine zur Schleimlösung und Schleimverflüssigung eingesetzt, allerdings ist ihre Wirksamkeit z.T. unsicher, und zum anderen Teil treten auch Nebenwirkungen auf (cave Emetin in Ipecacuanha-Extrakten).

Damit kommt den bronchodilatatorischen Arzneimitteln die größte Bedeutung zu. Was die Praktikabilität der Anwendung anlangt, stehen die inhalativ wirksamen Beta-2-Adrenozeptoren-Agonisten, die anticholinerg wirkenden Stoffe, aber auch die Corticosteroide weit im Vordergrund. Es steht darüber hinaus auch das Theophyllin mit seinen Abkömmlingen zur Verfügung (Ferguson 1993). Die Wirksamkeit der bronchodilatativen Arzneimittel wird initial am besten durch die Änderung des FEV1 im Rahmen ihrer Verabreichung bestimmt (Anthonisen 1988).

Tabelle 66. Risikofaktoren für eine COPD

1. Zigarettenrauchen
2. Luftverschmutzung (industrielle Wohngegend)
3. Staubexposition am Arbeitsplatz
4. Genetische Faktoren
    a. Mangel an Protease-Inhibitoren
    b. COPD-Familienanamnese
5. Asthenischer Körperbau
6. Männliches Geschlecht
7. Alter

Tabelle 67. Indikationen für eine Pneumokokken-Impfung

1. Alter über 65 Jahre
2. Chronische Erkrankungen
    a. Herz-Kreislauf-Erkrankungen
    b. Lungenerkrankungen
    c. Chronische Hepatopathie
    d. Diabetes mellitus
    e. Chronische Niereninsuffizienz
3. Immunkompromittierte Patienten
    a. Nach Milzexstirpation
    b. Chronische Lymphadenose
4. Alkoholismus

Beta-2-Adrenozeptoren-Agonisten

Beta-2-Agonisten, welche zur Behandlung einer COPD eingesetzt werden, sollten möglichst wenig Beta-1-(kardiale) Wirkung entfalten. Sie führen zur Erschlaffung der glatten Muskulatur der Atemwege und damit zu deren Dilatation. Beta-2-Agonisten regen aber auch die Tätigkeit des Flimmerepithels an und besitzen eine gering antiphlogistische Wirkung.

Sie werden entweder systemisch oder als Dosier-Aerosol verabreicht. Zu den am häufigsten verwendeten Präparaten gehören das Clenbuterol, das Fenoterol, das Salbutamol, das Salmeterol und das Terbutalin. Die lokale, inhalative Anwendung besitzt gegenüber der systemischen Verabreichung den Vorteil, daß mögliche Nebenwirkungen, wie z.B., Tremor, Tachykardie oder Hypokaliämie wesentlich seltener auftreten.

Anticholinergika

Ipratropiumbromid als Exponent dieser Arzneimittelgruppe (Atrovent R) wird ausschließlich als Dosier-Aerosol verwendet und weist eine ähnlich starke Wirksamkeit auf wie die Beta-2-Agonisten. Die Kombination des Ipratropium mit einem Beta-2-Agonisten führt jedoch zu keiner Potenzierung der Wirkung (Karpel 1991). Zum Unterschied von den Beta-2-Agonisten, deren Wirkung unmittelbar nach der Verabreichung einsetzt, benötigt die Wirkung des Ipratropiums etwa 1–2 Stunden bis zum Wirkungseintritt. Damit eignet sich das Ipratropium weniger für Akutsituationen als für eine chronische Anwendung.

Nebenwirkungen des Ipratropiums treten kaum auf.

Theophyllin

Theophyllin und seine Derivate gehören zur Standardtherapie der chronischen Bronchitis. Es wird systemisch verabreicht, womit seine Wirksamkeit mit seinem Plasmaspiegel in Beziehung steht. Als wirksame Spiegel werden Werte zwischen 0,5 und 0,2 mg% angesehen, während Werte darüber toxische Erscheinungen hervorrufen (Mitenko 1973).

Theophyllin führt zu einem deutlichen Anstieg des $FEV1$ und eignet sich gut für eine Langzeittherapie. Es wird mit Beta-2-Agonisten gut kombiniert, weil sich ihre Wirkungen verstärken (Filuk 1985). Besonders die Verabreichung von Theophyllin am Abend verringert den nächtlichen Rückgang des $FEV1$ und verbessert die morgendlichen Atemprobleme (Martin 1992).

Neben der Bronchodilatation führt Theophyllin zu einer zentralen Atemanregung, zu verstärkten Zwerchfellkontraktionen und zu einer Anregung der mukoziliären Funktion.

Als Nebenwirkungen stehen zunächst abdominelle Beschwerden, wie z.B. Anorexie, Übelkeit und Erbrechen im Vordergrund. Es können schließlich auch Kopfschmerzen, Tachykardien und zerebrale Krampfanfälle auftreten.

Corticosteroide

Corticosteroide finden in der Behandlung der COPD nur dann Anwendung, wenn die spastische Komponente der Erkrankung im Vordergrund steht. Deshalb gilt für den Einsatz der Corticosteroide mehr noch als für die übrigen Bronchodilatatoren, daß nur der Anstieg des $FEV1$ ihre Anwendung rechtfertigt (Callahan 1991).

Adjuvante Therapie der COPD

Patienten, welche unter einer maximalen bronchodilatatorischen Therapie eine Hypoxie entwickeln, weisen eine Indikation zur Sauerstofftherapie auf. Als behandlungswürdige Hypoxie ist ein pO_2 unter 55 mm Hg zu verstehen, bzw. ein pO_2 unter 59 mm Hg, wenn die COPD durch eine Polyzythämie oder durch ein Cor pulmonale kompliziert ist (Anthonisen 1988). Die Sauerstofftherapie bessert nicht nur die Beschwerden des Patienten, sondern ist auch imstande, sein Leben zu verlängern.

Mit dem Anstieg des pO_2 kommt es auch zum Rückgang einer eventuell bestehenden pulmonalen Hypertension.

Die Dauer der Therapie sollte täglich über 18 Stunden betragen und es sollte ein arterieller Sauerstoffdruck zwischen 65 und 80 mm Hg angestrebt werden (Medical Research Council Working Party 1981). Besonders vorteilhaft erweist sich die nächtliche Sauerstofftherapie (Fletcher 1987).

Das Auftreten eines Rechtsherzversagens mit peripheren Ödemen wird am besten mit einem Diuretikum behandelt. Die Verabreichung von Digitalis bei einem Cor pulmonale bringt keine Vorteile (Mathur 1981). Bei akuter kardialer Dekompensation und hohem Hämatokrit ist ein Aderlaß in Erwägung zu ziehen.

Die Pneumonie

Die Lungenentzündung tritt gelegentlich als isolierte Krankheit auf, ist aber sehr häufig mit anderen Krankheiten assoziiert oder stellt eine ihrer Komplikationen dar.

Ihre Prävalenz beträgt im Durchschnitt der Gesamtbevölkerung über 4%, jedoch steigt ihre Inzidenz bei den über 60jährigen um das 2–4fache der jüngeren Bevölkerung an (Abb. 31). Ihre Inzidenz hat zuletzt in dieser Altersgruppe zugenommen und weist zu anderen Erkrankungen, wie z.B. einer chronisch obstruktiven Lungenerkrankung (COPD), einem Diabetes mellitus, einer Niereninsuffizienz, einer Herzinsuffizienz, sowie einer chronischen Lebererkrankung eine besonders starke Beziehung auf (Whitson 1994). Auch Unterernährung und/oder eine Dehydratation gehören zu den Risikofaktoren für das Auftreten einer Pneumonie im höheren Alter.

Die Pneumonie gehört zu den häufigsten Todesursachen und ist die häufigste Todesursache mit infektiöser Genese. Dabei bleibt die Mortalität mit 1–5% so lange niedrig, als die Pneumonie noch ambulant, d.h. im häuslichen Milieu behandelt werden kann. Sobald eine stationäre Aufnahme notwendig wird, kann die Mortalität bis 25% ansteigen, und sie erreicht bis zu 50% bei jenen Patienten, welche mit dieser Diagnose einer Intensivstation bedürfen (MacFarlane 1993).

Als pathogene Keime sind in erster Linie Bakterien verantwortlich zu machen, vor allem Pneumokokken in über 30%, Haemophilus influenzae in über 8%, sowie hämolysierende Streptokokken und Moraxella in je 2%. Virusinfektionen (vor allem Influenza B und Influenza A) spielen mit insgesamt 8% eine eher untergeordnete Rolle

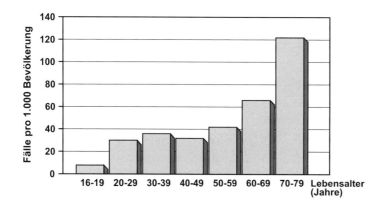

Abb. 31. Lebensalter und Inzidenz der außerhalb von Krankenanstalten erworbenen Pneumonien (MacFarlane 1993)

(MacFarlane 1993). Die atypischen Keime wie z.B. Mykoplasmen und Chlamydien weisen gerade im deutschen Sprachraum im letzten Dezennium eine rasch steigende Inzidenz auf (Allewelt 1997).
In der älteren Bevölkerung und bei Personen mit einer weiteren Grundkrankheit sind die Pneumokokken häufiger anzutreffen, auch wenn sie zuletzt generell einen leichten Rückgang aufweisen (The British Thoracic Society 1987).
Das klinische Bild der Pneumonie älterer Menschen ist geprägt durch den Husten, durch den Temperaturanstieg, durch die Kurzatmigkeit, durch die Schwäche und durch die Anorexie. Thoraxschmerzen, Oberbauchschmerzen und eine Verwirrtheit sind zwar seltener zu beobachten, doch ist gerade die atypische Präsentation der Pneumonie für das höhere Lebensalter charakteristisch (Tabelle 68). Auffallend ist auch die Diskrepanz zwischen den von älteren Patienten spontan angegebenen Beschwerden und jenen Symptomen, welche durch eine intensivere Befragung erhoben werden können. Besonders deutlich ist diese Diskrepanz für das Schwächegefühl, für die Anorexie und für die Verwirrtheit, welche von den Patienten in weniger als 15% der tatsächlichen Beschwerden angegeben werden (Harper 1989).
Die Prognose einer Pneumonie im höheren Lebensalter sollte stets vorsichtig gestellt werden. Eine besonders ungünstige Prognose bedeutet das Auftreten einer Verwirrtheit, der Nachweis einer diastolischen Hypotonie, eine vorausgegangenen Digitalisierung, eine gleichzeit bestehende Dehydratation und die Spitalsaufnahme aus einem Pflegeheim. Die Prognose verschlechtert sich auch mit der Anzahl der betroffenen Lungensegmente, mit der Anzahl der verabreichten Antibiotika sowie mit der Notwendigkeit für eine Beatmungshilfe (Starczewski 1988, Farr 1991).
Die Röntgenuntersuchung liefert den besten Nachweis der Pneumonie. Sie sollte bei jedem Verdacht auf eine Pneumonie durchgeführt werden. Dies auch oder ganz besonders bei jenen Fällen, welche durch einen atypischen Verlauf, z.B. durch eine zunehmende Schwäche und durch eine neu aufgetretene Verwirrtheit gekennzeichnet sind (Puxty 1986).

Tabelle 68. Klinische Präsentation der Pneumonie im Alter (Harper 1989)

Anamnese	Spontan	Auf Befragen
Husten	22,9%	68,8%
Fieber	20,8%	50,0%
Schwäche	14,6%	60,4%
Kurzatmigkeit	12,5%	37,5%
Anorexie	6,2%	54,2%
Gastrointestinale Beschwerden	6,2%	29,2%
Thoraxschmerz	4,2%	27,1%
Stürze	2,1%	14,6%
Verwirrtheit	0	14,6%

Die Bakterienkultur aus dem Sputum gelingt eher selten, weil schon die Sputumgewinnung vielfach scheitert. Bei vorhandenem Sputum ist am ehesten die Gram-Färbung erfolgreich (Levy 1988). Blutkulturen lassen den Keim bei etwa 30% der Patienten mit Erfolg nachweisen (The British Thoracic Society 1987).
Das hohe Mortalitätsrisiko älterer Menschen, welche an einer Pneumonie erkranken, einerseits und die hohe Prävalenz der Pneumokokken und des Influenza-Virus als Erreger der Pneumonie hat zur Vakzination gefährdeter Personen geführt (Tabelle 67). Tatsächlich verhindert diese präventive Maßnahme das Auftreten von Pneumonien oder sie schwächt den Verlauf so weit ab, daß das Risiko eines fatalen Ausganges geringer wird. Die Impfung gegen Pneumokokken erfolgt einmalig, die Impfung gegen das Influenza-Virus sollte jährlich erneuert werden (Koivula 1997).

Die Behandlung der Patienten mit Lungenentzündung sollte keineswegs bis zum Keimnachweis verzögert werden. Viel eher ist gerade bei älteren Patienten eine rasche Therapie anzustreben. Der Therapie ist bei der Auswahl des Antibiotikums ein pragmatisches Vorgehen zugrunde zu legen. Demnach sollte ein Antibiotikum zur Anwendung kommen, für welches Pneumokokken und Hämophilus influenzae eine hohe Empfindlichkeit aufweisen. Am besten eignen sich Makrolid-Antibiotika d.s. neben dem Erythromycin noch Azithromycin, Clarithromycin und Roxithromycin, welche außerdem noch eine gute Therapie für Infektionen mit Staphylokokken, Mykoplasmen und Chlamydien darstellen.

Die unterstützende Therapie zur antibiotischen Behandlung richtet sich nach dem Befinden und nach den Befunden der Patienten. Sie mag einmaligen Flüssigkeitsersatz bei dehydrierten Patienten bedeuten, welcher auch die oft versiegende Sputumproduktion anregt, und sie mag ein anderes Mal zur Sauerstoffinsufflation führen, wenn die Oxygenierung des Blutes (Blutgasanalyse!) unzureichend wird.

Die nosokomiale Pneumonie stellt die zweithäufigste Infektion dar, welche von älteren Patienten innerhalb eines Krankenhauses erworben wird. Ihre Inzidenz beträgt in einem Akutkrankenhaus und in Einrichtungen der Langzeitpflege knapp 18% (Harkness 1990). Die Risikofaktoren für eine nosokomiale Pneumonie sind im Akutkrankenhaus und in der Langzeitpflege ähnlich. Es überwiegen ein schlechter Allgemeinzustand des Patienten, eine Aspiration, eine stärkere Sekretion aus dem oropharygealen Bereich, ein eingeschränktes Bewußtsein und eine neurologische Krankheit. Auch eine stärkere Pflegeabhängigkeit des Patienten (Hilfe beim Baden, Hilfe beim Stuhlgang, Hilfe beim Füttern ev. mit Magensonde) stellt einen Risikofaktor für das Auftreten einer nosokomialen Pneumonie dar (Harkness 1990).

Als bakterielle Ursachen von nosokomialen Pneumonien stehen – ähnlich wie bei der im häuslichen Milieu erworbenen Pneumonie – die Pneumokokken und der Haemophilus influenzae im Vordergrund. Dann allerdings folgen bereits die Staphylokokken sowie Gram-negative Keime wie Klebsiellen, Pseudomonas aeruginosa, Legionellen u.a. Diesem Keimspektrum entsprechend sollte die antibiotische Therapie der nosokomialen Pneumonie breit gehalten werden. Die Kombination von Breitspektrum-Penicillinen mit Beta-Laktamasehemmern (Augmentin R, Clavamox R, Tazonam R, Timenten R, Unasyn R) oder ein Cephalosporin der 2. Generation sind jeweils gegen Staphylokokken und Gram-negative Keime gerichtet. Nur bei Verdacht auf das Vorliegen einer Pseudomonas aeroginosa müssen zusätzlich Aminoglykoside verabreicht werden.

Das Asthma bronchiale

Die Prävalenz des Asthma bronchiale in der älteren Bevölkerung wird generell unterschätzt, weil die klinische Symptomatik häufig uncharakteristisch oder gering ausgeprägt ist. Je nach dem, ob die Prävalenz in ländlichen, in städtischen oder im industriellen Gegenden erhoben wird, schwanken die Zahlen zwischen 6,5% und 17% (Burr 1979, Braman 1991). Etwas weniger als 50% der gesamten Asthma-Prävalenz sind akuten Anfällen zuzuordnen, der Rest einem leichten Asthma bronchiale oder einer Asthma-Anamnese (Burr 1979).

Das Asthma bronchiale ist charakterisiert durch hyperreaktive, chronisch entzündlich veränderte Atemwege, die sich durch eine große Zahl unterschiedlichster Reize rasch und leicht verengen.

Der Asthmaanfall wird ausgelöst entweder durch inhaliertes (extrinsisches) Allergen oder durch nicht nachweisbare (intrinsische) Stoffe. Er kann aber auch durch unspezifische Noxen, durch Virusinfekte, gele-

Tabelle 69. Bronchiale Hyperreaktivität, Entzündungsmediatoren und Asthma bronchiale

Hyperreaktive, chronisch entzündete Bronchialschleimhaut	eosinophile Leukozyten, neutrophile Leukozyten, Makrophagen, Mastzellen
Steigerung der Gefäßpermeabilität, der Schleimsekretion und der Bronchokonstriktion	Leukotrien (B4, C4, D4), Histamin (H1, H2), Prostaglandine (D2, E2, F2), Bradykinin

gentlich auch durch psychische Reaktionen provoziert werden. Die Induktion eines Asthma bronchiale durch körperliche Belastung erfolgt meistens bei einer bestehenden Asthma Disposition und wird durch heftige Atmung mit raschem Temperaturabfall in der Bronchialschleimhaut ausgelöst (British Thoracic Society 1990b). Die hyperreaktive und chronisch entzündete Bronchialschleimhaut enthält vermehrt eosinophile und neutrophile Leukozyten, Makrophagen und Mastzellen, welche über Entzündungsmediatoren zur vermehrten Schleimproduktion und Bronchokonstriktion führen. Dabei können sie in einem Circulus vitiosus die bronchiale Hyperreaktivität weiter stimulieren (Tabelle 69). Das klinische Erscheinungsbild des Asthma bronchiale ist im höheren Lebensalter vielfach untypisch. Ältere Patienten verneinen selbst dann

Tabelle 70. Klinische und funktionelle Kennzeichen des akuten und schweren Asthma bronchiale

1. Giemen und Pfeifen auf Distanz
2. Massive Kurzatmigkeit auf Zyanose
3. Atemfrequenz über 35/min
4. Herzfrequenz über 110/min
5. FEV1 unter 50% des Sollwertes

Vital bedrohlich:

6. Stumme Auskultation
7. Niedriges pO_2 bei normalem oder erhöhtem pCO_2
8. Bradykardie
9. Erschöpfung bis Verwirrtheit
10. Bewußtlosigkeit

Asthma-Symptome, wenn die Spirometrie stark pathologische Werte ergibt (Connolly 1993b). Ansonst gehören eine Atemnot, Giemen und Pfeifen, Husten und ein thorakales Engegefühl zu den charakteristischen Beschwerden. Diese Symptome treten in der Regel anfallsweise auf und sind auch reversibel (Tabelle 70).

Die Gründe für die Symptomenarmut des Asthma bronchiale im Alter liegen einerseits in der im Alter reduzierten körperlichen Aktivität und andererseits in einer reduzierten Empfindung bzw. Wahrnehmung. Tatsächlich ist aber die Tachykardie des akuten Asthma bronchiale bei älteren Patienten geringer ausgeprägt, sodaß Fehleinschätzungen des Schweregrades der Erkrankung resultieren. Nicht zuletzt aus diesen Gründen sollten bei Patienten mit Asthma bronchiale stets die Lungenfunktion und die Blutgase gemessen werden.

Bei älteren Menschen steht das Asthma bronchiale häufiger als sonst mit einer COPD und mit einer Herzkrankheit in Verbindung, wodurch sowohl die Diagnose wie auch die Therapie erschwert sind. Auch weicht die bei jüngeren Menschen charakteristische Reversibilität der Anfälle im höheren Alter häufig einer eher chronischen bronchialen Obstruktion (Braman 1991).

Die Behandlung des Asthma bronchiale

Die Behandlung des Asthma bronchiale muß getrennt für den akuten Asthmaanfall und für das chronische Asthma-(Intervall) besprochen werden.

Die Ziele der Behandlung des chronischen Asthma bronchiale bestehen darin, daß ein nächster Asthmaanfall verhindert wird und daß in diesem Intervall eine weitgehend normale Lungenfunktion erzielt wird.

Nachdem chronische Entzündungsprozesse dem Asthma bronchiale zugrunde liegen, bildet die antiphlogistische Therapie die Grundlage der Intervallbehandlung. Als Antiphlogistika stehen in erster Linie Corticosteroide aber auch die Cromoglicinsäure und das Nedocromil als Hemmstoffe der Mastzell-Degranulation zur Verfügung.

Die inhalativen Corticosteroide Beclomethason und Budesonid besitzen mehrere Vorteile. Sie sind einerseits sehr wirksam und sie entfalten andererseits als Aerosole kaum systemische Wirkungen. Ihre Dosierung beträgt täglich etwa 0,1–0,4 mg, wobei sich die Dosierung sowohl nach dem klinischen Verlauf des Asthma bronchiale wie auch nach dem FEV1 richten sollte. Als tägliche Maximaldosis sollten 2,0 mg nicht überschritten werden. Umgekehrt ist bei völliger Beschwerdefreiheit und bei FEV1-Werten über 60% eine Cortisontherapie überhaupt nicht notwendig und auch die antiphlogistische Therapie kann langsam zurückgenommen werden (British Thoracic Society 1990a).

Sollten die Asthmabeschwerden zunehmen, meistens als nächtliche oder morgendliche Atemnot, dann sollte auch in der chronischen Asthmaphase ein Beta-2-Adrenozeptor-Agonist zum Einsatz kommen.

Das akute Asthma bronchiale bedeutet eine vitale Bedrohung des Patienten und verlangt ein unmittelbares und massives Vorgehen. Die Ziele der Behandlung bestehen in der Verhinderung eines fatalen Ausganges und in der Wiederherstellung des bestmöglichen Zustandes des Patienten sowie der bestmöglichen Lungenfunktion. Das akute Asthma bronchiale ist durch Giemen und Pfeifen auf Distanz, durch eine Atemfrequenz von über 25/min, sowie durch Zyanose und Dyspnoe gekennzeichnet (Tabelle 70) (British Thoracic Society 1990b).

Im schweren Asthma-Anfall muß die Behandlung in der raschen Verabreichung höchst möglicher Sauerstoffkonzentrationen bestehend. Dazu ist die sofortige topische und hochdosierte (2,5–5,0 mg Salbutamol oder 5,0–10,0 mg Terbutalin) Verabreichung eines Beta-2-Agonisten angezeigt. Im schweren Anfall ist gleichzeitig die intravenöse Gabe eines Corticosteroids (50–75 mg Prednisolon) notwendig. Bei schwerer Beeinträchtigung des Patienten ist auch die sofortige stationäre Aufnahme zu veranlassen. Im Extremfall sind die Aufnahme auf eine Intensivstation und die Intubation angezeigt.

Bei Besserung der Beschwerden sollte die Behandlung mit Sauerstoff, mit Beta-2-Agonisten und mit der systemischen Cortisonbehandlung fortgesetzt werden. Jedenfalls sollte der Rückzug der Therapie langsam und mit Vorsicht erfolgen.

Literatur

Allewelt M, Steinhoff D, Rahlwes M, Vogel-Hartmann H, Höffken G, Schaberg T, Lode H (1997) Wandel im Erregerspektrum ambulant erworbener Pneumonien (1982–1992). Dtsch Med Wochenschr 122: 1027–1032

American Thoracic Society Consensus Committee (1993) Guidelines for the initial management of adults with community-acquired pneumonia: diagnosis, assessment of severity, and inital antimicrobial therapy. Am Rev Resp Dis 148: 1418–1426

Anthonisen NR, Manfreda J, Warren CPW, Hershfields ES, Harding GKM, Nelson NA (1987) Antibiotic therapy in exacerbations of chronic obstructive pulmonary disease. Ann Intern Med 106: 196–204

Anthonisen NR (1988) Chronic obstructive pulmonary disease. Can Med Assoc J 138: 503–510

Attfield MD (1985) Longitudinal decline in FEV1 in United States coalminers. Thorax 40: 132–137

Barker DJP, Godfrey KM, Fall C, Osmond C, Winter PD, Shaheen SO (1991) Relation of birth weight and childhood respiratory infection to adult lung function and death from

chronic obstructive airways disease. Br Med J 303: 671–675
Braman SS, Kaemmerlen JT, Davis SM (1991) Asthma in the elderly. A comparison between patients with recently acquired and long standing disease. Am Rev Respir Dis 143: 336–340
British Thoracic Society, Research Unit of the Royal College of Physicians of London (1990a) Guidelines for management of asthma in adults: I – chronic perisistent asthma. Br Med J 301: 651–653
British Thoracic Society, Research Unit of the Royal College of Physicians of London (1990b) Guidelines for management of asthma in adults: II – acute severe asthma. Br Med J 301: 797–800
Burr ML, Charles TJ, Seaton A (1979) Asthma in the elderly: an epidemiological survey. Br Med J 1: 1041–1044
Burrows B, Lebowitz MD, Camilli AE, Knudson RJ (1986) Longitudinal changes in forced expiratory volume in one second in adults. Methodologic considerations and findings in healthy nonsmokers. Am Rev Resp Dis 133: 974–980
Burrows B, Bloom JW, Traver GA, Cline MG (1987) The course and prognosis of different forms of chronic airways obstruction in a sample from the general population. N Engl J Med 317: 1309–1314
Callahan CM, Dittus RS, Katz BP (1991) Oral corticosteroid therapy for patients with stable chronic obstructive pulmonary disease: a meta-analysis. Ann Intern Med 114: 216–223
Campbell AH, Barter CE, O Connell JM, Huggins R (1985) Factors affecting the decline of ventilatory function in chronic bronchitis. Thorax 40: 741–748
Connolly MJ, Crowley JJ, Charan NB, Nielson CP, Vestal RE (1992) Reduced subjective awareness of bronchoconstriction provoked by metacholine in elderly asthmatic and normal subjects as measured on a simple awareness scale. Thorax 47: 410–413
Connolly MJ (1993a) Respiratory disease in old age. Part 1: age-related changes in the lung, respiratory infections and lung tumors. Rev Clin Gerontol 3: 147–155
Connolly MJ (1993b) Respiratory disease in old age. Part 2: asthma, chronic obstructive airways disease and emphysema. Rev Clin Gerontol 3: 223–230
Farr BM, Sloman AJ, Fisch MJ (1991) Predicting death in patients hospitalized for community-acquired pneumonia. Ann Intern Med 115: 428–436

Ferguson GT, Cherniack RM (1993) Management of chronic obstrucive pulmonary disease. N Engl J Med 328: 1017–1022
Ferrer M, Alonso J, Morera J, Marrades RM, Khalaf A, Aguar MC, Plaza V, Prieto L, Anto JM, for the Quality of Life of Chronic Obstructive Pulmonary Disease Study Group (1997) Chronic obstructive pulmonary disease stage and health-related quality of life. Ann Intern Med 127: 1072–1079
Filuk RB, Easton PA, Anthonisen NR (1985) Responses to large doses of salbutamol and theophylline in patients with chronic obstructive pulmonary disease. Am Rev Resp Dis 132: 871–874
Fletcher EC, Miller J, Divine GW, Miller T (1987) Nocturnal oxyhemoglobin desaturation in COPD patients with arterial oxygen tensions above 60 mm Hg. Chest 92: 604–608
Harkness GA, Bentley DW, Roghmann KJ (1990) Risk factors for nosocomial pneumonia in the elderly. Am J Med 89: 457–463
Harper C, Newton P (1989) Clinical aspects of pneumonia in the elderly veteran. J Am Geriatr Soc 37: 867–872
Karpel JP (1991) Bronchodilator responses to anticholinergic and beta-adrenergic agents in acute and stable COPD. Chest 99: 871–876
Koivula I, Sten M, Leinonen M, Makela PH (1997) Clinical efficacy of pneumococcal vaccine in the elderly: a randomized single-blind population-based trial. Am J Med 103: 281–290
Levy M, Dromer F, Brion M, Leterdu F, Carbon C (1989) Community-acquired pneumonia. Importance of initial nonivasive bacteriologic and radiographic investigations. Chest 92: 42–48
MacFarlane JT, Colville A, Guion A, MacFarlane RM, Rose DH (1993) Prospective study of aetiology and outcome of adult lower-respiratory-tract infections in the community. Lancet 341: 511–514
Martin RJ, Pak J (1992) Overnight theophylline concentration and effects on sleep and lung function in chronic obstructive pulmonary disease. Am Rev Respir Dis 145: 540–544
Mathur PN, Powles ACP, Pugsley SO, McEwan MP, Campbell EJ (1981) Effect of digoxin on right ventricular function in severe chronic airflow obstruction: a controlled clinical trial. Ann Intern Med 95: 283–288
Medical Research Council Working Party (1981) Long term domiciliary oxygen therapy in chronic hypoxia cor pulmonale complicating chronic bronchitis and emphysema. Lancet i: 681–685

Mitenko PA, Ogilvie RL (1973) Rational intravenous doses of theophylline. N Engl J Med 289: 600–603

Newnham DM, Hamilton JC (1997) Sensitivity of the cough reflex in young and elderly subjects. Age Ageing 26: 185–188

Nichol KL, Margolis KL, Wuorenma J, Von Sternberg T (1994) The efficacy and cost effectiveness of vaccination against influenza among elderly persons living in the community. N Engl J Med 331: 778–784

Örtquist A, Hedlund J, Burman LA, Elbel E, Hofer M, Leinonen M, Lindblad I, Sundelof B, Kalin M (1998) Randomised trial of 23-valent pneumococcal apsular polysaccharid vaccine in prevention of pneumonia in middle aged and elderly people. Swedish Pneumococcal Vaccination Study Group. Lancet 351: 399–403

Puxty JAH, Andrews K (1986) The role of chest radiography in the evaluation of „geriatric giants". Age Ageing 15: 174–176

Schnider SL, Kohn RR (1980) Glykosylation of human collagen in aging and diabetes mellitus. J Clin Invest 66: 1179–1181

Starczewski AR, Allen SC, Vargas E, Lye M (1988) Clinical prognostic indices of fatality in elderly patients admitted to hospital with acute pneumonia. Age Ageing 17: 181–186

Tager IB, Segal MR, Speizer FE, Weiss ST (1988) The natrual history of forced expiratory volumes. Effect of cigarette smoking and respiratory symptoms. Am J Resp Dis 138: 837–849

The Brit. Thorax. Soc. and The Public Health Lab. Service (1987) Community-acquired pneumonia in adults in British hospitals in 1982–1983: a survey of aetiology, mortality, prognostic factors and outcome. Quart J Med 239: 195–220

Thurlbeck WM (1967) The internal surface area of non-emphysematous lungs. Am Rev Resp Dis 95: 765–773

Van Schayck CP, Folgering H, Harber H, Maas KL, Van Weel C (1991a) Effects of allergy and age on responses to salbutamol and ipratropium in moderate asthma and chronic bronchitis. Thorax 46: 355–359

Van Schayck CP, Dompeling E, Van Herwaaden CLA (1991b) Bronchodilator treatment in moderate asthma or chronic bronchitis continuous or on demand? A randomised controlled study. Br Med J 303: 1426–1431

Villar T, Dow L (1992) Lung function and aging: the development and decline of lung function in health and disease. Rev Clin Gerontol 2: 279–297

Vollmer WM, Buist AS, Johnson LR, McCamant LE, Halonen M (1986) Relationship between serum IgE and cross-sectional and longitudinal FEV1 in two cohort studies. Chest 90: 416–423

Weill H, Diem J, Hughes J, Jones R (1985) The contribution of occupational exposure to chronic airway obstruction. Chest 6 [Suppl]: 12S

Whitson B, Campbell GD (1994) Community-aquired pneumonia: new outpatients guidelines based on age, severity of illness. Geriatrics 39/3: 24–36

Yernault JC, De Troyer A, Rodenstein D (1979) Sex and age differences in intrathoracic airway mechanics in normal man. J Appl Physiol 46: 556–564

Der Gastrointestinal-Trakt

Ähnlich wie in anderen Organen finden auch im Gastrointestinal-Trakt mit zunehmendem Lebensalter sowohl morphologische wie auch funktionelle Veränderungen statt, auch wenn diese deutlich geringer ausgeprägt sind als z.B. jene des Herz-Kreislauf-Systems (Shamburek 1990).
Die morphologischen Veränderungen betreffen das Parenchym, welches an Volumen abnimmt und das Stroma, welches damit wenigstens relativ zunimmt. Die funktionellen Veränderungen betreffen zwar alle intestinalen Aufgaben, doch stehen auf Grund ihrer Bedeutung die Verdauung, die Absorption und die Immunabwehr im Vordergrund.

Zahnstatus und Kaukraft

Der Kauvorgang als erster Verdauungsakt ist im Alter in aller Regel durch einen reduzierten oder schlechten Zahnstatus beeinträchtigt. Abnutzung und Verschleiß der Zähne einerseits aber auch Karies und Parodontose lassen Zahnlücken entstehen oder beeinträchtigen den Zahnschluß, sodaß die notwendige Zerkleinerung der Speisen nicht mehr möglich ist. Der verschlissene Zahnschmelz ist nicht mehr erneuerbar, während das Zahngrundgerüst (Dentin) und der Zahnzement zwar langsam nachgebildet werden, jedoch nicht mehr die Härte des Zahnschmelzes aufweisen. Die Karies zerstört den Zahn selbst, während die Parodontose zu einem Rückzug der Gingiva, zu einem Verlust der Halteligamente und schließlich zu einer Resorption des alveolären Knochens führt.
Gleichzeitig mit dem Zahnverlust findet auch eine Reduktion der Speichel- und Schleimproduktion der Mundhöhle statt, womit der Zahnverlust beschleunigt und die Verdauung der Speisen beeinträchtigt wird (Storer 1985).
Die reduzierte Kaufähigkeit beeinflußt schon die Auswahl der Nahrungsmittel, sodaß nicht mehr deren Kaloriengehalt, Vitamingehalt oder Ballastgehalt, sondern nur mehr deren Zerkleinerung und Schluckfähigkeit für Ankauf und Zubereitung maßgeblich werden. Unzureichend gekaute und zerkleinerte Speisen führen zu Schluckstörungen, zur Gastritis, aber auch zu Verdauungsstörungen. Die Vorbeugung vor diesen Zahnschäden muß durch hygienische Sorgfalt in der Kindheit beginnen und durch zahnärztliche Kontrollen und schließlich durch Zahnersatz fortgesetzt werden.

Der Ösophagus

Die Funktion des Ösophagus, welcher im oberen Abschnitt mit quergestreifter und im unteren Abschnitt mit glatter Muskulatur ausgestattet ist, erleidet mit zunehmendem Alter häufig eine Einbuße.

Mit der Ösophagusmanometrie und mit kinematographischen Röntgenuntersuchungen kann gezeigt werden, daß die Koordination des peristaltischen Ablaufes nachläßt, daß Simultankontraktionen mit Bevorzugung des unteren Ösophagusdrittels zunehmen und daß auch die Entleerungszeit des Ösophagus zunimmt (Khan 1977).

Dysphagien

Am Übergang von Pharynx zu Ösophagus fungiert der Musc. cricopharyngeus als oberer Ösophagussphinkter, der einerseits die Speisenpassage ermöglicht, andererseits aber vor Aspiration schützt. Eine im Alter gelegentlich auftretende Funktionseinbuße dieses Muskels führt zur Dysphagie oder gar zur Aspiration und bedarf eventuell einer chirurgischen Intervention (Mills 1973).

Tatsächlich beginnen Schluckstörungen manchmal schon im Pharynx, weil im höheren Lebensalter zur Auslösung des pharyngealen Schluckaktes ein größeres Speisenvolumen benötigt wird als in früheren Lebensabschnitten (Shaker 1994).

Dysphagien sind aber am häufigsten die Folge von Schlaganfällen oder anderen neuromuskulären Störungen. Sie werden bei Muskeldystrophien, bei Myasthenie und auch bei thyreotoxischen Myopathien beobachtet. Ansonst treten sie als Komplikationen des M. Parkinson, eines Pulsionsdivertikels (Zenker'sches Divertikel) oder einer Refluxösophagitis auf.

Die Refluxösophagitis mit einer nachfolgenden Striktur des unteren Ösophagus gehört mit der Hiatushernie und mit dem Ösophaguskarzinom zu den weiteren Ursachen einer Dysphagie.

Die Achalasie, welche häufig ein angeborenes Leiden darstellt, wird oft erst im höheren Alter manifest. Dabei führt eine unzureichende Relaxation des unteren Ösophagus zu einem Speisenrückstau, welcher wiederum langsam eine Dilatation des darüberliegenden Ösophagusanteils bedingt.

Als Behandlung erweist sich die Unterstützung der Relaxation mit Hilfe von Nifedipin oder von Nitraten vielfach als erfolgreich, doch muß diese Therapie manchmal durch eine pneumatische Dilatation des unteren Ösophagusabschnittes ergänzt werden. Im höheren Lebensalter sind allerdings weder die medikamentöse Therapie noch die mechanische Dilatation sehr erfolgreich (Gosh 1994).

Das Ösophaguskarzinom gehört ebenfalls zu den Ursachen einer Dysphagie. Histologisch handelt es sich in bis zu 90% um ein Plattenepithelkarzinom, welches sich überwiegend an den Ösophagusengstellen, d.s. in etwa 50% im mittleren Ösophagusdrittel und in etwa 30% im unteren Ösophagusdrittel findet. Sein Auftreten wird durch Nikotingenuß und durch Alkoholkonsum begünstigt, es ist vielfach mit einer Achalasie assoziiert, und es findet sich bei Männern etwa doppelt so häufig wie bei Frauen. Klinisch stehen beim Ösophaguskarzinom nach der Gewichtsabnahme die Schluckbeschwerden, ein retrosternales oder epigastrisches Druck- und Schmerzgefühl sowie Aufstoßen und Erbrechen im Vordergrund.

Der Magen

Mit zunehmendem Alter sinkt die Motilität des Magens ab, wobei das Ausmaß der Motilitätsstörung weder klinisch relevant noch therapiebedürftig wird. Vielfach geht auch die Säureproduktion des Magens bis zur Achlorhydrie zurück. Völliges Fehlen der Säurebildung wird im 5. Lebensjahrzehnt in etwa 10% und nach dem 60. Lebensjahr in bis zu 20% nachgewiesen (Polland 1993), Baron 1963, Hurwitz 1997). Diesem Rückgang der Säureproduktion entsprechen sehr häufig atrophische Veränderungen der Magenschleimhaut.

Ob diese Atrophie der Magenschleimhaut einem einfachen Alternsprozeß entspricht oder ob Autoimmunvorgänge für diese Schleimhautatrophie verantwortlich sind, muß im Einzelfall geklärt werden (Siurala 1968, Hurwitz 1997).

Die endokrine Funktion des Magens erfährt mit zunehmenden Lebensalter keine entscheidende Änderung. Jedenfalls weisen die Serumgastrin-Spiegel im höheren Lebensalter – wenn auch unter einer Omeprazolmedikation – keine signifikanten Veränderungen auf (Koop 1990).

Die *Gastritis* gehört zu den häufigsten Erkrankungen des Intestinaltraktes. Bei ihren Ursachen stehen Infektionen mit Helicobacter pylori und Schleimhautläsionen durch die Einnahme von nichtsteroidalen Antirheumatika im Vordergrund. Die Prävalenz des Helicobacter pylori steigt mit dem Alter und zeigt dabei eine enge Korrelation mit der Gastritis (Gillanders 1994).

Bei ursächlichem Zusammenhang einer Gastritis oder eines peptischen Magengeschwürs mit nicht-steroidalen Antirheumatika besitzen zwei Faktoren eine besondere Bedeutung:

Nach Ergebnissen im Tierversuch muß davon ausgegangen werden, daß die Prostaglandinspiegel in der Magenschleimhaut altersbedingt vermindert sind und damit bereits eine gesteigerte Empfindlichkeit für nicht-steriodale Antirheumatika besteht (Lee 1994). Außerdem ist das höhere Alter durch eine Symptomenarmut gekennzeichnet bzw. liegt im höheren Alter die Schwelle der Schmerzempfindlichkeit höher, sodaß oft erst eine Meläna auf die Magenblutung aufmerksam macht (Langmann 1989).

Das *Magenkarzinom* gehört zu den häufigen malignen Erkrankungen. Seine Ätiologie ist unklar, doch spricht die unterschiedliche Prävalenz in verschiedenen Ländern (z.B. USA versus Japan) für eine besondere Rolle von Umwelteinflüssen. Besondere Karzinogene der Nahrung, wie z.B. Benzpyrene oder Nitroso-Verbindungen (Nitrosamine), müssen ursächlich in Betracht gezogen werden, ebenso wie der Konsum stark gesalzener Speisen. Genetische Faktoren eine atrophische Gastritis besonders in Verbindung mit einer perniziösen Anämie, oder ein vorbestehender Polyp disponieren für das Magenkarzinom.

Im Vordergrund der klinischen Symptome stehen beim Magenkarzinom der Gewichtsverlust, die Inappetenz, die epigastrischen Schmerzen, Übelkeit und Aufstoßen, Erbrechen, allgemeine Müdigkeit und Schwäche.

Der Dünndarm

Das Altern des Dünndarms ist durch keine signifikanten morphologischen Veränderungen gekennzeichnet. Vereinzelt wird eine Reduktion der Mukosaoberfläche und eine solche der Zottenhöhe beschrieben (Jakab 1981). Die Passagezeit des Darminhaltes ist gering verlängert und kann durch einen zusätzlich bestehenden M. Parkinson weiter verzögert werden (Haboubi 1988). Ungewöhnlich und überraschend sind jene Untersuchungsergebnisse, welche eine Zunahme der Bürstensaum-Enzyme (Alkalische Phosphatase, Leucinaminopeptidase, Maltase) im höheren Alter beschreiben. Diese erhöhten Enzymaktivitäten sind entweder als Kompensation für den Rückgang der absorptiven Leistungen und/oder als Enzymakkumulation bei Zunahme reifer Schleimhautzellen zu verstehen (Hosoda 1992, Raul 1988).

Malabsorption

Zwar wird im höheren Lebensalter öfter eine Malabsorption beobachtet, doch kann sie kaum je auf einen altersbedingten Rückgang der absorptiven Kapazität oder auf eine primäre Dünndarmerkrankung zurückgeführt werden. Viel eher ist die Malabsorption des Betagten auf Sekretionsstörungen des Magens (Säure), der Leber (Gallensäuren) oder des Pankreas (Lipasen, Amylasen) zurückzuführen oder sie ist Ausdruck einer Durchblutungsstörung oder einer Änderung der Bakterienflora (Saltzmann 1995). So werden Kohlenhydrate und Fette im höheren Lebensalter vermindert aufgenommen, allerdings könnte der altersbedingte Rückgang der Synthese von Gallensäuren und Lipasen am Rückgang der Fettabsorption beteiligt sein (Hosoda 1992, Montgomery 1978). Wasserlösliche Vitamine werden im Alter gut über den Dünndarm aufgenommen, die Absorption des fettlöslichen Vitamin D ist jedoch reduziert und damit auch jene von Kalzium. Allerdings spielen für den Rückgang der Kalziumabsorption noch viele andere Faktoren eine Rolle.

Ähnlich ist auch die im Alter verminderte Eisenabsorption weniger auf eine Ursache im Dünndarmbereich als auf die verminderte Sekretionsleistung des Magens (Achlorhydrie) zurückzuführen.

Die Anämie ist ähnlich wie der Eiweißmangel oder die Hypokalziämie ein Leitsymptom der Malabsorption. Gelegentlich findet sie sich jedoch nicht in einer hypochromen sondern in einer hyperchromen Form. In solchen Fällen ist die Ursache nicht nur in einer verminderten Vitamin B12-Absorption zu suchen sein, sondern es könnte auch eine Änderung der Darmflora mit bakterieller Überwucherung im Rahmen eines „blind loop syndrom" vorliegen. Solche blinde Darmschlingen finden sich gelegentlich nach Billroth-II-Operationen, bei Divertikulose oder aber auch proximal von Strikturen. Gelegentlich reicht allerdings auch die Kombination von Achlorhydrie und unzureichender Peristaltik aus, um eine bakterielle Überwucherung zu ermöglichen (Lipski 1992, Holt 1992). Diese veränderte Bakterienflora kann u.a. vermehrt Vitamin B12 aufnehmen und damit zur perniziösen Anämie führen, ev. interferiert sie mit dem Stoffwechsel der Galle und verursacht eine Steatorrhoe (Haboubi 1992). Eine antibiotische Therapie der veränderten Bakterienflora ist in jenen Fällen angezeigt, in welchen Krankheitszeichen auftreten (Mahon 1994). Der Xylose-Test stellt eine gute Methode zur Prüfung der Dünndarmabsorption dar. Gelegentlich sind allerdings Biopsien aus dem Zwölffingerdarm oder dem weiteren Dünndarm unverzichtbar. Die Dünndarmpassage mit einem Röntgenkontrastmittel gibt in der Regel ausreichend Auskunft über die Dünndarmmotorik.

Das Immunsystem des Intestinaltraktes

Ähnlich wie im Gesamtorganismus erleidet auch das Immunsystem des Intestinaltraktes einen altersabhängigen funktionellen Rückgang.

Ausdruck dieses Rückganges ist nicht nur die Zunahme intestinaler, viraler und bakterieller Infektionen, sondern es wird die Immunseneszenz auch mit der Zunahme intestinaler Tumoren in Verbindung gebracht (Keesberg 1989, Schmucker 1986, Schneider 1995).

Das lokale intestinale Immunsystem besteht aus den Peyer'schen Plaques, d.i. eine Kumulation vom Lymphfollikel in der Mukosa und Submukosa, in welchen über Immuntoleranz oder Immunabwehr eines Antigens entschieden wird, aus den intraepithelialen Lymphozyten mit überwiegend zytotoxischer Funktion, und schließlich aus den Lymphozyten und Plasmazellen der Lamina propria, welche überwiegend IgA synthetisieren (Papst 1987, Mazanec 1993).

Im Alter kommt es zu einer Halbierung der Zahl der Peyer'schen Plaques, außerdem geht in diesen Plaques die Zahl der Lymphozyten zurück, mit stärkerem Rückgang der CD-4 Lymphozyten als der CD-8 Lymphozyten (Kawanishi 1989). Zu einer Verringerung der Lymphozyten kommt es auch im intraepithelialen Kompartement (Arranz 1992), während sich in der Lamina propria weder die Zahl der Lymphozyten noch das

Verhältnis deren Subpopulationen entscheidend ändert.

Immunhistologische Untersuchungen lassen eine Zunahme der IgA-produzierenden Plasmazellen nachweisen (Arranz 1992). Was die sekretorische Immunleistung betrifft, ändert sich im Alter die Immunantwort auf bereits bekannte Antigene nicht, auf bisher unbekannte Antigene ist jedoch die Immunantwort im Alter deutlich verzögert (Taylor 1992).

Eine wichtige Rolle für die Funktion der Lymphozyten spielt das Interleukin 2 (IL-2), welches die Proliferation und die Differenzierung von B- und T-Lymphozyten stimuliert. Im Alter wird nicht nur das IL-2 vermindert gebildet, sondern es nimmt auch die Expression von IL-2 Rezeptoren an den T-Lymphozyten ab, sodaß im höheren Lebensalter weniger Lymphozyten auf eine mitogene Stimulation reagieren als im jüngeren Alter (Cheng 1986, Nagel 1989). Damit ergibt sich eine abgeschwächte Immunreaktion im Alter, welche u.a. dazu führt, daß die Abwehr von Choleratoxin in der gastrointestinalen Schleimhaut von Rhesusaffen deutlich vermindert gefunden wird (Taylor 1992).

Der Ersatz von IL-2 beim alten Menschen könnte aber auch schon als Ansatz für eine Therapie dieser Immunschwäche gesehen werden. Es ist nämlich die systemische Verabreichung von IL-2 imstande, den altersabhängigen Mangel an T-Helferzellen und damit die altersabhängig verzögerte Immunantwort zu normalisieren (Kawanishi 1992).

Die Leber

Die Altersveränderungen der Leber betreffen die Anatomie und die Histologie aber auch die Leberfunktion. Sie unterliegen dabei auch dem Einfluß der Leberdurchblutung, die langsam auf etwa 70% der maximalen Durchblutung zurückgeht (Wynne 1989).

Das Lebervolumen nimmt zwischen dem 20. und 70. Lebensjahr um etwa 25% ab. Dieser Volumenreduktion entspricht histologisch eine geringe Abnahme der Hepatozyten, wobei in den verbleibenden Leberzellen Riesenkerne oder Doppelkernigkeit auftritt (Meinhuizen 1980). Zur Abnahme der Hepatozyten gesellt sich auch ein Rückgang des endoplasmatischen Retikulums (Schmucker 1980). Das hepatische Bindegewebe und das Lipofuszin der Kupffer'schen Zellen nehmen dagegen mit dem Lebensalter zu. Diese letzteren Veränderungen führten u.a. zum Ausdruck „braune Atrophie der Leber".

Die Aktivitäten der einzelnen Leberfunktionen weisen in allen Lebensphasen ein äußerst komplexes Muster auf und sind von vielen Faktoren abhängig. Unter diesen Faktoren spielt das Lebensalter eine geringe, der Ernährungszustand jedoch eine große Rolle. Routinetests der Leberfunktion lassen in aller Regel keine altersabhängigen Veränderungen erkennen (Arora 1989), einzelne spezifische Funktionsuntersuchungen allerdings zeigen eine Funktionseinschränkung. Generell kommt es im Alter zum Rückgang der Proteinsynthese der Leber (Strohmeyer 1995), wobei einer differenzierten Reduktion der Transkription eine besondere Rolle zukommt (Wynne 1988). Untersuchungen der Leberfunktion im höheren Lebensalter müssen sehr kritisch und bisweilen mit Vorsicht gesehen werden: Viele Untersuchungen werden im Tierversuch durchgeführt und sind nur bedingt auf den Menschen übertragbar. Doch auch bei den am Menschen erhobenen Clearancebefunden handelt es sich um Globalbefunde, in welche nicht nur die Aktivitäten der betroffenen Enzyme sondern auch Lebervolumen und Leberdurchblutung einfließen. Unter diesem Gesichtspunkt müssen besonders die verschiedentlich erhobenen Beziehungen zwischen Lebensalter und Enzymaktivitäten, z.B. von Zytochrom-P-450 gesehen und beurteilt werden (Schmuckler 1990).

Vom Lebensalter abhängig ist die Fähigkeit der Leber zur Galaktoseausscheidung ebenso wie ihre Fähigkeit zur Harnstoffsynthese (Marchesini 1988). Auch der klinisch bedeutsame Rückgang der Synthese von Gallensäuren mit zunehmendem Lebensalter ist gesichert (Einarsson 1985).

Leber und Arzneimittelstoffwechsel

Die im höheren Lebensalter zunehmenden Nebenwirkungen von Arzneimitteln können keineswegs in jedem Fall einem Rückgang ihres Stoffwechsels oder ihrer Ausscheidung zugeschrieben werden. Der mit dem Alter vielfach parallel gehende Gewichtsverlust ebenso wie die Zunahme des Fettanteils am Gesamtkörpergewicht verändern die Verteilung der Arzneimittel im menschlichen Organismus sehr wesentlich und damit auch die Pharmakokinetik (Kuntz 1987).

In der Leber selbst spielen das Ausmaß ihrer Durchblutung und die Aktivität ihrer Enzyme die größte Rolle für die Metabolisierung der Arzneimittel:

Für alle jene Arzneimittel, welche mit hoher Effektivität aus dem Leberblut extrahiert werden, stellt das Ausmaß der Leberdurchblutung einen besonders starken Faktor für ihre Metabolisierung dar (Zeeh 1990).

In den Hepatozyten erfolgt die Biotransformation der Arzneimittel, welche in eine Phase I und in eine Phase II unterteilt werden kann. Die Phase I, in welcher mikrosomale Enzyme für die Oxydation, die Reduktion und die Hydroxylierung verantwortlich sind, kann im Alter eine Funktionseinbuße erfahren. Die Biotransformation der Phase II mit der Glukuronidierung, der Azetylierung und mit der Sulfatierung der Arzneimittel erleidet dagegen auch im höheren Lebensalter keine Funktionseinbuße (Greenblatt 1982).

Gallensteine

Gallensteine liegen entweder als Cholesterinsteine, als Pigmentsteine (Bilirubin-) oder am häufigsten als Mischsteine vor. Cholesterinsteine weisen bei jüngeren Personen und besonders bei Frauen die höchste Inzidenz auf.

Die Inzidenz von Pigmentsteinen ist bei jüngeren Personen geringer, bei Männern und Frauen gleich hoch, und sie nimmt mit zunehmendem Alter stark zu, sodaß alle Gallensteine bei Betagten generell häufiger angetroffen werden als bei jüngeren Menschen (Lindström 1977, Trotman 1975). Die durchschnittliche Inzidenz von Gallensteinen kann mit 15–20% angenommen werden (Glenn 1981).

Im Alter nimmt die Cholesterinsekretion der Leber zu, gleichzeitig nimmt ihre Synthese an Gallensäuren ab (Einarsson 1985). In der Gallenblase allerdings nehmen das Cholesterin und die Gallensäure im gleichen Verhältnis ab, sodaß geschlossen werden kann, daß die Fähigkeit der Gallenblase zur Konzentrierung der Gallenflüssigkeit im Alter nachläßt (Janowitz 1990). Die biliäre Cholesterinsättigung (lithogener Index) in der Gallenblase bleibt weitgehend unverändert.

Bilirubinsteine besitzen sehr oft eine Beziehung zu bakteriellen aber auch zu parasitären Erkrankungen (Soloway 1986) und weisen eine wesentlich längere Nukleationszeit auf als Cholesterinsteine. Die im höheren Lebensalter gefundene verlängerte Nukleationszeit ist Hinweis auf das Überwiegen von Pigmentsteinen in diesem Lebensabschnitt (Janowitz 1990).

Die Klinik eines Gallensteinleidens hängt sehr stark von der Lokalisation des Steines ab. Nur etwa 15% aller Gallensteinträger verspüren jemals Beschwerden, welche auf die Gallensteine zurückgeführt werden können (McSherry 1985). Solange die Gallensteine in der Gallenblase lokalisiert sind, bleiben gerade beim älteren Menschen die

Cholezystitis und auch das Gallenblasenempyem unbemerkt. Doch auch Choledochussteine verlaufen oft ohne lokale Symptomatik. Der Verlauf ist in solchen Fällen schleichend und selbst bei der Entwicklung einer Sepsis oft ohne Fieber. Betagte Menschen geben vielfach nur einen Rückgang ihres Befindens an, sind gelegentlich verwirrt, erleiden ohne eindeutigen Grund Stürze, oder legen sich ohne ersichtlichen Grund ins Bett (Cobden 1984). Oft weist nur ein Ikterus auf die Ursache des Mißbefindens hin (Harness 1986), auch wenn bereits in weit über 50% eine infizierte bzw. suppurative Gallenblase vorliegt (Shamburek 1990). Dieser Ablauf der Cholezystitis bedingt auch die hohe Zahl an Komplikationen und die hohe Mortalität im Alter. Nicht selten wird die Diagnose erst post mortem gestellt. Die Komplikationen der entzündeten Steingallenblase bestehen in einer zumeist gedeckten Perforation der Gallenblase oder in einer Fistelbildung in das Duodenum oder in die rechte Kolonflexur, gelegentlich mit einem Gallensteinileus. Sie bleiben beim Betagten vielfach klinisch stumm.

Gallensteine im Ductus choledochus finden sich in 10–30% aller Patienten mit Gallensteinen, und ähnlich wie bei Gallenblasensteinen steigt auch ihre Prävalenz mit dem Lebensalter (Crossley 1991).

Gallensteine im Ductus choledochus führen viel häufiger zu Schmerzen und Koliken im rechten Oberbauch, zu Übelkeit und zu Erbrechen sowie zu Fieber und Schüttelfrost. Als serologische Zeichen der Entzündung steigen die Leukozyten und das C-reaktive Peptid, als Zeichen der Cholestase steigen das Bilirubin und die akalische Phosphatase. Als Komplikationen der infizierten Choledocholithiasis treten eine aufsteigende Cholangitis, eine Pankreatitis und eventuell auch eine Perforation auf.

Die Differentialdiagnose der Cholestase ist gerade beim älteren Menschen vielfältig und setzt sich, wenn von kongenitalen Mißbildungen abgesehen wird, aus intrinsischen und extrinsischen Ursachen zusammen (Tabelle 71).

Die Diagnose der infizierten Steingallenblase erfolgt am besten durch das Zusammenspiel der serologischen Entzündungs- und Cholestaseparameter mit dem Ultraschallbefund dieser Gallenblase. Sonographisch kommen dabei die Gallensteine, die vergrößerte Gallenblase und die verdickte Gallenblasenwand zur Darstellung.

Die Röntgenuntersuchung der Gallenblase oder der Gallengänge gibt Auskunft über die Röntgendurchlässigkeit der Gallensteine und damit über deren Zusammensetzung. Die orale Kontrastmittelverabreichung erlaubt die Beurteilung der Funktionsfähigkeit der Gallenblase und die intravenöse Cholangiographie ermöglicht in der Regel die Darstellung der Gallenwegsteine. Mit Hilfe der Computertomographie können die lokalen Nahbeziehungen dargestellt werden. Die endoskopische, retrograde Cholangiographie (ERCP) ermöglicht die exakte Steinlokalisation im Ductus choledochus. Sie gestattet aber auch die Papillotomie und die Steinextraktion mittels Dormia-Körbchen in gleicher Sitzung. Wenn die Papilla Vateri allerdings durch eine voraus-

Tabelle 71. Ursachen einer Gallengangsobstruktion

A. Intrinsische Ursachen
 1. Cholangitis
 2. Sklerosierende Cholangitis
 3. Gallengangssteine
 4. Hämobilie
 5. Karzinom des Gallenganges
 6. Karzinom der Gallenblase

B. Extrinsische Ursachen
 1. Pankreaszysten
 2. Pankreatitis
 3. Lymphome
 4. Karzinom der Papilla Vateri
 5. Pankreaskarzinom
 6. Metastasierendes Karzinom

gegangene Operation oder durch Inkrustation der Gallenwegssteine einer endoskopischen Untersuchung nicht zugänglich ist, kann auch die perkutane, transhepatische Cholangiographie oder sogar Cholangioskopie angebracht sein (Van Steenbergen 1996).

Schließlich erweist sich die Magnetresonanztomographie (MRT) als ausgezeichnete Methode zur Darstellung der Gallenwege und kann die endoskopisch retrograde Untersuchung überall dort, wo sie entweder gar nicht oder nur unter erschwerten Bedingungen durchführbar ist, ersetzen.

Die Therapie der Gallensteinerkrankung

Wenn die Ergebnisse der Behandlung des Gallensteinleidens, welche in den letzten Jahren mit den verschiedensten Methoden an älteren Menschen erhoben wurden, als Richtlinien genommen werden, dann ergibt sich folgende Vorgangsweise (Gutmann 1988, NIH Consensus Development Panel 1993).

1. Asymptomatische Steine der Gallenblase, welche mehr oder weniger zufällig gefunden werden, sollten keiner Behandlung zugeführt werden.
2. Gallenblasensteine, welche symptomatisch werden (Oberbauchschmerz oder Koliken), welche jedoch ohne Hinweis auf eine akute Cholezystitis bleiben, sollten im Hinblick auf die niedrige Mortalität des elektiven Eingriffes einer chirurgischen Therapie zugeführt werden. In dieser elektiven Gruppe ist bei über 75jährigen eine Mortalität von etwa 3% zu erwarten (Margiotta 1988).
3. Bei Auftreten einer akuten Cholezystitis im Rahmen von Gallenblasensteinen ist gerade bei älteren Patienten zunächst eine intravenöse antibiotische Therapie, am ehesten mit einem Cephalosporin einzuleiten. Es muß allerdings erwartet werden, daß bis zu 15% der Patienten auf die Therapie nicht ansprechen (Crossley 1991).
4. Sollte die antibiotische Therapie bei einer akuten Cholezystitis nicht wirksam sein, dann ist eine rasche chirurgische Versorgung angezeigt, weil längeres Zuwarten die Erfolgsaussichten verschlechtert. Wenn die Laparatomie als chirurgische Vorgangsweise gewählt wird, sind bei den über 70jährigen Komplikationen in über 25% zu erwarten (bei Jüngeren in etwa 12%) und die Mortalität kann in dieser Altersgruppe etwa 9% (bei Jüngeren über 2%) erreichen.
5. Die laparaskopische Cholezystektomie ist seit ihrer Einführung in den klinischen Betrieb im Jahre 1989 zu der am meisten angewandten chirurgischen Technik in der Gallenblasenchirurgie aufgestiegen. Sie verkürzt den stationären Aufenthalt der Patienten und senkt die postoperative Morbidität auch bei den über 70jährigen (Golden 1996, Mayol 1997). Mit ihrer Einführung ist auch die postoperative Mortalität der Cholezystektomie drastisch (um etwa 30%) zurückgegangen. Allerdings hat mit der Einführung der laparaskopischen Cholezystektomie die Zahl der Operationen von unkomplizierten Gallensteinen um etwa 15% zugenommen (Escarce 1995), sodaß die Gesamtmortalität der Cholezystektomie unverändert geblieben ist (Steiner 1994). Eine Erhebung der intraoperativen Konversionsrate von der laparaskopischen zur laparatomischen Operation ergibt erwartungsgemäß für elektive Operationen 13% und für die akute Cholezystitis 28% (Golden 1996).
6. Choledochussteine sollten auch dann einer Therapie zugeführt werden, wenn sie nur zufällig entdeckt wurden und völlig beschwerdefrei sind.

Die Methode der Wahl für die Entfernung von Choledochussteinen ist die endoskopische Papillotomie und Steinextraktion mittels Dormia Korb. Gerade beim älteren Patienten und gerade wenn er sich in keinem guten Allgemeinzustand befindet sollte diese Methode zur Anwendung kommen (Ingoldby 1989). Die endoskopische Extraktion eines Choledochussteines gelingt in etwa 90%. Mögliche Komplikationen bestehen in einer Cholangitis und Pankreatitis. Dazu kommt gelegentlich eine Perforation bei der Papillotomie und /oder eine Hämobilie. Die Mortalität des endoskopischen Eingriffes liegt bei etwa 1%, während die Operationen eines Choledochussteines mittels Laparatomie bei älteren Personen mit einer Mortalität von 5% und mehr belastet sind.

7. Weitere Methoden der Behandlung von Gallensteinen

a. Die Auflösung von Gallensteinen

Sollte ein symptomatisches Gallensteinleiden vorliegen und sollte der betroffene Patient entweder eine Operation ablehnen oder diese Operation aus Gründen einer kardiologischen oder pulmonalen Erkrankung nicht möglich sein, dann müssen andere Methoden der Gallensteinentfernung ergriffen werden.

Chenodeoxycholsäure, Ursodeoxycholsäure und Methyl-Butyl-Äther verändern die Lösungsverhältnisse von Cholesterin in der Galle und senken damit die Übersättigung und Sättigung der Galle mit Cholesterin. Damit wird aber die Auflösung der Cholesterinsteine möglich (Thistle 1989).

Nach den bisherigen Erfahrungen gehören zu den Voraussetzungen für eine erfolgreiche Steinauflösung nicht nur der reine, röntgendurchlässige Cholesterinstein, sondern auch die Bedingungen, daß solche Cholesterinsteine eine Größe von 15 mm nicht überschreiten und daß sie außerdem in einer funktionsfähigen Gallenblase vorliegen. Diese Funktionsfähigkeit sollte mit Hilfe einer oralen Cholezystographie festgestellt werden.

Mit 10–15 mg/kg/Tag per os für Chenodeoxycholsäure und mit 8–10 mg/kg/Tag per os für Ursodeoxycholsäure entweder alleine oder besser miteinander kombiniert lösen beide Substanzen unter den genannten Bedingungen Cholesterinsteine auf. Allerdings beträgt die Auflösungszeit für Steine mit einem Durchmesser von 5–10 mm etwa 1–2 Jahre und verlangt damit eine hohe Therapie-Compliance der Patienten. Außerdem nimmt die Zahl der funktionsfähigen (Stein-)Gallenblasen mit zunehmenden Alter ab und bleibt bei den über 75jährigen unter 10%.

Die Nachteile einer Lyse-Therapie von Gallensteinen liegen nicht nur in der langen Behandlungsdauer (Northfield 1986) sondern auch in der Neigung zur neuerlichen Steinbildung. Dazu kommt es zu einem Anstieg von Cholesterin und LD-Lipoproteinen im Blut und zum Auftreten von Durchfällen.

b. Die Lithotripsie von Gallensteinen

Die Verbesserung der Lithotriptoren verbunden mit verbesserter Zielsteuerung macht ihren Einsatz neben den Nierensteinen auch bei Gallensteinen der Gallenblase oder des Ductus choledochus möglich. Die Lithotripsie ist eine kostengünstige, ambulant anwendbare Methode, um einen etwa 30 mm im Durchmesser haltenden Stein oder bis zu 3 Steine gleicher Masse (Cholesterinsteine) zu zertrümmern (Sackmann 1988).

Die Anwendung ist für symptomatische Patienten vorgesehen und benötigt bei Gallenblasensteinen eine funktionsfähige Gallenblase, weil diese Therapie häufig durch eine Lysetherapie mit Ursodeoxycholsäure ergänzt wird (Crossley 1991). Die Lithotripsie von Choledochussteinen sollte zum gegenwärtigen Zeitpunkt nur dann in Betracht gezogen werden, wenn es sich um Cholesterinsteine handelt, wenn die endoskopische Steinextraktion

Tabelle 72. Lithotripsie von Gallenblasensteinen. Kriterien für die Patientenauswahl

1. Symptomatisches Gallensteinleiden
2. Cholesterinsteine (rö.durchlässig)
3. 1 Stein mit 30 mm Durchmesser oder 3 Steine gleichen Volumens
4. Gallenblase mittels oraler Cholezystographie darstellbar
5. Gallensteinfokusierung mittels Ultraschall möglich
6. Keine Entzündung des biliären Systems erkennbar
7. Keine Antikoagulantien oder Aggregationshemmer in der unmittelbaren Anamnese

Tabelle 73. Lithotripsie von Choledochussteinen. Kriterien für die Patientenauswahl

1. Die Steine sind einer endoskopischen Extraktion nicht zugänglich
2. Cholesterinsteine (rö.durchlässig)
3. Erfolgreiche Papillotomie
4. Gallensteinfokusierung möglich
5. Keine Antikoagulantien oder Aggregationshemmer
6. In der Fokuszone weder Lungengewebe noch gasgefüllter Darm
7. Keine verkalkten Blutgefäße oder Gefäßaneurysmen

versagt oder nicht möglich ist und wenn auch der chirurgische Eingriff unangebracht ist (Tabelle 72). Voraussetzung für die Lithotripsie eines Choledochussteines bleibt aber die Papillotomie, welche erst den Abgang der Steinfragmente ermöglicht (Tabelle 73) (Sauerbruch 1989). Sollte die Papillotomie nicht möglich sein, sollten die Steine inkrustiert sein oder sollten intrahepatal lokalisierte Steine vorliegen, dann besteht noch die Möglichkeit der perkutanen, transhepatischen Cholangioskopie mit elektrohydraulischer Lithotripsie (Van Steenbergen 1996).

Das Kolon

Das Kolon besitzt nur in einem sehr beschränkten Ausmaß eine Verdauungsfunktion. Nur Stärke und lösliche Polysaccharide werden hier bakteriell zu Fettsäuren, Azetat u.a. fermentiert und resorbiert (Nordgaard 1994). Es erleidet mit zunehmendem Lebensalter kaum anatomisch histologische Veränderungen. Lediglich die Sklerosierung der Blutgefäße und die Entwicklung von Divertikeln, welche bei Männern in etwa 45% und bei Frauen in etwa 55% angetroffen werden, weisen eine altersabhängige Prävalenz auf. Dagegen spielen minimale Schleimhautatrophien oder eine Bindegewebsvermehrung keine entscheidende Rolle.

Die Motilität des Dickdarms nimmt mit dem Alter ab. Sowohl die segmentale wie auch die peristaltische Darmbewegung, welche letztere den Darminhalt bis hin zur Sigmoid-Rektum-Grenze bewegt, nehmen im Alter ab. Der gastrokolische Reflex stimuliert die Darmtätigkeit und der Eintritt der Faeces in das Rektum mit Distension dieses Darmabschnittes vermittelt einerseits das Unbehagen des vollen Rektums und löst andererseits den Defäkationsreflex aus. Im höheren Alter wird dieser Reflex erst durch eine noch stärkere Distension des Rektums in Gang gebracht (Newman 1974).

Die Obstipation

Die Definition der Obstipation ist schwierig, weil diesem Begriff vielfach nicht nur ein Rückgang der Stuhlfrequenz zugrunde gelegt wird sondern auch ein schwieriger oder schmerzhafter Stuhlgang, ein besonders harter Stuhl, aber auch der Eindruck, daß das Rektum nur unvollständig entleert wird (Towers 1994). Diese subjektiven Empfindungen führen dazu, daß über 30% der über 65jährigen über Obstipation klagen und ein ähnlich hoher Prozentsatz auch Laxantien verwendet (Hale 1986, Whitehead 1989).

Deshalb darf auch der anamnestische Hinweis auf die Einnahme von Laxantien die Diagnose einer Obstipation keineswegs als gesichert annehmen lassen. Eine regelmäßige Einnahme von Laxantien, d.i. öfter als einmal pro Woche, wird bei unter 10jährigen nie erhoben, bei 10–59jährigen in etwa 16% und bei über 60jährigen in etwa 30% angetroffen (Connell 1965).

Was die Stuhlfrequenz betrifft, kann der weite Bereich von täglich 3 Stuhlgängen bis zu wöchentlich 3 Stuhlgängen als normal angesehen werden (Connell 1965). Nicht nur die Stuhlfrequenz, sondern auch die Passagezeit wird als Kriterium für eine Obstipation verwendet. Bei gesunden Personen aus industrialisierten Ländern verläßt der erste Teil einer Kontrastmittel-Markierung spätestens am Ende des 3. Tages den Darm und am Ende des 5. Tages sind 80% dieser Kontrastmittel-Markierung abgesetzt (Hinton 1969). Dagegen wird bei Langzeit-Pflegepatienten in 80% eine Passagezeit von 6 Tagen gefunden und in 30% sind die Stuhlmarker auch noch nach 14 Tagen im Darm nachweisbar (Brocklehurst 1983).

Die Ursachen für eine Obstipation sind vielfältig. Im höheren Lebensalter sind vielfach die reduzierte körperliche Aktivität und der Rückgang der Flüssigkeitsaufnahme für eine Darmträgheit verantwortlich zu machen, andererseits ist die Obstipation häufig nur der Ausdruck einer anderen Krankheit (Harari 1993) (Tabelle 74).

Tabelle 74. Ursachen der Obstipation

1. Immobilität
2. Verminderte Flüssigkeitszufuhr
3. Endokrin-metabolisch
   - Hypothyreose
   - Hyperkalzämie
   - Hypokaliämie
4. Neurologisch
   - M. Parkinson
   - Läsion des Sakralmarkes
   - Diabetes mellitus
   - Nach Schlaganfällen
   - Bei Demenz
5. Psychiatrisch
   - Depression
6. Erkrankungen des Darmes
   - Agangliose
   - Obstruktion (meistens Tumore)
7. Iatrogen (Arzneimittel)
   - Anticholinergika
   - Antihistaminika
   - Parkinsonmittel
   - Diuretika
   - Trizyklische Antidepressiva
   - Muskelrelaxantien
   - Opiate
   - Aluminiumpräparate
   - Eisenpräparate
   - Verapamil
   - Bariumsulfat
8. Idiopathisch

Die Behandlung der Obstipation

Die nicht-pharmakologische Behandlung der Obstipation besteht in der Beratung des Patienten über eine Änderung seiner Lebens- und Ernährungsgewohnheiten:

1. Programm für körperliche Aktivität;
2. reichliche Flüssigkeitszufuhr;
3. Zufuhr von Ballaststoffen;
4. regelmäßige Stuhlversuche etwa eine halbe Stunde nach dem Frühstück.

Allerdings können besonders alten und gebrechlichen Menschen weder die gesteigerte körperliche Aktivität noch die Ballastzufuhr zugemutet werden (Harari 1993).

Pharmakologische Therapie der Obstipation

Das Ziel dieser Therapie ist es, einerseits die eingedickten Faeces aufzuweichen und andererseits die Defäkation in Gang zu bringen.

Eine Erhebung über den Gebrauch von Laxantien zeigt, daß von etwa 700 Bewohnern eines Pflegeheimes etwa die Hälfte solche Mittel verwendet (Harari 1994). Bei den verwendeten Laxantien finden sich in über 50% pflanzliche Polysaccharide, welche durch ihre Quellfähigkeit sowohl das Stuhlvolumen wie auch den Flüssigkeitsgehalt des Stuhles erhöhen. Diese „stool softeners" sind gefolgt von den salinen Laxantien (28%) und den darmstimulierenden Laxantien (20%). Reine Ballastmittel kommen in 4% zur Anwendung und zu Einläufen wird in 14% zurückgegriffen.

Einteilung der Laxantien

1. Gleitmittel – flüssiges Paraffin, Glyzerin;
2. Füll- und Quellmittel – Methylzellulose, Agar, Kleie, Leinsamen (als Hausmittel);
3. salinische Laxantien – Natrium-Sulfat, Natrium-Phosphat (Magnesium-Sulfat);
4. hyperosmolare Laxantien – nicht-resorbierbare Disaccharide, Lactulose;
5. antiabsorptive und sekretagoge Abführmittel – Anthrachinone, Rizinole.

Die salinischen Laxantien führen am raschesten, meistens in 1–3 Stunden zum Erfolg. Sie sind durch ihre hydrophile Eigenschaft wirksam und stimulieren auch die Cholezystokininsekretion. Salinisch wirksame Laxantien begünstigen jedoch die Dehydradation des Patienten und führen auch zu Muskelkrämpfen. Magnesiumsalze sind bei Niereninsuffizienz kontraindiziert.
Hyperosmolare Abführmittel wirken, ähnlich wie die Gleitmittel, langsam. Ein Therapieerfolg kann erst nach 1–3 Tagen erwartet werden.
Anthrachinone finden sich in Sennesblättern und sind, ähnlich wie Rizinole, rasch wirksam. Sie führen bei chronischer Anwendung zur Melanosis coli und können im Plexus myentericus auch zur Zerstörung von Dendriten führen.
Im praktischen Vorgehen sollte zunächst das Vorliegen einer Obstipation gesichert und anschließend die Ursache der Obstipation erhoben werden. Vielfach wird es ausreichen, Arzneimittel zu wechseln oder abzusetzen (Eisenpräparate, Antidepressiva, Verapamil oder andere), die Flüssigkeitszufuhr zu erhöhen oder aber die körperlichen Aktivitäten zu steigern (Tabelle 75).
Im nächsten Schritt bieten sich pflanzliche Polysaccharide oder Leinsamen als Quell- und Füllmittel bzw. Lactulose als hyperosmolares Laxans an. Die chronische Verabreichung von anthrachinonhaltigen Abführmitteln sollte vermieden werden. Gelegentlich mag es auch notwendig sein, in einem ersten Schritt das Rektum durch einen Einlauf oder sogar durch digitale Ausräumung zu entlasten.

Die ischämische Kolitis

Die ischämische Kolitis ist eine vorwiegend auf das höhere Lebensalter beschränkte Erkrankung, die vielfach mit an-

Tabelle 75. Schrittweise Therapie der Obstipation

1. Kontrolle der regelmäßig eingenommenen Arzneimittel und Absetzen der obstipierenden und nicht essentiellen Arzneimitteln
2. Steigerung der Flüssigkeitszufuhr und – wenn möglich – der körperlichen Aktivität
3. Verordnung von Hausmitteln: Leinsamen, gertrocknete Früchte, Gemüse und bekömmliche Vollkornkost
4. Bei Hartleibigkeit und Stuhlentleerungsschwierigkeiten sollten Gleimittel und/oder Glyzerinzäpfchen verordnet werden
5. Im nächsten Schritt Quell- und Füllmittel sowie Laktulose
6. Wenn die bisherigen Schritte versagen: Darmreinigung mit 2–3 Litern Polyäthylenglykol-Lösung. Anschließend Darmerziehung mit 2–3 Eßlöffel Laktulose und fallender Dosierung

deren Durchblutungsstörungen, besonders der peripheren arteriellen Verschlußkrankheit assoziiert ist. Sie imponiert entweder als eine akute Erkrankung, wenn Blutgefäße durch Embolie (arteriosklerotisch oder aus flimmernden Vorhöfen) verschlossen werden oder sie weist eine chronische Erscheinungsform (ev. als Angina abdominalis) auf, wenn der Gefäßverschluß nur langsam progredient ist.

Die Blutversorgung des Kolons erfolgt über die A. messenterica sup., welche der rechten Kolonseite Blut zuführt und der A. mesenterica inf., welche die Versorgung der linken Kolonseite übernimmt. Im Bereich der linken Kolonflexur anastomosieren beide Gefäße und machen diesen Bereich vulnerabel für eine Durchblutungsstörung. Das Rektum wird von den Ästen der beiden Aa. iliacae int. versorgt.

Während embolische Verschlüsse in jedem Alter, d.h. auch ohne Vorschädigung der Blutgefäße, auftreten können, bildet im höheren Lebensalter das arteriosklerotisch veränderte Blutgefäß die Basis, auf welcher sich Ischämien entwickeln. Auslösen können dann hypotone Kreislaufreaktionen, Polyzythämien oder eine Hyperviskosität, eine Arteriitis oder ein Diabetes mellitus sein. Auch nach chirurgischen Eingriffen im Abdomen sich Ischämien möglich.

Der akute Verlauf einer ischämischen Kolitis ist gekennzeichnet durch plötzliche und heftige Bauchschmerzen und durch das Auftreten von blutigen Stühlen. Die Differentialdiagnose reicht vom frischen Herzinfarkt über die Cholezystitis, das perforierende Ulkus und die Pankreatitis bis hin zu den verschiedenen Formen der Kolitiden, d.s. entzündliche Dickdarmerkrankungen, pseudo-membranöse Kolitiden und auch die Divertikulitis.

Die Diagnose ist vielfach schwierig zu stellen. Bei Verdacht ist die pH-Messung an der Dickdarmschleimhaut mit pH-Abfall die schnellste und auch sicherste Methode. Ansonst erlaubt die Angiographie ebenfalls eine rasche Diagnose, solange nicht sehr kleine Blutgefäße verschlossen sind. Allerdings ist die Angiographie nicht ohne Risiko, weil sie gelegentlich die Durchblutung weiter verschlechtert. Das charakteristische Bild, welches die Irrigoskopie liefert, ist das „thumbprinting" als Ausdruck des Schleimhautödems. Ansonst dient sie ähnlich wie die Koloskopie vorwiegend dem Ausschluß anderer Erkrankungen.

Die Behandlung des akuten Gefäßverschlusses könnte in der Embolektomie liegen, doch muß eine solche innerhalb von 1–2 Stunden nach dem Verschluß erfolgen, damit die Funktionsfähigkeit des Darmes erhalten bleibt. Ansonst bleibt nur die Resektion des betroffenen Darmabschnittes, wobei die Anastomosierung des Darmes zu einem späteren Zeitpunkt erfolgen sollte, um bei den unscharfen Grenzen der Durchblutungsstörung eine Dehiszenz zu vermeiden. Jedenfalls ist eine hohe Mortalität zu erwarten. Der langsame, in der Regel arteriosklerotische Gefäßverschluß kann bei gesicherter Diagnose zunächst konservativ, d.i. gefäßdilatierend, behandelt werden. Dabei sollten allerdings „steal" Phänomene und hypotone Reaktionen vermieden werden. Bei isolierten Stenosen ist auch die angioplastische Dilatation möglich. Zuletzt verbleiben nur mehr der Versuch einer Revaskularisierung oder die Resektion des betroffenen Darmabschnittes.

Literatur

Arora S, Kassarjian Z, Krasinski SD, Croffey B, Kaplan MM, Russell RM (1989) Effect of age on tests of intestinal and hepatic function in healthy humans. Gastroenterology 96: 1560–1565

Arranz E, O Mahony S, Barton JR, Ferguson A (1992) Immunosenescence and mucosal immunity. Significant effects of old age on secretory IgA concentrations and intraepithelial lymphocyte counts. Gut 33: 882–886

Baron JH (1963) Studies of basal and peak acid output with augmented histamine test. Gut 4: 136–144

Brocklehurst JC, Kirkland JL, Martin J, Ashford J (1983) Constipation in longstay elderly patients. Its treatment and prevention by lactulose, poloxalcol, dihydroxanthrachinolone and phosphate enema. Gerontology 29: 181–184

Cheng EH, Kawanishi H (1986) Age differences in interleukin production by gut-associated lymphoid tissues. Gastronterology 90: 1371

Cobden I, Lendrum R, Venables CW, James OFW (1984) Gallstones presenting as mental and physical debility in the elderly. Lancet i: 1062–1064

Connell AM, Hilton C, Irvine G, Lennard-Jones JE, Misiewicz JJ (1965) Variation in bowel habit in two population samples. Br Med J 2: 1095–1099

Crossley IR (1991) Disorders of the liver, gallbladder and pancreas. Rev Clin Gerontol 1: 43–53

Einarsson K, Nilsell K, Leijd B, Angelin B 1985) Influence of age on secretion of cholesterol and synthesis of bile acids by the liver. N Engl J Med 313: 277–282

Escarce JJ, Chen W, Schwarz JS (1995) Falling cholecystectomy thresholds since the introduction of laparoscopic cholecystectomy. J Am Med Assoc 273: 1581–1585

Ghosh S, Heading RC, Palmer KR (1994) Achalasia of the oesophagus in elderly patients responds poorly to conservative therapy. Age Ageing 23: 280–282

Gillanders IA, Scott PJW, Smith GD (1994) Helicobacter pylori and chronic antral gastritis in elderly patients. Age Ageing 23: 277–279

Glenn F (1981) Biliary tract disease. Surg Gynecol Obstet 153: 401–402

Golden WE, Cleves MA, Johnston JC (1996) Laparascopic cholecystectomy in the geriatric population. J Am Geriatr Soc 44: 1380–1383

Greenblatt DJ, Sellers EM, Shader RI (1982) Drug disposition in old age. N Engl J Med 306: 1081–1088

Gutman H, Kott I, Haddad M, Reiss R (1988) Changing trends in surgery for benign gallbladder disease. Am J Gastroenterol 83: 545–548

Haboubi NY, Montgomery RD (1992) Small-bowel bacterial overgrowth in elderly people: clinical significance and responde to treatment. Age Ageing 21: 13–19

Haboubi NY, Hudson P, Rahman Q, Lee GS, Ross A (1988) Small-intestinal transit time in the elderly. Lancet i: 933

Hale WE, Perkins LL, May FE, Marks RG, Stewart RG (1986) Symptom prevalence in the elderly. An evaluation of age, sex, disease and medication use. J Am Geriatr Soc 34: 333–340

Harari D, Gurwitz JH, Minaker KL (1993) Constipation in the elderly. J Am Geriatr Soc 41: 1130–1140

Harari D, Gurwitz JH, Avorn J, Choodnovskiy I, Minaker KL (1994) Constipation: assessment and management in an institutionalized elderly population. J Am Geriatr Soc 42: 947–957

Harness JK, Strodel WE, Talsma SE (1986) Symptomatic biliary tract disease in the elderly patient. Am Surg 52: 442–445

Hinton JM, Lennard-Jones JE, Young AG (1969) A new method of studying gut transit times using radio-opaque markers. Gut 10: 842–847

Holt PR (1992) Clinical significance of bacterial overgrowth in elderly people. Age Ageing 21: 1–4

Hosoda S, Bamba T, Nakago S, Fujiyama Y, Senda S, Hirata M (1992) Age-related changes in the gastroinstinal tract. Nutr Rev 50: 374–377

Hurwitz A, Brady DA, Schaal SE, Samloff IM, Dedon J, Ruhl CE (1997) Gastric acidity in older adults. J Am Med Assoc 278: 659–662

Ingoldby CJH, El-Saadi J, Hall RI, Denyer ME (1989) Late results of endoscopic sphinczerotomy for bile duct stones in elderly patients with gall bladders in situ. Gut 30: 1129–1131

Jakab L, Penzes L (1981) Relationship between glucose absorption and villus height in aging. Experientia 37: 740–742

Janowitz P, Swobodnik W, Wechsler JG, Kuhn K, Ditschuneit H (1990) Nukleationszeit und Alter bei Gallensteinpatienten. Z Gastroenterol 28: 571–573

Kawanishi H, Kiely J (1989) Impaired suppressor-inducor T cell aktivity in aged murine Peyers patches restored largely by interleukin 2 in vitro. Immunology 66: 61–68

Kawanishi H, Ajitsu S (1991) Correction of antigen-specific T-cell defects in aged murine gut associated tissues, an immun intervention by combined adoptive transfer of an antigen specific immunregulatory CD 4 T-cell subset and IL-2 administration. Eur J Immunol 21: 2907–2914

Keesberg PR, Ershler WB (1989) The importance of immunosenescence in the incidence and malignant properties of cancer in host of advanced age. J Gerontol 44: 63–66

Khan TA, Shragge BW, Crispin JS, Lind JF (1977) Esophageal motility in the elderly. Am J Dig Dis 22: 1049–1054

Koop H, Naumann-Koch CH, Arnold R (1990) Effect of omeprazole on serum gastrin levels: influence of age and sex. Z Gastroenterol 28: 603–605

Kuntz HD, Femfert U, May B (1987) Leber und Alter. Einfluß des Lebensalters auf Leberfunktion und Arzneimittelmetabolismus. Dtsch Med Wochenschr 112: 757–759

Langmann MJ (1989) Epidemiologic evidence on the association between peptic ulceration and antiinflammatory drug use. Gastroenterology 96 [Suppl]: 640–646

Lee M, Feldman M (1994) Ages-related reductions in gasstric mucosal prostaglandin levels increase susceptibility to aspirin-inducted injury in rats. Gastroenterology 107: 1746–1750

Lindström CG (1977) Frequency of gallbladder disease in a well-defined Swedish population. Scand J Gastroenterol 12: 341–346

Lipski PS, Kelly PJ, James FW (1992) Bacterial overgrowth of the small bowel in elderly people: is it necessarily pathological? Age Ageing 21: 5–12

Mahon MM, Lynch M, Mullins E, O Morre RR, Walsh JB, Keane CT, Coakley D (1994) Small intestinal bacterial overgrowth – an incidental finding? J Am Geriatr Soc 42: 146–149

Marchesini G, Bua V, Brunori A, Bianchi G, Pisi P, Fabbri A, Zoli M, Pisi E (1988) Galactose-elimination capacity and livervolume in aging man. Hepatology 8: 1079–1083

Marchesini G, Bianchi GP, Fabbri A, Lolli R, Bugianesie E, Zoli M, Pisi E (1990) Synthesis of urea after a protein-rich meal in normal man in relation to ageing. Age Ageing 19: 4–10

Margiotta SJ, Horwitz JR, Willis IH, Wallack MK (1988) Cholecystectomy in the elderly. Am J Surg 156: 509–512

Mayol J, Martinez-Sarmiento J, Tamayo FJ, Fernandez-Represa JA (1997) Complications of laparoscopic cholecystectomy in the ageing patients. Age Ageing 26: 77–81

Mazanec MB, Nedrud JG, Kaetzel CS, Lamm ME (1993) A three-tested view of the role of IgA in mucosal defense. Immunol Today 14: 430–435

McSherry CK, Ferstenberg H, Calhoun WF, Lahman E, Virshup M (1985) The natural history of diagnosed gallstone disease in symptomatic and asymptomatic patients. Ann Surg 202: 59–63

Meinhuizen SP, Blausjaar N (1980) Stereological analysis of liver parenchymal cells from young and old rats. Mech Ageing Dev 13: 111–118

Mills PC (1973) Dysphagia in pharyngeal paralysis treated by cricopharyngeal sphincterotomy. Lancet i: 455–457

Montgomery RD, Haeney MR, Ross IN, Sammons HG, Badford AV, Balakrishnan S, Mayer PP, Culank LS, Field J, Gosling P (1978) The ageing gut: a study of intestinal absorption in relation to nutrition in the elderly. Quart J Med 47: 197–211

Nagel JE, Chopra RK, Powers DC, Adler WH (1989) Effect of age on the human high affinity interleukin-2 receptor of phytoaemagglutinin stimulated peripheral blood lymphocytes. Clin Exp Immunol 75: 286–291

Newman HF, Freeman J (1974) Physiologic factors affecting defecatory sensation. J Am Geriatr Soc 22: 553–544

NIH Consensus Development Panel (1993) Gallstone and laparoscopic cholezystectomy. J Am Med Assoc 269: 1019–1024

Nordgaard I, Hansen BS, Mortensen PB (1994) Colon as a digestive organ in patients with short bowel. Lancet 343: 373–376

Northfield PC, Maudgal DP (1986) Oral medical therapy. In: Bateson MC (ed) Gallstone disease and its management. MTP Press, Lancaster

Papst R (1987) The anatomical basis for the immune function of the gut. Anat Embryol 176: 135–144

Polland WS (1993) Histamine test meals. An analysis of 988 consecutive tests. Arch Intern Med 51: 903–910

Raul F, Gosse F, Doffoel M, Darmenton P, Wessely JY (1988) Age related increase of brush border enzyme aktivities along the small intestine. Gut 29: 1557–1663

Sackman M, Delius M, Sauerbruch T, Holl J, Weber W, Ippisch E, Hagelauer U, Wess O, Hepp W, Brendel W, Paumgartner G (1988) Chock-wave lithotripsy of gallbladder stones: the first 175 patients. N Engl J Med 318: 393–397

Saltzman JR, Kowdley KV, Perrone G, Russell RM (1995) Changes in small intestine permeability with aging. J Am Geriatr Soc 43: 160–164

Sauerbruch T, Stern M (1989) Fragmentation of bile duct stones by extracorporeal shock waves: a new approach to biliary calculi after failure of routine endoscopic measures. Gastroenterology 96: 146–152

Schmucker DL, Wang RK (1980) Age-related changes in liver drug metabolism: structure vs function. Proc Soc Exp Biol Med 165: 178–187

Schmucker DL, Daniels CK (1986) Aging gastrointestinal infections and mucosal immunity. J Am Geriatr Soc 34: 377–384

Schneider T, Stallmach A, Zeitz M (1995) Der Einfluß des Alters auf das intestinale Immunsystem. Internist 36: 648–655

Shaker R, Ren J, Zamir Z, Sarna A, Liu J, Sui Z (1994) Effect of aging, position and temperature on the threshold volume triggering pharyngeal swallows. Gastroenterology 107: 396–402

Shamburek RD, Farrar JT (1990) Disorders of the digestive system in the elderly. N Engl J Med 322: 438–443

Siurala M, Isokoski M, Varis K, Kekki M (1968) Prevalence of gastritis in a rural population. Scand J Gastroenterol 3: 211

Soloway RD, Trotman BW, Maddrey WC, Nakayama F (1986) The influence of hemolysis, infection and stasis on the calcium salts in pigment gallstones. Dig Dis Sci 31: 454–460

Steiner CA, Bass EB, Talamini MA, Pitt HA, Steinberg EP (1994) Surgical rates and operative mortality for open and laparoscopic cholecystectomy in Maryland. N Engl J Med 330: 403–408

Storer R (1985) The gastrointestinal systems – the oral tissues. In: Brocklehurst JC (ed) Textbook of geriatric medicine and gerontology. Churchill Livingstone, Edinburgh London Melbourne New York

Taylor LD, Daniels CK, Schmucker DL (1992) Ageing compromises gastrointestinal mucosal immune response in the rhesus monkey. Immunology 75: 614–618

Thistle JL, May GR, Bender CE (1989) Dissolution of cholesterin gallbladder stones with methyl tert-butyl ether administered by percutaneous transhepatic catheter. N Engl J Med 320: 633–639

Thuluvath PJ, McKendrick MW (1988) Salmonella and complications related to age – Sheffield experience. Quart J Med 67: 497–503

Towers AL, Burgio KL, Locher JL, Merkal IS, Safaeian M, Wald A (1994) Constipation in the elderly: influence of dietary, psychological and physiological factors. J Am Geriatr Soc 42: 701–706

Trotmann BW, Soloway RD (1975) Pigment vs cholesterol cholelithiasis: clinical and epidemiological aspects. Am J Dig Dis 20: 735–740

Van Steenbergen W, Van Aken L, Stocks L, Fevery J (1996) Percutaneous transhepatic cholangioscopy for diagnosis and therapy of biliary diseases in older patient. J Am Geriatr Soc 44: 1384–1387

Whitehead WE, Drinkwater D, Cheskin LJ, Heller BR, Schuster MM (1989) Constipation in the elderly living at home. Definition, prevalence and relation to lifestyle and health status. J Am Geriatr Soc 37: 423–429

Wynne HA, Mutch E, James OFW, Wright P, Rawlins MD, Woodhouse KW (1988) The effect of age upon the affinity of microsmal mono-oxygenase enzymes for substrate in human liver. Age Ageing 17: 401–405

Wynne HA, Cope LH, Mutch E, Rawlins MD, Woodhouse KW, James OFW (1989) The effect of age upon liver volume and apparent liver blood flow in healthy man. Hepatology 9: 297–301

Zeeh J, Platt D (1990) Altersveränderungen der Leber. Konsequenzen für die Arzneimitteltherapie. Fortschr Med 34: 651–653

Glukosetoleranz und Diabetes mellitus im Alter

Glukosetoleranz

Die Glukosetoleranz eines gesunden Menschen wird von vielen Faktoren bestimmt. Unter anderen modifizieren der Fett- und Muskelanteil am Körpergewicht und das Ausmaß der körperlichen Aktivität die Fähigkeit des Organismus, über eine Kohlenhydratbelastung zu disponieren. Der mit dem Lebensalter zunehmende Nüchternblutzucker gibt den ersten Hinweis für den möglichen Einfluß des Alters auf die Kohlehydrattoleranz (Spence 1920).
Der Rückgang der Insulinempfindlichkeit, der sich in einem Rückgang des Glukosetransportes in die Zelle manifestiert, beträgt mit zunehmendem Alter bis zu 75%.
Die Grundlage der Insulinresistenz ist genetisch vorgegeben, die Auslösung dagegen erfolgt durch bestimmte Lebensumstände und Lebensweisen (Tabelle 76).
Keineswegs ist gesichert, daß das höhere Lebensalter per se für diesen Rückgang der Insulinempfindlichkeit verantwortlich ist (Ferrannini 1996). Mit zunehmendem Lebensalter kommt es nämlich zum Rückgang der Muskelmasse, zum Rückgang der körperlichen Aktivität und zur Zunahme des Fettgewebes, welche schon einzeln und für sich eine Insulinresistenz auslösen können (Reaven 1988).
Ebenso senken viele chronische Krankheiten und viele Arzneimittel die Insulinempfindlichkeit.
Umgekehrt verbessert eine gesteigerte körperliche Aktivität nicht nur die Insulinempfindlichkeit sondern verzögert oder verhindert sogar das Auftreten eines Diabetes mellitus (Helmreich 1991).
Hyperglykämische Clamp-Untersuchungen verlegen den Ort der altersabhängigen Verminderung der Glukosetoleranz in die periphere Zelle und machen die altersabhängige Glukoseintoleranz zum „Post-Rezeptor-Defekt" (DeFronzo 1979, Egger 1985).
Was die Insulinrezeptoren betrifft, so wurden für die an Monozyten bestimmten Rezeptoren keine altersabhängigen Veränderungen hinsichtlich ihrer Dichte und ihrer Affinität gefunden (Bolinder 1983), jedoch lassen Untersuchungen des Insulinrezeptors Tyrosinkinase an der Muskelzelle den Schluß zu, daß dieser Rezeptor im Rahmen eines Typ-2-Diabetes mellitus defekt ist. Dieser Defekt kann wiederum bei Adipositas nicht entdeckt werden, auch wenn diese Adipositas mit einem eingeschränkten Glukosetoleranz-Test (GTT) assoziiert ist (Nolan 1994).

Tabelle 76. Entwicklung des nicht-insulinpflichtigen Diabetes mellitus

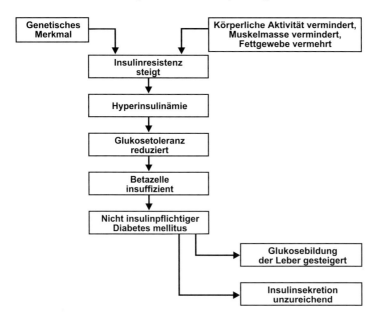

Was die Fähigkeit der Betazelle des Pankreas zur Sekretion von Insulin im höheren Alter anlangt, ist das Gesamt-Insulin, welches nach einer Glukosebelastung sezerniert wird, im Alter nicht vermindert (Tragl 1981, French 1992). Es gibt allerdings Hinweise, daß der Anteil an Proinsulin, welcher mit dem Insulin sezerniert wird, im höheren Alter erhöht ist (Shimizu 1996). Dieser höhere Anteil an Proinsulin würde zur verminderten Insulinwirkung bei unveränderter Insulinsekretion beitragen.

Glukagon ist neben dem Insulin das zweite Hormon des Inselapparates und gehört neben vielen anderen Hormonen zu den Antagonisten des Insulins. Seine Basalsekretion und seine Sekretion nach Aminosäureinfusion werden durch das steigende Lebensalter nur unwesentlich beeinflußt (Dudl 1977). Der Glukagonabbau, seine Clearance und auch die Supprimierbarkeit der Glukagonsekretion durch eine Hyperglykämie oder durch Insulin erfahren im zunehmendem Alter ebenfalls keine entscheidende Änderung. Die Wirkung von Glukagon auf die Leber ist jedoch im Alter gesteigert, so daß gleiche Glukagondosen den Blutzucker des älteren Menschen signifikant höher ansteigen lassen als jenen jüngerer Personen (Simonson 1983). Diese erhöhte hepatale Empfindlichkeit für Glukagon könnte neben der verminderten Empfindlichkeit des Gewebes für Insulin zur Kohlenhydratintoleranz des höheren Lebensalters beitragen.

Insulinresistenz, metabolisches Syndrom

Die Insulinresistenz spielt für die Entstehung des nicht Insulin abhängigen Diabetes mellitus (non insulin dependent diabetes melliuts – NIDDM) die entscheidende Rolle. Sie besitzt allerdings auch Bedeutung für die Pathogenese und für den Verlauf anderer Erkrankungen (Reaven 1988, DeFronzo 1997) (Tabelle 77).

Einen entscheidenden Faktor für das Zustandekommen aber und für den Ablauf des

Tabelle 77. Krankheiten und metabolische Störungen bei Insulinresistenz (Hyperinsulinämie)

1. Störung der Glukosetoleranz
2. Typ-2-Diabetes mellitus
3. Hypertonie
4. Hyper- (Dys-) Lipidämie
5. Hyperurikämie
6. Adipositas (android)
7. Hyperkoagulation
8. koronare Herzkrankheit

Metabolischen Syndroms stellt aber die Hyperinsulinämie dar (Abb. 32).

Die Hyperinsulinämie als Kompensation des Organismus für die Insulinresistenz führt zu einer Reihe von Erkrankungen, unter welchen die Hypertonie und die koronare Herzkrankheit eine besonders große Rolle spielen.

Umgekehrt tritt eine Insulinresistenz im Rahmen einer Hypertonie, einer Hyper- (Dys-) Lipidämie und/oder einer Adipositas auf. Jedenfalls ist nicht gesichert, ob die im höheren Lebensalter gefundene Insulinresistenz und Hyperinsulinämie nur diesem höheren Lebensalter oder auch (oder nur) den angeführten Begleiterkrankungen oder gar nur den Umständen des westlichen Lebensstiles zuzuschreiben sind (Muller 1996). Die Insulinresistenz besteht in aller Regel bereits vor dem Auftreten einer Störung der Glukosetoleranz und auch bei vielen Menschen, bei denen es nicht zur Manifestation der Glukosetoleranzstörung kommen wird (Hollenbeck 1987). Das Ausmaß der Verschlechterung einer Glukosetoleranz hängt mit der Fähigkeit der Beta-Zellen zusammen, die Insulinresistenz zu kompensieren. Wenn diese Fähigkeit nachläßt, kommt es zur Dekompensation der Glukose-Homeostase.

Die Insulinresistenz, ebenso wie der Insulinmangel führen zum Anstieg der nicht veresterten Fettsäuren (free fatty acids – FFA), welche einerseits in einem Circulus vitiosus die Insulinresistenz erhöhen und andererseits durch Hemmung der peripheren Glukoseaufnahme auch zu einem Anstieg des Blutzuckers führen. Die Hyperglykämie ist mit einem weiteren atherogenen Faktor, der Hyper- (Dys-) Lipidämie

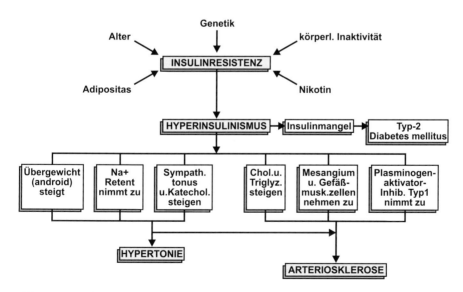

Abb. 32. Beziehung zwischen der Insulinresistenz, der Hypertonie und der Arteriosklerose

assoziiert indem es den Rezeptor für LD-Lipoprotein (LDL) durch Glykosilierung derart verändert, daß die Bindung der Apolipoproteine behindert wird und damit die LDL verzögert aus dem Blut entfernt werden (Lyons 1992). Jedenfalls steigen unter einer Hyperinsulinämie die LDL, während die HDL absinken (Tobey 1981).

Auch der Anstieg des Blutdruckes bei Insulinresistenz steht mit der Hyperinsulinämie in Zusammenhang. Einerseits kommt es bei erhöhtem Insulinspiegel zu einem Anstieg der Katecholamine und andererseits nimmt unter der Hyperinsulinämie die Natriumrückresorption in der Niere zu (Hall 1997). Insulin führt auch zu einem Anstieg des insulin-like-growth-factor-I, welcher das Wachstum von Mesangium- und Gefäßmuskelzellen beschleunigt und deren Kontraktilität erhöht. Nicht zuletzt besteht eine enge Verbindung zwischen der Insulinresistenz und dem hämostatisch-fibrinolytischen System. Es führt nämlich die Insulinresistenz zu einem Anstieg des Plasma-Fibrinogens und des Plasminogenaktivator-Inhibitor Typ-I (Juhan-Vague 1997). Es sind allerdings auch hohe Blutdruckwerte mit einer niedrigen fibrinolytischen Aktivität assoziiert (Eliason 1997).

Alle diese Veränderungen, welche mit der Hyperinsulinämie in Beziehung stehen begünstigen die Gefäßsklerose und steigern die Neigung zu einem thrombotischen Geschehen. Damit bedeuten sie sowohl als Einzelfaktoren als auch in ihrer Gesamtheit ein außerordentlich hohes kardiovaskuläres Risiko.

Der Diabetes mellitus

Prävalenz

Die Prävalenz des Diabetes mellitus weist regionale, rassische und altersabhängige Merkmale auf. In jedem Fall besitzt sie eine enge Beziehung zum Lebensalter (Abb. 33). Großflächige Untersuchungen dieser Prävalenz in den USA (Harris 1987) und in Europa (Stolk 1997) ergeben ähnliche Verhältnisse: Bei einer Gesamtzahl an Diabetikern von etwa 6,6% ist diese Stoffwechselstörung in etwa 3,4% bereits diagnostiziert und in etwa 3,2% noch unentdeckt, wäre jedoch mit Hilfe eines oralen Glukosetoleranztests diagnostizierbar. Unter den verschiedenen Diabetesformen nimmt der Typ-2-Diabetes mit einem Anteil von über 90% unter den verschiedenen Diabetes-Formen eine Sonderstellung ein.

Entsprechend der Altersabhängigkeit seines Auftretens beträgt die Prävalenz des Diabetes mellitus bei den 20–44jährigen etwa 2%, bei den 65–74jährigen über 17% und bei den über 85jährigen bis zu 20% (Abb. 33).

Ähnlich wie die Prävalenz des diagnostizierten Diabetes mellitus nimmt auch die

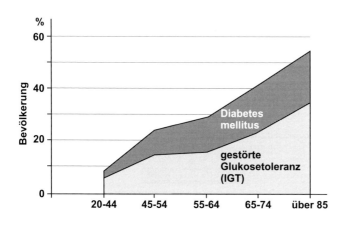

Abb 33. Prävalenz der gestörten Glukosetoleranz und des Diabetes mellitus in der Bevölkerung in Abhängigkeit vom Lebensalter (Harris 1987, Stolk 1997)

Prävalenz des noch unentdeckten Diabetes mellitus mit dem Lebensalter zu und beträgt in einem älteren Personenkreis knapp 12% (Johnson 1997).
Eine gestörte Glukosetoleranz (impaired glucose tolerance – IGT) ist bei 20–44jährigen in etwa 6% und bei 65–74jährigen in etwa 23% nachweisbar. Ihre Prävalenz steigt bei den über 85jährigen auf bis zu 35%. Zur Geschlechtsverteilung von Diabetes mellitus und IGT sind die vorliegenden Angaben geringfügig unterschiedlich, jedoch kann davon ausgegangen werden, daß es langsam zu einer Verschiebung der Stoffwechselerkrankung von den Frauen zu den Männern kommt (Panzram 1981, Bennet 1984).

Kriterien der diabetischen Stoffwechsellage

Die Interpretation der Höhe des Nüchternblutzuckers, der postprandialen Blutzuckerwerte oder eines Glukosetoleranztests hat für den betroffenen Patienten mehrfache Bedeutung. Von ihr hängt die Zuordnung des Patienten in die Gruppe der latenten (Grenzwert-) oder der manifesten Diabetiker ab, sie bestimmt in der Regel das therapeutische Vorgehen und ihr kommt auch eine prognostische Bedeutung zu. Deshalb müssen auch die Grundlagen der Interpretation definiert werden.
Das frühe Auftreten von z.T. schweren makrovaskulären Komplikationen schon beim metabolischen Syndrom, noch mehr aber bei geringer Hyperglykämie im Frühstadium eines Diabetes mellitus hat zu einer wesentlichen Verschärfung der Kriterien eines Diabetes mellitus geführt (The Expert Committee 1997):
Demnach sprechen nur mehr Blutzuckerwerte unter 110 mg% und 2-Stunden-Werte nach einem oralen Glukosetoleranztest (oGTT), die unter 140 mg% liegen, für eine normale Glukosetoleranz (Tabelle 78).

Der orale Glukosetoleranztest (oGTT)

Der Rückgang der Glukosetoleranz im höheren Lebensalter manifestiert sich durch einen langsamen Anstieg des Nüchternblutzuckers.
Schon lange vor dem Anstieg des Nüchternblutzuckers kann die sinkende Glukosetoleranz durch eine Belastungsuntersuchung mit oraler Glukose erfaßt werden. Unter dieser Belastung wird ein nach 2 Stunden erhobener Blutzucker erhöht gefunden. Die perorale Zuckerbelastung (oGTT) kommt den physiologischen Abläufen noch am nächsten, auch die lange diskutierte Frage der Belastungsdosis scheint mit 75,0 g geklärt. Diese Dosis sollte an Probanden verabreicht werden, die körperlich mobil und aktiv sind und die 24 Stunden vor dem Test kohlenhydratreich ernährt wurden. Dem Test sollte ein 12stündiges Fasten vorausgehen und während der Untersuchung sollte der Proband körperlich inaktiv bleiben (National Diabetes Data Group 1979).
Um erhöhte Blutzuckerwerte als Kriterium eines Diabetes mellitus erfassen zu können, ist es notwendig, Patienten mit höherem Risiko einem Screening zu unterziehen.

Tabelle 78. Diagnostische Kriterien für einen Diabetes mellitus

	Normale Glukosetoleranz	Gestörte Glukosetoleranz	Diabetes mellitus
Nüchternblutzucker (mg%)	unter 110	110–125	über 125
2-Stunden-Blutzucker nach oGTT (mg%)	unter 140	140–200	über 200

Im Hinblick auf die mit dem höheren Lebensalter assoziierte Verschlechterung der Glukosetoleranz sollte ab dem 45. Lebensjahr generell nach einem Diabetes mellitus gesucht werden. Weitere Indikationen für ein solches Screening sind eine genetische Disposition oder Hinweise auf ein metabolisches Syndrom (Tabelle 79).

Die klinische Diagnose des Diabetes mellitus

Der Typ-1-Diabetes bietet in der Regel ein sehr klares, unkompliziertes Erscheinungsbild. Im Vordergrund stehen bei den meisten jungen Patienten die Polyurie, die Polydipsie und ein rascher Gewichtsverlust mit Müdigkeit, Schwäche und mit einem Rückgang der körperlichen Leistungsfähigkeit. Die Laboratoriumsuntersuchungen sind gekennzeichnet durch eine Hyperglykämie und durch eine Glukosurie bei vermindertem bis fehlendem Serum-Insulin und Serum-C-Peptid. Zu den weiteren Merkmalen des Typ-1-Diabetes gehören der rasche Krankheitsbeginn, eine gute Insulinempfindlichkeit der Erkrankung, aber auch eine starke Ketoseneigung. Unter den diabetischen Gefäßerkrankungen steht die Mikroangiopathie im Vordergrund.

Der Typ-2-Diabetes bietet dem gegenüber keineswegs ein so klares Erscheinungsbild und wird deshalb oft erst spät diagnostiziert. Bei den in der Regel älteren Patienten entwickelt sich die Erkrankung meistens schleichend mit Müdigkeit, reduzierter Leistungsfähigkeit, Polyurie, Pruritus sowie mit einer erhöhten Infektanfälligkeit (Tabelle 80).

Die Klassifikation des Diabetes mellitus

Die Klassifikation des Diabetes mellitus ändert sich mit dem jeweiligen Wissensstand über diese Stoffwechselkrankheit. Die früher gebräuchlichen Bezeichnungen „juveniler Diabetes" und „Altersdiabetes" haben den Zeitpunkt ihres Auftretens betont, die Bezeichnungen IDDM (insulin dependent diabetes mellitus) und NIDDM (non insulin dependent diabetes mellitus) haben die Insulinbedürftigkeit der Erkrankung in den Vordergrund gestellt.

Eine andere Klassifikation verwendet indifferente Bezeichnungen und erlaubt doch eine übersichtliche und verständliche Darstellung.

Tabelle 79. Diabetes-Screening bei asymptomatischen Patienten

A. Personen über 45 Jahre
   Untersuchungsintervall 3 Jahre
B. Personen mit einer Disposition für einen Diabetes mellitus
   1. Genetische Disposition
      a. Blutsverwandte mit einem Diabetes mellitus
      b. Gestationsdiabetes oder Geburtsgewicht eines Kindes über 4,5 kg
   2. Hypertonie und/oder Hyperlipidämie
      a. Blutdruck über 140/90
      b. Triglyzeride über 250 mg%
      c. HDL unter 35 mg%

Tabelle 80. Merkmale des Typ-2-Diabetes mellitus

1. Auftreten im höheren Lebensalter
2. Ausgeprägte familiäre Häufung
3. Betrifft meistens übergewichtige Personen
4. Schleichender Beginn mit Müdigkeit, Abgeschlagenheit
   – reduzierter körperlicher Leistungsfähigkeit
   – mit Polyurie, Polydipsie
   – mit Pruritus ani et vulvae
   – mit Infekten des Urogenitaltraktes, aber auch des Bronchialsystems
5. Hyperglykämie und Glukosurie
6. Kaum erniedrigte, oft erhöhte Insulinspiegel
7. Geringe Insulinempfindlichkeit
8. Geringe Ketoseneigung
9. Neigung zur Makroangiopathie
10. Frühe Neigung zur diabetischen Neuropathie

*Klassifikation des Diabetes mellitus
(Expert Committee 1997):*

I. Typ-1-Diabetes (Destruktion der Beta-Zelle)
   A. immunologisch ausgelöst
   B. idiopathisch
II. Typ-2-Diabetes (Insulin-Resistenz)
III. Weitere spezifische Typen des Diabetes mellitus
   A. Genetische Defekte der Beta-Zell-Funktion
   B. Genetische Defekte der Insulinwirkung
   C. Erkrankungen des exkretorischen Pankreas
   D. Endokrinopathien (Akromegalie, Cushing, Phäo usw.)
   E. Arzneimittel- oder hormonell induziert
   F. Infektionen
   G. Seltene Formen des immunologisch ausgelösten Diabetes
   H. Genetische Syndrome (M. Down, M. Klinefelter, M. Turner usw.)
IV. Schwangerschaftsdiabetes

Bei dieser Klassifikation des Diabetes mellitus muß auch auf die Prävalenz der verschiedenen Diabetesformen verwiesen werden: Sie beträgt für den Ty-2-Diabetes über 90% mit einem starken Überwiegen des Typ-2b innerhalb dieser Gruppe.

Die Ursachen des Diabetes mellitus

Ursache des Typ-1-Diabetes ist ein Insulinmangel, dem eine Destruktion der Betazellen des Pankreas zugrunde liegt. Diese Destruktion wird überwiegend durch eine Insulitis hervorgerufen, die entweder durch (Virus-)Infekte (häufig Coxsackie-B4-Viren), durch Autoaggression oder durch Toxine ausgelöst wird. Der weitere Verlauf dieser Initialläsion wird sehr stark von der HLA-abhängigen Immunreaktion bestimmt. Es weisen nämlich die Träger diabetogener Gene, von denen die HLA Gene DR3 und DR4 die größte Bedeutung besitzen, eine deutliche Disposition für eine solche betazelltrope Läsion (Infektion) (Cahill 1981) auf. Eines der beiden HLA-Antigene wird beim Typ-1-Diabetes in über 80% der Patienten gefunden und beide Antigene finden sich in über 30% der Typ-1-Diabetiker (Rimoin 1984).

Patienten mit Typ-2-Diabetes bilden mit über 90% den überwiegenden Anteil der gesamten diabetischen Population. Sie sind meistens übergewichtig und wenigstens am Beginn ihrer Erkrankung nicht insulinbedürftig. Typ-2-Diabetiker weisen eine starke familiäre Häufung auf, für die sich aber im Gegensatz zum Typ-1-Diabetes keine spezifischen, genetischen Marker nachweisen lassen.

Vielmehr sind Risikofaktoren für eine diabetische Stoffwechsellage genetisch verankert und münden gemeinsam mit anderen disponierenden Faktoren wie hohem Lebensalter, Adipositas, Fehlernährung, reduzierter körperlicher Aktivität, hohem Sozialstatus und einigen Umweltfaktoren im Auftreten eines Typ-2-Diabetes. Global gesehen disponiert das Leben der „westlichen Welt" zum Typ-2-Diabetes, und tatsächlich hat sich die Prävalenz dieses Syndroms seit dem Jahre 1935 in den USA – damals etwa 0,2% – bis heute vervielfacht.

Ursache des Typ-2-Diabetes ist eine Insulinresistenz, die durch eine Dysfunktion des zellulären Stoffwechsel hervorgerufen wird. Sie führt zur Übersekretion von Insulin, welche in einem Circulus vitiosus die Dysregulation der Insulinrezeptoren (Down-Regulation) mit Zunahme der Insulinresistenz, aber auch eine Postrezeptor-Dysfunktion (Rizza 1985) zur Folge hat. Bei länger dauernder Insulinübersekretion kommt es schließlich zur Erschöpfung der Betazellen des Inselapparates und zum Stadium des Insulinmangels.

Der Typ-2-Diabetes ohne Adipositas ist ebenfalls gekennzeichnet durch eine periphere Insulinresistenz, doch werden in seinem Verlauf schon von Beginn an eher niedrige Insulinspiegel beobachtet.

Zahl und Affinität der Insulinrezeptoren sind verschiedenen Regelkreisen unterworfen. Ein Rückgang der Rezeptoren erfolgt bei einem Anstieg des Seruminsulins, des Schilddrüsenhormons und des Parathormons. Ein Rezeptormangel findet sich auch bei Adipositas, bei körperlicher Inaktivität und bei Urämie. Eine verminderte Affinität der Insulinrezeptoren ist mit einem Hyperkortizismus und mit einer Azidose assoziiert. Ein Mangel der genannten Hormone, jedoch auch die Steigerung der körperlichen Aktivität erhöht die Insulinbindung an die Rezeptoren (Schernthaner 1985).

Die Behandlung des Typ-2-Diabetes mellitus

Die Schulung des Diabetikers

Am Beginn jeder Diabetesbehandlung sollte die Schulung des Patienten stehen. Der Patient sollte über den Diabetes mellitus im speziellen und über die Diabetes-Krankheit im allgemeinen informiert werden (Tabelle 81). Er sollte verstehen lernen, daß es vor allem in seiner Hand gelegen ist, ob die geplante Behandlung sowohl im Hinblick auf die Akuteinstellung (Blutzucker, Harnzucker, HbA1c) wie auch im Hinblick auf die Langzeitkomplikationen erfolgreich sein wird. Es ist zu erwarten, daß sein Wissen und seine Kenntnisse über die Erkrankung in direktem Zusammenhang mit seiner Compliance stehen.

Die Einbeziehung der Familie bzw. des Ehepartners in die Ausbildung und in das Training des Diabetikers ist ein wichtiger und ein effizienter Beitrag für den Erfolg der Behandlung des älteren Diabetikers (Gilden 1989).

Die Behandlung des Typ-2-Diabetes unterscheidet sich grundsätzlich von der Behandlung des primär insulinbedürftigen Typ-1-Diabetes.

Während beim Typ-1-Diabetes die Insulinsubstitution im Vordergrund steht, kommt der Insulinbehandlung beim Typ-2-Diabetes eine, wenigstens zeitlich gesehen, nachgeordnete Rolle zu. Die langsame Entwicklung des Typ-2-Diabetes mit den zahlreichen Faktoren, welche sein Auftreten begünstigen und beschleunigen (Tabelle 82) verlangt eine unterschiedliche Vorgangsweise, bei der nicht die Insulinsubstitution sondern die Senkung der Insulinresistenz im Vordergrund steht. Dazu ist notwendig, daß die Ausgangssituation des Patienten exakt dokumentiert wird (Tabelle 83). Anamnese, klinischer Status und serologische Harnbefunde stehen dabei im Vordergrund.

Die Behandlung der (initialen) Insulinresistenz

Die Ursachen des Typ-2-Diabetes, seine Entwicklung, sein Risikopotential und auch das Lebensalter jener Menschen, welche von ihm überwiegend betroffen sind, sind

Tabelle 81. Schwerpunkte der Diabetiker-Schulung

---

1. Allgemeininformation über den Diabetes mellitus und über den Krankheitsverlauf
2. Information über Kurzzeitkomplikationen (Hypoglykämie, Koma)
3. Information über die Langzeitkomplikationen, bes. über Nephropathie, über Retinopathie und über die periphere Durchblutungsstörung (diabetischer Fuß)
4. Die Möglichkeiten der Behandlung (die Bedeutung der Diät)
5. Das Verhalten bei besonderen Situationen (Reisen)

maßgebend für die Ziele einer Behandlung und damit auch für die Vorgangsweise. Die Bedeutung der initialen Insulinresistenz für die Entwicklung einer Makroangiopathie

Tabelle 82. Risikofaktoren für das Auftreten eines Typ-2-Diabetes mellitus

Unveränderbare Risikofaktoren:
– Genetik
– Lebensalter

Veränderbar Risikofaktoren:
– Lebensweise (überwiegend sitzend)
– Übergewicht
– Hypertonie
– Hyperlipidämie
– Disponierende Arzneimittel

Tabelle 83. Ausgangsbefunde für die Behandlung des Typ-2-Diabetes mellitus

Anamnese:
– Eigenanamnese
– Familienanamnese
– Ernährungsgewohnheiten
– Lebensstil

Klinischer Status:
– Körpergröße
– Körpergewicht
– Blutdruck
– Gefäßbefund
– Neurologischer Status
– Augenbefund

Serologische Befunde:
– Blutzucker
– HbA1c
– Cholesterin (gesamt, LDL, HDL)
– Triglyzeride
– Fibrinogen
– BUN und Kreatinin

Harnbefund:
– Harnzucker
– Eiweiß (Mikroalbumin)

bzw. einer kardiovaskulären Erkrankung lange vor dem Auftreten einer Hyperglykämie macht die Senkung dieser Insulinresistenz bzw. die Verbesserung der Insulinempfindlichkeit zu einem vordringlichen Behandlungsziel (Eastman 1997). Nachdem alle Komponenten des „Metabolischen Syndroms" die Insulinresistenz begünstigen, muß auch allen diesen Komponenten therapeutische Aufmerksamkeit geschenkt werden. Gewichtsreduktion und Steigerung der körperlichen Aktivität sind neben der Behandlung einer Hypertonie oder einer Hyperlipidämie unverzichtbar (Zimmet 1997). Gerade beim Diabetes mellitus eignen sich ACE-Hemmer, Kalziumantagonisten und Alphablocker besonders gut zur Hypertoniebehandlung (Messerli 1997). Bei Verwendung von Diuretika oder Betablockern muß dem Verlauf der Dyslipidämie bzw. hypoglykämischen Reaktionen besondere Beachtung geschenkt werden.

Bei der Behandlung einer Dyslipidämie muß zwischen der isolierten Hypercholesterinämie und der kombinierten Dyslipidämie differenziert werden. Für die Behandlung der Hypercholesterinämien eignen sich Arzneimittel aus der Gruppe der HMG-CoA-Reduktase-Hemmer (Simvastatin, Pravastatin und Atorvastatin), wobei dem Atorvastatin auch eine Wirkung auf die Hyperlipidämie zukommt. Ansonst kommen bei den Hyperlipidämie die Derivate der Clofibrinsäure (Clofibrat, Bezafibrat, Fenofibrat und Gemfibrozil) zum Einsatz. Der Senkung der nicht-veresterten Fettsäuren zur Verminderung der Insulinresistenz kommt eine wesentliche Rolle zu (Kumar 1994, Piatti 1996). Aufklärungs- und Schulungsprogramme besitzen gerade für die Compliance älterer Menschen große Bedeutung (Gilden 1989). Die Verbesserung der Insulinempfindlichkeit durch die genannten Maßnahmen verzögert oder verhindert nicht nur das Auftreten des Typ-2-Diabetes sondern senkt auch das kardiovaskuläre Risiko beträchtlich (Meigs 1997).

Die Behandlung des manifesten Typ-2-Diabetes

Sobald die Kriterien eines Diabetes mellitus erfüllt sind, ergibt sich auch beim älteren Menschen die Indikation zu einer Behandlung (Tabelle 78).

Die Ziele der Behandlung des manifesten Typ-2-Diabetes unterscheiden sich nur unwesentlich von den Zielen einer Intervention bei seinen Vorstufen Auch bei der Behandlung des Typ-2-Diabetes steht die Reduktion des Risikos für die Makroangiopathie, für eine kardiovaskuläre und zerebrovaskuläre Krankheit oder für eine diabetische Nephropathie im Vordergrund.

Ein weiteres Ziel ist aber auch die Reduktion der Hyperglykämie, weil gesichert ist, daß Retinopathie, Neuropathie und Nephropathie als mikro-angiopathische Langzeitkomplikationen mit dem Ausmaß und mit der Dauer der Hyperglykämie in Beziehung stehen (Klein 1996, Nathan 1996).

Die therapeutischen Schritte bei der Behandlung des Typ-2-Diabetes beginnen wieder mit dem Ziel einer Senkung der Insulinresistenz. Deshalb stehen auch bei einem manifesten Typ-2-Diabetes diätetische Maßnahmen, eine Gewichtsreduktion und die Steigerung der körperlichen Aktivität im Zentrum aller Maßnahmen (Van Horn 1997).

Die Diät des Diabetikers

Die Diät stellt jenen Eckpfeiler der Diabetesbehandlung dar, um welchen sich alle anderen therapeutischen Bemühungen drehen müssen.

Die diätetische Einstellung ist jedenfalls auch bei oraler antidiabetischer Behandlung oder bei Insulinsubstitution unverzichtbar (Tabelle 84). Bei der Diät-Planung sollte versucht werden, mit dem Diabetiker eine Diät zu vereinbaren, die seinen individuellen Bedürfnissen entgegenkommt.

Für den älteren Patienten gilt viel mehr als für jüngere Personen, daß die vereinbarte Diät nicht nur schmackhaft und attraktiv, sondern auch leicht kaubar und verdaubar sein muß. Schwer aufschließbare Speisen, die eventuell zu Blähungen oder Stuhlproblemen führen, werden in kurzer Zeit vom Patienten verlassen. Einige diätetische Richtlinien besitzen für den älteren Typ-2-Diabetiker besondere Bedeutung:

1. Die Kalorienzufuhr richtet sich nach dem Körpergewicht des Patienten.
2. Die Kalorienkontrolle erfolgt am besten durch Fettrestriktion.
3. Große Mahlzeiten sind zu vermeiden. Viel eher sind die Speisen über den Tag zu verteilen.
4. Für eine ausreichende Zufuhr von Ballaststoffen ist Sorge zu tragen.

Nachdem etwa 85% aller Typ-2-Diabetiker übergewichtig sind, kommt der Gewichtsreduktion in dieser Gruppe von Diabetikern eine große Bedeutung zu. Selbst eine geringgradige Gewichtsreduktion senkt die Insulinresistenz und verbessert die diabetische Stoffwechsellage, sodaß auch bis dato insulinbehandelte Patienten oft auf eine ausschließlich diätetische Einstellung zurückgeführt werden können (Berger 1976, Reaven 1985).

Bei der Planung und Durchführung einer Gewichtsreduktion ist darauf zu achten, daß der übergewichtige Patient vor eine lösbare Aufgabe gestellt wird. Zu hohe Ansprüche entmutigen den Patienten und ein einmal abgebrochener Versuch einer Gewichtsreduktion wird vom Patienten nur mehr widerwillig in Angriff genommen. In der praktischen Durchführung führen die vielen „Spezialvorschläge" zu keinem besonderen Erfolg. Viel erfolgreicher erweist sich die einfache Kalorienbeschränkung, die einen wöchentlichen Gewichtsverlust von etwa 0,5 kg erzielt.

Die Verteilung der Kalorienträger muß beim Diabetiker keineswegs von jener der stoffwechselgesunden Personen abweichen.

Einem kohlenhydrat- und eiweißreichen Nährstoffanteil sollte ein fettarmer Anteil gegenüberstehen, so daß eine prozentuelle Nährstoffverteilung von 55% Kohlenhydraten, 15–20% Eiweiß und 30% Fett angeboten wird, wobei der Fettanteil wieder aus einem Drittel gesättigter Fettsäuren, aus einem Drittel vielfach ungesättigter und aus einem letzten Drittel einfach ungesättigter Fettsäuren bestehen sollte. Als Richtschnur für den Kalorienbedarf kann der basale Bedarf von etwa 22 kal/kg K.G. herangezogen werden (d.s. für eine knapp 70 kg schwere Person 1.500 kal), welcher bei sitzender Lebensweise um 30%, bei mäßig körperlich aktiver Lebensweise um 50% und bei starkem körperlichen Training um 70–100% zu ergänzen ist.

Unter den Kohlenhydraten sind hochraffinierte Zucker und besonders die Zucker vom Glukosetyp oder mit Glukoseanteil, das sind Traubenzucker, Malzzucker und Rohrzucker zu vermeiden. Da dem Patienten aber nicht zugemutet werden sollte, ohne Süßstoffe auszukommen, bieten sich als Alternative die Zuckeraustauschstoffe Fruktose und Sorbit an. Ein Ausweichen auf nicht-kalorienhältige Süßstoffe gelingt nur mit Saccharin und Zyklamaten.

Der Kohlenhydratanteil der Nährstoffe ist aus Austauschtabellen ersichtlich und muß durch Wägen und Berechnung vom Patienten ermittelt werden. Die Angabe des Kohlehydratgehaltes einzelner Nährstoffe erfolgt in Gramm. Eine Broteinheit entspricht 12 g Kohlenhydraten bzw. einer dünnen Scheibe Brot. Die Einstellung nach Broteinheiten erfolgt individuell unter Berücksichtigung des Körpergewichtes, der Lebensgewohnheiten inklusive der körperlichen Aktivität und in Abstimmung mit einer eventuellen Insulintherapie. Die Austauschnährstoffe für Kohlenhydrate werden neuerdings nach ihrer Fähigkeit zum Blutzuckeranstieg in Relation zur Glukose (Fläche des Blutzuckeranstieges innerhalb von 2 Stunden × 100, dividiert durch die Fläche des Blutzuckeranstieges nach Glukose) beurteilt (Tabelle 84) (Skyler 1984).

Die Ballaststoffe der Nahrung haben sowohl für die Darmtätigkeit wie auch für die Verdauung bzw. Absorption der Nahrungsmittel große Bedeutung. Hoher Fasergehalt führt durch sein großes Volumen zur Anregung der Darmtätigkeit und verzögert gleichzeitig die Absorption der Nährstoffe. Damit werden auch die Kohlenhydrate protrahiert aufgenommen und hohe Blutzuckeranstiege vermieden (Miranda 1978). Als faserreiche Komponenten der Diät bieten sich Kleie, Guar und Pektine an. Die gezielte Verabreichung einer ballastreichen Diät mit mindestens 30,0 g an Faserstoffen ist beim stabilen Diabetiker imstande, den Insulin-

Tabelle 84. Blutzuckeranstieg nach verschiedenen Kohlenhydraten in Relation zu Glukose (Austauschtabelle) (nach Skyler 1984)

100%	Glukose
80–90%	Honig, Malzzucker, Karotten, pürierte Kartoffeln
70–79%	Vollkornbrot, Reis, Hirse, Bohnen, Rüben
60–69%	Weißbrot, dunkler Reis, Müsli, Bananen, Rosinen, rote Rüben, grob gemahlener Weizen
50–59%	Spaghetti, süßer Mais, Biskuits, Marmelade, Erbsen, Kartoffelchips, Saccharose
40–49%	Haferbrei, eingemachte Bohnen, Trockenerbsen, Orangen
30–39%	verschiedene Bohnensorten, Äpfel, Milch, Joghurt, Tomaten, Eiscreme
20–29%	Linsen, Fruchtzucker
10–19%	Sojabohnen, Erdnüsse

und den Blutzuckerspiegel zu senken und beim instabilen Diabetiker eine Stabilisierung des Stoffwechsels zu erreichen (Monnier 1981).

Im höheren Lebensalter mit sensorischer und motorischer Invalidität, mit reduziertem zerebralen Leistungsvermögen oder auch bei sozialer Isolation kann es schwierig und oft unmöglich sein, strenge diätetische Richtlinien zur Durchführung zu bringen. Im hohen Alter oder bei Fortschreiten der Erkrankung kommt der Zeitpunkt, zu dem die therapeutischen Forderungen reduziert werden müssen und die Diät der Situation des Patienten angepaßt werden muß. Eine Diätvorschrift „ohne Zucker und ohne Mehlspeisen" wird selbst in dieser Situation oder Lebensphase vom Patienten verstanden und in der Regel auch akzeptiert.

Medikamentöse Therapie

Die medikamentöse Therapie des Typ-2-Diabetes beginnt ab jenem Zeitpunkt, ab welchem die Hyperglykämie durch die genannten Maßnahmen nicht mehr unter Kontrolle zu bringen ist.

Das unmittelbare Ziel der Arzneimittelbehandlung sind nicht einzelne Blutzuckerwerte, weil sie zu raschen Schwankungen unterworfen sind, sondern eher HbA1c-Werte, welche um 7,0–7,5% gehalten werden sollten.

HbA1c-Werte in diesem Bereich machen einerseits Hypoglykämien unwahrscheinlich und andererseits ist auch das Auftreten einer Mikroalbuminurie nicht zu erwarten (Krolewski 1995). Eine energische Blutzuckersenkung vermindert das Risiko für eine Retinopathie, für eine Neuropathie und für eine Nephropathie, jedoch ist ihr Einfluß auf die beim Typ-2-Diabetes viel häufigere Komplikation der Makroangiographie bzw. der koronaren Herzkrankheit deutlich geringer (Nathan 1996, Lunt 1996).

Arzneimittel der ersten Wahl sollten jene Medikamente sein, welche möglichst ursächlich in den Ablauf der Stoffwechselprozesse des Typ-2-Diabetes eingreifen (Tabelle 85). Im Vordergrund der Arzneimittelbehandlung steht aus diesem Grunde das Biguanid Metformin, welches die Insulinempfindlichkeit erhöht und die Glukoseproduktion der Leber senkt. Ähnliche Vorzüge weist eine völlig neue Arzneimittelklasse auf, welche am besten als „Insulin-Sensitizer" bezeichnet werden kann und welche der Stoffgruppe der Thiazolidin-Derivate angehört (Saltiel 1996). Sie senkt die Insulinresistenz, verbessert die Insulinempfindlichkeit und hemmt die hepatale Glukoneogenese (Antonucci 1997).

Tabelle 85. Wirkungen antidiabetischer Arzneimittel (nach Haffner 1997)

	Sulfonylharnstoffe	Metformin	Acarbose	Insulinsensitizer
Steigerung der Insulinsekretion	ja	nein	nein	nein
Senkung der Insulinresistenz	nein	ja	ev. ja	ja
Senkung der hepat. Glukoseproduktion	nein	ja	nein	nein
Risiko für Hypoglykämie	ja	nein	nein	nein
Senkung des HbA1c	ja	ja	ev. ja	ja
Senkung der Plasmatriglyzeride	ev. ja	ja	ev. ja	ja

Ein Mechanismus für diese Wirkungen liegt in der Regulation für die Gen-Expression verschiedener, stoffwechselwirksamer Enyzme u.a. der Transportproteine für Glukose (Sandouk 1993).

Sulfonylharnstoffe gehören ebenfalls zu den unverzichtbaren Bestandteilen der Behandlung des Typ-2-Diabetes. Sie stimulieren die Insulinsekretion der Betazellen des Pankreas und hemmen zusätzlich die Glukoseabgabe aus der Leber. Damit führen sie zur Blutzuckersenkung und ermöglichen eine Kontrolle des Typ-2-Diabetes.

In der Abfolge des Einsatzes von oralen Antidiabetika sollten Sulfonylharnstoffe nicht am Beginn der Behandlung stehen, besonders dann nicht, wenn es sich um einen übergewichtigen Typ-2-Diabetiker handelt.

Die Steigerung der Insulinempfindlichkeit sollte als Behandlungsziel vor der Steigerung der Insulinsekretion aufrecht bleiben.

Die intestinale Resorptionsverzögerung als therapeutisches Prinzip

Die Verzögerung der Glukoseresorption aus dem Intestinaltrakt führt zu einer deutlichen Verbesserung der Stoffwechselsituation des Diabetikers. Sie senkt sowohl das Ausmaß wie auch die Geschwindigkeit der Glukoseabsorption. Damit senkt sie auch die Insulinsekretion des Typ-2-Diabetikers bzw. den exogenen Insulinbedarf des insulinpflichtigen Diabetikers. Damit ist diese Resorptionsverzögerung bei allen Diabetestypen einsetzbar.

Die Palette der Resorptionsverzögerer reicht von den sogenannten Ballaststoffen bis zu den Alpha-Glukosidasehemmern. Bei den Ballaststoffen handelt es sich um Nahrungsfasern, d.s. Bestandteile von Pflanzenzellwänden wie Zellulose, Pektin und Lignin, welche im Intestinaltrakt nicht weiter abgebaut werden und deshalb das Stuhlvolumen erhöhen und die Passagezeit vermindern (Tenscher 1986). Alpha-Glukosidasehemmer reduzieren den Abbau der Kohlenhydrate aus den Nahrungsmitteln und reduzieren damit den Glukoseanstieg im Blut nach einer Mahlzeit. Neben der in natürlicher Form vorkommenden Kleie stellt Guar einen weiteren Ballaststoff dar, welcher therapeutisch zur Verhinderung von postprandialen Blutzuckerspitzen herangezogen wird. Guar ist ein Polysaccharid, welches aus der Guar-Bohne gewonnen wird und welches sich wie ein Film über die Dünndarmschleimhaut legt, sodaß die resorbierende Oberfläche nur erschwert erreicht werden kann.

5,0 g Guar werden vor einer Mahlzeit in etwa 0,25 l Flüssigkeit aufgeschwemmt und eingenommen. Die unerwünschten Wirkungen von Guar bestehen lediglich in der Abneigung der Patienten gegen die Konsistenz des Trunkes.

Acarbose und Miglitol

Zu den Mitteln, welche die Glukoseabsorption reduzieren, gehören die Alpha-Glukosidasehemmer, welche die Spaltung von Disacchariden (Rohrzucker, Stärke) im Bürstenraum des Dünndarms kompetitiv hemmen. Damit wird die Freisetzung von Glukose verzögert und nicht nur der postprandiale Blutzuckeranstieg sondern auch der Anstieg der Insulinsekretion und der Anstieg der Triglyzeride reduziert (Schöffling 1981).

Gerade im Hinblick darauf, daß 85% aller Typ-2-Diabetiker übergewichtig sind, ist von Bedeutung, daß Sulfonylharnstoffe die zirkadiane Sekretion von Insulin und Leptin, welches ein Produkt des ob-Gens darstellt und welches mit der Entwicklung der Adipositas in Verbindung steht, steigern, während unter einer Acarbosebehandlung der Insulin- und der Leptinspiegel keinen Anstieg zeigen (Haffner 1997).

Miglitol ist ein weiterer Alpha-Glukosidasehemmer, welcher ähnliche Wirkungen wie die Acarbose aufweist (Segal 1997).

Es liegt im Wirkungsprinzip der Glukosidasehemmer, daß sie zur Malabsorption führen, womit Kohlenhydrate in tiefere Darmabschnitte gelangen und dann zu Meteorismus, Bauchschmerzen, Flatulenz und Durchfällen führen können.

Biguanide – Metformin

Metformin ist der einzige Vertreter jener Biguanide, welche ursprünglich im Repertoire der Diabetesbehandlung vorrätig waren. Das Risiko bei ihrem Einsatz und bei entsprechender Disposition eine Laktat-Azidose hervorzurufen, hat dazu geführt, daß sowohl Phenformin wie auch Buformin aus dem Handel gezogen wurden. Metformin wird oral verabreicht, im Intestinaltrakt nur unvollständig resorbiert und wird weder weiter metabolisiert noch erfährt es eine Bindung an Eiweiß. Bei hoher renaler Clearance (440 ml/min) ist die Plasmahalbwertzeit vom Metformin mit 1,5–2 Stunden kurz (Sirtori 1978). Die tägliche Metformindosis liegt zwischen 0,5 und 0,2 g und sollte in zwei Einzeldosen gegeben werden.

Eine leichte Lipidlöslichkeit führt zur Anreicherung von Metformin in den Darmepithelien und in der Leber. Im Darmepithel hemmt es den aktiven Transport von Glukose aus dem Darm in das Darmepithel. In der Leber kommt es unter dem Einfluß von Metformin zur Hemmung des Stoffwechsels der Milchsäure, womit einerseits die Glukoseneubildung gehemmt wird und sich andererseits eine mitunter schwere Azidose ausbildet. Diese Wirkung ist bei jenen Biguaniden, welche sich stark in der Mitochondrienmembran anreichen (d.s. Phenformin und Buformin), stärker ausgeprägt. Als dritte Komponente der durch Metformin bedingten Blutzuckersenkung ist die Verstärkung der Insulinwirkung im peripheren Gewebe zu sehen (Johnson 1993).

Zu diesen Wirkungen des Metformin auf den Kohlenhydratstoffwechsel kommen noch die für das metabolische Syndrom insgesamt wichtigen Wirkungen auf den Lipidstoffwechsel. Metformin senkt nämlich das Cholesterin und die Triglyzeride, ganz besonders aber die nicht veresterten Fettsäuren im Plasma (Abbasi 1997). Mit diesen Wirkungen verbessert Metformin nicht nur die Insulinresistenz sondern reduziert gleichzeitig die Risikofaktoren für kardiovaskuläre Erkrankungen (Nagi 1993).

Wichtig ist die Tatsache, daß Metformin zwar den erhöhten Blutzucker des Typ-2-Diabetikers senkt (antihyperglykämisch), jedoch keinen Einfluß auf den normalen Blutzucker besitzt (nicht hypoglykämisch), weil es keinen Einfluß auf die Insulinsekretion nimmt. Biguanide hemmen nicht nur den aktiven Transport von Glukose aus dem Darmlumen in das Darmepithel sondern auch von Aminosäuren und Ionen und führen auf diesem Weg zur Appetitlosigkeit und zu Durchfällen.

Die häufigsten Nebenwirkungen, welche unter einer Behandlung mit Metformin auftreten, sind gastrointestinale Beschwerden, welche von Inappetenz und Übelkeit bis zu Erbrechen und Durchfall reichen können. Die bei weitem schwerwiegendste Nebenwirkung stellt die Laktatazidose dar, welche mit der Hemmung der Milchsäureverbrennung in Zusammenhang steht. Sie tritt unter Metformin zwar äußerst selten auf, wird

Tabelle 86. Kontraindikationen für den Einsatz der Biguanide

1. Niereninsuffizienz
2. Leberinsuffizienz
3. Kardiale Insuffizienz
4. Respiratorische Insuffizienz
5. Fieberhafte Erkrankungen (Entzündungen, Infekte)
6. Konsumierende Erkrankungen
7. Perioperativer Zeitabschnitt
8. Anorexie
9. Alkoholismus

aber dann bedrohlich, wenn der Plasmaspiegel von Metformin, z.B. bei Niereninsuffizienz, ansteigt. Das Laktat im Blut steigt allerdings auch dann stärker an, wenn zur Wirkung des Metformins noch eine gesteigerte Laktatbildung bei Herzinsuffizienz, bei Leber- und respiratorischer Insuffizienz oder bei schweren Infektionen (Tabelle 86) kommt. In allen diesen Fällen sollte der Einsatz von Metformin unterbleiben.
Klinische Hinweise für eine Laktatazidose bilden Übelkeit, Brechreiz und Bauchschmerzen. Die Laktatbestimmung im Blut sichert die Diagnose der Laktatazidose, doch sollten in diesem Umfeld auch Blut-pH, Elektrolyte, Bun und Plasmakreatinin sowie Blut- und Harnzucker kontrolliert werden.
Die Behandlung einer Laktazidose bedarf einer intensiven Überwachung und einer intensiven Therapie. Im Vordergrund steht die Normalisierung der Stoffwechsellage mit Insulin und Glukose, während die Verabreichung von Bikarbonat den Laktatspiegel kaum zu beeinflussen vermag (Graf 1985). Auch die intensive Behandlung einer Zweit- und Dritterkrankung (Herz-, Leber- oder Niereninsuffizienz) muß sorgfältig und intensiv erfolgen. Wenn die Möglichkeit einer Dialyse (Hämodialyse oder Peritonealdialyse) besteht, sollte sie genützt werden, um vorhandenes Biguanid und Laktat abzudialysieren.
Insgesamt stellt Metformin ein hervorragendes Therapeutikum für den übergewichtigen Typ-2-Diabetiker dar. Gerade im hohen Lebensalter muß bei seiner Anwendung jedoch sicher gestellt sein, daß die Nieren- und Leberfunktion ebenso wie die Herzfunktion nicht eingeschränkt sind.

Sulfonylharnstoffe

Sulfonylharnstoffe wurden aus den Sulfonamiden entwickelt, nachdem deren blutzuckersenkende Wirkung beobachtet worden war. Sie werden gut und rasch resorbiert

Tabelle 87. Halbwertzeiten und Dosierungen verschiedener Sulfonylharnstoffe

	Tagesdosis	Durchschnittl. Halbwertzeit im Blut (h)
Tolbutamid	0,5–3,0 g	7
Carbutamid	0,5–2,0 g	36
Chlorpropamid	0,125–0,7 g	35
Gliclazid	80–400 mg	8–11
Gliquidone	15–120 mg	–
Glibornurid	12,5–75 mg	8
Glibenclamid	2,5–20 mg	10
Glipizid	2,5–20 mg	4
Glisoxepid	2,0–16 mg	2,5
Glimepirid	1,0–4,0 mg	5

und im Organismus gut verteilt (Tabelle 87), wobei die stärkere Lipophilie der Sulfonylharnstoffe der letzteren Generation (Glibenclamid) zu einer stärkeren Anreicherung in der Leber führt.
Sulfonylharnstoffe werden überwiegend über die Nieren ausgeschieden. Sie senken die Kaliumpermeabilität der Zellmembran der Inselzellen des Pankreas und ermöglichen damit den Einstrom von Kalzium-Ionen. Damit wird die Exozytose des granulär gespeicherten Insulin ausgelöst. Die Anwesenheit von Glukose verstärkt diese Wirkung der Sulfonylharnstoffe. Zusätzlich hemmen Sulfonylharnstoffe die Glukoseabgabe aus der Leber (Gluconeogenese) und führen außerdem zu einer Sensibilisierung der peripheren Zellen für Insulin.
Diese Wirkungen der Sulfonylharnstoffe führen in aller Regel zu einer verläßlichen Blutzuckersenkung und lassen die exogene Insulinverabreichung (zunächst) vermeiden. Die Wirkung der Sulfonylharnstoffe auf die Risikofaktoren des Typ-2-Diabetes ist weit weniger ausgeprägt (Hyperlipidämie) oder fehlt völlig (Übergewicht, Hypertonie). Was die Hyperlipidämie anlangt wird ent-

weder kein Einfluß der Sulfonylharnstoffe nachgewiesen (Heine 1996) oder die nachgewiesene Senkung von Cholesterin und Triglyzeriden ist eher gering (Alberti 1992, Oki 1995).

Am Beginn einer Behandlung mit Sulfonylharnstoffen sollten schwächer wirksame Präparate ausgewählt werden und auch die Dosierung sollte zunächst vorsichtig gewählt werden. Wenn dazu die Nieren- und die Leberfunktion des Patienten normal sind, dann stellt die Schulung des Diabetikers die effizienteste Maßnahme gegen das Auftreten einer Sulfonylharnstoff induzierten Nebenwirkung dar.

Zu den unerwünschten Wirkungen der Sulfonylharnstoffe gehört in erster Linie die gelegentlich massive Hypoglykämie, welche dazu neigt, länger anzuhalten. Betroffen sind jene Diabetiker, welche entweder ihre Mahlzeiten nicht in vorgeschriebener Weise einhalten oder einhalten können. Die häufigste Ursache einer Hyopglykämie stellt die Niereninsuffizienz dar, welche wiederum eng mit dem Diabetes mellitus verknüpft ist. Es können aber auch zusätzlich verabreichte Arzneimittel das Auftreten einer Hypoglykämie begünstigen oder auslösen. Es sind dies vor allem solche Arzneimittel, welche mit der Pharmakokinetik der Sulfonylharnstoffe interferieren, vor allem andere Sulfonamide, Marcoumar oder nicht-steroidale Antirheumatika (Phenylbutazon), welche den Abbau der Sulfonylharnstoffe verzögern und damit deren Wirkung verlängern und verstärken (Tabelle 88).

Die Hypoglykämie, deren Inzidenz mit dem Lebensalter positiv korreliert ist und die immer wieder mit einem Schlaganfall, mit einem Herzinfarkt oder gar mit dem Ableben des Patienten in Verbindung steht, wird von allen Sulfonylharnstoffen ausgelöst.

Das Risiko für eine Hypoglykämie liegt bei Glibornurid, Glibenese, Glimepirid und Gliclazid niedrig (Shorr 1996).

Auch die Entwicklung neuer Generationen von Sulfonylharnstoffen hilft bei der Vermeidung von hypoglykämischen Reaktionen. Diese neuen Sulfonylharnstoffe erzielen bei geringer Dosierung auch niedrigere Insulinspiegel, besitzen jedoch eine längere Wirkungsdauer. Außerdem treten die extrapankreatischen, blutzuckersenkenden Wirkungen stärker in den Vordergrund (Roßkamp 1996).

Glimepirid gehört zu dieser letzten Generation von Sulfonylharnstoffen und besitzt

Tabelle 88. Arzneimittelinteraktionen der Sulfonylharnstoffe

Verstärkung/Verlängerung der Sulfonylharnstoffwirkung	Abschwächung/Verkürzung der Sulfonylharnstoffwirkung
Phenylbutazon	Barbiturate
Salizylate	Phenothiazine
Probenecid	Diuretika (Thiazide)
Allopurinol	Glukokortikoide
Sulfonamide	Östrogene
Symphathikolytika	Rifampicin
MAO-Inhibitoren	Sympathomimetika
Coumarine	Alkohol (chronisch)
Clofibrat	
Alkohol (akut)	

tatsächlich verbesserte Eigenschaften für die Behandlung des Typ-2-Diabetes:

1. geringerer Anstieg der Insulinspiegel;
2. geringeres Risiko für eine Hypoglykämie;
3. Gewichtsabnahme bei körperlich aktiven Patienten.

Der Mechanismus dieser modifizierten Sulfonylharnstoff-Wirkung liegt außerhalb des Pankreas bzw. in einem verstärkten Glukosetransport in die periphere Zelle (Roßkamp 1996).

Zu den Nebenwirkungen der Sulfonylharnstoffe mit größerer Tragweite gehören jene, welche bei Patienten mit koronarer Herzkrankheit eine erhöhte Mortalität nachweisen. Neuere Untersuchungen zeigen, daß die Basis für einen solchen Zusammenhang darin gelegen sein könnte, daß Sulfonylharnstoffe die Präkonditionierung des Myokards bei Vorliegen einer koronaren Herzkrankheit unterbinden (Cleveland 1997). Der Mechanismus liegt offenbar in der Blockade von zellulären K-ATP-Kanälen. Diese Blockade führt in den Betazellen des Pankreas zu einem Kalziumeinstrom mit nachfolgender Insulinfreisetzung. Im kardiovaskulären System allerdings verhindert diese Blockade der K-ATP-Kanäle deren Ischämie- oder Hypoxie-induzierte Öffnung und verhindert damit die Relaxation der glatten Gefäßmuskulatur (Nichols 1991). Glimepirid, ein Sulfonylharnstoff der letzten Generation, scheint diesen Nachteil der K-ATP-Kanal-Blockade im kardiovaskulären System nicht zu besitzen (Bijlstra 1996). Andere Nebenwirkungen der Sulfonylharnstoffe sind selten und erreichen kaum 5%. Gelegentlich treten gastrointestinale Beschwerden mit Übelkeit und Brechreiz auf, selten kommt es zum Auftreten von Exanthemen. Knochenmarkdepressionen, Agranulozytosen oder das Auftreten pathologischer Leberfunktionsproben stellen zwar schwerwiegende Komplikationen dar, sind aber ebenfalls sehr selten. Unter der Behandlung mit Chlorpropamid treten antabusartige Wirkungen auf und machen diese Arzneimittel für Patienten mit einer Alkoholanamnese ungeeignet. Durch Stimulierung der Sekretion des antidiuretischen Hormons kommt es manchmal zur Flüssigkeitsretention und zur Hyponatriämie. Sulfonylharnstoffe haben teratogene Wirkung und sind bei schwangeren Frauen untersagt.

Das sogenannte Spätversagen der Sulfonylharnstoffe kennzeichnet jenes Stadium eines Typ-2-Diabetes, in welchem die Leistungsfähigkeit der Betazellen auf ein Ausmaß gesunken ist, in welchem auch die Stimulation durch Sulfonylharnstoffe nicht mehr ausreicht, die Sekretion der notwendigen Insulinmenge zu stimulieren. Da in diesem Stadium alle anderen konservativen Mittel der Diabetesbehandlung (Diät, Biguanide, Resorptionshemmer und ev. Insulin-Sensitizer) ausgeschöpft sind, verbleibt in aller Regel nur mehr die Insulinbehandlung.

Die Insulinbehandlung des älteren Diabetikers

Für die Einleitung einer Insulinbehandlung eines älteren Diabetikers sind nicht nur überhöhte Blutzuckerwerte, beurteilt nach dem HbA1c, sondern darüber hinaus viele andere Gründe ausschlaggebend.

Die Abnahme des subjektiven Wohlbefindens mit Müdigkeit, mit Absinken der geistigen und/oder körperlichen Leistungsfähigkeit, mit Auftreten von Parästhesien und Schmerzen vorwiegend in den Beinen, aber auch mit zunehmenden depressiven Erscheinungen, führt ebenso zum Einsatz von Insulin wie ein Anstieg des Blutzuckers oder des Harnzuckers bei einem diätetisch und medikamentös ausbehandelten Patienten (Gradman 1993, Straumann 1979). Auch die enge Beziehung zwischen dem Ausmaß der Hyperglykämie, dargestellt an der Höhe des HbA1c, und dem Ausmaß der makrovaskulären und der mikrovaskulären Komplikationen stellt eine starke Indikation für die Anwendung von Insulin dar (Hanssen 1997).

Präkomatöse oder komatöse Zustände machen eine sofortige Insulinbehandlung notwendig. Eine passagere Umstellung auf Insulin muß bei Auftreten von Infektionen (Harnwegsinfekt, Pneumonie, Cholezystitis usw.) in Erwägung gezogen werden und ist bei operativen Eingriffen ebenso wie bei intestinalen Beschwerden mit Unverträglichkeit oraler Antidiabetika unvermeidlich. Die Einstellung des älteren Menschen auf Insulin unterscheidet sich grundsätzlich von der Insulinbehandlung eines Typ-1-Diabetikers. Dem Typ-1-Diabetiker wird nach Möglichkeit die nahe-normoglykämische Insulinsubsitution (Waldhäusl 1985) empfohlen, die mit Hilfe eines ultralang wirkenden Insulins mit etwa 1,0–1,5 Einheiten pro Stunde eingeleitet und dann in Abhängigkeit von der jeweiligen körperlichen Aktivität, vom Ausmaß der Mahlzeiten und nicht zuletzt von der Höhe des aktuellen Blutzuckers durch Altinsulin ergänzt wird. Voraussetzung für diese „Basis-Bolus-Behandlung" ist ein gut geschulter Partner, der auch bereit ist, die notwendigen Blutzuckerkontrollen mehrmals täglich durchzuführen. Der Vorteil dieser nahe-normoglykämischen Insulinsubstitution ist, daß sich die Lebensgewohnheiten des Patienten nicht der Behandlung unterordnen müssen, sondern daß vielmehr der Patient die Möglichkeit erhält, die Behandlung durch Variation der Altinsulindosis seinen täglichen Bedürfnissen anzupassen.

Dagegen sind die Möglichkeiten aber auch die Bedürfnisse des betagten Diabetikers anderer Natur. Wenn der Patient als Typ-1-Diabetiker diabetologisch geschult und mit den Möglichkeiten, mit den Grenzen und mit den Techniken der Insulinbehandlung vertraut gemacht wurde, wird er sich auch im höheren Lebensalter mit den Voraussetzungen für eine nahe-normoglykämische Einstellung zurechtfinden. Darüber hinaus scheint eine allzu straffe Einstellung mit Insulin keineswegs nur von Vorteilen begleitet (Waldhäusl 1983), auch wenn die Beziehung eines niedrigen HbA1c zum verzögerten Auftreten diabetischer Komplikationen als gesichert angenommen werden kann. Die diabetische Makroangiopathie manifestiert sich zwar häufig im höheren Alter, sie entsteht aber keineswegs in diesem Lebensabschnitt. Diese Tatsache ist mit ein Grund, daß die Lebenserwartung älterer Diabetiker weder durch eine besonders scharfe Insulineinstellung noch durch eine allzu straffe Lebensführung verlängert werden kann (Lunt 1996).

Die konventionelle Insulintherapie wird daher in der absehbaren Zeit für die überwiegende Zahl der insulinpflichtigen, älteren Diabetiker die Behandlung der Wahl bleiben. Wenn die Umstellung auf Insulin tatsächlich notwendig wird, sollte sie im Rahmen eines stationären Aufenthaltes erfolgen. Der Insulinbedarf wird durch mehrmalige, meistens dreimalige Injektionen eines Altinsulins ermittelt, die endgültige Behandlung aber mittels ein- oder zweimaliger Verabreichung eines protrahiert wirkenden Insulins durchgeführt. Am einfachsten zu handhaben ist die einmal tägliche, jeweils am Morgen erfolgende Insulininjektion, die vom älteren, alleinstehenden Menschen oft bis ins höchste Lebensalter ausgeführt werden kann. Das Mischen und Aufziehen eines kürzer und eines länger wirkenden Insulins in eine Insulinspritze erfordert bereits soviel Fingerfertigkeit und Geschicklichkeit, wie sie nur mehr wenigen älteren Menschen zugemutet werden können. Die zweimal tägliche Injektion eines Intermediärinsulins verbessert zwar meistens die Einstellung des insulinbedürftigen Diabetikers, scheitert aber oft an der Compliance sowohl im Hinblick auf die Insulininjektionen wie im Hinblick auf die Regelmäßigkeit der diätetischen Versorgung.

Bei allen jenen Patienten, deren Langzeitkomplikationen eine schärfere Diabeteseinstellung sinnvoll erscheinen lassen, sollte die Insulintherapie aber auch im höheren Lebensalter intensiviert werden. Notwendig dazu sind eine ausreichende körperliche und geistige Mobilität oder die Hilfe durch dritte Personen (Verwandte, mobile Krankenschwester usw.). Hilfreich sind dabei auch jene Insulin-Analoga, welche nicht schon 20 min vor einer Mahlzeit verabreicht werden müssen, sondern welche mit der Mahlzeit injiziert werden und ihre Vorteile auch beim insulinpflichtigen Typ-2-Diabetes demonstrieren sollten (Holleman 1997, Kotsanos 1997).

Gesichert ist jedenfalls, daß der postprandiale Blutzuckeranstieg durch die Verwendung von Insulin Lispro reduziert werden kann (Feinglos 1997).

Als wichtigste Vorsichtsmaßnahme der Insulinbehandlung gelten

1. die Beachtung der korrekten Insulindosis;
2. das Wechseln der Injektionsstellen im Rotationsprinzip;
3. die Insulinverabreichung etwa 20 min vor dem Essen (Ausnahme: Insulin Lispro);
4. eine sterile Injektionstechnik.

Die wesentliche Komplikation der Insulinbehandlung ist die hypoglykämische Reaktion, die gerade beim älteren Menschen, der im Grenzbereich der zerebralen Versorgung steht, fatale Folgen haben kann.

Die Kontrolle der Diabetes-Behandlung

Blutzucker und Harnzucker

Die Behandlung des Diabetes mellitus, gleichgültig ob sie mittels Diät, oralen Antidiabetika und/oder Insulin erfolgt, bedarf einer laufenden Kontrolle. Diese Kontrolle war über Jahrzehnte nur über die Bestimmung des Blut- und des Harnzuckers erfolgt, welche allerdings kaum mehr als eine Auskunft über das unmittelbare Stadium des Zuckerstoffwechsels erlaubt, wenn sie nur sporadisch durchgeführt wird. Beide Parameter sind außerdem stark von tageszeitlichen Schwankungen oder von der Nierenfunktion abhängig, sodaß nur das Blutzucker-Tagesprofil, hergestellt unter Einhaltung des üblichen Lebensrhythmus des Patienten, eine brauchbare Auskunft über die Qualität der Diabetes Einstellung oder über hypo- oder hyperglykämische Phasen erlaubt (Berger 1980). Außerdem wird erst mit Hilfe der Blutzuckerbestimmungen eine normoglykämische Diabeteseinstellung mit Insulin möglich. Bei guter Aufklärung und Instruktion kann die Blutzuckerbestimmung von älteren Menschen in ähnlich guter Qualität wie von jüngeren Personen ausgeführt werden (Bernbaum 1994).

Hämoglobin-A1c

In den letzten Jahrzehnten ist mit der routinemäßigen Bestimmung des Hämoglobins-A1 (HbA1 oder HbA1c) eine weitere Möglichkeit der Diabeteskontrolle und -überwachung eröffnet worden.

Das Hämoglobin A1 ist eine heterogene Hämoglobinvariante mit HbA1c als stärkstem Vertreter, welche physiologischerweise in etwa 6% der Erythrozyten zu finden ist. Ein Anstieg des Blutzuckers führt unter der Verdrängung von 2,3-Diphosphoglyzerat zur nicht-enzymatischen irreversiblen Bindung von Glukose oder Glukose-6-Phosphat an das aminoterminale Ende der Beta-Kette des Hämoglobins. Bei hohen Blutzuckerwerten nimmt dieses „glykierte" Hämoglobin im Erythrozyten zu und kumuliert während dessen Lebensdauer. Die aktuelle Konzentration von HbA1c im Plasma reflektiert damit die Hyperglykämie (und damit die Diabetes-Einstellung) während der letzten Monate (Abb. 34).

Diese nicht-enzymatische Bindung von Zucker an Eiweiß betrifft jedoch nicht nur

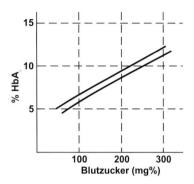

Abb. 34. Beziehung zwischen HbA1c und Blutzucker (Walinder 1980)

das Hämoglobin sondern im wesentlichen alle Proteine. Damit wird Glukose nicht nur an das kollagene Bindegewebe sondern auch an Funktionsproteine gelagert, wodurch auch enzymatische Reaktionen beeinträchtigt werden. Die Vaskulopathien des Diabetes mellitus (Nervengewebe, Nierenglomerula, Retina) werden u.a. auf die Ablagerung dieser Zucker-Protein-Komplexe zurückgeführt (Vlassara 1994). Das HbA1c besitzt darüberhinaus eine gewisse Indikatorfunktion, wenn eine länger dauernde Hyperglykämie zum Ausmaß eines Gefäßschadens in Beziehung gebracht werden soll.

Jedenfalls gibt es eine sehr enge Beziehung zwischen der Höhe des HbA1c und der Gefäßsteifheit (Lehmann 1997), außerdem nimmt das Risiko einer Mikroalbuminurie abrupt zu, wenn das HbA1c auf Werte über 8,1 ansteigt (Krolewski 1995).

Alter und HbA1c

Die Glykierung von Proteinen nimmt nicht nur bei Hyperglykämien zu, sondern sie weist auch eine positive Beziehung zum Lebensalter auf (Wisotzky 1996). Sie ist offenbar Ausdruck des Alternsprozesses, begünstigt allerdings auch diesen Alterprozeß (Hashimoto 1995). Eine der Folgen dieser chemischen Reaktion ist ihr Einfluß auf die Kaskade der Blutgerinnung mit der Zunahme prokoagulatorischer Abläufe (Esposito 1989). Daneben führen Glykierungsprodukte zu Quervernetzungen von Proteinen mit Änderung deren Funktion aber auch mit Steigerung deren Antigenität (Vlassara 1994).

Die Komplikationen des Diabetes mellitus und seiner Behandlung

Akutkomplikationen

1. Die Hypoglykämie

Die Hypoglykämie stellt die häufigste akute Komplikation der Behandlung eines Diabetes mellitus dar. Sie tritt besonders häufig unter einer Insulintherapie auf und ist beim älteren Menschen entweder die Folge eines Irrtums beim Aufziehen des Insulins in die Einmalspritze oder aber der Vergeßlichkeit und Ungenauigkeit bei den diätetischen Vorgaben.

Die Hypoglykämie als Komplikation einer Sulfonylharnstoff-Therapie ereignet sich zwar seltener, doch ist sie dafür durch einen gelegentlich protrahierten Verlauf gekennzeichnet. Auch bei den Sulfonylharnstoffen kommen Dosierungs- und Diätfehler für die Auslösung der Hypoglykämie ursächlich in Frage, doch stehen die langen Plasmahalbwertzeiten einiger Sulfonylharnstoffe (Chlorpropamid) oder Ausscheidungsstörungen durch Nieren- oder Leberinsuffizienz bei weitem im Vordergrund.

Erwähnung verdient auch die Alkohol-Hypoglykämie, die bei Alkoholkonsum und gleichzeitigem Verzicht auf Nahrungsaufnahme auftreten kann. Durch Oxydation des Alkohols zu Azetaldehyd und Azetat wird Nikotinamid-Adenin-Dinukleotid (NAD) zu NADH2 reduziert und steht damit für die Glukoneogenese nicht zur Verfügung.

Frühe klinische Zeichen des Blutzuckerabfalles werden parasympathisch vermittelt, bestehen in einer Bradykardie und Hypotonie und werden von einer frühen zerebralen Phase mit Müdigkeit und häufigem Gähnen gefolgt. Daran schließen sich die Zeichen der sympathomimetischen Gegenregulation und letztlich die Symptome des zerebralen Substratmangels. Schweißausbruch, Tremor und Tachykardie sind mit Schwäche, Kopfschmerzen und Hungergefühl erste Hinweise auf eine Hypoglykämie, an die sich die zerebrale Phase mit verschwommenem Sehen, bizarrem Benehmen, Stupor, Krämpfen und schließlich dem Koma anschließt.

Die Therapie der Hypoglykämie sollte in der Regel im Krankenhaus erfolgen und besteht in der ersten Phase in der Verabreichung von gezuckerter Flüssigkeit. Bei Schluckstörungen, Krämpfen, in der Phase des Stupors oder der Bewußtlosigkeit ist nur mehr die parenterale Glukoseinfusion oder die intramuskuläre Injektion von Glukagon möglich.

2. Das ketoazidotische Koma

Das ketoazidotische Koma ist eine schwerwiegende Komplikation des Diabetes mellitus, welche in der Regel beim Typ-1-Diabetes und im jüngeren Lebensalter auftritt, welche allerdings auch im höheren Lebensalter und auch als Erstmanifestation eines Typ-2-Diabetes vorkommt (Malone 1992).

In einer jüngeren diabetischen Population ist mit über 10 ketoazidotischen Episoden in 1000 Patienten-Jahren zu rechnen. Die durchschnittliche Mortalität beträgt bis zu 10% und ist besonders im höheren Lebensalter und bei multimorbiden Patienten hoch (Panzram 1974) (Abb. 35). Durch den Insulinmangel und einem gleichzeitigen Glukagonanstieg kommt es zur Zunahme der Glukoneogenese mit Anstieg der hepatalen Produktion von Glukose.

Insulinmangel und Glukagonüberschuß führen zur gesteigerten Lipolyse mit Anstieg der freien Fettsäuren im Plasma und der hepatalen Ketonkörpersynthese. Insulinmangel und Glukagonüberschuß verhin-

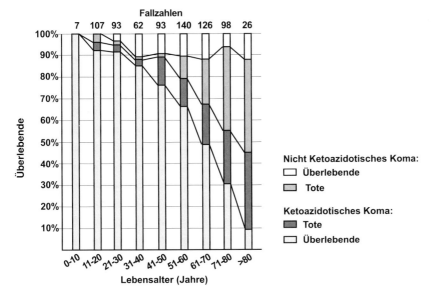

Abb. 35. Einfluß des Alters auf die Mortalität des ketoazidotischen und des nicht-ketoazidotischen, diabetischen Komas (Prachar 1975)

dern die Umwandlung des bei der Beta-Oxidation der Fettsäuren anfallenden Azetyl-CoA in Malonyl-CoA, sodaß durch die Kondensation des kumulierten Azetyl-CoA Ketonkörper gebildet werden. Dieser vermehrten Bildung von Glukose und von Ketonkörpern steht durch den Insulinmangel ein verminderter Verbrauch dieser Substrate gegenüber. Mit dem Anstieg der Lipolyse und mit Zunahme der Ketogenese nimmt die Azidose des Patienten ständig zu. Die vitale Bedrohung eines ketoazidotischen Patienten resultiert einerseits aus der zunehmenden Azidose und andererseits aus dem ebenfalls ansteigenden Kaliumspiegel. Das ketoazidotische Koma ist im höheren Lebensalter oft schwierig zu erkennen, weil Alterserscheinungen oder aber Begleiterkrankungen das klinische Bild trüben können (Malone 1992).

Die klinische Symptomatik der diabetischen Ketoazidose ist gekennzeichnet durch eine vorübergehende Zunahme der Polyurie und Polydipsie, durch Müdigkeit und Abgeschlagenheit und durch eine gastrointestinale Irritation mit Übelkeit und Brechreiz. Es kommt schließlich zum Stupor und ohne therapeutische Intervention auch zum Koma. Dazu besteht eine vertiefte „Kußmaulsche" Atmung und ein Azeton- oder Fruchtgeruch des Patienten.

Im höheren Lebensalter unterliegen alle angeführten Symptome einer fakultativen Fehldeutung. Abgesehen davon, daß das Durstgefühl des älteren Menschen nur gering ausgeprägt ist, wird die vertiefte Atmung oft einer kardialen Insuffizienz, die Pollakisurie einem Harnwegsinfekt und die Verwirrtheit einer Zerebralsklerose zugeschrieben.

Die Diagnose der Ketoazidose erfolgt durch das Laboratorium. Eine massive Glukosurie und Ketonurie bei Hyperglykämie und niedrigem Blut-pH sowie niedrigem Plasma-Bikarbonat sind die Indikatoren für eine ketoazidotische Stoffwechselentgleisung (Tabelle 89).

Das Serumkalium ist in der Regel ebenso erhöht wie die Blutlipide.

Die Behandlung des schweren ketoazidotischen Komas erfordert ein rasches Eingreifen, das noch ambulant begonnen, aber stationär und intensiv fortgesetzt werden sollte, weil es mit einer hohen Mortalität belastet ist.

Die Prinzipien der Komabehandlung: Alle im Verlaufe des Komas erhobenen Befunde und alle therapeutischen Eingriffe sollten schriftlich aufgezeichnet und mit dem Patienten an die jeweils nächste Station weitergereicht werden. Diese Maßnahme verhindert Fehler, die aus Unkenntnis therapeutischer Vorleistungen zum Nachteil des Patienten gemacht werden können.

Nach Verabreichung eines niedrig dosierten Insulinbolus (20–40 E Altinsulin intravenös oder intramuskulär) sollte eine kontinuierli-

Tabelle 89. Biochemische Daten einer schweren ketoazidotischen Stoffwechselstörung (nach Kleinberger 1985)

Blutzucker	über 450 mg%
Blut-pH	unter 7,1
Standard-Bikarbonat	unter 10 mmol/l
Ketonurie (Streifentest)	> +++

Tabelle 90. Elektrolytlösung zur Infusion bei diabetischem Koma (nach Kleinberger 1985)

	mmol/l
Natrium	90
Chlor	65
Kalium	25
Phosphat	10
Kalzium	0,5
Magnesium	1
Malat	43
Glukonat	2
Osmolalität	236 mosm/kg H_2O

che, niedrig dosierte Insulinzufuhr (2–6 E Altinsulin i.v./Stunde) erfolgen. Der Insulinbolus richtet sich unter anderm nach dem Kaliumspiegel und muß bei Hypokaliämie besonders vorsichtig dosiert werden.

Die Elektrolyt- und Flüssigkeitszufuhr an den ketoazidotischen Patienten verbessert auch ohne Insulinzusatz die Stoffwechselstörung des diabetischen Komas und ist deshalb der Insulinbehandlung keineswegs nachrangig. Das große Flüssigkeitsdefizit, das um 5 Liter betragen kann, erfordert eine rasche Substitution, wobei die Geschwindigkeit dieser Substitution vom Zentralvenendruck abhängig gemacht werden sollte. Bei einem Zentralvenendruck unter 0 cm H_2O kann die Infusionsgeschwindigkeit etwa 1000 ml/Stunde betragen und sinkt bei einem Druck von 10 cm H_2O auf etwa 100 ml/Stunde ab.

Die Elektrolytsubstitution muß zwar individuell gestaltet werden, doch kann in der Regel auf die von Kleinberger 1985 angegebene Elektrolytlösung zurückgegriffen werden (Tabelle 90).

Die Komplikationen des diabetischen Komas: Das diabetische Koma wird sehr häufig durch Infektionen (Pneumonie, Grippe, Pyelonephritis usw.) ausgelöst, doch gehören solche Infektionen auch zu den Komplikationen dieses Komas.

Durch den massiven Flüssigkeitsverlust und begünstigt durch die Azidose kommt es gelegentlich zu einem schweren Schockzustand, der durch die Korrektur des Volumenmangels am besten beeinflußt wird. Das Hirnödem ist als Komplikation des diabetischen Komas von hoher Mortalität begleitet.

Ein zu rascher Blutzuckerabfall schafft dabei ein Dysäquilibrium zur intrazerebralen Glukose mit konsekutivem Flüssigkeitseinstrom in das Gehirn.

Zu den Komplikationen des diabetischen Komas gehört auch die Neigung zur Venenthrombose, welche durch die Dehydratation, eine erhöhte Blutviskosität aber auch durch Veränderungen im Gerinnungssystem begünstigt wird (Paton 1981).

3. Das nicht-ketotische, hyperosmolare Koma

Diese Form eines diabetischen Komas ist durch einen extremen Blutzuckeranstieg mit Hyperosmolarität, aber ohne wesentliche Ketoazidose, gekennzeichnet. In ausgeprägter Form ist der Blutzucker auf bis zu 1000 mg% erhöht, das Blut-pH nicht unter 7,3 und das Standard-Bikarbonat nicht unter 18 mmol/l reduziert. BUN und Serum-Kreatinin sind in aller Regel deutlich erhöht. Die Hyperosmolalität als Kennzeichen des hyperosmolaren Komas wird im Laboratorium bestimmt oder approximativ berechnet:

$$\text{Serum-Osmolalität (mosm/l)} = 2 \times (\text{Serum-Na}^+) + \frac{\text{Blutzucker (mg\%)}}{18} + \frac{\text{BUN (mg\%)}}{2}$$

Die Osmolalität beträgt normalerweise 280 bis 300 mosm/l und kann bei hohen Blutzuckerwerten bis über 400 mosm/l ansteigen. Das Flüssigkeitsdefizit des Patienten liegt bei ausgeprägtem hyperosmolarem Koma um 10 Liter.

Die Epidemiologie des hyperosmolaren Komas unterscheidet sich grundsätzlich von jener des ketoazidotischen Komas. Im Gegensatz zum ketoazidotischen Koma ist das hyperosmolare Koma eine Diabeteskomplikation des höheren Lebensalter. Die Mortalität des hyperosmolaren Komas ist mit dem niedrig dosierten Insulineinsatz und mit der ausgewogenen Rehydratation deutlich zurückgegangen, liegt aber im höheren Lebensalter nicht zuletzt wegen der Multimorbidität in diesem Lebensabschnitt mit 30% und darüber noch immer sehr hoch (Prachar 1975, Gale 1981). Die besonders hohe Mortalität des hyperosmolaren Komas hängt damit zusammen, daß es vorwiegend im hohen Lebensalter und dann auch schon als Begleiterscheinung einer kardialen oder renalen Insuffizienz und im Rahmen von operativen Eingriffen, von Exsikkosen, Pneumonien und Schlaganfällen, aber auch nach Gabe eines Diuretikums oder eines Glukokortikoids auftritt (Arieff 1972) (Abb. 35).

Frauen erfahren das hyperosmolare Koma häufiger als Männer, weil sie durch die höhere Lebenserwartung dieses Koma auch in höherem Lebensalter erleiden. Auch das Übergewicht disponiert häufiger zum hyperosmolaren Koma (Prachar 1975).

Beim hyperosmolaren Koma liegt kein absoluter, sondern ein relativer Insulinmangel bei massiver Insulinresistenz vor, wobei die Insulin-Restsekretion die Enthemmung der Lipolyse und damit die schwere Ketose und Azidose verhindert. Der Glukagonspiegel ist auch beim hyperosmolaren Koma erhöht und führt zu hoher hepataler Glukoseproduktion. Der hohe Blutzucker hat eine osmotische Diurese mit starkem Flüssigkeitsverlust zur Folge, womit spiralenförmig der Blutzucker und die Dehydratation ansteigen. Das Resultat dieses Circulus vitiosus ist eine Hyperosmolalität, die zu den zerebralen Erscheinungen der Lethargie, der Verwirrung, den Krämpfen und schließlich zum Koma führt (Arieff 1972).

Die Therapie des hyperosmolaren Komas unterscheidet sich zwar nicht grundsätzlich von der Therapie des ketoazidotischen Komas, doch sind die Behandlungsschwerpunkte anders verteilt. Die Bedeutung der Insulinsubstitution wird geringer, während jene des Flüssigkeitsersatzes zunimmt. Dabei ist es für den Behandlungserfolg entscheidend, daß die Normalisierung der Hyperosmolalität zwar sehr rasch aber doch langsam genug erfolgt, um die Entstehung eines Hirnödems zu vermeiden. Die Gefahr eines Hirnödems entsteht beim Ansteigen der Differenz von extra- und intrazerebraler Osmolalität auf 30 mosm/l oder mehr, das entspricht einer Blutzuckerdifferenz von zumindest 550 mg%.

Disponiert für ein Hirnödem sind Patienten mit hohem Blutzuckerausgangswert und einer zu raschen Senkung dieses Blutzuckers. Als therapeutische Konsequenz sollte deshalb die initiale Rehydratation mit 2–3 Liter einer isotonen Kochsalzlösung und erst anschließend mit einer hypoosmolaren Elektrolytlösung erfolgen, deren Infusionsgeschwindigkeit sowohl dem Flüssigkeitsbedarf (zentraler Venendruck), wie auch der kardialen Situation des älteren Patienten angepaßt ist. Erst wenn unter dieser Infusionsbehandlung der stündliche Blutzuckerabfall unter 50 mg% sinkt, sollte mit einer Insulinbehandlung (Insulinbolus von 12 E Altinsulin und anschließende Insulininfusion von 4 bis 5 E Altinsulin pro Stunde) fortgesetzt werden.

Für den Hausarzt, der seinen diabetischen Patienten komatös, mit hohem Blutzucker aber ohne weitere Zusatzinformation vorfindet, gibt es keine differenzierte Komatherapie: Er sollte sowohl dem ketoazidotischen wie auch dem hyperosmolaren Koma 20 E Altinsulin s.c. oder i.m. verabreichen, eine Infusion mit physiologischer Kochsalzlösung beginnen und den Patienten mit dieser Infusion rasch einer stationären Überwachung und Behandlung zuführen.

Die Gefäßschäden und die Spätfolgen des Typ-2-Diabetes mellitus

Die Spätfolgen des Diabetes mellitus sind überwiegend durch seine Gefäßveränderungen bedingt.

Der Diabetes mellitus ist in den industrialisierten Ländern die häufigste Ursache einer Erblindung und einer Niereninsuffizienz und seine Gefäßschäden sind für über 75% der diabetischen Todesursachen verantwortlich.

Auf die Mortalität nehmen sowohl die mikroangiopathischen wie auch die makroangiopathischen Veränderungen Einfluß.

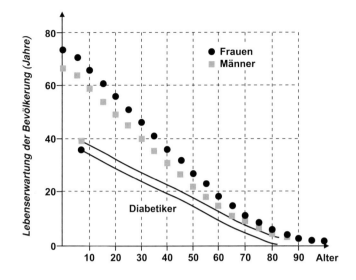

Abb. 36. Lebenserwartung einer gesunden und einer diabetischen Population in Abhängigkeit vom Lebensalter

Die Lebenserwartung der Diabetiker ist aber auch abhängig vom Lebensalter, in welchem der Diabetes mellitus auftritt (Abb. 36).

Die diabetischen Gefäßschäden des Typ-2-Diabetes sind durch drei Risikofaktoren geprägt:

1. altersbedingte, atherosklerotische Gefäßveränderungen;
2. Insulinresistenz mit Hypertonie und Dyslipidämie;
3. Hyperglykämie und assoziierte Mikroangiopathie.

Die Mikroangiopathie

Beim Typ-1-Diabetes stehen die Höhe der Hyperglykämie, gemessen am HbA1c, und die Dauer der Hyperglykämie als Risikofaktoren für Gefäßveränderungen im Vordergrund (Klein 1996). Das Risiko für Gefäßveränderungen steigt nahezu linear mit der Hyperglykämie (Diabetes Control and Complications Trial Research Group 1993) und scheint ab einem HbA1c von etwa 8,0% stärker zuzunehmen (Krolewski 1995). Mit dem Ausmaß der Hyperglykämie nehmen die Glykosilierungsprodukte und Quervernetzungen im Kollagen zu (Tabelle 91) und führen zu Funktionseinschränkungen an der Basalmembran mit Durchtritt von Flüssigkeit und Eiweiß als Initialstadium und als erstem Hinweis auf eine Nephropathie oder auf eine Retinopathie (Monnier 1996). Dazu ist die Mikroangiopathie immer begleitet von einer endothelialen Dysfunktion und einer von dieser Dysfunktion zum Teil abhängigen und zum anderen Teil unabhängigen Hyperkoagulabilität.

Die mikroangiopathischen Membranschäden finden sich auch beim Typ-2-Diabetes und sind auch dort maßgeblich für die Retinopathie, für die Neuropathie und für die Nephropathie verantwortlich. Ihre Bedeutung sinkt allerdings mit zunehmendem Lebensalter, weil sie auf jene Gefäßschäden treffen, die entweder durch den Altersspro-

Tabelle 91. Morphologie der Mikroangiopathie

1. Verdickung der Basalmembran
2. Perivaskuläre Bindegewebsvermehrung
3. Mikroaneurysmatische Gefäßauftreibungen
4. Irreguläre Schwankungen des Gefäßlumens
5. Gefäßverengungen ohne Kollateralenbildung

zeß alleine oder durch jene Risikofaktoren verursacht werden, welche mit der Insulinresistenz assoziiert sind. Dies sind die Hyperlipidämie, die Hypertonie und die Hyperinsulinämie, selbst wenn zu diesem Zeitpunkt die Kriterien eines Typ-2-Diabetes (noch) nicht erfüllt sind (Haffner 1990). Das bedeutet, daß beim Typ-2-Diabetes zwar eine Retinopathie, eine Nephropathie und eine Neuropathie angetroffen werden, daß aber in aller Regel die makrovaskulären Organschäden, besonders die kardiovaskulären Schäden im Vordergrund stehen.

Die diabetische Nephropathie

Mikrovaskuläre Läsionen im Rahmen eines Diabetes mellitus führen in der Niere vielfach zur Mikroalbuminurie (Albuminurie zwischen 30 und 300 mg/24 Std.) und bei einem Teil dieser Patienten zur Makroalbuminurie (Albuminurie über 300 mg/24 Std.). Bei Patienten mit einem Typ-2-Diabetes und Normalalbuminurie (Albuminurie unter 30 mg/24 Std.) kann ein Übergang zur inzipienten Nephropathie (persistierende Mikroalbuminurie) in etwa 20% und ein Übergang zur manifesten Nephropathie (persistierende Makroalbuminurie) in etwa 3% erwartet werden (Gall 1997).
Patienten mit einer Makroalbuminurie erleiden in manchen Fällen eine Progression der Erkrankung, welche bis zur terminalen Niereninsuffizienz führen kann. Tatsächlich nimmt die Inzidenz des terminalen Nierenversagen ständig zu und für diese Zunahme sind im wesentlichen 3 Gründe verantwortlich zu machen (Lippert 1995):

1. die zunehmende Lebenserwartung;
2. die zunehmende Prävalenz des Typ-2-Diabetes;
3. die Steigerung der Überlebensrate des Typ-2-Diabetes.

Das Risiko für eine inzipiente oder manifeste Nephropathie ist stark an das Vorliegen einer Albuminurie gebunden. Es ist außerdem bei Männern höher als bei Frauen und es weist eine Beziehung zu einer vorbestehenden Retinopathie und zu einer Hyperglykämie (HbA1c) auf. Darüber hinaus begünstigen auch eine Hypercholesterinämie und ein höheres Lebensalter die Manifestation einer diabetischen Nephropathie (Gall 1997).
Die Albuminurie des Typ-2-Diabetes wird auf allgemeine und altersabhängige Gefäßveränderungen sowie auf die diabetische Glomerulopathie zurückgeführt. Der systolische Blutdruck, die Höhe der Hyperglykämie und das Ausmaß der Albuminurie bestimmen die Geschwindigkeit, mit welcher die Verschlechterung der glomerulären Filtration abläuft. Diese Faktoren bestimmen auch die Progredienz der Albuminurie (Schmitz 1997).
Die weitere Progredienz der diabetischen Nephropathie führt von der Verdickung der Basalmembran zur Zunahme der mesangialen Matrix, welche in weiterer Folge die passagere, kompensatorische, glomeruläre Hypertrophie überwiegt. Damit beginnt auch die glomeruläre Filtrationsrate zu sinken (Osterby 1993). Für diese Entwicklung spielt beim Typ-2-Diabetes die Hypertonie, die sich in aller Regel einstellt, eine wesentliche Rolle (Pugh 1993).
Die Prävalenz der Hypertonie liegt bei Diabetikern etwa doppelt so hoch, wie in der übrigen Bevölkerung. Bei jungen Typ-1-Diabetikern wird die Hypertonie in etwa 25% und bei einem neu diagnostizierten Typ-2-Diabetes in etwa 50% angetroffen (Bretzel 1997).
Die Behandlung der diabetischen Nephropathie muß möglichst früh beginnen, damit sie erfolgreich sein kann. Während beim Typ-1-Diabetes (Insulinmangel) die Substitution mit Insulin und die Verabreichung von ACE-Hemmern im Vordergrund steht, sollte im Falle einer Insulinresistenz bei metabolischem Syndrom möglichst früh mit der Behandlung der Risikofaktoren zu die-

sem Syndrom (Hypertonie, Dyslipidämie) begonnen werden (Hanssen 1997). Beim Auftreten einer Mikroalbuminurie muß auch dann, wenn der Blutzucker und die Blutdruckwerte im Normbereich liegen, die Behandlung mit einem ACE-Hemmer eingeleitet werden. Sie sind in ihrer Wirksamkeit zur Verhinderung der Mikroalbuminurie und zur Verhinderung der diabetischen Nephropathie zur Zeit unübertroffen (Nielsen 1997). Wenn in weiterer Folge der Blutzucker ansteigt, dann ist auch die Behandlung der Hyperglykämie unverzichtbar, weil damit die Progredienz der Nephropathie und auch das Mortalitätsrisiko reduziert werden (Hellman 1997).

Die protektive Wirkung der ACE-Hemmer ist im übrigen keineswegs nur auf die diabetische Nephropathie beschränkt, sondern läßt sich auch bei einer Mikroalbuminurie ohne diabetische Stoffwechselstörung nachweisen (Mathiesen 1991) und geht offenbar über ihre blutdrucksenkende Wirkung hinaus (Lewis 1993).

Bei Fortschreiten der Niereninsuffizienz wird die Hämodialyse des Patienten oder die kontinuierliche, ambulante Peritonealdialyse (CAPD) unvermeidbar.

Die diabetische Retinopathie

Eine Retinopathie findet sich bei allen Formen eines Diabetes mellitus, die längere Diabetesdauer beim Typ-1-Diabetes führt allerdings zur höheren Prävalenz der Retinopathie bei diesem Diabetes-Typ. Bei einer Dauer des Typ-1-Diabetes von 7 Jahren ist die Retinopathie in etwa 50% und bei einer Diabetesdauer von 20 Jahren in etwa 90% der Patienten nachweisbar.

Beim Typ-2-Diabetes ist die Prävalenz der Retinopathie ähnlich hoch.

Oft fallen die Entdeckung des Typ-2-Diabetes und der Retinopathie allerdings zusammen, weil der Ty-2-Diabetes häufig spät diagnostiziert wird (Nathan 1993).

Die gesteigerte Permeabilität der retinalen Blutgefäße bei Vorliegen eines Diabetes mellitus führt zum Austritt von seröser Flüssigkeit mit der Ausbildung von Exsudaten. Gemeinsam mit Mikroaneurysmen und minimalen Blutaustritten entsteht die nicht-proliferative Retinopathie. Bei einer Ödembildung dieser nicht-proliferativen Retinopathie im Bereich der Macula kommt es zur ersten Visuseinschränkung im Rahmen des Diabetes mellitus.

Im weiteren Verlauf kommt es zu den „cotton wool" Veränderungen, welche gekennzeichnet sind durch weitere Exsudatbildung und durch Gefäßinfarkte mit Verschluß retinaler Gefäße und durch eine retinale Ischämie. Die Ischämie per se, d.h. auch ohne Zusammenhang mit einem Diabetes mellitus, führt zur Bildung des „vascular endothelial growth factor" (VEGF), welcher in weiterer Folge die retinalen Gefäßneubildungen auslöst (Aiello 1994). Dazu steigen die „insulin-like growth factors-I, II" (IGF-I, II) sowie die IGF-bindenden Proteine. Unter dem Einfluß von VEGF und IGF-I, II kommt es sowohl zum Austritt von Serumproteinen wie auch zu Gefäßneubildungen, welche schließlich in den Glaskörper proliferieren und dort zu Blutungen führen (proliferative Retinopathie) (Pfeiffer 1997).

Der Zusammenhang zwischen der Hyperglykämie (HbA1c) und dem Auftreten bzw. der Progression der Retinopathie ist sehr eng. Jedenfalls verzögert die strenge Diabeteskontrolle das Auftreten der Retinopathie und verlangsamt auch ihre weitere Progression (Klein 1994).

Es besteht auch ein Zusammenhang zwischen Auftreten und Ausmaß einer Retinopathie und dem Auftreten einer koronaren Herzkrankheit:

Der koronare Blutfluß steht in engem Zusammenhang mit der diabetischen Retinopathie, besonders dann, wenn die Retinopathie stärker ausgeprägt ist (Akasaka 1997).

Schließlich – und keineswegs unerwartet – steht die Retinopathie auch mit der diabetischen Nephropathie in Beziehung (Gall 1997).

Die Behandlung der diabetischen Retinopathie

Die beste und wirksamste Methode zur Vermeidung und zur Behandlung der diabetischen Retinopathie besteht im Absenken der Hyperglykämie, denn ähnlich wie bei beim Typ-1-Diabetes besteht auch beim Typ-2-Diabetes eine enge Beziehung zwischen der Höhe der Hyperglykämie (HbA1c) und dem Ausmaß und der Progression der Langzeitkomplikationen (Nathan 1986).
Demnach kann die Photokoagulation der proliferativen Retinopathie nur mehr als letzterer Ausweg zur Verbesserung der Sehleistung betrachtet werden (Klein 1996).

Weitere diabetische Augenveränderungen

Beim älteren Typ-2-Diabetiker findet sich die Linsentrübung (Cataracta) etwa doppelt so häufig wie in einer Vergleichsgruppe von Nicht-Diabetikern. Sie zeigt alle Qualitäten der Cataracta senilis und steht mit der beim Diabetes mellitus gesteigerten nicht-enzymatischen Glykosilierung in enger Beziehung. Der Ersatz der durch die Cataracta getrübten Linse durch eine Kunststofflinse ist bis ins höchste Lebensalter möglich. Das damit dramatisch verbesserte Sehvermögen stellt eine unschätzbare Verbesserung der Lebensqualität des alten Menschen dar. Das Glaukom findet sich bei etwa 6% aller Diabetiker und damit häufiger als bei einer vergleichbaren Kontrollgruppe. In diesen Fällen kommt es durch Gefäßneubildung am Iriswinkel zur Abflußbehinderung der Tränenflüssigkeit mit Anstieg des Augeninnendruckes. Nach anfänglich konservativer Therapie mag auch bei dieser Komplikation des Typ-2-Diabetes ein augenärztlich-chirurgischer Eingriff notwendig werden.

Die diabetische Neuropathie

Die diabetische Neuropathie trägt zu einem wesentlichen Teil der Morbidität der Diabetiker bei. Bis zu 50% aller Diabetiker berichten über Beschwerden, welche einer diabetischen Neuropathie zuzuordnen sind, wobei die Prävalenz neuropathologischer Störungen bei älteren Diabetikern sogar deutlich höher, bis über 70% liegt.
Die diabetische Neuropathie spart keine Körperregion aus und ist ähnlich wie die Retinopathie und die Nephropathie eng verknüpft mit der Dauer der Stoffwechselstörung (Diabetes Control 1993).
Der diabetischen Neuropathie liegt eine Mikroangiopathie zugrunde, welche in engem Zusammenhang mit dem Ausmaß der Hyperglykämie (HbA1c) steht.
Folge der Mikroangiopathie ist u.a. eine Perfusionsstörung (Cameron 1997). Die weiteren Störungen des Nervenstoffwechsels sind nur zum Teil bekannt. Einerseits kommt es zu einem Verlust myelinisierter Nervenfasern bei erhaltender Regenerationsfähigkeit der nicht-myelinisierten Nerven (Malik 1997), andererseits spielen entzündliche Veränderungen gerade bei den proximalen diabetischen Neuropathien eine wesentliche Rolle.

Die Klinik der diabetischen Neuropathie

Die diabetische Neuropathie weist ein überaus vielfältiges klinisches Bild auf (Tabelle 92). Am häufigsten findet sich die periphere symmetrische sensomotorische Neuropathie, welche durch Parästhesien, Hyperästhesien, aber auch durch nadelstichartige Schmerzen charakterisiert ist, sich häufig nachts klinisch manifestiert, und welche durch demyelinisierende Prozesse ausgelöst wird (Said 1994).
Mononeuropathien werden zwar seltener beobachtet, ihr Beschwerdebild kann dennoch sehr unangenehm sein. Sie können an

den Armen und Beinen auftreten und dann eine Fallhand oder einen Spitzfuß verursachen. Mononeuropathie betreffen auch Hirnnerven, in solchen Fällen häufig den N.oculomotorius, den N. trochlearis und den N. abducens.

Gerade im höheren Lebensalter treten auch amyotrophische Nervenläsionen auf. In diesen Fällen werden erste Behinderungen vielfach beim Stiegensteigen oder bei Aufstehen aus einem Sessel registriert. Sie sind als proximale diabetische Neuropathie vielfach durch eine entzündliche Infiltration und durch eine Vaskulitis gekennzeichnet (Said 1994).

Die diabetische Neuropathie des autonomen Nervensystems betrifft ebenfalls alle Organsysteme und führt zu einer vielfältigen Symptomatik. Sie kann Störungen der Schweißbildung auslösen oder durch Stö-

Tabelle 92. Klinik der diabetischen Neuropathie

I. Kardiovaskuläres System
   1. Ruhetachykardie
   2. Verlust der respiratorischen Arrhythmie
   3. Verlust der kardialen Schmerzempfindung (stummer Infarkt)
   4. Orthostatische Hypotonie

II. Gastrointestinaltrakt
   1. Segmentale Atonie von Ösophagus bis zum Kolon mit Befall von meistens nur kurzen intestinalen Abschnitten. Die Dilatation der Darmabschnitte führt zur Störungen der Peristaltik und der Resorption mit subjektiven Mißempfindungen wie Appetitlosigkeit, Übelkeit und Brechreiz
   2. Diabetische Diarrhoen, die spontan, mit variabler Dauer und meistens nachts auftreten
   3. Stuhlinkontinenz durch Verlust der Kontrolle über den Sphincter ani
   4. Atonie der Gallenblase, die bis zur dreifachen Volumszunahme des Organs führen kann

III. Urogenitaltrakt
   1. Blasenatonie, in der Regel ausgelöst durch den Verlust des parasympathischen Detrusortonus. Eine Störung der sympathischen Innervation führt zur Harninkontinenz, aber auch zur retrograden Ejakulation
   2. Retrograde Ejakulation, die bei weiterem Verlust der sympathischen Innervation bis zur Ejakulationsschwäche gesteigert sein kann
   3. Impotenz. Bei ungestörter Libido kommt es langsam zur Erektionsstörung. Die Potenzstörung der Diabetiker ist mit einer diabetischen Retinopathie positiv korreliert

IV. Störungen der Schweißsekretion mit Hyper-, aber auch mit Anhydrose

V. Störungen der Vasomotorentätigkeit mit abnormen Gefäßdilatationen, aber auch -konstriktionen

VI. Endokrines System. Hier ist gerade für den Diabetes mellitus zu beachten, daß die sympathomimetische Gegenregulation bei Hypoglykämie abgeschwächt wird oder überhaupt ausbleibt. Diabetische Neuropathie des autonomen Nervensystems führen zu Sekretionsstörungen von Gastrin und von anderen intestinalen Hormonen, sodaß letztlich auch Motilitätsstörungen des Intestinaltraktes resultieren (Vinik 1982)

VII. Hirnnervenausfälle sind eine weitere Facette der diabetischen Neuropathie. Häufig betroffen sind der N. occulomotoris (III), der N. abducens (VI) und der N. trochlearis (IV)

VIII. Die Amyotrophie ist eine der häufigsten neurologischen Erscheinungen des Diabetes mellitus. Sie beginnt langsam und schleichend mit einer zunehmenden und schmerzhaften Schwäche der Muskulatur des Beckengürtels und der Oberschenkel. Die Schwäche ist meistens einseitig und kaum von Sensibilitätsstörungen begleitet (Tattersall 1984)

rungen des Baroreflex und der Blutdruckregulation zu einer orthostatischen Dysregulation führen (Naliboff 1993). Die diabetische Neuropathie nimmt auch Einfluß auf die Herzfrequenz, sodaß kreislaufbedingte oder zirkadiane Schwankungen der Herzfrequenz abgeschwächt werden (Yeap 1996, Spallone 1997). Durch die Beteiligung des autonomen Nervensystems wird auch die Motilität des Intestinaltraktes in Mitleidenschaft gezogen. Sie manifestiert sich vorwiegend durch eine Gastroparese mit Magendilatation und mit Retention von Mageninhalt. Von klinischer Bedeutung ist noch die Verlängerung der intestinalen Passagezeit.

Die diabetische Neuropathie kann schließlich auch die Funktion der Harnblase betreffen und führt in solchen Fällen zu Miktionsbeschwerden.

Zwar ohne Zusammenhang mit dem autonomen Nervensystem aber dennoch von klinischer Bedeutung sind die Zusammenhänge des Diabetes mellitus mit Erkrankungen der Gallenblase: Zum einem finden sich Gallensteine beim Diabetiker etwa dreimal häufiger als in der übrigen Bevölkerung (Feldmann 1954), und zum anderen weisen sowohl diabetische Patienten mit einer Cholelithiasis wie auch solche mit einer Cholezystitis eine schlechtere Prognose auf.

Die Behandlung der diabetischen Neuropathie

Grundlage und Voraussetzung jeder Arzneimitteltherapie der diabetischen Neuropathie sollte die Senkung der Hyperglykämie, gemessen am HbA1c sein. Nur damit kann die weitere Progression der Neuropathie verzögert werden (Ziegler 1988).

Als Versuch einer kausalen Therapie können die Empfehlungen zur Anwendung von „insulin-like growth factor" (IGF), welcher einen neurotropen Wachstumsfaktor darstellt (Zhuang 1997) oder die Anwendung von Inhibitoren der Aldose-Reduktase, welche die Progredienz der diabetischen Neuropathie verzögern (Pfeifer 1997), betrachtet werden.

Jene Formen der diabetischen Neuropathie, welche mit entzündlichen Infiltraten und den Zeichen der Vaskulitis einhergehen (Amyotrophe Neuropathie und Mononeuropathie) werden mit gutem Erfolg mit einer antiphlogistischen und/oder einer immunsuppresiven Therapie behandelt (Krendel 1995).

Für die oft sehr quälenden Schmerzen bei diabetischer Neuropathie können neben einer rein analgetischen Therapie (Carbamazepin, Tegretol) auch Mexiletine (Mexitil) verabreicht werden (Oskarsson 1997). Bewährt haben sich in der Schmerztherapie der diabetischen Neuropathie auch die trizyklischen Antidepressiva Amitriptylin (Saroten) und Desipramin (Pertofran) (Max 1992).

Von Bedeutung ist auch der Einfluß von Erythromycin auf die Gastroparese. Erythromycin bindet offenbar an den Motilin-Rezeptor und imitiert damit die Wirkung von Motilin, sodaß die gastrointestinale Motilität zunimmt (Janssens 1990).

Die Makroangiopathie

Die Makroangiopathie bei Typ-2-Diabetes ist weder nach ihrer Genese noch nach ihrer Morphologie eine für den Diabetes mellitus spezifische Gefäßkomplikation. Sie tritt in der Gruppe der Diabetiker allerdings zeitlich früher auf und weist auch einen rascheren Verlauf auf. Ursache dafür sind jene Risikofaktoren, welche den Typ-2-Diabetes auslösen können und welche schon zu einem Zeitpunkt das Auftreten der Makroangiopathie begünstigen, zu welchem die Blutzuckerwerte noch völlig normal sind (Haffner 1990).

Tatsächlich kann der Hyperglykämie bei der Entstehung der Makroangiopathie keine unmittelbare Rolle zugeordnet werden, auch wenn sie für die Entstehung der

Mikroangiopathie nahezu ausschließlich verantwortlich ist (Meigs 1997). Eine enge Beziehung zum Auftreten der diabetischen Makroangiopathie besitzen das totale und das LDL-Cholesterin, die Hypertonie und auch die Adipositas, die in enger Wechselbeziehung zum Diabetes mellitus und auch zum Ausmaß der Hyperglykämie stehen (Tabelle 93). Risikofaktoren und Hyperglykämie stehen demnach auch in enger Beziehung zu den Komplikationen des Diabetes mellitus und zu seiner Mortalität (Tragl 1983).

In einem Circulus vitiosus reduzieren diese Risikofaktoren zunächst die Insulinempfindlichkeit, nehmen aber selbst als Folge der Insulinresistenz weiter zu. Besonders die Ergebnisse der verschiedenen Interventionsstudien weisen nach, daß das Ausmaß der Hypertonie und der Hyperlipidämie in enger Beziehung zur Makroangiopathie steht.

Die erfolgreiche Behandlung einer Hypertonie (SHEP Cooperative Research Group 1991) und/oder einer Hypercholesterinämie (Scandinavian Simvastatin Survival Study Group 1994, Shepherd 1995) führt zu einer Senkung der Morbidität wie auch der Mortalität kardiovaskulärer Erkrankungen (Hebert 1997). Die Senkung des Cholesterinspiegels besitzt für diabetische Patienten besondere Bedeutung, weil deren Risiko für primäre oder sekundäre koronare Ereignisse besonders hoch ist (Pyörälä 1997).

Zu den atherogenen Wirkungen des Typ-2-Diabetes addieren sich noch gerinnungsfördernde Wirkungen. Unter dem Einfluß der Hyperinsulinämie, der Insulin-Vorstufen und des TNF-alpha steigt die Konzentration des Plasminogen-Aktivator-Inhibitors-I (PAI-I) mit konsekutivem Rückgang der Fibrinolyse. Zum Anstieg von PAI-I kommt, daß die Dysfunktion des Endothels, welche für die Insulinresistenz und für den Diabetes mellitus charakteristisch ist, ebenfalls die antikoagulatorischen Eigenschaften des Endothels reduziert.

Eine nicht unerhebliche Rolle als Risikofaktoren atherosklerotischer Gefäßveränderungen im allgemeinen und der koronaren Herzkrankheit im besonderen spielen das Lipoprotein a (Lp a), die Hyperfibrinogenämie, der Plasminogen-Aktivator Inhibitor I, das Homocystin und bei den Frauen der postmenopausale Östrogenmangel (Braunwald 1997), auch wenn diese Risikofaktoren keine Beziehung zum Diabetes mellitus aufweisen (Siegel 1996, Morishita 1996).

Ähnlich wie die Senkung der an den Diabetes mellitus gekoppelten Risikofaktoren führt auch die Behandlung der nicht mit dem Diabetes assoziierten Risikofaktoren, wie z.B. des erhöhten Homocystins, zu einer Reduktion der Mortalität der Gefäßerkrankung (ISIS-2 Collaborative Group 1988).

Das kardiovaskuläre Risiko

Der Diabetes mellitus führt zu Veränderungen an allen Strukturen des Herzens. Die Einflüsse von Mikroangiopathie und Makroangiopathie am Herzen lassen sich nicht völlig trennen. Erstere ist vorwiegend für die Veränderungen am autonomen Nervensystem, am Myokard, am Interstitium und auch an den kleinen, subendokardialen

Tabelle 93. Risikoindikatoren für eine kardiovaskuläre Erkrankung bei Diabetes mellitus

1. Hyperinsulinämie
2. Dyslipidämie (Hypercholesterinämie, Hyperlipidämie, hohes Lp (a)
3. Adipositas (android)
4. Hyperglykämie
5. Anstieg des Plasminogenaktivator-Inhibitor-1
6. Gesteigerte Plättchenaggregation und -adhäsivität
7. Erhöhtes Plasma-Fibrinogen
8. Diabetische Nephropathie
9. Diabetische Neuropathie
10. Diabetische Angiopathie

Blutgefäßen verantwortlich, während die Makroangiopathie zur Sklerosierung der Herzkranzgefäße führt. Die mikroangiopathischen Komplikationen sind eng an die Hyperglykämie und damit an den manifesten Diabetes mellitus gebunden während die makroangiopathischen Komplikationen ihren Beginn schon lange vor dem Auftreten des Diabetes mellitus nehmen können (Strauer 1997). Der Bevölkerungsanteil, der dieses (unerkannte) Risiko trägt, liegt im höheren Alter bei über 30% (Abb. 33).

Hat sich der NIDDM erst einmal manifestiert, dann nehmen die kardiovaskuläre Morbidität und Mortalität um das 4–6fache zu.

Die koronare Herzkrankheit

Kardiovaskuläre Komplikationen sind bis weit über 60% für den Tod von Patienten mit einem Diabetes mellitus verantwortlich und die koronare Herzkrankheit stellt unter diesen kardiovaskulären Erkrankungen die prognostisch ungünstige Komplikation dar (Kannel 1979, Morrish 1990). Außerdem wird epidemiologisch bei den Typ-2-Diabetikern die Tendenz zu kardiovaskulären Komplikationen steigend gefunden (Zimmet 1997).

Das hohe Risiko des Diabetikers für eine koronare Herzkrankheit impliziert auch ein hohes Risiko für einen Herzinfarkt. Dieser Umstand besitzt große Bedeutung, weil die Mortalität nach einem Herzinfarkt bei Diabetikern etwa doppelt so hoch ist wie bei einer nicht-diabetischen Population (Singer 1989). Außerdem liegt die Mortalität bei diabetischen Frauen deutlich über jener diabetischer Männer.

Für die hohe Mortalität der Diabetiker nach einem Herzinfarkt gibt es mehrere Gründe, unter welchen die häufigere koronare Reokklusion, die erhöhte Reinfarktrate, die verminderte Hyperkinesie des nicht-infarzierten Myokards sowie die reduzierte linksventrikuläre Compliance mit reduzierter diastolischer Füllung und mit, oft subklinischer, reduzierter linksventrikulärer Funktion im Vordergrund stehen (Aronson 1997).

Die Klinik der koronaren Herzkrankheit und des Herzinfarktes werden schon durch das höhere Lebensalter und in ähnlicher Weise durch einen Diabetes mellitus beeinflußt. Zwar stehen bei der koronaren Herzkrankheit die klassischen Symptome wie Belastungsstenokardie und Schmerzen in der linken Thoraxseite und im linken Arm im Vordergrund, doch werden mit zunehmendem Lebensalter immer häufiger die Zeichen der Linksinsuffizienz mit Belastungsdyspnoe beobachtet. Auch der Herzinfarkt verläuft weniger als akuter, thorakaler Vernichtungsschmerz sondern öfter als akute Dyspnoe, als Linksinsuffizienz oder auch mit den Zeichen eines Schlaganfalles.

Die Behandlung der koronaren Herzkrankheit des diabetischen Patienten unterscheidet sich kaum von jener nicht-diabetischer Patienten. In beiden Fällen werden in der Akutphase Nitrate und eventuell (cave: Diabetes) Betablocker zum Einsatz kommen. Ebenso sollte Aspirin einen festen Platz im Therapieschema einnehmen. Dies umso mehr als gerade für den Diabetes eine gesteigerte Freisetzung von Thromboxan-A2 und eine erhöhte Plättchenaktivierung nachgewiesen ist und andererseits in der ISIS-2-Studie die sehr vorteilhafte Anwendung von Aspirin bei koronarer Herzkrankheit gezeigt werden konnte (ISIS-2 1988, Winocour 1992).

Im Vorfeld dieser Behandlung bzw. zur Prävention sollten alle jene Maßnahmen ergriffen werden, welche die Risikofaktoren der erhöhten Insulinresistenz senken. Die wichtigsten Ziele bei diesem Vorhaben sind die Gewichtsreduktion, die Normalisierung einer Hypertonie und die Korrektur einer Dyslipidämie.

Für den koronarkranken Diabetiker ist besonders wichtig, daß auch der Behandlung der Hyperglykämie Rechnung getragen

wird. Der Rückgang des HbA1c ist nämlich auch mit einem Rückgang der Mortalität der koronaren Herzkrankheit verknüpft (Vijan 1997).
Auch die Behandlung des frischen Herzinfarktes ist bei Diabetiker und Nicht-Diabetiker ähnlich. Besonders bei Diabetikern sollte eine Lysetherapie oder eine Gefäßdilatation (PTCA) durchgeführt werden.
Die unmittelbaren Erfolge der PTCA nach einem Herzinfarkt sind gut und mit den Erfolgen einer Versorgung mittels Bypässen (CABG) vergleichbar. Im Verlauf der folgenden 5 Jahre nimmt jedoch die Mortalität der mit PTCA-behandelten Patienten (35%) gegenüber der Mortalität der mit CABG versorgten Patienten (19%) deutlich zu. Dieser Vorteil der CABG tritt aber nur dann zu Tage, wenn Bypässe über die Aa. mamm. int. gelegt wurden (BARI Investigators 1997).

Die diabetische Kardiomyopathie

Während die koronare Herzkrankheit als eine übliche und häufige Folge eines Typ-2-Diabetes nachgewiesen ist, welche natürlich auch zu einer Herzinsuffizienz führen kann, ist die kardiale Dysfunktion bei einem Typ-2-Diabetes ohne dem gleichzeitigen Bestehen einer koronaren Herzkrankheit viel weniger bekannt. Jedoch wird die Herzinsuffizienz bei diabetischen Männern etwa zweimal häufiger und bei diabetischen Frauen sogar bis zu fünfmal häufiger beobachtet als bei einer nicht-diabetischen Kontrollgruppe (Kannel 1974). Heute lassen sich mit Hilfe des gepulsten Dopplers, mit Hilfe szintigraphischer Untersuchungen und mit Hilfe der Messung systolischer Zeitintervalle Veränderungen der Herzmorphologie und der Herzkonfiguration bereits zu einem Zeitpunkt feststellen, zu welchem der Patient noch völlig beschwerdefrei ist. Eine der bedeutsamsten Veränderungen des Herzens im Rahmen eines Diabetes mellitus stellt die reduzierte diastolische Füllung dar, welche für den Typ-1-Diabetes und für den Typ-2-Diabetes gleichermaßen nachweisbar ist (Paillole 1989). Mit der verminderten diastolischen Füllung ist sowohl eine diabetische Neuropathie des autonomen Nervensystems wie auch der Rückgang der ventrikulären Compliance infolge eines vermehrten Glykoproteins im myokardialen Interstitium assoziiert (Uusitupa 1988).
Diese nicht-koronaren Veränderungen des Herzens aber auch das Auftreten der Herzinsuffizienz stehen mit der Hyperglykämie des Diabetes mellitus in enger Verbindung (Zarich 1989). Neuerdings ist noch eine direkte Schädigung der kontraktilen Elemente der Herzmuskelzelle durch den Diabetes beschrieben, womit die verminderte Auswurfleistung eine weitere Erklärung findet (Malhotra 1997).

Die Infektanfälligkeit bei Diabetes mellitus

Rezidivierende Infektionen können den ersten Hinweis auf das Vorliegen eines Diabetes mellitus darstellen, wobei Typ-1- und Typ-2-Diabetes in ähnlicher Weise betroffen sind (Rayfield 1982).
Diesen Infektionen liegt eine Störung der Leukozytenfunktion und eine Störung der Immunabwehr zugrunde. Die Infektanfälligkeit ist unabhängig von der Höhe des Blutzuckers.
Als pathogene Keime werden am häufigsten Staphylokokken, Clostridien, Pseudomonas und Candida albicans kultiviert. Klinisch stehen Abszesse der Haut, eine Parodontose, eine Otitis media, Harnwegsinfekte, eine emphysematöse Cholezystitis und eine Candida-Vaginitis im Vordergrund.
Als Ursache der diabetischen Infektanfälligkeit sind eine reduzierte Chemotaxisfunktion und eine verminderte bakterizide Fähigkeit der Leukozyten nachgewiesen (Tater 1987). Dazu kommt eine Störung der Monozytenrezeptoren für Bakterienmembranen (Stewart 1991).

Der diabetische Fuß

Der diabetische Fuß ist die Folge einer Reihe vaskulärer, metabolischer und immunologischer Veränderungen, welche durch die diabetische Stoffwechsellage ausgelöst und unterhalten werden.

Die Prävalenz diabetischer Fußläsionen in einer Diabetiker-Ambulanz wird für floride Ulzera mit 1,8% und für präulzeröse Läsionen (Hautverhärtung, Mazerationen usw.) mit 12,9% angegeben (Sonnaville 1997). Im Vordergrund der Ursachen des diabetischen Fußes steht die diabetische Neuropathie, die zur Sensibilitätsstörung, zum Anstieg der Schmerzschwelle und zum Verlust der sympathischen Aktivität führt (LoGerfo 1984, Cacciatori 1997) (Tabelle 94).

Mit dem Rückgang der Schmerzempfindung fällt die erste und entscheidende Barriere gegen Mikrotraumen und Infektionen, sodaß sich Druckstellen und Nekrosen entwickeln, ohne vom Patienten bemerkt zu werden.

Zur diabetischen Neuropathie kommen die durch den Diabetes mellitus verursachten mikroangiopathischen und makroangiopathischen Durchblutungsstörungen, welche oft zu spät erkannt werden, weil durch die metabolisch bedingte Öffnung von arteriovenösen Verbindungen die Gesamtdurchblutung erhöht ist, die Hauttemperatur normal oder sogar erhöht imponiert und weil auch die Fußpulse tastbar sind (Edmonds 1982).

Jedoch besteht zwischen der Mikroangiopathie und dem diabetischen Fuß eine enge Beziehung, sodaß bei Vorliegen eines diabetischen Fußes sehr häufig eine Mikroalbuminurie gefunden wird (Zander 1997).

Besondere Risikofaktoren für das Auftreten einer Geschwür- und Nekrosenbildung am Fuß sind neben der Dauer der diabetischen Stoffwechselstörung noch das Zigarettenrauchen, die periphere arterielle Durchblutungsstörung und Hammerzehen (Chantelau 1986).

Wenn erst einmal die Integrität der Haut und damit ihre Schutzfunktion durchbrochen ist, führt die beim Diabetes mellitus verminderte Infektabwehr zu einer raschen und oft unaufhaltbaren Progression der Infektion bis hin zur feuchten Gangrän.

Die Therapie der diabetischen Gangrän

Ähnlich wie bei allen anderen Langzeitkomplikationen des Diabetes mellitus bildet die Prophylaxe und Prävention auch beim diabetischen Fuß die wichtigste und auch die erfolgträchtigste Maßnahme. Dabei stellen die Schulung und die Instruktion des Patienten die zentralen Anliegen und Erfordernisse dar. Bei der Diabetiker-Schulung sollte auf den Diabetes mellitus im allgemeinen und auf die besonderen Maßnahmen zur Vermeidung einer peripheren Gangrän durch sorgfältige Fußpflege und durch ebenso sorgfältige Auswahl des Schuhwerkes ganz speziell eingegangen werden (Mueller 1997) (Tabelle 95). Zur Prophylaxe gehören aber auch regelmäßige Kontrollen durch den Hausarzt und eine dem Alter und den Umständen angepaßte Einstellung des Diabetes mellitus.

Neben der diabetischen Neuropathie spielt die diabetische Makroangiopathie die größte Rolle bei der Entstehung einer peripheren

Tabelle 94. Ursachen des diabetischen Fußes

1. Störung neurosensibler Wahrnehmung
2. Störung der autonomen (sympathischen) Gefäßregulation
3. Störung der Mikrozirkulation mit arteriovenösen Kurzschlüssen
4. Veränderungen der Hautbeschaffenheit (verminderte Schweißsekretion mit trockenen Füßen, Fissuren und Infektionen)
5. Mängel der Fußpflege (Hautverletzungen und Einwachsen der Zehennägel)
6. Mangelhaftes Schuhwerk

Tabelle 95. Prophylaxe und Therapie des diabetischen Fußes

1. Schulung des Patienten
   a. Fußpflege
   b. Kein Barfußgehen
   c. Weiches Schuhwerk
   d. Arztbesuch auch nach Minimaltraumen
2. Regelmäßige Kontrollen der Füße durch den Hausarzt
3. Sobald eine Läsion aufgetreten ist, sollte der betroffene Fuß entweder ruhig gestellt oder beim Gehen durch eine Gehstütze (ev. auch Rollstuhl) entlastet werden
4. Strenge Antisepsis
5. Chirurg. Wundreinigung und Abtragen von Nekrose ohne weitere Verletzung
6. Systemische antibiotische Behandlung entsprechend den Bakterienkulturen nach Abstrichen, in jedem Fall aber gegen Staphylokokken und anaerobe Keime
7. Gefäßrekonstruktive Maßnahmen
8. Rechtzeitiges und ausreichendes Abtragen von Nekrosen bzw. hohe Amputation (keine „Salami-Taktik")

Gangrän. Beim Diabetiker reichen jedoch die Kontrolle der Hauttemperatur und das Erheben der peripheren Pulse nicht aus, um die Durchblutung der unteren Extremität bzw. des Fußes festzuhalten.

Vielmehr ist die Messung des arteriellen Blutflusses mit Hilfe der Duplex-Sonographie unerläßlich. Darüber hinaus, jedenfalls aber vor gefäßkonstruktiven Eingriffen und vor einer Amputation, ist die Angiographie unverzichtbar. Vor dieser Angiographie sollte die Nierenfunktion erhoben werden, um einen Kontrastmittelschaden zu vermeiden. Vor einer Kontrastmittelgabe muß der Diabetiker ausreichend hydriert werden, um die nephrotoxische Wirkung des Röntgenkontrastmittels möglichst gering zu halten.

Literatur

Abbasi F, Carantonie M, Kamath V, Chen Y-DI, Rizvi AA, Reaven GM (1997) Results of a placebo-controlled study of the metabolic effects of the addition of metformin to sulfonylurea-treated patients. Diabetes Care 20: 1863–1869

Aiello LP, Bursell SE, Clermont A, Duh E, Ishii H, Takagi C, Mori F, Ciulla TA, Ways K, Jirousek M, Smith LE, King GL (1997) Vascular endothelial growth factor-induced retinal permeability is mediated by protein kinase C in vivo and suppressed by an orally effective beta-isoform-selective inhibitor. Diabetes 46: 1473–1480

Akasaka T, Yoshida K, Hozumi T, Takagie G, Kaji S, Kawamoto T, Morioka S, Yoshikawa J (1997) Retinopathy identifies marked restriction of coronary blood flow reserve in patients with diabetes mellitus. J Am Coll Cardiol 30: 935–941

Alberti KG, Johnson AB, Taylor R (1992) Gliclazide: metabolic and vascular effects – a perspective. Metabolism 41: 40–45

Antonucci T, McLain R, Whitcomb R, Lockwood D (1997) Impaired glucose tolerance is normalized by treatment with the thiazolidinedione troglizazone. Diabetes Care 20: 188–193

Arieff AI, Caroll HJ (1972) Nonketotic hyperosmolar coma with hyperglycemia: clinical features, pathophysiology, renal function, acid-base balance, plasma-cerebrospinal fluid equilibrium and the effects of therapy in 37 cases. Medicine 51: 73–94

Aronson D, Rayfield EJ, Chesebro JH (1997) Mechanisms determining course and outcome of diabetic patients who have had acute myocardial infarction. Ann Intern Med 126: 296–306

BARI Investigators (1997) Influence of diabetes on 5-year mortality and morbidity in a randomized trial comparing CABG and PTCA in patients with multivessel disease. Circulation 96: 1761–1769

Bennett PH (1984) Diabetes in the elderly: diagnosis and epidemiology. Geriatrics 39/5: 37–41

Berger M, Baumhoff E, Gries FA (1976) Gewichtsreduktion und Glukose-Intoleranz bei Adipositas. Dtsch Wochenschr 101: 307–311

Berger W, Sonnenberg GE (1980) Blutzuckertagesprofile und Hämoglobin A1 bw. A1c zur Überwachung der Diabetesbehandlung. Schweiz Med Wochenschr 110: 485–491

Bernbaum M, Albert SG, McGinnis J, Brusca S, Mooradian AD (1994) The reliability of self blood glucose monitoring in elderly diabetic patients. J Am Geriatr Soc 42: 779–781

Bijlstra PJ, Lutterman JA, Russel FGM, Thien T, Smits P (1996) Interaction of sulphonylurea derivatives with vascular ATP-sensitive potassium channels in humans. Diabetologia 39: 1083–1090

Blunt BA, Barrett-Connor E, Wingard DL (1991) Evaluation of fasting plasma glucose as screening test for NIIDM in older adults. Rancho Bernardo Study. Diabetes Care 14: 989–993

Bolinder J, Östmann J, Arner P (1983) Influence of aging on insulin receptor binding and metabolic effects of insulin on human adipose tissue. Diabetes 32: 959–964

Braunwald E (1997) Shattuck Lecture – cardiovascular medicine at the turn of the millenium: triumphs, concerns, and opportunities. N Engl J Med 337: 1360–1369

Bretzel RG (1997) Effects of antihypertensive drugs on renal function in patients with diabetic nephropathy. Am J Hypertension 10: 208S–217S

Cacciatori V, Dellera A, Bellavere F, Bongiovanni LG, Teatini F, Gemma ML, Muggeo M (1997) Comparative assessment of peripheral sympathetic function by postural vasoconstriction ateriolar reflex and sympathetic skin response in NIDDM patients. Am J Med 102: 365–370

Cahill GF, McDevitt HO (1981) Insulin-dependent diabetes mellitus: the initial lesions. N Engl J Med 304: 1454–1465

Cameron NE, Cotter MA (1997) Metabolic and vascular factors in the pathogenesis of diabetic neuropathy. Diabetes 46 [Suppl 2]: S31-S37

Chantelau E, Spraul M (1986) Der diabetische Fuß. Internist Welt 7: 230–236

Cleveland JC, Melrum DR, Cain BS, Banerjee A, Harken AH (1997) Oral sulfonylurea hypoglycemic agents prevent ischemic preconditioning in human myocardium. Circulation 96: 29–32

Cortis M-C, Guralnik JM, Salive ME, Harris T, Ferrucci L, Glynn RJ, Havlik RJ (1997) Clarifying the direct relation between total cholesterol levels and death from coronary heart disease in older persons. Ann Intern Med 126: 753–760

DeFronzo RA (1979) Glucose intolerance and aging. Diabetes 28: 1095–1101

DeFronzo RA (1997) Insulin resistance: a multifaceted syndrome responsible for NIDDM, obesity hypertension, dyslipidemia and atherosclerosis. Neth J Med 50: 191–197

Diabetes Control and Complications Trial Research Group (1993) The effect of intensive treatment of diabetes on the development and progression of long-term complications in insulin-dependent diabetes mellitus. N Engl J Med 329: 977–986

Dudl RJ, Ensinck JW (1977) Insulin and glucagon relationship during aging in man. Metabolism 26: 33–41

Eastman RC, Keen H (1997) The impact of cardiovascular disease on people with diabetes: the potential for prevention. Lancet 350 [Suppl 1]: 29–32

Edmonds ME, Roberts VC, Watkins PJ (1982) Blood flow in the diabetic neuropathic foot. Diabetologia 22: 9–15

Egger ThP, Tragl KH, Schernthaner G, Prager R (1985) Glukosetoleranz und Alter: Untersuchungen der Insulinsekretion, der Insulinrezeptorbindung und in vivo Insulinsensitivität. Klin Wochenschr 63 [Suppl 4]: 80

Ehrmann DA, Schneider DJ, Sobel BE, Cavaghan MK, Imperial J, Rosenfield RL, Polonsky KS (1997) Troglitazone improves defects in insulin action, insulin secretion, ovarian steroidogenesis, and fibrinolysis in women with polycystic ovary syndrome. J Clin Endocrinol Metabol 82: 2108–2116

Eliason M, Jansson JH, Nilsson P, Asplund K (1997) Increased levels of tissue plasminogen activator antigen in essential hypertension. A population-based study in Sweden. J Hypertens 15: 349–356

Esposito C, Gerlach H, Brett J, Stern H, Vlassara H (1989) Endothelial receptor-mediated binding of glucose-modified albumin is associated with increased monolayer permeability and modulation of cell surface coagulant properties. J Exp Med 170: 1387–1407

Expert Committee on the Diagnosis and Classification of Diabetes mellitus (1997) Report. Diabetes Care 20: 1183–1197

Feinglos MN, Bethel MA, Thacker CH, Lane JD, English J (1997) Modification of postprandial hyperglycemia with insulin lispro improves glucose control in patients with typ-2-diabetes. Diabetes Care 20: 1539–1542

French LR, Goetz FC, Martinez AM, Boen JR, Bushhouse SA, Sprafka JM (1992) Association between stimulated plasma C-peptide and age: the Wadena city health study. J Am Geriatr Soc 40: 309–315

Gale EAM, Dornan TL, Tattersall RB (1981) Severely uncontrolled diabetes in the over fifties. Diabetologia 21: 25–28

Gall M-A, Hougaard P, Borch-Johnson K, Parving H-H (1997) Risk factors for development of incipient and overt diabetic nephropathy in patients with non-insulin dependent diabetes mellitus: prospective, observational study. Br Med J 314: 783–788

Gilde JL, Hendryx M, Casia C, Singh SP (1989) The effectivenes of diabetes education programs for older patients and their spouses. J Am Geriatr Soc 37: 1023–1030

Gradman TJ, Laws A, Thompson LW, Reaven GM (1993) Verbal learning and/or memory improves with glycemic control in older subjects with non-insulin-dependent diabetes mellitus. J Am Geriatr Soc 41: 1305–1312

Haffner SM, Stern MP, Hazuda HP, Mitchell BD, Patterson J (1990) Cardiovascular risk factors in confirmed prediabetic individuals. J Am Med Assoc 263: 2893–2898

Haffner SM, Miettinen H (1997) Insulin resistance implications for type II diabetes mellitus and coronary heart disease. Am J Med 103: 152–162

Hall JE (1997) Mechanisms of abnormal renal sodium handling in obesity hypertension. Am J Hypertens 10: 49S–55S

Hanssen KF (1997) Blood glucose and microvascular and macrovascular complications in diabetes. Diabetes 46 [Suppl 2]: S101-S103

Harris MI, Hadden WC, Knower WC, Bennett PH (1987) Prevalence of diabetes and impaired glucose tolerance and plasma glucose levels in U.S. population aged 20–74 yr. Diabetes 36: 523–534

Hashimoto Y, Futamura A, Ikushima M (1995) Effect of aging on HbA1c in a working male Japanese population. Diabetes Care 18: 1337–1340

Hebert PR, Gaziano JM, Chan KS, Hennekens CH (1997) Cholesterol lowering with statin drugs, risk of stroke, and total mortality. J Am Med Assoc 278: 313–321

Heine RJ (1996) Role of sulfonylureas in non-insulin-dependent diabetes mellitus: part II – „the cons". Horm Metab Res 28: 522–526

Hellman R, Regan J, Rosen H (1997) Effect of intensive treatment of diabetes on the risk of death or renal failure in NIDDM and IDDM. Diabetes Care 20: 258–264

Helmrich SP, Ragland DR, Leung RW, Paffenbarger RS (1991) Physical activity and reduced occurrence of non-insulin-dependent diabetes mellitus. N Engl J Med 325: 147–152

Holleman F, Hoekstra JBL (1997) Insulin Lispro. N Engl J Med 337: 176–183

Hollenbeck C, Reaven GM (1987) Variations in insulin-stimulated glucose uptake in healthy individuals with normal glucose tolerance. J Clin Endocrinol Metab 64: 1169–1173

ISIS-2 Collaborative Group (1988) Randomised trial of intravenous streptokinase, oral aspirin, both, or neither among 17187 cases of suspected acute myocardial infarction. Lancet ii: 349–360

Janssens J, Peeters TL, Vantrappen G, Tack J, Urbain JL, DeRoo M, Muls E, Boullon R (1990) Improvement of gastric emptying in diabetic gastroparesis by erythromycin. N Engl J Med 322: 1028–1031

Johnson AB, Webster JM, Sum C-F (1993) The impact of metformin therapy on hepatic glucose production and skeletal muscle glycogen synthase activity in overweight type II diabetic patients. Metabolism 42: 1217–1222

Johnson KC, Graney MJ, Applegate WB, Kitabchi AE, Runyan JW, Shorr RI (1997) Prevalence of undiagnosed non-insulin-dependent diabetes mellitus and impaired glucose tolerance in a cohort of older persons with hypertension. J Am Geriatr Soc 45: 695–700

Juhan-Vague I, Alessi MC (1997) PAI-1, obesity, insulin resistance and risk of cardiovascular events. Thromb Haemost 78: 656–660

Kannel WB, Hjortland M, Castelli WP (1974) Role of diabetes on congestive heart failure: the Framingham Study. Am J Cardiol 34: 29–34

Kannel WB, McGee DL (1979) Diabetes and cardiovascular disease. J Am Med Assoc 241: 2035–2038

Klein R, Klein BEK, Moss SE, Cruickshanks KJ (1994) Relationship of hyperglycemia to the long-term incidence and progression of diabetic retinopathy. Arch Intern Med 154: 2169–2178

Klein R, Klein BEK, Moss SE (1996) Relation of glycemic control to diabetic microvascular complications in diabetes mellitus. Ann Intern Med 124: 90–96

Kleinberger G (1985) Therapie der schweren diabetischen Stoffwechselentgleisung (Coma diabeticum). Wien Med Wochenschr 135: 159–170

Kotsanos JG, Marrero D, Vignati L, Mathias SD, Huster W, Patrick D, Andrejasich C, Zalani S, Boggs MB, Anderson J, Jacobson AM (1997) Health-related quality-of-life results from multinational clinical trials of insulin lispro. Diabetes Care 20: 948–958

Krendel DA, Costigan DA, Hopkins LC (1995) Successful treatment of neuropathies in patiens with diabetes mellitus. Arch Neurol 52: 1053–1061

Krolewski AS, Laffel LMB, Krolewski M, Quinn M, Warram JH (1995) Glycosylated hemoglobin and the risk of mikroalbuminuria in patients wih insulin-dependent diabetes mellitus. N Engl J Med 332: 1251–1255

Kumar S, Durrington PN, Bhatnagar D, Laing I (1994) Suppression of non-etsreified fatty acids to treat type a Insulin resistance syndrome. Lancet 343: 1073–1074

Lehmann ED, Riley WA, Clarkson P, Gosling RG (1997) Non-invasive assessment of cardiovascular disease in diabetes mellitus. Lancet 350 [Suppl 1]: 14–19

Lewis EJ, Hunsicker LG, Bain RP, Rohde RD (1993) The effect of angiotensin-converting-enzyme inhibition on diabetic nephropathy. N Engl J Med 329: 1456–1462

Lippert J, Ritz E, Schwarzbeck A, Schneider P (1995) The rising tide of end-stage renal failure from diabetic nephropathy type II – an epidemiological analysis. Nephrol Dial Transplant 10: 462–467

LoGerfo FW, Coffman JD (1984) Vascular and mikrovascular disease of the foot in diabetic implications for foot care. N Engl J Med 311: 1615–1619

Lunt H (1996) Diabetes mellitus in older patients. Is tight blood glucose control warranted? Drugs Aging 8: 401–407

Lyons TJ (1992) Lipoprotein glycation and its metabolic consequences. Diabetes 41 [Suppl 2]: 67–73

Malhotra A, Sanghi V (1997) Regulation of contractile proteins in diabetic heart. Cardiovasc Res 34: 34–40

Malik RA (1997) The pathology of human diabetic neuropathy. Diabetes 46 [Suppl 2]: S50-S53

Malone ML, Gennis V, Goodwin JS (1992) Characterization of diabetic ketoacidosis in older versus younger adults. J Am Geriatr Soc 40: 1100–1104

Mathiesen ER, Hommel E, Giese J, Parving H-H (1991) Efficacy of captopril in postponing nephropathy in normotensive insulin dependent diabetic patients with microalbuminuria. Br Med J 303: 81–87

Max MB, Lynch SA, Muir J, Shoaf SE, Smoller B, Dubner R (1992) Effects of desipramine, amitrityline, and fluoxetine on pain in diabetic neuropathy. N Engl J Med 326: 1250–1256

Meigs JB, Singer DE, Sullivan LM, Dukes KA, D Agostino RB, Nathan DM, Wagner EH, Kaplan SH, Greenfield S (1997) Metabolic control and prevalent cardiovascular disease in non-insulin-dependent diabetes mellitus (NIDDM): the NIDDM patient outcomes research team. Am J Med 102: 38–47

Messerli FH, Grossman E, Michalewicz L (1997) Combination therapy and target organ protection in hypertension and diabetes mellitus. Am J Hypertension 10: 198S–201S

Monnier LH, Blotman MJ, Colette C, Monnier MP, Mirouze J (1981) Effects of dietary fibre supplementation in stable and labile insulin-dependent diabetes. Diabetologia 20: 12–17

Monnier VM, Glomb M, Elgawish A, Sell DR (1996) The mechanism of collagen cross-linking in diabetes: a puzzle nearing resolution. Diabetes 45 [Suppl 3]: S67-S72

Morishita E, Asakura H, Jokaji H, Saito M, Uotani C, Kumabashiri I, Yamazaki M, Aoshima K, Hashimoto T, Matsuda T (1996) Hypercoagulability and high lipoprotein (a) levels in patients with type II diabetes mellitus. Atherosclerosis 120: 7–14

Morrish NJ, Stevens LK, Head J, Fuller JH, Jarrett RJ, Keen H (1990) A prospective study of mortality among middle-aged, diabetic patients (the London cohort of the WHO Multinational Study of vascular disease in diabetics) I: causes and death rates. Diabetologia 33: 538–541

Mueller MJ, Strube MJ, Allen BT (1997) Therapeutic footwear can reduce plantar pressures in patients with diabetes and transmetatarsal amputation. Diabetes Care 20: 637–641

Muller DC, Elahi D, Tobin JD, Andres R (1996) The effect of age on insulin resistance and secretion: a review. Semin Nephrol 16: 289–298

Nagi, DK Yudkin, JS (1993) Effects of metformin on insulin resistance, risk factors for cardiovascular disease, and plasminogen activator inhibitor in NIDDM sujects: a study of two ethnic groups. Diabetes Care 16: 621–629

Naliboff BD, Gilmore SL, Rosenthal MJ (1993) Acute autonomic responses to postural change, Valsalva maneuver, and paced breathing in older typ II diabetic men. J Am Geriatr Soc 41: 648–653

Nathan DM, Singer DE, Godine JE, Harrington CH, Perlmuter LC (1986) Retinopathy in older type II diabetics: association with glucose control. Diabetes 35: 797–801

Nathan DM (1993) Long-term complications of diabetes mellitus. N Engl J Med 328: 1676–1685

Nathan DM (1996) The pathophysiology of diabetic complications: how much does the glucose hypothesis explain? Ann Intern Med 124 (1 pt 2):86–89

National Diabetes Data Group (NDDG) (1979) Classification and diagnosis of diabetes mellitus and other categories of glucose intolerance. Diabetes 28: 1039–1057

Nichols CG, Ripoll C, Lederer WJ (1991) ATP-sensitive potassium channel modulation of the guinea pig ventricular action potential and contraction. Circ Res 68: 280–287

Nielsen FS, Rossing P, Gall M-A, Smidt UM, Chen JW, Sato A, Parving H-H (1997) Lisinopril improves endothelial dysfunction in hypertensive NIDDM subjects with diabetic nephropathy. Scand J Clin Lab Invest 57: 427–434

Nolan JJ, Freidenberg G, Henry R, Reichart D, Olefsky JM (1994) Role of human skeletal muscle insulin receptor kinase in the in vivo insulin resistance of NIDDM and obesity. J Clin Endocrinol Metab 78: 471–477

Oki JC (1995) Dyslipidaemia in patients with diabetes mellitus: classification and risks and benefits of therapy. Pharmacotherapy 15: 317–337

Oskarsson P, Ljunggren JG, Lins PE (1997) Efficacy and safety of mexiletine in the treatment of painful diabetic neuropathy. The Mexiletine Study Group. Diabetes Care 20: 1594–1597

Osterby R, Gall M-A, Schmitz A, Nielsen FS, Nyberg G, Parving H-H (1993) Glomerular structure and function in proteinurie type-2 (non-insulin-dependent) diabetic patients. Diabetologia 36: 1064–1070

Paillole C, Dahan M, Paycha F, Solal AC, Passa P, Gourgon R (1989) Prevalence and significance of left ventricular filling abnormalities determined by Doppler echocardiography in young type I (Insulin dependent) diabetic patients. Am J Cardiol 64: 1010–1016

Panzram G (1973) Epidemiologie des Coma diabeticum. Schweiz Med Wochenschr 103: 203–208

Panzram G, Zabel-Langhennig R (1981) Prognosis of diabetes mellitus in a geographically defined population. Diabetologia 20: 587–591

Paton RC (1981) Haemostatic changes in diabetic coma. Diabetologia 21: 172–177

Pfeifer MA, Schumer MP, Gelber DA (1997) Aldose reductase inhibitors: the end for an era or the need for differential trial designs? Diabetes 46 [Suppl 2]: S82-S89

Pfeiffer A, Spranger J, Meyer-Schwickerath R, Schatz H (1997) Growth factor alterations in advanced diabetic retinopathy: a possible role of blood retina barrier breakdown. Diabetes 46 [Suppl 2]: S26–S30

Piatti PM, Monti LD, Davis SN, Conti M, Brown MD, Pozza G, Alberti KGMM (1996) Effects of an acute decrease in non-esterified fatty acid levels in muscle glucose utilisation and forearm indirect calorimetry in lean NIDDM patients. Diabetologia 39: 103–112

Prachar H, Bruneder H, Nobis H, Korp W (1975) Coma diabeticum. Bericht über 752 Fälle (1931 bis 1973). Münch Med Wochenschr 117: 661–668

Pugh JA, Medina E, Ramirez M (1993) Comparison of the course to end-stage renal disease of type-1- (insulin-dependent) and type-2- (non-insulin-dependent) diabetic nephropathy. Diabetologia 36: 1094–1098

Pyörälä K, Olsson AG, Pedersen TR, Thorgeirsson G, Kjekshus J, Faergeman O (1997) Cholesterol lowering with simvastatin improves prognosis of diabetic patients with coronary heart disease. Diabetes Care 20: 614–620

Randle P, Hales CN, Garland PB, Newsholme EA (1963) The glucose-fatty acid cycle: its role in insulin sensitivity and the metabolic disturbances of diabetes mellitus. Lancet i: 785–789

Rayfield EJ, Ault MJ, Keusch GT, Brothers MJ, Nechemias C, Smith H (1982) Infection and diabetes: the case for glucose control. Am J Med 72: 439–450

Reaven GM (1985) Beneficial effect of moderate weight loss in older patients with non-insulin-dependent diabetes mellitus poorly controlled with insulin. J Am Geriatr Soc 33: 93–95

Reaven GM (1988) Banting lecture. Role of insulin resistance in human disease. Diabetes 37: 1595–1607

Rimoin DL, Rotter JI (1984) The genetics of diabetes mellitus. In: Andreani D, Federlin KF, DiMario U, Heding LG (eds) Immunology in diabetes. Klimpton, London, p 63

Rizza RA, Mandarino LJ, Genest J, Baker BA, Gerich JE (1985) Production of insulin resistance by hyperinsulinaemia in man. Diabetologia 28: 70–75

Roßkamp R, Wernicke-Panten K, Draeger E (1996) Clinical profile of the novel sulphonylurea glimepiride. Diab Res Clin Pract 31 [Suppl]: S33–S42

Said G, Goulon-Goeau C, Lacroix C, Moulonguet A (1994) Nerve biopsy findings in different patterns of proximal diabetic neuropathy. Ann Neurol 35: 559–569

Sandouk T, Reda D, Hofmann C (1993) The antidiabetic agent pioglitazone increases expression of glucose transporters in 3T3-F442A cells by increasing messenger-RNA-transcript stability. Endocrinology 133: 352–359

Scandinavian Simvastatin Survival Study Group (1994) Randomised trial of cholesterol lowering in 4444 patients with coronary heart disease: the SSS-Study. Lancet 344: 1383–1389

Schernthaner H (1985) Ätiologie und Pathogenese des Syndroms Diabetes mellitus. Wien Med Wochenschr 135: 139–145

Schöffling K, Hillebrand I (1981) Acarbose – ein neues therapeutisches Prinzip in der Behandlung des Diabetes mellitus. Dtsch Med Wochenschr 106: 1083–1084

Segal P, Rybka J, Feig PU, Petzinna D, Schernthaner G, Berlin C, Ratzmann KP (1997) The efficacy and safety of miglitol therapy compared with gliben-clamide in patients with NIDDM inadequately controlled by diet alone. Diabetes Care 20: 687–691

SHEP Cooperative Research Group (1991) Prevention of stroke by antihypertensive drug treatment in older persons with isolated systolic hypertension: final results of the SHEP. J Am Med Assoc 265: 3255–3264

Shimizu M, Kato N, Kawazu S, Ishii C, Tomono S, Ito Y, Ohno T, Murata K, Utsugi T (1996) Age-related alteration of pancreatic beta-cell function. Diabetes Care 19: 8–11

Shorr RI, Ray WA, Daugherty JR, Griffin MR (1996) Individual sulfonylureas and serious hypoglycemia in older people. J Am Geriatr Soc 44: 751–755

Siegel RD, Cupples A, Schaefer EJ, Wilson PW (1996) Lipoproteins, apolipoproteins, and low-density lipoprotein size among diabetics in the Framingham offspring study. Metabolism 45: 1267–1272

Singer DE, Moulton AW, Nathan DM (1989) Diabetic myocardial infarction: interaction of diabetes with other preinfarction risk factors. Diabetes 38: 350–357

Simonson DC, DeFronzo RA (1983) Glucagon physiology and aging: evidence for enhanced hepatic sensitivity. Diabetologia 25: 1–7

Sirtori C, Fraceschini G, Galli-Kienle M, Cighetti G, Galli G, Bondioli A, Conti F (1978) Disposition of metformin (NN-dimethylbiguanide) in man. Clin Pharmacol Ther 24: 683–693

Skyler JS, Beatty CM, Goldberg RB (1984) Managing diabetes: an updated look at diet. Geriatrics 39/7: 57–68

de Sonnavile JJ, Colly LP, Wijkel D, Heine RJ (1997) The prevalance and determinants of foot ulceration in type II diabetic patients in a primary health care setting. Diab Res Clin Pract 35: 149–156

Spallone V, Menzinger G (1997) Diagnosis of cardiovascular autonomic neuropathy in diabetes. Diabetes 46 [Suppl 2]: S67–S76

Spence JC (1920/21) Some observations on sugar tolerance, with special reference to variations found at different ages. Quart J Med 14: 314–326

Stewart J, Collier A, Patrick AW, Clarke BF, Weir DM (1991) Alterations in monocyte receptor function in type I diabetic patients with ketoacidosis. Diabet Med 8: 213–216

Stolk RP, Pols HAP, Lamberts SWJ, DeJong PTVM, Hofman A, Grobee DE (1997) Diabetes mellitus, impaired glucose tolerance, and hyperinsulinemia in an elderly population. Am J Epidemiol 145: 24–32

Strauer BE, Motz W, Vogt M, Schwartzkopff B (1997) Impaired coronary flow reserve in NIDDM: a possible role for diabetic cardiopathy in humans. Diabetes 46 [Suppl 2]: S119–S124

Straumann M, Staffelbach O, Sonnenberg GE, Keller U, Berger W (1979) Vor- und Nachteile der Insulintherapie bei älteren Diabetikern mit asymptomatischer Hyperglykämie. Schweiz Med Wochenschr 109: 1816–1820

Tater D, Tepaut B, Bercovici JP, Youinou P (1987) Polymorphonuclear cell derangements in type I diabetes. Horm Metab Res 19: 642–647

Teuscher A (1986) Die Kohlenhydrate und Nahrungsfasern in der Diabetesdiät. Schweiz Med Wochenschr 116: 282–287

The Expert Commitee on the Diagnosis and Classification of Diabetes mellitus (1997) Report of the expert committee on the diagnosis and classification of diabetes mellitus. Diabetes Care 20: 1183–1197

Tobey TA, Greenfield M, Kraemer F, Reaven GM (1981) Relationship between insulin resistance, insulin secretion, very low density lipoprotein kinetics and plasma triglyceride levels in normotriglyceridemic man. Metabolism 30: 165–171

Tragl KH, Schernthaner G, Udvardi G, Kaiser F, Hupka J, Geyer G (1981) Einfluß des Alters auf Glukosetoleranz und Insulinsekretion. Akt Gerontol 11: 114–118

Tragl KH (1983) Risikofaktoren und atherosklerotische Komplikationen in Wien: Herzinfarkt und Schlaganfall. Acta Med Austriaca 10: 1–10

Uusitupa M, Mustonen J, Laakso M, Vainio P, Länsimies E, Talwar S, Pyörälä K (1988) Impairement of diastolic function in middle-aged type-1 (insulin-dependent) and type-2 (non-insulin-dependent) diabetic patients free of cardiovascular disease. Diabetologia 31: 783–791

Van Horn L (1997) Fiber, lipids, and coroary heart disease. Circulation 95: 2701–2704

Vijan S, Hofer TP, Hyward RA (1997) Estimated benefits of glycemic control in microvascular complications in type 2 diabetes. Ann Intern Med 127: 788–795

Vlassara H, Bucala R, Striker L (1994) Pathogenic effects of advanced glycosylation: biochemical, biologic, and clinical implications for diabetes and aging. Lab Invest 70: 138–151

Waldhäusl W, Freyler H, Bratusch-Marrain P, Vierhapper H, Bruneder H (1983) Kontinuierliche subkutane Insulininfusion. Dtsch Med Wochenschr 108: 570–577

Waldhäusl W, Czerwenka-Howorka K (1985) Moderne Insulintherapie. Wien Med Wochenschr 135: 151–159

Walinder O, Wibell L, Boström H (1980) The clinical value of HbA1c-determination. Acta Med Scand [Suppl] 639: 17–22

Winocour PD (1992) Platelet abnormalities in diabetes mellitus. Diabetes 41 [Suppl 2]: 26–31

Wisotzky J, Sommer M, Schubert K, Stein G (1996) Die Akkumulation von AGE im Alterungsprozeß, bei Diabetes mellitus und bei der chronischen Niereninsuffizienz. Med Klinik 91: 454–457

Yeap BB, Wittert GA, Russo A, Horowitz M, Fraser RJ (1996) Hyperglycemia affects cardiovascular autonomic nerve function in normal subjects. Diabetes Care 19: 880–882

Zander E, Heinke P, Gottschling D, Zander G, Strese J, Herfurth S, Michaelis D (1997) Increased prevalence of elevazed urinary albumin excretion rate in type 2 diabetic patients suffering from ischemic foot lesions. Exp Clin Endocrinol Diab 105 [Suppl 2]: 51–53

Zarich SW, Nesto RW (1989) Diabetic cardiomyopathy. Am Heart J 118: 1000–1012

Zhuang HX, Wuarin L, Fei ZJ, Ishii DN (1997) Insulin-like growth factor (IGF) gene expression is reduced in neural tissues and liver from rats with non-insulin-dependent diabetes mellitus, and IGF treatment ameliorates diabetic neuropathy. J Pharmacol Exp Ther 283: 366–374

Ziegler D, Wiefels K, Dannehl K, Gries FA (1988) Effects of one year of near-normoglycemia on peripheral nerve function in type-1 (insulin-dependent) diabetic patients. Klin Wochenschr 66: 388–396

Zimmet PZ, Alberti KGMM (1997) The changing face of macrovascular disease in non-insulin-dependent diabetes mellitus: an epidemic in progress. Lancet 350 [Suppl 1]: 1–4

Die Schilddrüse und ihre Erkrankungen im Alter

Die Schilddrüsenfunktion im Alter

Wenn auch keine eindeutigen Änderungen der Größenverhältnisse der Schilddrüse mit zunehmendem Lebensalter festgestellt werden können, so gibt es nach dem 50. Lebensjahr doch sehr klare Hinweise für eine Involution dieses Organs. Bei dieser Involution stehen dem Rückgang der Durchblutung, dem Verlust an Kolloid und einer Abnahme des Schilddrüsenfollikeldurchmessers eine zunehmende Fibrosierung und eine lymphozytäre Infiltration gegenüber (Sawin 1983, Mokshagundam 1993). Es kommt vielfach zur Ausbildung einer knotigen Struma, deren Wachstum bis in das 6. und 7. Lebensjahrzehnt anhält (Oberdisse 1980, Wagner 1983) (Tabelle 96).

Mit zunehmendem Lebensalter wird immer weniger Jod in die Schilddrüse aufgenommen und auch das Gesamtjodid der Schilddrüse weist eine rückläufige Tendenz auf. Die Serumspiegel für Thyroxin (T4) werden durch das Alter kaum, das freie T4 (fT4) gar nicht beeinflußt (Caplan 1981). Die sinkende Syntheserate für T4 wird durch einen ebenfalls sinkenden Thyroxinabbau kompensiert (Wenzel 1976). Das Serum-Trijodthyronin (T3) weist besonders bei den Männern einen altersabhängigen Rückgang auf (Hermann 1981). Das basale Thyreotropin (TSH) findet sich im höheren Lebensalter kaum verändert, doch ist seine Stimulierbarkeit durch das Thyreotropin-Releasing-Hormon (TRH) vermindert (Petersen 1978, Wenzel 1974).

Neben der Synthese und dem Stoffwechsel von T4 nehmen noch viele andere Faktoren Einfluß auf den Hormonspiegel im Blut. Die

Tabelle 96. Altersbedingte Veränderungen der Anatomie und der Physiologie der Schilddrüse

Schilddrüsendurchblutung	–
Schilddrüsenvolumen	– = +
Schilddrüsenkolloid	–
Fibrosierung	+
Lymphozytäre Infiltration	+
Knotige Veränderungen	+
Zirkulierendes TSH	=
Stimulierbares TSH	–
Zirkulierendes T4	=
Zirkulierendes T3	–
T4 – Syntheserate	–
T3 – Syntheserate	–
Jodaufnahme in die Schilddrüse	–

+ Vermehrt; – vermindert; = unverändert

an Thyroxin bindendes Globulin (TBG) gebundene Thyroxinfraktion besitzt zwar keine Stoffwechselwirkung, sie beeinflußt jedoch und verzerrt die Ergebnisse der Bestimmung von Gesamt-Thyroxin. Ein Anstieg des TBG wird im Verlaufe einer Schwangerschaft (Östrogene) oder im Rahmen einer Hepatitis beobachtet, während niedrige TBG-Spiegel bei konsumierenden Erkrankungen, bei Eiweißverlust im Rahmen von Nierenerkrankungen oder bei dekompensierten Lebererkrankungen gefunden werden. In solchen Fällen muß zur Beurteilung der Schilddrüsenfunktion auf die Bestimmung des fT4 zurückgegriffen werden.

Auch der T3-Spiegel im Serum ist keineswegs ausschließlich von der Schilddrüsenfunktion abhängig. Schon die Tatsache, daß etwa 70% des T3 durch die periphere, außerhalb der Schilddrüse gelegene Umwandlung aus T4 gebildet werden, gibt Hinweis auf die Abhängigkeit des T3-Spiegels von extrathyreoidalen Faktoren. Während der T3-Spiegel bei Jodmangel erhöht ist, werden bei hypokalorischer Ernährung, bei Reduktion des Kohlenhydratanteils der Nahrung (Davidson 1979), aber ebenso bei schlecht eingestelltem Diabetes mellitus (Kabadi 1984), bei akuten oder konsumierenden Krankheiten und auch postoperativ die T3-Serumspiegel niedrig und die Blutspiegel des reversen Trijodthyronins (rT3) erhöht gefunden (Burger 1976, Olsen 1978). Dieses „Niedrig-T3-Syndrom" entsteht durch eine Reduktion der peripheren Konversion von T4 zu T3 und scheint einem Anpassungsvorgang zu entsprechen.

Die Blutspiegel der Schilddrüsenhormone werden auch durch Arzneimittel und durch andere Hormone verändert. Östrogene führen zum Anstieg des TBG und damit des Gesamt-T4, während diese beiden Parameter durch Methyltestosteron gesenkt werden. Die Jodaufnahme wird durch Resochin, die Thyroxinsynthese selbst durch einige orale Antidiabetika wie z.B. durch Carbutamid, Tolbutamid und Chlorpropamid gehemmt (Reinwein 1980). Salizylate, Diphenylhydantoin und Heparin verdrängen das T4 aus der Bindung mit TBG und reduzieren damit das Gesamt-T4 im Blut. Unter dem Einfluß eines Betablocker sinkt die Konversion von T4 zu T3 und damit der T3-Spiegel im Blut (Nilson 1979, Lumholtz 1978).

Amiodarone, ein stark jodiertes Benzofuranderviat, welches mit gutem Erfolg bei ventrikulären Rhythmusstörungen angewendet wird, verursacht durch den massiven Eingriff in den Jodstoffwechsel unterschiedliche Funktionsstörungen der Schilddrüse (Harjai 1997). Sowohl Thyreotoxikosen wie auch Hypothyreosen sind nach Amidarone möglich (Borowski 1985).

Auch die Verschreibung von Lithium, das zur Behandlung von depressiven Zuständen eingesetzt wird, führt zu Hypothyreosen und auch zur Ausbildung von Strumen. Diese klinischen Erscheinungen sind auf eine thyreostatische Wirkung des Lithiums zurückzuführen, welche einen Rückgang der Thyroxinsekretion nach sich zieht (Perrild 1990).

Schilddrüsenerkrankungen

Inzidenz

Die Prävalenz von Schilddrüsenerkrankungen ist von Land zu Land, von Region zu Region in einem Ausmaß unterschiedlich, daß allgemein gültige Aussagen zum Vorkommen nicht gemacht werden können. Sie schwankt zwischen etwa 0,5% und etwa 7,5% (Mokshagundam 1993, Parle 1991, Tunbridge 1977), wobei die Prävalenz sowohl der Unterfunktion wie auch der Überfunktion – gemessen an den Serumspiegeln von TSH – mit dem Lebensalter ansteigt (Bagchi 1990). Einen wesentlichen Einfluß auf die Prävalenz von Schilddrüsenerkrankungen nimmt der Jodgehalt der Nahrungsmittel und/oder des Trinkwassers. Darüber hinaus treten Erkrankungen der Schilddrüse bei Frauen bis zu 3–5mal häufiger auf als bei Männern (Barker 1984).

Autoimmunität

Autoimmunvorgänge spielen für die Entstehung von Schilddrüsenerkrankungen eine mit dem Lebensalter zunehmende Rolle (Mariotti 1992). Bei einer im HLA-D-Lokus verankerten, immunologischen Disposition führen vor allem die regressiven Schilddrüsenveränderungen zur Bildung von Immunglobulinen. Das Auftreten dieser antithyreoidalen Antikörper scheint aber auch mit dem Jodgehalt der Nahrung in Beziehung zu stehen (Meyers 1986). Diese immunologischen Vorgänge stehen offenbar mit dem Mangel an antigenspezifischen Suppressor-T-Lymphozyten in Verbindung, wodurch sowohl die Aggression der Effektor-T-Zellen gegen Schilddrüsenzellen wie auch die Stimulation von B-Zellen zur Antikörperbildung durch Helper-T-Zellen ermöglicht wird (Strakosch 1982).

Die Bindung dieser Immunglobuline an die Schilddrüsenzelle hat alternativ mehrere Folgen:

Wenn der Antikörper den TSH-Rezeptor stimuliert und damit zur Bildung von Schilddrüsenhormon führt, kommt es zum klinischen Bild des M. Basedow (Schicha 1983). Wenn der Antikörper allerdings den TSH-Rezeptor blockiert, dann wird die Schilddrüse ruhig gestellt. Gelegentlich führt der Autoantikörper auch zur Immun-Thyreoiditis mit anschließender Schilddrüsendestruktion und Hypothyreose. Damit löst der antithyreoidale Antikörper einmal eine Schilddrüsenüberfunktion und ein anderes Mal eine Schilddrüsenunterfunktion aus. Die Bindung von Immunglobulinen an die Schilddrüsenzelle stimuliert gelegentlich auch deren Wachstum und besitzt dann eine strumigene Wirkung (Drehage 1980).

Die Hyperthyreose

Die Prävalenz der Schilddrüsenüberfunktion wird durchschnittlich mit etwa 2% angegeben (Bagchi 1990), nimmt mit dem Lebensalter jedoch eher zu (Mokshgundam 1993).

Die Autoimmun-Hyperthyreose (M. Basedow = Graves disease) stellt im Alter die häufigste Form der Schilddrüsenüberfunktion dar (Tibaldi 1986), doch spielt auch die toxische, multinoduläre Struma eine nicht unwesentliche ursächliche Rolle.

Beim M. Basedow werden Autoimmunreaktionen der Schilddrüse durch den altersbedingten Rückgang der Immuntoleranz begünstigt. Die Antikörper richten sich gegen Oberflächenantigene der Schilddrüsenzellen, binden an den TSH-Rezeptor der

Tabelle 97. Altersabhängigkeit der Hyperthyreose und prozentuelle Aufteilung von diffuser und nodulärer Struma bei 527 hyperthyreoten Patienten (nach Oberdisse 1980)

Alter (Jahre)	Hyperthyreose (in % des Gesamtkollektivs)	Struma diff.		Struma nod.
10–19	4,55	100	:	0
20–29	11,00	94	:	6
30–39	22,04	79	:	21
40–49	22,86	75	:	25
50–59	25,86	65	:	35
60–69	10,24	56	:	44
70–79	3,45	35	:	65

Schilddrüse und stimulieren ihn (Davies 1983). Klinisch verläuft die Hyperthyreose des M. Basedow im Alter aus zwei Gründen milder. Einerseits erreichen die Plasma-T4- und Plasma-T3-Spiegel im höheren Lebensalter nicht jene hohen Werte, welche bei jüngeren Patienten zu beobachten sind und andererseits scheint auch die Reaktion der Thyreozyten älterer Menschen auf die Stimulation des TSH-Rezeptors vermindert zu sein (Aizawa 1989).

Der Hyperthyreose bei toxischer, multinodulärer Struma liegen autonome Schilddrüsenareale zugrunde, welche aus Follikeln mit hohem Jodierungsvermögen entstehen und welche bis zu großen, tastbaren Knoten wachsen können (Gerber 1983). Aus einem Knoten entsteht dann eine Hyperthyreose, wenn entweder verstreut oder im Verband eine ausreichende große Zahl an Follikel vorliegt oder wenn zunächst inaktive Follikel durch eine Jodverabreichung zur Überfunktion geführt werden (Blum 1975).

Es ist bemerkenswert, daß der ältere Mensch zur Auslösung dieser Schilddrüsenüberfunktion weniger Jod benötigt als jüngere Menschen (Brun 1978).

Dieser Sequenz von Ereignissen kommt noch entgegen, daß Knotenkröpfe mit dem Lebensalter zunehmen und im 8. Lebensjahrzehnt bereits 65% aller Strumen ausmachen (Oberdisse 1980) (Tabelle 97).

Eine Thyreoiditis oder ein Schilddrüsenkarzinom stellen nur selten die Ursache einer Hyperthyreose dar. Häufiger sind noch Hyperthyreosen bei toxischem Adenom sowie unter einer Therapie mit Schilddrüsenhormonen (Thyreotoxicosis factitia) bzw. mit anderen Arzneimitteln (Amiodarone, Lithium, Jod). Auch jodhältige Röntgenkontrastmittel können Hyperthyreosen auslösen (Lazarus 1997) (Tabelle 98).

Das klinische Bild der Hyperthyreose im höheren Lebensalter

Die Hyperthyreose des Betagten weist zwei wesentliche Merkmale auf, welche sie von der Hyperthyreose jüngerer Patienten unterscheiden. Einmal zeichnet sich die Hyperthyreose durch eine im höheren Lebensalter zwar nicht ungewöhnliche, jedoch besonders stark ausgeprägte Symptomenarmut aus. Diese Symptomenarmut kann ein Ausmaß erreichen, daß von einer „apathischen Hyperthyreose" gesprochen wird. Zum anderen stehen bei der Hyperthyreose

Tabelle 98. Hyperthyreosen: Ursachen und Funktionstests

Erkrankung	Mechanismus	fT4	fT3	TSH
Autoimmun-Hyperthyreose	Stimulation durch IgG-Antikörper	+	+	–
Toxische multitnod. Struma	Jodexposition bei bestehender Struma	+ (N)	N (+)	–
Toxisches Adenom	Mutation am TSH-Rezeptor?	N (+)	+	–
Subakute Thyreoiditis	Virale Schilddrüsendestruktion	+	+	–
Jod-induzierte Hyperthyreose	Hohes Substrat für Hormonsynthese	+	N (+)	–
Arzneimittel-induzierte Hyperthyreose	Jod, Amiodarone, Lithium	+	N (+)	–
Thyreotoxikosis factitia	Exzessive Hormonverabreichung	N (+)	N (+)	–
Schilddrüsenkarzinom	Ektope Hormonproduktion	+	+	–

+ Erhöht; – erniedrigt; *N* normal

des Betagten ganz andere Symptome und klinische Zeichen im Vordergrund als bei der Schilddrüsenüberfunktion jüngerer Patienten (Tabelle 99).

Während bei den jüngeren Patienten die Tachykardie, die Hyperreflexie, die Schweißausbrüche, die Hitze-Intoleranz, der Tremor und die Nervosität im Vordergrund stehen, stehen bei den älteren Patienten die Tachykardie, die Müdigkeit, der Gewichtsverlust, der Tremor, die Dyspnoe und die Apathie an der Spitze der Symptome (Mokshagundam 1993, Trivalle 1996).

Gerade für die Autoimmun-Hyperthyreose ist es charakteristisch, daß die Symptome und klinischen Zeichen immer spärlicher und dürftiger werden, je älter der Patient ist.

Die diffuse Struma findet sich im höheren Lebensalter seltener, während die knotige Struma mit dem Alter zunimmt. Ebenso werden die klassischen Augensymptome der Hyperthyreose, wie der Exophtalmus, der inkomplette Lidschluß (Graefe), die Konvergenzschwäche (Moebius) und der seltene Lidschlag (Stellwag) seltener angetroffen.

Die Diagnose einer Hyperthyreose erfolgt gut und sicher durch die Bestimmung der Schilddrüsenhormone im Serum, solange die freie Form der Hormone (fT4, fT3) gewählt wird (Lazarus 1997). Eine ähnlich sichere Diagnose gelingt mit der Bestimmung von TSH im Serum (Mokshagundam 1993) (Tabelle 100). Die Bestimmung der gebundenen Formen von Thyroxin und Trijodthyronin ist für eine exakte Diagnose weniger brauchbar, weil andere, zusätzliche Krankheiten die Bindung der Schilddrüsenhormone an Eiweiß sehr wesentlich beeinflussen können. Solche Krankheiten führen gelegentlich auch zu einer Hemmung der peripheren Umwandlung von T4 zu T3, sodaß in solchen Fällen von einem „Low T3-Syndrom" gesprochen wird.

In seltenen Fällen findet sich die Kombination eines hohen Serum-T4 mit einem hohem, nicht supprimierten Serumspiegel

Tabelle 99. Vergleich einiger Symptome und klinischer Zeichen der Hyperthyreose bei jüngeren und älteren Patienten. Prozent der betroffenen Patienten (nach Mokshagundam 1993)

Klinische Zeichen	Ältere Patienten (über 70 a)	Klinische Zeichen	Jüngere Patienten (unter 50a)
Tachykardie	71%	Tachykardie	96%
Müdigkeit	56%	Hyperreflexie	96%
Gewichtsverlust	50%	Schweißausbruch	95%
Tremor	44%	Hitzeintoleranz	92%
Dyspnoe	41%	Nervosität	84%
Apathie	41%	Müdigkeit	84%
Anorexie	32%	Tremor	84%
Nervosität	31%	Polydypsie	67%
Hyperreflexie	28%	Schwäche	61%
Schwäche	27%	Appetitzunahme	57%
Depression	24%	Dyspnoe	56%
Schweißausbruch	24%	Gewichtsverlust	51%
Polydypsie	21%	Diarrhoe	43%
Diarrhoe	18%	Apathie	25%

Tabelle 100. Strategie zur Untersuchung der Schilddrüsenfunktion auf Basis der TSH-Bestimmung (nach Klee 1987)

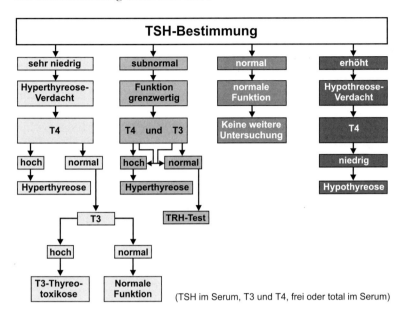

(TSH im Serum, T3 und T4, frei oder total im Serum)

von TSH. Diese Befundkonstellation kann die Folge eines TSH-produzierenden Hypophysenadenoms oder einer Resistenz der Hypophyse gegen Thyroxin sein. Ansonst kommen für diese Konstellation nur schwere Allgemeinerkrankungen oder eine Beeinträchtigung des Stoffwechsels der Schilddrüsenhormone durch Röntgenkontrastmittel oder durch Arzneimittel (Betablocker) in Frage.

Die Verlaufskontrolle einer Hyperthyreose nach Einleitung einer Behandlung erfolgt unabhängig von der gewählten Therapieform weit über das Erreichen einer Euthyreose hinaus. In aller Regel wird es dazu der Bestimmung sowohl der Schilddrüsenhormone wie auch des TSH bedürfen. Eine Thyreotoxikose ist keineswegs auf jüngere Menschen beschränkt, sondern wird immer wieder auch bei älteren Personen angetroffen. Sie bleibt vielfach oligosymptomatisch, kann unter den klinischen Bildern eines Herzversagens, einer gastrointestinalen oder einer neuromuskulären Erkrankung verlaufen (Griffin 1986), meistens aber stehen Gewichtsverlust, Palpitationen, Dyspnoe und körperliche Schwäche im Vordergrund (Tibaldi 1986). Die thyreotoxische Krise wird oft durch eine Verabreichung von Jod, meistens als Röntgenkontrastmittel, ausgelöst.

Serologisch ist die Thyreotoxikose durch ein erhöhtes Thyroxin gekennzeichnet. Im Falle einer Oligosymptomatik (euthyreote Hyperthyreose) müssen andere Ursachen des erhöhten Serum-Thyroxins, wie z.B.

– ein erhöhtes Thyroxin bindendes Globulin,
– eine periphere Thyroxinresistenz oder
– eine Interferenz mit Arzneimitteln (Betablocker, Östrogene, Amiodarone)

ausgeschlossen werden (Borst 1983). In etwa 10% ist ein hohes Serum-T3 für die Thyreotoxikose verantwortlich.

In der Behandlung unterscheidet sich die Thyreotoxikose nicht von der Hyperthyreose:

Nach Erreichen einer Euthyreose durch eine thyreostatische Therapie ist die Behandlung mit Radiojod die Therapie der Wahl. Die präklinische oder subklinische Hyperthyreose wird besonders häufig bei betagten Menschen angetroffen. Sie ist gekennzeichnet durch den schleichenden Verlauf, weist darüber hinaus allerdings eine erhöhte Neigung zu Vorhofflimmern auf (Sawin 1994). Der Hormonstatus dieser Verlaufsform zeigt ein supprimiertes TSH bei noch normalen Serumspiegel für Thyroxin und Trijodthyronin auf (Vanderpump 1996). Offenbar wird in diesen Fällen die TSH-Sekretion durch genügende, autonom funktionierende Schilddrüsenfollikel blockiert (Studer 1978). Auch im TRH-Test unterbleibt eine Reaktion der TSH-Sekretion.

Die Schilddrüse und das Herz

Es sind in erster Linie Überfunktionen der Schilddrüse, welche Einfluß auf das Herz-Kreislauf-System nehmen. Schilddrüsenhormone führen zu einem überschießend dynamischen Kreislaufzustand mit verkürzter Kreislaufzeit, mit Zunahme des Blutvolumens und mit einer Abnahme des peripheren Gefäßwiderstandes (Woeber 1992). Sie erreichen diese klinischen Auswirkungen auf verschiedenen Wegen (Polikar 1993):

1. Trijodthyronin besitzt eine direkte Wirkung auf die Herzmuskelzelle, welche über Rezeptoren des Zellkernes vermittelt wird und welche die Kodierung der mRNS aktiviert. Die gesteigerte Proteinsynthese führt einerseits zur linksventrikulären Hypertrophie, verstärkt andererseits aber auch direkt die linksventrikuläre Relaxation.
2. Schilddrüsenhormone führen zu einer Sensibilisierung des Herzmuskels für Katecholamine (Hammond 1987).
3. Unabhängig vom Einfluß der Schilddrüsenhormone auf die Katecholamine, steigern sie die Kontraktionsgeschwindigkeit des Herzmuskels und erhöhen – im Sinne einer direkten inotropen Wirkung – die linksventrikuläre Auswurffraktion.
4. Im peripheren Kreislauf führen Schilddrüsenhormone zur Vasodilatation und erhöhen das Blutvolumen.
5. Die Auswirkung einer Schilddrüsenfunktionsstörung auf den Blutdruck ist eher gering, weil dem durch das Schilddrüsenhormon induzierten, erhöhten Schlagvolumen die ebenfalls durch dieses Hormon vermittelte Vasodilatation gegenübersteht. Für die Hyperthyreose ist unter dieser Konstellation eine leichte Hypertonie mit hoher Blutdruckamplitude charakteristisch, während bei der Hypothyreose häufig ein gering erhöhter diastolischer Blutdruck gefunden wird (Streeten 1988).
6. Schilddrüsenhormone besitzen einen direkten, chronotropen Einfluß auf das Herz, wenn auch ihr arrhythmogener Effekt auf den Vorhof durch eine Zunahme der beta-adrenergen Rezeptoren vermittelt scheint (Olshausen 1989). Es ist charakteristisch, daß der Ventrikel von diesem arrhythmogenen Effekt der Schilddrüsenhormone ausgespart bleibt, während Vorhofflimmern in etwa 20% aller Hyperthyreosen beobachtet wird (Woeber 1992, Sawin 1994).
7. Eine Herzinsuffizienz als ausschließliche Folge einer Schilddrüsenfunktionsstörung tritt nicht sehr häufig auf, wenn auch das erhöhte Blutvolumen eine Dauerbelastung des Herzens darstellt. Gelegentlich führen aber die Linkshypertrophie und die Tachykardie der Hyperthyreose zu einer unzureichenden Ventrikelfüllung, welche durch ein Vorhofflimmern zusätzlich kompromittiert wird. In diesen Fällen kann es zur Herzinsuffizienz kommen.

Häufiger kommt es zum Auftreten einer Angina pectoris. Wenn nämlich der erhöhte myokardiale Sauerstoffbedarf einerseits wegen einer vorbestehenden Koronarsklerose und andererseits wegen eines Rückganges der Herzleistung nicht mehr gedeckt werden kann, wird eine Koronarinsuffizienz die Folge sein. Gleichgültig ob die Schilddrüsenüberfunktion eine Herzinsuffizienz, eine Stenokardie oder eine Rhythmusstörung nach sich zieht, wird die beste Behandlung dieser kardialen Erscheinungen in der raschen Beseitigung der Hyperthyreose bestehen. In allen diesen Fällen ist die Wahl höherer Dosen des Thyreostatikums angezeigt. Im Falle einer Tachykardie oder eines Vorhofflimmerns, aber auch im Falle von Stenokardien erweist sich der Zusatz eines Betablockers als vorteilhaft.

Bei Vorhofflimmern empfiehlt sich bis zum Wiederauftreten eines Sinusrhythmus die Antikoagulation des Patienten (Mokshagundam 1993).

Die Behandlung der Hyperthyreose

Für die Behandlung der Hyperthyreose stehen im höheren Lebensalter prinzipiell die drei klassischen Methoden, d.s. die thyreostatische Therapie, die Radiojodtherapie und die Schilddrüsenoperation zur Verfügung, auch wenn der Radiojodtherapie die größte Bedeutung zukommt. Die jeweilige Wahl der Behandlung wird bestimmt durch die individuellen Bedürfnissen und Erfordernisse des Patienten bzw. durch die jeweils vorliegenden Vor- und Nachteile. Die Ursache der Hyperthyreose, soweit sie endogener Natur und nicht Begleiterscheinungen einer Thyreoiditis ist, spielt für die Wahl der Behandlung insofern eine Rolle, als die Kombination mit einer großen Struma eher die Schilddrüsenoperation nahegelegt. Für das toxische Adenom sind die Radiojodtherapie und die chirurgische Vorgangsweise anerkannte Alternativen (Lazarus 1997).

Thyreostatische Therapie

Die Vorteile der thyreostatischen Behandlung liegen im schnellen Wirkungseintritt und in der guten Steuerbarkeit. Ihre Nachteile sind die lange Behandlungsdauer, die bis zum Erreichen der Euthyreose bis zu 6 Monate betragen kann, sowie eine hohe Rezidivrate. Dazu treten gelegentlich Leuko- und Thrombozytopenien auf.

Sowohl Derivate des Carbimazol wie auch des Propylthiourazil blockieren die Biosynthese der Schilddrüsenhormone und sind klinisch gut wirksam. Carbimazole eignen sich allerdings besser für die einmalige tägliche Verabreichung (Vanderpump 1996). Die Behandlung mit einem Carbimazol erfolgt in fallender Dosierung, wobei als Initialdosis in Abhängigkeit von der Schwere der Schilddrüsenüberfunktion 15–40 mg gewählt werden und die Dosisreduktion in mehrwöchigen Intervallen bzw. in Abhängigkeit von Serum-Thyroxinspiegel vorgenommen werden sollte. Thyreostatika eignen sich beim älteren Menschen zur Einleitung der Hyperthyreosebehandlung, doch sollte nach Erreichen der Euthyreose und nach einer kurzen Therapiepause die Behandlung mit Radiojod fortgesetzt werden. Ist Radiojod allerdings nicht vorgesehen, dann muß nach Erreichen der Euthyreose die Dosis des Thyreostatikums reduziert werden und zur Suppresion der endogenen TSH-Sekretion mit einem Schilddrüsenpräparat substituiert werden. Diese Substitution muß individuell und im höheren Alter vorsichtig dosiert werden. Sie wird zur wirksamen Suppression aber doch meistens 100 Mikrogramm Thyroxin erreichen (Rosenbaum 1982).

Das Persistieren der Euthyreose nach versuchsweisem Absetzen des Thyreostatikums zeigt das Ende der thyreostatischen Behandlung an. Weitere Kontrollen der Schilddrüsenfunktion sind allerdings in mehrmonatigen, später halbjährigen Intervallen notwendig.

Die thyreostatische Therapie ist ungeeignet für Hyperthyreosen, welche im Rahmen einer Thyreoiditis auftreten. In solchen Fällen sollten Cortison und Betablocker gegeben werden (Lazarus 1997).

Radiojodtherapie

Die Radiojodtherapie ist die Therapie der Wahl im höheren Lebensalter. Ihre Vorteile liegen in der einfachen Durchführung, in einer hohen Erfolgsrate und in der Verkleinerung einer eventuell vorliegenden Struma (Nygaard 1997). Die Nachteile der Radiojodtherapie bestehen im späten Wirkungseintritt, der einige Monate auf sich warten läßt und in der hohen Inzidenz von Hypothyreosen, die wegen der schlechten Steuerbarkeit dieser Therapie bis über 50% betragen kann. Die Hypothyreose ist jedoch vielfach nur vorübergehend, weil es im Rahmen der Radiojodtherapie zur Ausbildung von schilddrüsenstimulierenden Antikörpern kommt, welche zum Anstieg der Schilddrüsenfunktion führen (Aizawa 1997). Eine kanzerogene Wirkung dieser Behandlung ist prinzipiell gegeben, im älteren Patientengut jedoch zu vernachlässigen. Dennoch hat stets eine sorgfältige Aufklärung zu erfolgen.
Die fraktionierte Verabreichung des Radiojod reduziert die Inzidenz der Hypothyreosen, sie hat aber den Nachteil, daß zwischen den einzelnen Radiojodfraktionen eine thyreostatische Intervallbehandlung notwendig ist.
Erfolgt die Radiojodtherapie nach einer thyreostatischen Vorbehandlung, dann muß ein zeitliches Intervall von wenigstens 4–5 Tagen zwischengeschaltet werden. Dieses Intervall muß auf einige Wochen verlängert werden, wenn zur thyreostatischen Therapie auch noch eine Substitution mit Thyroxin erfolgt war.
Nach der Radiojodtherapie sind langfristige Kontrollen in Halbjahresabständen zur Sicherstellung des Therapieerfolges aber auch zur rechtzeitigen Erkennung einer Schilddrüsenunterfunktion notwendig.

Die chirurgische Therapie der Hyperthyreose

Die Operation der überfunktionierenden Schilddrüsen ist beim betagten Menschen dann angezeigt, wenn zur Überfunktion entweder mechanische Komponenten (Schluckbeschwerden, Tracheomalazie, Rekurrensläsion) oder Hinweise für ein malignes Geschehen kommen. Gerade im höheren Lebensalter sind die Kontraindikationen zum chirurgischen Vorgehen und die möglichen Komplikationen einer Operation streng zu beachten.
Jedenfalls ist vor dem chirurgischen Eingriff die Euthyreose durch eine thyreostatische Therapie anzustreben.
Postoperativ müssen die Serumspiegel für Thyroxin und Kalzium kontrolliert werden. Für ein Rezidiv der Hyperthyreose stellt die Verabreichung von Radiojod die beste Therapie dar.

Betablocker in der Therapie der Hyperthyreose

Die Anwendung von Betablockern in der Behandlung von Hyperthyreosen ist als adjuvante Therapie zu verstehen. Sie stellt allerdings bei Hyperthyreosen, welche im Rahmen einer Thyreoiditis auftreten, oft die einzige Therapie dar. Prinzipiell eignen sich alle Betablocker als adjuvante Therapie, doch sollte den nicht-selektiven Blockern ohne intrinische sympathomimetische Aktivität der Vorzug gegeben werden. Sie senken die Herzfrequenz, vermindern die nervöse Anspannung und reduzieren den Tremor und auch die metabolischen Wirkungen (Sauerstoffverbrauch) der Schilddrüsenhormone.
Neben der subjektiven Entlastung des Patienten kommt es unter den Betablockern zu einer Verminderung der peripheren Kon-

version von T4 zu T3 und damit zu einem Absinken des Serum-T3.

Die Hypothyreose

Die Schilddrüsenunterfunktion findet sich im höheren Lebensalter mit bis zu 6% der US-Bevölkerung etwa 3mal häufiger als die Hyperthyreose. Sie wird so wie die Hyperthyreose bei den Frauen häufiger angetroffen (Bagchi 1990).
Die Ursachen der primären Hypothyreose sind überwiegend Autoimmunprozesse, die entweder direkt zur Destruktion und Atrophie des Organs führen, oder durch eine Immun-Thyreoiditis zwar eine Vergrößerung der Schilddrüse, gleichzeitig aber eine Funktionseinbuße bewirken. Da Autoimmunprozesse in der Regel langsam ablaufen, können Schilddrüsen-Antikörper lange vor der Entwicklung einer Hypothyreose auftreten. Jedenfalls hat der Nachweis antimikrosomaler Antikörper einen hohen Vorhersagewert für das Auftreten einer Hypothyreose (Hawkins 1980). Operative Eingriffe an der Schilddrüse und Bestrahlungen, entweder durch Radiojod oder durch eine exogene Strahlenquelle, führen ebenfalls häufig zur Schilddrüsenunterfunktion. Unter den Arzneimitteln, die zur Hypothyreose führen können, spielen im höheren Lebensalter Jod und jodhältige Arzneimittel (z.B. Amiodarone) oder jodhältige Röntgenkontrastmittel (sowohl bei intravenöser wie auch bei oraler Anwendung) eine Rolle, wenn das Schilddrüsengewebe durch Krankheit, Therapie oder Operation bereits reduziert ist (Surks 1995). Lithium interferiert mit der Synthese der Schilddrüsenhormone. Patienten, die mit Zytokinen (Alpha-Interferon) behandelt werden, entwickeln gelegentlich Schilddrüsen-Antikörper, welche sowohl eine Überfunktion wie auch eine Unterfunktion auslösen können (Primo 1993). Schließlich wird eine Schilddrüsenunterfunktion auch durch Sulfonamide und durch Sulfonylharnstoffe induziert.
Die Diagnose einer Hypothyreose ist bei älteren Menschen noch schwieriger zu stellen als die Diagnose einer Hyperthyreose. Sie erfolgt auf Grund des schleichenden Verlaufes und der uncharakteristischen klinischen Symptome in der Regel auch verzögert. Vielfach werden die Antriebslosigkeit, Müdigkeit, Verlangsamung und Lethargie eher dem allgemeinen Prozeß des Alterns als einer Hypothyreose zugeschrieben (Lindsay 1997). Auch Hypoventilation, Zeichen einer Demenz, Bewußtseinstrübungen und ein auftretendes Koma als neurologische Manifestation der Hypothyreose unterliegen leicht dieser Fehldeutung. Ähnlich wird auch eine Bradykardie dem Altern zugeschrieben oder mit einer gleichzeitigen Digitalisbehandlung in Verbindung gebracht. Schließlich ist auch eine stärkere Kälteempfindlichkeit kein absolut schilddrüsenspezifisches Symptom.
Bei folgenden Symptomen sollte jedenfalls ganz besonders auch an das Vorliegen einer Hypothyreose gedacht werden:

– psychomotorische Verlangsamung,
– Auftreten von Muskelkrämpfen oder Gelenkschmerzen,
– proximale Myopathie,
– Karpaltunnelsyndrom,
– unerklärbare Perikard- oder Pleuraergüsse,
– unerklärbare makro- oder normozytäre Anämie,
– periorbitale, teigige Schwellung.

Die definitive Diagnose der primären Hypothyreose erfolgt am besten und am einfachsten durch die Bestimmung des Serum-Thyreotropins, welches regelhaft erhöht gefunden wird. Gleichzeitig sind Thyroxin und freies Thyroxin im Serum erniedrigt. Das Serum-T3 ist zum Nachweis einer Schilddrüsenunterfunktion ungeeignet.
Die präklinische oder subklinische Hypothyreose ist durch ein normales Serum-T4, jedoch durch ein erhöhtes TSH und/oder

durch einen pathologischen TRH-Test gekennzeichnet (Staub 1982). Sie findet sich besonders im höheren Lebensalter und ganz besonders bei Patienten mit Schilddrüsen-Antikörpern (Rosenthal 1987). Besonders bei Vorliegen von Schilddrüsen-Antikörpern, gelegentlich aber auch bei frühzeitigem Ansteigen des LDL-Cholesterins und Rückgang der HDL-Fraktion des Cholesterins ist die Schilddrüsensubstitutionstherapie angezeigt (Bogner 1993, Vanderpump 1996).

Die Behandlung der Hypothyreose

Betagte Menschen reagieren auf die Verabreichung von Schilddrüsenhormon viel empfindlicher als jüngere Personen. Sie sind dem plötzlich erhöhten Sauerstoffbedarf aus Gründen der Gefäßkapazität (z.B. bei Koronarsklerosen) oder aus Gründen der kardialen Leistungsfähigkeit (z.B. bei kardialer Dekompensation) oft nicht gewachsen. Die Exazerbation einer ischämischen Herzerkrankung oder das Auftreten von Vorhofflimmern, besonders am Beginn einer zu hoch gewählten Substitutionstherapie, sind gerade beim älteren Menschen nicht ungewöhnlich. Es scheint auch beim älteren Menschen der Bedarf an Schilddrüsenhormon geringer zu werden (Rosenbaum 1982), sodaß jene Thyroxindosis, welche das TSH des hypothyreoten Patienten in den Normbereich senkt, mit zunehmenden Alter niedriger wird (Sawin 1983). Deshalb ist bei der Substitutionsbehandlung einer Hypothyreose zu beachten, daß einerseits die Dosis des Schilddrüsenhormons niedrig gehalten wird und andererseits nur Thyroxin (und nicht Trijodthyronin) verabreicht wird, um die besonders rasche Wirkung von T3 zu vermeiden. Bei besonders alten Patienten werden zu Beginn der Substitution täglich 12,5 Mikrogramm T4 gegeben und diese Dosis wird in mehrwöchigen Intervallen um jeweils weitere 12,5 Mikrogramm gesteigert (Lindsay 1997). Die Verlaufskontrolle dieser Substitutionstherapie erfolgt am besten und am sichersten mittels Bestimmung des TSH.

Die Struma

Als Struma wird jede Vergrößerung der Schilddrüse bezeichnet. Die Struma kann durch eine diffuse Größenzunahme der Schilddrüse oder aber auch durch Knotenbildung in der Schilddrüse entstehen. Die Funktion der Struma schwankt dabei unabhängig von ihrer Form zwischen hochaktiv (Hyperthyreose, heißer Knoten) bis funktionslos (kalter Knoten). Auch die Dignität ist von der Form der Struma unabhängig, allerdings sind maligne Knoten häufig funktionslos (Tabelle 101).

Das toxische Adenom

Solitäre autonome Adenome der Schilddrüse werden so lange als kompensiert bezeichnet, als die Schilddrüsenhormone im Serum in normaler Höhe gefunden werden, als das TSH normal bis erniedrigt ist und als das paranoduläre Schilddrüsengewebe bei der Szintigraphie eine mehr als 20%ige Speicherung aufweist. Dekompensierte Adenome lassen ein erhöhtes Serum-Thyroxin und/oder ein erhöhtes Serum-T3 nachweisen. TSH ist niedrig und auch durch TRH nicht stimulierbar und das paranoduläre Gewebe weist szintigraphisch eine unter 10% gelegene Speicherung auf (Heinze 1975). Verlaufskontrollen zeigen, daß etwa 20% aller kompensierten Adenome innerhalb von 5 Jahren in ein dekompensiertes Stadium übergehen (Schaller 1991).
Die klinischen Symptome eines toxischen Adenoms entsprechen dem Grad der Hyperthyreose und Radiojod stellt auch beim toxischen Adenom das Mittel der Wahl bei der Behandlung dar.
Sollte allerdings eine rasche Rückführung in die Euthyreose notwendig sein, oder sollten

Tabelle 101. WHO-Klassifikation der Strumagröße

Stadium	Größe
0	keine Struma
I	tastbare Struma
Ia	tastbare, nicht sichtbare Struma
Ib	tastbare Struma, nur bei Reklination des Kopfes sichtbar
II	Struma sichtbar, auch ohne Reklination des Kopfes
III	Struma sichtbar auch aus größerer Entfernung

Verdrängungs- oder Kompressionszeichen vorliegen, dann ist das chirurgische Vorgehen angezeigt (Franklyn 1994). Das euthyreote, autonome Adenom der Schilddrüse bedarf keiner akuten Therapie. Vielmehr sollte es in mehrmonatigen Intervallen kontrolliert werden, damit einer eventuell entstehenden Überfunktion rechtzeitig begegnet werden kann (Schaller 1991).

Schilddrüsenknoten und maligne Tumoren

Die Prävalenz von knotigen Schilddrüsenveränderungen ist abhängig von der untersuchten Region bzw. vom regionalen Jodvorkommen (Subcommittee 1985). Sie wird in Endemiegebieten erhöht gefunden, steigt aber in jedem Fall ab dem mittleren Lebensalter um jährlich 0,08% und liegt bei den Frauen stets höher als bei den Männern (Rojeski 1985, Goebel 1988).
Die tatsächliche Prävalenz von Schilddrüsenknoten läßt sich mit der manuellen Palpation nicht erheben. Erst die sonographische Untersuchung eines größeren Personenkreises oder ein größeres Autopsiematerial erlauben sichere epidemiologische Aussagen (Mortensen 1955). In der über 40jährigen österreichischen Bevölkerung lassen sich bei etwa 25% der Männer und bei etwa 30% der Frauen Schilddrüsenknoten nachweisen (Goebel 1988). Die Anwendung einer ionisierenden Bestrahlung (externe Bestrahlung oder Applikation von Radiojod) steigert sowohl die Inzidenz benigner wie auch maligner Knoten. Während bei nicht bestrahlten Personen der Anteil maligner Läsionen an den Schilddrüsenknoten etwa 10–20% beträgt, macht dieser Anteil bei bestrahlten Patienten bis zu 50% aus (DeGroot 1983).
Die Zunahme der Prävalenz von Schilddrüsenknoten mit dem Lebensalter führt auch zur Zunahme von malignen Läsionen. Es ist allerdings nicht erwiesen, daß der Anteil maligner Läsionen auch prozentuell zunimmt.
Das Schilddrüsenkarzinom gehört mit einer Inzidenz von 4 Läsionen auf 100.000 Einwohner und einer Häufigkeit von weniger als 1% aller Karzinomerkrankungen zu den seltenen Malignomen. Eine große Rolle für sein Auftreten hat der Jodgehalt der Nahrungsmittel und des Trinkwassers gespielt. Die Einführung der Jodsalzprophylaxe hat allerdings die regionale Karzinomverteilung verändert.
Dem histologischen Aufbau der Schilddrüse entsprechend sind die Schilddrüsentumoren entweder epithelialen oder mesenchymalen Ursprungs, es gibt allerdings auch Mischtumoren (Tabelle 102 und Tabelle 103).
Die epithelalen Tumoren haben auf Grund ihrer relativ hohen Inzidenz (Reiners 1980, Keminger 1983) große klinische Bedeutung, während die undifferenzierten Karzinome infolge ihres hohen Malignitätsgrades von Bedeutung sind.
Mit Ausnahme des papillären Karzinoms zeigen die Schilddrüsentumoren eine mit dem Alter ansteigende Inzidenz, außerdem werden alle Tumorformen der Schilddrüse beim weiblichen Geschlecht gehäuft angetroffen.
Das follikuläre Karzinom weist die höchste Inzidenz unter den Schilddrüsenkarzino-

Tabelle 102. Einteilung der malignen Schilddrüsentumoren (Reiners 1980)

A. Epitheliale Tumoren
  1. Follikuläres Karzinom
  2. Papilläres Karzinom
  3. Medulläres Karzinom
  4. Plattenepithelkarzinom
  5. Undifferenziertes (anaplastisches) Karzinom
B. Nichtepitheliale Tumoren (Sarkome)
C. Andere maligne Tumoren
  1. Karzinosarkom
  2. Hämangioendotheliom
  3. Lymphome
  4. Teratome

Tabelle 103. Histologische Verteilung maligner Schilddrüsentumoren in einem chirurgischen Resektionsmaterial (Keminger 1983)

1. Follikuläre Karzinome	33%
2. Papilläre Karzinome	20%
3. Medulläre Karzinome	6%
4. Undifferenzierte Karzinome	15%
5. Sarkome	5%
6. Lymphome	3%
7. Grenzfälle und atypische Adenome	18%

men auf und seine Inzidenz nimmt ähnlich wie jene des anaplastischen Karzinoms mit dem Alter zu. Es neigt zur hämatogenen Aussaat und damit zur Fernmetastasierung (Tabelle 103). Papilläre Schilddrüsenkarzinome weisen auch im Alter eine etwas geringere Inzidenz auf (Krisch 1980a, Reiners 1980) und neigen eher zur lymphogenen Streuung. Diesem Verhalten muß beim operativen Vorgehen Rechnung getragen werden.

Das medulläre oder C-Zell-Karzinom der Schilddrüse entwickelt sich aus den parafollikulären Zellen der Schilddrüse, welche aus der Neuralleiste stammen. Es sezerniert Kalzitonin und häufig auch karzinoembryonales Antigen (CEA). Das C-Zell-Karzinom tritt gelegentlich auch familiär auf und ist dann meistens in eine multiple endokrine Neoplasie (MEN) eingebunden (Weissel 1985). Diese genetische Disposition verpflichtet zur Suche nach diesem Karzinom bei den Anverwandten der Erkrankten. Die Metastasierung erfolgt frühzeitig und lymphogen.

Die undifferenzierten, anaplastischen (Spindel- oder Riesenzell-) Karzinome weisen in Endemiegebieten eine erhöhte Inzidenz auf, so z.B. in Hannover 7,5% und in Tirol 25% (Schmidt 1985). Sie wachsen sehr rasch und breiten sich ebenso rasch aus, sodaß therapeutische Maßnahmen vielfach zu spät erfolgen (Krisch 1980b).

Die Klinik maligner Schilddrüsenknoten unterscheidet sich zunächst nicht von der Klinik nicht-maligner Knoten. In beiden Fällen kann es durch Verdrängung oder Kompression zur Schluckstörung, zum inspiratorischen Stridor oder zur Heiserkeit kommen. Das Auftreten eines neuen und besonders rasch wachsenden Knotens ist jedoch ähnlich wie das Auftreten von zervikalen Lymphknoten verdächtig auf eine maligne Läsion. Auch ein Horner-Syndrom kann Hinweis auf ein Schilddrüsenkarzinom sein.

Der Verdacht auf ein Malignom erhärtet sich bei entsprechender Familienanamnese oder bei stattgehabter Applikation ionisierender Strahlen. Sonographisch handelt es sich beim Schilddrüsenkarzinom meistens um echoarme und szintigraphisch entweder um solitäre oder um kalte Knoten in einer Struma nodosa. Die ultraschallgezielte Feinnadelbiopsie und die Aspirationszytologie ergeben mit hoher Sensitivität und hoher Spezifität die endgültige Diagnose.

Die Behandlung des Schilddrüsenkarzinoms

Die chirurgische Therapie ist die Methode der Wahl bei Vorliegen eines Schilddrüsenkarzinoms. Das operative Vorgehen ist bei klinischem Verdacht auf das Vorliegen einer malignen Erkrankung auch dann angezeigt, wenn der zytologische Befund negativ bleiben sollte. Bei differenzierten Karzinomen kann das Thyreoglobulin gelegentlich als Tumormarker oder auch zur Verlaufskontrolle herangezogen werden (Schatz 1985). Das medulläre Karzinom ist dagegen gelegentlich mit einem positiven Kalzitoninbefund assoziiert (Weissel 1985).

Auch wenn das chirurgische Vorgehen eine dominante Rolle spielt, besteht die Behandlung maligner Schilddrüsentumoren in einer Kombination von Maßnahmen mit Applikation von Radiojod und einer perkutanen Bestrahlung. Die Polychemotherapie spielt zur Zeit eine untergeordnete Rolle.

Bei operativem Vorgehen steht nach einer primären Hemithyreoidektomie und nach histologisch gesicherter Diagnose die totale Thyreoidektomie im Vordergrund. Diese radikale Schilddrüsenoperation wird sinnvollerweise durch eine neck-dissection ergänzt. Solitäre Fernmetastasen (Lunge, Skelett, Nebennieren) sollten, wenn technisch möglich, ebenfalls chirurgisch entfernt werden.

Im Anschluß an das chirurgische Vorgehen ist die Radiojodtherapie besonders bei höher differenzierten Schilddrüsenkarzinomen angezeigt. Da jedoch häufig Mischtumoren vorliegen, ist eine Beschränkung dieser Behandlung auf differenzierte Karzinome nicht sinnvoll. Voraussetzung für die Behandlung mit Radiojod ist die Jod-Avidität des Tumors. Voraussetzung ist aber auch, daß der Patient keinerlei Jod vorher oder nachher zugeführt bekommt.

Karzinome, welche sich nicht Jod-avid verhalten, sollten nach dem chirurgischen Eingriff einer perkutanen Bestrahlung (Megavolttherapie) zugeführt werden.

Literatur

Aizawa T, Ishihara M, Hashizume K, Taasu N, Yamada T (1989) Age related changes of thyreoid function and immunologic abnormalitis in patients with hyperthyroidsm due to Grave's disease. J Am Geriatr Soc 37: 944–948

Aizawa Y, Yoshida K, Kaise N, Fukazawa H, Kiso Y, Sayama N O Hori H, Abe K (1997) The deelopment of transient hypothyroidsm after iodine-131 treatment in hyperthyroid patients with Graves disease: prevalence, mechanism and prognosis. Clin Endocrinol 46: 1–5

Bagchi N, Brown TR, Parish RF (1990) Thyroid dysfunction in adults over age 55 years. Arch Intern Med 150: 785–787

Barker DJP, Philips DIW (1984) Current incidence of thyrotoxicosis and past prevalence of goitre in 12 British towns. Lancet ii:567–570

Blum M, Shenkman L, Hollander ChS (1975) The autonomous nodule of the thyroid: correlation of patient age, nodule size and functional status. Am J Med Sci 269: 43–50

Bogner U, Arntz HR, Peters H, Schleusener J (1993) Subclinical hypothyroidism and hyperlipoproteinaemia: indiscriminate l-thyroxine treatment not justified. Acta Endocrinol 128: 202–206

Borowski GD, Garofano CD, Rose CI, Spielman SR, Rotmensch HR, Greenspan AM, Horowitz LN (1985) Effect of long-term amiodarone therapy on thyroid hormone levels and thyroid function. Am J Med 78: 443–450

Borst GC, Eil C, Burman KD (1983) Euthyroid hyperthyroxinemia. Ann Intern Med 98: 366–378

Brun R, Jenny M, Junod JP (1978) L'hyperthyreose des personnes agges. Schweiz Med Wochenschr 108: 1504–1510

Burger A, Nicod P, Suter P, Valloton MB, Vagenakis A, Braverman L (1976) Reduced active thyroid hormone levels in acute illness. Lancet i: 653–655

Caplan RH, Wickus G, Glasser JE, Davis K, Wahner HW (1981) Serum concentrations of the iodothyronins in elderly subjects: decreased triiodothyronin (T3) and free T3 index. J Am Geriatr Soc 29: 19–24

Davidson MB, Chopra IJ (1979) Effect of carbohydrate and noncarbohydrate sources of calories on plasma 3,3'-triiodothyronine concentrations in man. J Clin Endocrinol Metabol 48: 577–581

Davis TF, Platzer M (1983) Graves' immunoglobulins protect the human TSH receptor: further evidence for TSH receptor antibodies in Graves' disease. Clin Endocrinol 19: 427–435

DeGroot LJ, Reilly M, Pinameneni K, Refetoff S (1983) Retrospective and prospective study of radiation-induced thyroid disease. Am J Med 74: 852–862

Drehage HA, Bottazo GF, Doniach D, Bitensky L, Chayen J (1980) Evidence for thyroid-growth-stimulating immunglobulins in some goitrous thyroid diseases. Lancet ii:287–291

Franklyn JA (1994) The management of hyperthyroidism. N Engl J Med 330: 1731–1738

Gerber H, Peter HJ, Ramellit F, Miloni E, König MP, Studer H, Berchtold R, Gemsenjäger E (1983) Autonomie und Heterogenität der Follikel in der euthyreoten und hyperthyreoten menschlichen Knotenstruma: die Lösung alter Rätsel? Schweiz Med Wochenschr 113: 1178–1187

Goebel R, Strouhal F, Streussnig H (1988) Zur altersabhängigen Häufigkeit von sonographisch faßbaren Schilddrüsenknoten. Therapiewoche Österr 10: 946–947

Griffin MA, Solomon DH (1986) Hyperthyroidism in the elderly. J Am Geriatr Soc 34: 887–892

Hammond HK, White FC, Buxton ILO, Salzstein P, Brunton LL, Longhurst JC (1987) Increased myocardial beta-receptors and adrenergic responses in hyperthyroid pigs. Am J Physiol 252: H283–290

Harjai KJ, Licata AA (1997) Effects of Amiodarone on thyroid function. Ann Intern Med 126: 63–73

Hawkins BR, Cheah PS, Dawkins Rl, Whittingham S, Burger HG, Patel W, Mackay IR, Welborn TA (1980) Diagnostic significance of thyroid microsomal antibodies in randomly selected populations. Lancet ii: 1057–1059

Heinze HG, Pickardt CR, Sriba PC (1975) Das autonome Adenom der Schilddrüse. Dtsch Med Wochenschr 100: 2223–2225

Hermann J, Heinen E, Kröll HJ, Rudorff KH, Krüskemper HL (1981) Thyroid function and thyroid hormone metabolism in elderly people. Low T-syndrome in old age? Klin Wochenschr 59: 315–323

Kabadi UM, Premachandra BN (1984) Low triiodothyronine and raised reverse triiodothyronin levels in patients over 50 years of age with type II diabetes mellitus. J Am Geriatr Soc 32: 375–379

Keminger K (1983) Der Gestaltenwandel der Struma maligna in Österreich. Österr Ärzteztg 38: 265–266

Klee GG, Hay ID (1987) Assessment of sensitive thyrotropin assays for an expanded role in thyroid function testing: proposed criteria for analytic perfomance and clinical utility. J Clin Endocrinol Metabol 64: 461–471

Krisch K, Depisch D, Jakesz R, Keminger K, Kokoschka R (1980a) Das papilläre Schilddrüsenkarzinom. Wien Klin Wochenschr 92: 113–118

Krisch K, Jakesz R, Kokoschka R, Depisch D, Niederle B, Roka Dinstl K (1980b) Das anaplastische Spindel- und Riesenzellkarzinom der Schilddrüse. Wien Klin Wochenschr 92: 122–128

Lazarus JH (1997) Hyperthyroidism. Lancet 349: 339–343

Lindsay RS, Toft AD (1997) Hypothyroidism. Lancet 349: 413–417

Lumholtz IB, Siersbaek-Nielsen K, Faber J, Kirkegaad C, Firrs Th (1978) Effect of propranolol on extrathyroidal metabolism of thyroxine and 3,3',4triiodothyronine evaluated by noncompartmental kinetics. J Clin Endocrinol Metabol 47: 587–589

Mariotti S, Sansoni P, Barbesino G, Caturegli P, Monti D, Cossarizza A, Giacomelli T, Passeri G, Fagiolo U, Pinchera A, Franceschi C (1992) Thyroid and other organ-specific autoantibodies in healthy centenarians. Lancet 339: 1506–1508

Meyers B, Gionet M, Abeau C, Robuschi H, Pino S, Braverman L, Roti E (1986) Iodine intake probably affects the incidence of hypothyroidism and Hashimoto's thyroiditis in elderly women. J Nucl Med 27: 909A

Mokshagundam SR, Barzel US (1993) Thyroid disease in the elderly. J Am Geriatr Soc 41: 1361–1369

Mortensen JD, Woolner LB, Bennett WA (1995) Gross and microscopic findings in clinically normal thyroid glands. J Clin Endocrinol Metabol 15: 1270–1280

Nilsson OR, Karlberg BE, Kagedal B, Tegler L, Almqvist S (1979) Non-selective and selective beta-1-adrenoceptor blocking agents in the treatment of hyperthyroidism. Acta Med Scand 206: 21–25

Nygaard B, Faber J, Veje A, Hansen JEM (1997) Thyroid volume and function after 131-I treatment of diffuse non-toxic goitre. Clin Endrocrinol 46: 493–496

Oberdisse K (1980) Die Klinik der Hyperthyreose. In: Oberdisse K, Klein E, Reinwein D (Hrsg) Die Krankheiten der Schilddrüse. Thieme, Stuttgart, S 305

Olsen T, Laurberg P, Weeke J (1978) Low serum triiodothyronine and high serum reverse triiodothyronine in old age: an effect of disease not age. J Clin Endocrinol Metabol 47: 1111–1115

Olshausen KV, Bischoff S, Kahaly G, Mohr-Kahaly S, Erbel R, Beyer J, Meyer J (1989) Cardiac arrhythmias and heart rate in hyperthyroidism. Am J Cardiol 63: 930–933

Parle JV, Franklyn JA, Cross KW, Jones SC, Sheppard MC (1991) Prevalence and follow-up of abnormal thyrotropin (TSH) concentrations in the elderly in the United Kingdom. Clin Endocrinol 34: 77–83

Perrild H, Hegedus L, Baastrup PC, Kayser L, Kastberg S (1990) Thyroid function and ultrasonically determined thyroid size in patients receiving long-term lithium treatment. Am J Psychiatry 147: 1518–1521

Petersen F (1978) Altersabhängige Änderungen im Regelkreis der Schilddrüse. Therapiewoche 28: 961–971

Polikar R, Burger AG, Scherrer U, Nicod P (1993) The thyroid and the heart. Circulation 87: 1435–1441

Primo J, Hinojosu J, Moles JR (1993) Development of thyroid dysfunction after alpha-interferon treatment of chronic hepatitis C. Am J Gastroenterol 88: 1976–1977

Reiners Ch, Börner W (1980) Zur Diagnose und Verlaufskontrolle des Schilddrüsenmalignoms. Der Nuklearmediziner 3: 193–198

Reinwein D (1980) Physiologie der Schilddrüse und ihrer Hormone. In: Oberdisse K, Klein E, Reinwein D (Hrsg) Die Krankheiten der Schilddrüse. Thieme, Stuttgart, S 47–127

Rojeski MT, Gharib H (1985) Nodular thyroid disease. N Engl J Med 313: 428–436

Rosenbaum RL, Barzel US (1982) Levothyroxine replacement dose for primary hypothyroidism decreases with age. Ann Intern Med 96: 53–55

Rosenthal MJ, Hunt WC, Garry PJ, Goodwin JS (1987) Thyroid function in the elderly. J Am Med Assoc 258: 209–213

Sawin CT, Castelli WP, Hershman JM, Mc Namara P, Bacharach P (1985) The aging thyroid: thyroid deficiency in the Framingham study. Arch Intern Med 145: 1386–1388

Sawin CT, Geller A, Wolf PA, Belanger AJ, Baker E, Bacharach P, Wilson PWF, Benjamin EJ, D'Agostino RB (1994) Low serum thyrotropin concentrations as a risk factor for atrial fibrillation in older persons. N Engl J Med 331: 1249–1252

Schaller U, Hölzel D, Kirsch C, Engelhardt D (1991) Spontanverlauf von kompensierten autonomen Schilddrüsenadenomen. Klin Wochenschr 69: 786–792

Schatz H (1985) Thyreoglobulin als Tumormarker beim differenzierten Schilddrüsenkarzinom. Med Klinik 80: 241–244

Schicha H, Emrich D (1983) Immunogene und nicht immunogene Hyperthyreose. Dtsch Med Wochenschr 108: 6–11

Schmidt HAE (1985) Das differenzierte Schilddrüsenkarzinom. Diagnostik, Therapie, Nachsorge. Med Welt 36: 455–461

Staub JJ, Hauenstein M, Gräni R, Gemsenjäger E (1982) Präklinische Hypothyreose. Dtsch Med Wochenschr 107: 1787–1790

Strakosch CR, Wenzel BE, Row VV, Volpe R (1982) Immunology of autoimmune thyroid diseases. N Engl J Med 307: 1499–1507

Streeten DHP, Anderson GH, Howland T, Chiang R, Smulyan H (1988) Effects of thyroid function on blood pressure. Hypertension 11: 78–83

Studer H, Bürgi H, König MP (1978) Die klinische Bedeutung der „sub- oder präklinischen" Hyperthyreose. Schweiz Med Wochenschr 8: 2029–2033

Subcommitee for the Study of Endemic Goitre, Europ. Thyroid Assoc. (1985) Goitre and iodine deficiency in Europe. Lancet i: 1289–1292

Surks MI, Sievert R (1995) Drugs and thyroid function. N Engl J Med 333: 1688–1694

Tibaldi JM, Barzel US, Albin J, Surks MI (1986) Thyrotoxicosis in the very old. Am J Med 81: 619–622

Trivalle Ch, Doucet J, Chassaagne P, Landrin I, Kadri N, Menard J-M, Bercoff E (1996) Differences in the signs and symptoms of hyperthyroidism in older and younger patients. J Am Geriatric Soc 44: 55–53

Tunbridge WMG, Evered DC, Hall R, Appleton D, Brewis M, Clark F, Grimley Evans J, Young E, Bird T, Smith PA (1977) The spectrum of thyroid disease in a community: The Wickham Survey. Clin Endocrinol 7: 481–493

Vanderpump MPJ, Ahlquist JAO, Franklym JA, Clayton RN (1996) Consensus statement for good practice and audit measures in the management of hypothyroidism and hyperthyroidism. Br Med J 313: 539–544

Wagner H, Hengst K, Hossdorf Th (1983) The aged thyroid gland. In: Platt D (ed) Geriatrics II. Springer, Berlin Heidelberg New York, pp 102–142

Weissel M (1985) Das medulläre Schilddrüsenkarzinom. Onkologie-Journal 2: 4–8

Wenzel KW, Horn WR (1976) Triiodothyronin and thyroxin kinetics in aged men. In: Robbins J, Utiger RD (eds) Thyroid research. Excerpta Medica, Amsterdam

Woeber KA (1992) Thyrotoxicosis and the heart. N Engl J Med 327: 94–98

Knochenstoffwechsel und Osteoporose

Der Kalziumhaushalt

Kalzium gehört zu den wichtigsten Elementen des menschlichen Organismus. Es besitzt für viele Funktionen (Blutgerinnung, Muskelkontraktion u.v.a.m.) eine entscheidende Bedeutung und ist für die Statik des Knochens unverzichtbar. Aus diesen Gründen unterliegt die Regulation das Kalziumspiegels im Blut vielfältigen und feinen Regulationsmechanismen.

Das Skelett eines 70 kg schweren Mannes enthält etwa 1750 g Kalzium, seine Extrazellulärflüssigkeit etwa 1,2 g und sein intrazellulärer Kalziumgehalt beträgt etwa 0,01 g. Die Normalwerte des Serumkalziums liegen zwischen 8,3 und 9,7 mg% (2,07 bis 2,42 mmol/l). Von diesem Kalzium sind 40% an Eiweiß und 5% an organische Säuren gebunden. Die verbleibenden 55% (d.s. etwa 5,0 mg%) zirkulieren als freie, biologisch aktive Kalziumionen (Moore 1970).

Zellen des Nierentubulus, Zellen der Umbauzonen des Knochens und Zellen in den Nebenschilddrüsen nehmen minimale Änderungen des Serumspiegels der freien Kalziumionen wahr und halten durch Änderung der tubulären Kalzium-Reabsorption, durch Steuerung von Knochenanbau und Knochenabbau und durch Modifikation der Sekretion des Parathormons diesen Kalziumspiegel konstant (Kurokawa 1996).

1,25-Dihydroxy-Cholecalciferol (1,25(OH)2-D3)

Die Bildung von 1,25(OH)2-D3 nimmt ihren Ausgang von Vitamin-D3, welches entweder über die Nahrung zugeführt oder aus Cholesterin mit Hilfe von UV-Licht (Tageslicht) in der Haut gebildet wird (Abb. 37).
In der Leber erfolgt die Umwandlung in 25(OH)-D3 und in der Niere wird schließlich unter dem Einfluß von Parathormon die Wirksubstanz 1,25(OH)2-D3 synthetisiert. Entscheidend ist dabei die Aktivität der 1-alpha-Hydroxylase im Nierentubulus, welche durch Parathormon, durch Östrogene und durch Kalzitonin gesteigert, durch Kalzium und Phosphat jedoch gehemmt wird. Die Wirkungen von 1,25(OH)2-D3 auf den Kalziumstoffwechsel und auf den Knochen sind vielfältig:
Im Epithel des Duodenums und des oberen Jejunums (Enterozyten) induziert das 1,25(OH)2-D3 die Bildung eines kalziumbindenden Proteins (Calbindin), welches den transzellulären Kalziumtransport im Enterozyten bewirkt. In ähnlicher Weise führt das 1,25(OH)2-D3 auch zur Kalziumrückresorption im distalen Nierentubulus. Sowohl die intestinale Absorption wie auch die renale Resorption führen zum Anstieg des Plasma-Kalziumspiegels (Bronner 1989).

1,25(OH)2-D3 kommt aber auch direkt im Knochen zur Wirkung. Dort kontrolliert bzw. fördert es auf dem Wege über die Transkription die Bildung der alkalischen Phosphatase und des für die Mineralisation wichtigen Osteocalcins (Baron 1990). Umgekehrt fördert das 1,25(OH)2-D3 die Bildung von Osteoklasten aus hämatologischen Vorläuferzellen und wird bei dieser Wirkung von Östrogenen gehemmt (Jilka 1992).

Das Parathormon

Das Parathormon (PTH) wird bei einem Kalzium- oder Magnesiummangel, aber auch durch beta-adrenerge Stimulation, durch Cortisol und durch Prostaglandin-E2 aus den Epithelkörperchen sezerniert. Seine Aufgabe ist in erster Linie die Aufrechterhaltung eines ausreichend hohen Serum-Kalziumspiegels. Tatsächlich führt ein Absinken des Kalziumspiegels innerhalb von Minuten zur Ausschüttung des Hormons und konsekutiv zur Mobilisierung von Kalzium aus dem Knochen, aber auch zu einer gesteigerten Kalzium-Rückresorption in den Nierentubuli. Dazu aktiviert das PTH das Adenylcyclasesystem an der Zellmembran, führt zur Bildung von zyklischen AMP (cAMP), welches auf molekularer Ebene die PTH-Wirkung vermittelt. Im Knochen stimuliert PTH auf dem Wege über die Osteoblasten die Aktivität der Osteoklasten und in den Nierentubuli stimuliert es die Kalziumrückresorption durch Erhöhung der parazellulären Permeabilität.

Das Kalzitonin

Kalzitonin wird in den parafollikulären C-Zellen der Schilddrüse gebildet und bindet im Knochen an Rezeptoren der Osteoklasten.
Als Gegenspieler des Parathormons hemmt Kalzitonin bei hohem ossären Kalziumumsatz die Knochenresorption durch Osteoklasten und führt gleichzeitig zu einem Anstieg der Zahl der Osteoblasten.
Bei niedrigem Knochenumsatz verstärkt Kalzitonin die renale Kalziumausscheidung durch Hemmung der Rückresorption. Auf die renale Phosphorausscheidung wirken PTH und Kalzitonin jedoch gleichsinnig und hemmen die tubuläre Phosphat-Rückresorption.

Östrogene Hormone

Östrogene besitzen vielfältige Wirkungen auf den Knochenstoffwechsel.
Der Nachweis von Östrogen- aber auch von Testosteronrezeptoren an Osteoblasten gibt den ersten Hinweis auf eine direkte Wirkung der Sexualhormone auf Knochenzellen, der in weiterer Folge noch durch den

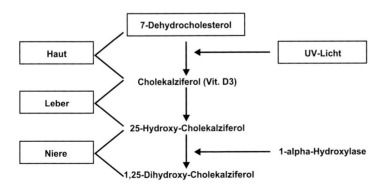

Abb. 37. Synthese von 1,25-Dihydroxy-Cholecalciferol aus Cholesterin im Körper

Nachweis über eine Stimulierung der Expression von Prokollagen-mRNS in Osteoblasten erweitert wird (Eriksen 1988, Ernst 1988).

Eine der entscheidenden Wirkungen besteht in der Hemmung der Bildung von Prostaglandin E2 in den Osteoblasten, weil Prostaglandin E2 die Verbindung von Osteoblasten und Osteoklasten vermittelt (Duursma 1988). Östrogene hemmen auch die Bildung des insulin-like growth factor-I (IGF-I) und führen damit zu einem Rückgang der Bildung von Osteoblasten und Osteoklasten (McCarthy 1989).

In diese Hemmung der Osteoklasten-Synthese ist auch Interleukin 6 eingebunden (Jilka 1992).

Außerdem steigern Östrogene die Aktivität der 1-alpha-Hydroxylase, senken die Aktivität der alkalischen Phosphatase und senken die renale Ausscheidung von Kalzium und Hydroxyprolin. Schließlich weist der Serumspiegel von Östron eine direkte Beziehung zum Kalzitoninspiegel auf (Reginster 1989).

Wachstumshormon und Wachstumsfaktoren

Wachstumsfaktoren besitzen im Rahmen ihrer wachstumsfördernden Wirkungen auch eine anabole Wirkung auf das Knochengewebe. Der insulin-like growth factor-I (IGF-I) und der transforming growth factor-beta werden im Knochengewebe nachgewiesen, stimulieren dort den Aufbau der Knochenmatrix und reduzieren zusätzlich den Kollagenabbau (Nicolas 1994, Boonen 1996). Unabhängig von dieser anabolen Wirkung stimuliert IGF-I darüber hinaus die DNS-Synthese in der Aufbauzone des Knochens (Hock 1988).

Vitamin K

Nachdem schon vor längerer Zeit beobachtet worden war, daß die Langzeitverabreichung von Marcoumar eine Osteoporose begünstigen könne (Menon 1987, Philip 1995), scheint jetzt die Rolle von Vitamin K bei der Knochensynthese gesichert. Es kommt nämlich dem Vitamin K nicht nur Bedeutung für die Synthese von Gerinnungsfaktoren zu, sondern es vermittelt darüber hinaus die Carboxylierung von Osteocalcin, einem Protein der Knochenmatrix (Douglas 1995). Die unzureichende Carboxylierung von Osteocalcin wird als Risikofaktor für hüftnahe Frakturen gewertet (Binkley 1995).

Osteoblasten und Osteoklasten als funktionelle Einheit

Der Knochenumbau beginnt mit der Aktivierung der Osteoblasten, welche zunächst mittels der Sekretion von Prostaglandin die Knochenresorption vorbereiten und mit Hilfe einer Kollagenase das Kollagen der Umbauoberfläche resorbieren. An die Phase der Resorption schließt der Knochenbau an und zuletzt erfolgt die Mineralisierung.

Osteoblasten synthetisieren mit Kollagen und anderen Proteinen (Proteoglykane) die organische Knochenmatrix und stehen unter dem Einfluß von PTH, von 1,25(OH)2-D3, Kalzitonin, Sexualhormonen, Thyroxin und Corticosteroiden.

Osteoklasten stammen aus hämatologischen Vorläuferzellen. Sie arrodieren den Knochen enzymatisch, wobei ihre Aktivität von den Osteoblasten gesteuert wird. Eine direkte Stimulation erfolgt über Zytokine, eine direkte Hemmung über das Kalzitonin. Die Hemmung der Osteoklasten durch andere Hormone scheint durch die Osteoblasten vermittelt zu werden (Reginster 1989). Osteoblasten und Osteoklasten stimulieren oder hemmen sich gegenseitig. Die Balance der Aktivität beider Zelltypen führt letztendlich zum Überwiegen des Knochenanbaues oder des Knochenabbaues.

Viele der unmittelbaren Wirkungen der Östrogene im Zusammenhang mit der Knochenbildung bedürfen einer Klärung. Jedoch finden sich bei der high-turnover Osteoporose der postmenopausalen Frau ein Anstieg von Kalzium, Phosphat und akalischer Phosphatase im Serum und ebenso ein Anstieg der renalen Ausscheidung von Kalzium und Hydroxyprolin. Ebenso werden die Serumspiegel für Kalzitonin bei postmenopausalen Frauen erniedrigt gefunden. Es muß auch davon ausgegangen werden, daß in der Menopause die Expression der mRNS der Osteoblasten für Prokollagen und für einen Knochenwachstumsfaktor vermindert ist (Benz 1991, Duursma 1993). Schilddrüsenhormone steigern die Aktivität sowohl der Osteoblasten wie auch der Osteoklasten, jedoch mit einer für den Knochenumbau stark negativen Bilanz.

Unter dem Einfluß von Corticosteroiden sinkt die Aktivität der Osteoblasten und der Osteoklasten, jedoch ebenfalls mit einer negativen Bilanz (Smith 1993).

Die Regulation des Knochenstoffwechsels im Alter

Der Rückgang der Synthese der Sexualhormone besitzt weitreichende Konsequenzen für den Knochenstoffwechsel. Sowohl das Absinken der Serumspiegel für Androgene wie auch für Östrogene hat nachhaltige Wirkung auf die Knochendichte.

Die Mechanismen der Androgenwirkung auf das Skelett beruhen auf dem anabolen Einfluß auf die Muskulatur, doch sind auch Androgenrezeptoren an den Osteoblasten nachgewiesen (Benz 1991). Damit ist auch eine direkte Wirkung der Androgene auf den Knochen anzunehmen. Jedenfalls führt der Rückgang der Androgene zu einer Abnahme der Knochendichte.

Die Auswirkungen des Östrogenmangels auf den Knochenstoffwechsel sind vielfältig. Der Östrogenrückgang steigert in der high-turnover Phase die Aktivität der Osteoblasten aber noch stärker jene der Osteoklasten, sodaß als Endergebnis der Knochenabbau überwiegt. Dazu sinkt die Aktivität der 1-alpha-Hydroxylase mit Rückgang der Synthese von 1,25(OH)2-D3. Schließlich sinkt parallel zum Östrogenspiegel auch die Kalzitoninbildung ab (Duursma 1988).

Der Rückgang der Bildung von 1,25(OH)2-D3 hat aber noch andere Gründe als den Aktivitätsverlust der 1-alpha-Hydroxylase. Sehr oft besteht nämlich bei älteren Menschen, vor allem wenn sie in Pflegeheimen leben müssen, eine unzureichende Zufuhr von Vitamin D über die Nahrungsmittel (Gloth 1995, Krexner 1996). Auch die im höheren Alter häufig reduzierte Sonnenlicht-Exposition führt letztlich zur Verminderung der 1,25(OH)2-D3-Synthese (Sherman 1990).

Zu diesem Rückgang der 1,25(OH)2-D3 Synthese addiert sich noch eine im Alter auftretende verminderte Empfindlichkeit des intestinalen Epithels für 1,25(OH)2-D3 (Eastell 1991).

Unter dem Einfluß der reduzierten Bildung und der reduzierten Wirkung von 1,25(OH)2-D3 sinken die intestinale Absorption und die renale Rückresorption von Kalzium ab, sodaß der Serum-Kalziumspiegel ebenfalls abfällt. Mit diesem Absinken des Kalziumspiegels wird aber die Sekretion von PTH stimuliert, womit die Kalziummobilisierung aus dem Knochen eingeleitet wird.

Bei der Frau wird die Empfindlichkeit des Knochens für PTH durch den bestehenden Östrogenmangel zusätzlich verstärkt (Joborn 1991).

Mit zunehmendem Lebensalter sinken die Serumspiegel des Wachstumshormons (Rudman 1981) und damit in Zusammenhang auch die Gewebekonzentrationen der Wachstumsfaktoren (Nicolas 1994). Parallel zum Rückgang der Wachstumsfaktoren geht der Knochenaufbau zurück, wobei eine direkte Beziehung zwischen IGF-I und der Knochendichte hergestellt werden kann (Boonen 1996).

Die Osteoporose

Die Osteoporose ist eine Skeletterkrankung mit Abnahme der Knochenmasse und mit einer Verschlechterung der Mikroarchitektur des Knochens (Conference Consensus 1991). Die qualitative Mineralzusammensetzung des Knochens (Kalzium, Phosphor, Fluor, Magnesium) ändert sich allerdings bei der Osteoporose nicht (Basle 1990).

Nach Einteilung durch die WHO wird die Knochendichte nach ihrem Mittelwert bei jungen Erwachsenen beurteilt:

1. Von normaler Knochendichte wird so lange gesprochen, als die bei einer Person gemessene Knochendichte innerhalb einer Standardabweichung vom Mittelwert einer „Normalperson" zu liegen kommt.
2. Eine Osteopenie („low bone mass") liegt dann vor, wenn die gemessene Knochendichte zwischen 1 und 2,5 Standardabweichungen liegt.
3. Die Diagnose einer Osteoporose muß gestellt werden, wenn die gemessene Knochendichte mehr als 2,5 Standardabweichungen außerhalb des Mittelwertes der „Normalperson" liegt.

Die Abnahme der Knochenmasse betrifft sowohl den organischen (kollagene Knochenmatrix) wie auch den anorganischen (Hydroxyapatit) Knochenanteil. Bei fortschreitender Abnahme der Knochenmasse und Verschlechterung der Architektur des Knochens reichen die Stadien der Osteoporose von einer dem Alter angepaßten Osteopenie bis hin zu der durch Frakturen

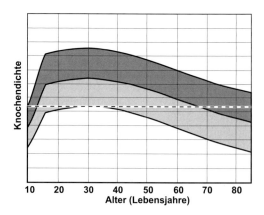

Abb. 38. Knochendichte in Abhängigkeit vom Lebensalter (Mittelwerte ± 2 SD) und theoretischer Frakturschwelle

Tabelle 105. Einteilung der Osteoporosen

A. Primäre Osteoporose
 1. Idiopathische Osteoporose (iuvenil, adult)
 2. Postmenopausale Osteoporose (Typ I)
 3. Senile Osteoporose (Typ II)

B. Sekundäre Osteoporose
 1. Endokrin-metabolisch Osteoporose (Cushing-Syndrom, Hypogonadismus, Hyperthyreose, Diabetes mellitus)
 2. Arzneimittel bedingte Osteoporose (Glukokortikoide, Heparin, Schilddrüsenhormon, Schleifendiuretika)
 3. Hämatologisch-onkologische Erkrankungen (Plasmozytom, myeloproliferative Erkrankungen)
 4. Inaktivitätsosteoporose
 5. Osteoporose durch Malabsorption (Pankreasinsuffizienz, Zöliakie, Sprue, Gastrektomie usw.)
 6. Renale Osteoporose
 7. Toxische Osteoporose (Alkohol, Nikotin)
 8. Diverse (juveniler Diabetes mell., parainfektiös, rheumat. Arthritis)

C. Hereditäre Osteoporose
 1. Osteogenesis imperfecta
 2. Ehlers-Danlos Syndrom
 3. Marfan-Syndrom
 4. Homocystinurie

Tabelle 104. Stadieneinteilung der Osteoporose

1. Altersassoziierte Osteopenie
2. Präklinische Osteoporose mit Frakturgefährdung
3. Manifeste Osteoporose mit eingetretenen Frakturen

Die Osteoporose

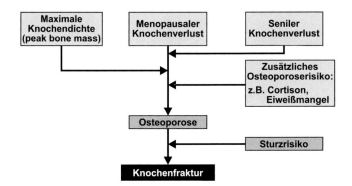

Abb. 39. Die Knochenfraktur als das Summationsergebnis von Osteoporose und Sturz

komplizierten Osteoporose (Tabelle 104). Dabei können auch kleine, triviale und vom Patienten vielfach gar nicht registrierte Ereignisse zu Knochenfrakturen führen. Allerdings sollte dabei die theoretische Schwelle der Knochendichte unterschritten werden. Diese Schwelle bleibt konstant, während die Knochendichte nach dem 30. Lebensjahr abnimmt (Abb. 38 und 39).

Zwar ist die Osteoporose am häufigsten mit dem Lebensalter assoziiert, doch tritt sie auch im Gefolge anderer Krankheiten oder iatrogen nach der Verabreichung verschiedener Arzneimittel auf (Tabelle 105).

Mittelpunkt des osteoporotischen Geschehens bildet das Überwiegen des Knochenabbaues (Osteoklasten) über den Knochenanbau (Osteoblasten).

Viele Faktoren müssen für diese Trendumkehr im Wechselspiel von Knochenapposition und Knochenresorption in Betracht gezogen werden. Weit vor den verschiedenen Ursachen der Osteoporose stehen allerdings disponierende Faktoren zum Knochenmasseverlust. Zu diesen Faktoren gehören überwiegend familiäre, konstitutionelle und hormonelle Belastungen (Goodman 1985) (Tabelle 106).

Im Vordergrund der unmittelbaren Ursachen der Osteoporose stehen ein Rückgang der körperlichen Aktivität, veränderte Ernährungsgewohnheiten mit einer verringerten Kalziumabsorption, ein Rückgang der Synthese von östrogenen Hormonen bzw. von Testosteron, wobei der natürliche Rückgang der Östrogensynthese besonders abrupt erfolgt. Alkoholkonsum und Nikotinabusus spielen als Ursachen der Osteoporose eine bedeutende Rolle.

Die altersabhängige Osteoporose ist eine Erscheinung aller Länder und aller Regionen, auch wenn nutritive und soziale Faktoren Einfluß auf ihr Auftreten und auf ihre Progredienz nehmen (Compston 1992). Sie ist von der Ausgangsdichte des Knochens insofern abhängig, als bei reduzierter Ausgangslage jenes 3. Stadium der Osteoporose, welches durch Schmerzen und durch Frakturen gekennzeichnet ist, viel rascher erreicht wird. Eine hohe Ausgangslage („peak bone mass") wird dann erreicht, wenn optimale Ernährung (reichlich Milch und Milchprodukte), Pflege der körperlichen Aktivität und ein normales Pubertätsalter (normale Testosteron- oder Östrogen-

Tabelle 106. Risikofaktoren für das Auftreten einer Osteoporose

1. Familienanamnese
2. Nullipara
3. Frühe Menopause
4. Untergewicht
5. Blonde Haarfarbe
6. Dünne, durchscheinende Haut
7. Nikotinabusus

spiegel) zusammentreffen (Nordin 1989, Finkelstein 1992, Rutherford 1992). Auch wenn die Knochenmasse individuell sehr unterschiedlich gefunden wird, erreicht sie um das 30. Lebensjahr ihr höchstes Ausmaß (Abb. 37).

Die Ursachen der Osteoporose

Die postmenopausale Osteoporose

Die postmenopausale Form der Osteoporose besitzt unter allen Osteoporose-Formen und Ursachen die größte Bedeutung. Sie kommt durch den Östrogenmangel, durch den Rückgang der körperlichen Aktivität und durch das fortschreitende Alter zustande und ist gekennzeichnet durch hohen Knochenumsatz. In der frühen Phase der Menopause steigt der ab dem 30. Lebensjahr einsetzende, jährliche Knochendichteverlust von 08,–1,0% auf etwa 2–3% an. Dementsprechend überwiegt auch die Kalziumresorption über den Kalziumanbau (Heaney 1978) (Tabelle 107).
Durch den hohen Knochen-Turnover mit Überwiegen der Resorption kommt es zu einer raschen Reduktion des trabekulären Knochens. Deshalb treten die Kompressionsfrakturen einerseits sehr früh auf und andererseits an den Wirbelkörpern und distalen Radiusenden, wo die trabekuläre Struktur besonders ausgeprägt ist (Typ-I-Osteoporose).
Klinisch verläuft die Osteoporose vielfach stumm. Ansonst stehen meistens Schmerzen im Bereich der Wirbelsäule im Vordergrund. Oft kommt es schon nach Minimaltraumen zu Frakturen. Die betroffenen Patienten nehmen durch Höhenreduktion der Wirbelkörper so sehr an Größe ab, daß sich der knöcherne Thorax dem Becken nähert und diesem sogar aufsitzen kann. Gleichzeitig kommt es zur Kyphosierung der Wirbelsäule. Zur Höhenreduktion der Wirbelkörper gesellen sich knorpelig umgewandelte Bandscheibeneinbrüche in die Wirbelkörperdeckplatten (Schmorlsche Knötchen), Deckplatteneinbrüche und schließlich Kompressionsfrakturen mit Keilwirbelbildung. Der Verlauf der Wirbelkörperveränderungen ist meistens phasenhaft und auch die subjektiven Beschwerden werden vielfach schubweise angegeben (Bröll 1996).

Die senile Osteoporose

Die senile Osteoporose beginnt bei beiden Geschlechtern oft schon um das 35. Lebensjahr, spätestens zwischen dem 40. und 45. Lebensjahr, bei den Frauen in der Regel verzahnt mit den peri- und postmenopausalen Veränderungen. Sie ist gekennzeichnet durch einen niedrigen Knochenumsatz mit verminderter Knochenneubildung. Der Rückgang der Synthese von 1,25(OH)2-D3 und die zunehmende Unempfindlichkeit der Darmschleimhaut für das 1,25(OH)2-D3 senken den Kalziumspiegel. Das Absinken des Kalziumspiegels im Plasma führt im Gegenzug zu einer gesteigerten PTH-Sekretion und das PTH hebt den Kalziumspiegel wieder durch die Knochenresorption an.

Tabelle 107. Kalziumanbau und Kalziumresorption (gm/Tag) im Knochen vor und in der Menopause und unter einer Östrogenbehandlung

	Prämenopausal	Postmenopausal	Postmenopausal + Östrogene
Kalziumanbau/-abbau	0,337 / 0,358	0,387 / 0,425	0,332 / 0,351
Differenz	– 0,021	– 0,038	– 0,019

Tabelle 108. Altersabhängige Zunahme der Schenkelhalsfrakturen (Lewis 1981)

Alter (Jahre)	Zahl der Frakturen pro 10^4 Bevölkerung
45–54	2
55–64	5
65–74	12
75–84	50
über 85	150

Radiologisch steht bei der senilen Osteoporose der kortikale Knochenverlust im Vordergrund. Deshalb überwiegen auch bei den nach dem 70. Lebensjahr auftretenden Frakturen die Schenkelhalsbrüche bei weitem (Kannus 1995). Auch diese Frakturen finden sich bei Frauen häufiger als bei Männern, außerdem sind sie mit einer Mortalität bis zu 20% verbunden (Jensen 1979) (Tabelle 108).

Sekundäre Osteoporosen

Bei den sekundären Osteoporosen stehen jene, welche hormonell bedingt sind, welche durch Malabsorption zustande kommen, welche eine toxische Ursache besitzen, und nicht zuletzt jene, welche auf ärztliche Maßnahmen zurückgeführt werden müssen, im Vordergrund.
Iatrogene Ursachen einer Osteoporose sind nicht selten.
Am häufigsten sind es Abkömmlinge der Glukokortikoide, welche durch ihren Einsatz bei obstruktiven Lungenerkrankungen aber auch bei entzündlichen Gelenkserkrankungen die Entstehung oder Progredienz der Osteoporose begünstigen.
Glukokortikoide hemmen direkt die osteoblastische Knochenneubildung und verschlechtern damit das Verhältnis von Knochenneubildung und Knochenresorption (Lukert 1990, Reid 1989). Sie senken allerdings auch die Wirkung von 1,25(OH)2-D3 auf die intestinale Kalziumabsorption und erhöhen die tubuläre Kalziumausscheidung (Hahn 1981). Damit führen Glukokortikoide aber zu einer Zunahme von Knochenfrakturen überwiegend der Wirbelkörper und der Rippen (Adinoff 1983).
Ein hoher Plasmaspiegel an Schilddrüsenhormonen, wie bei Hyperthyreose aber auch bei Überdosierung von Schilddrüsenpräparaten, steigert die Aktivität der Osteoklasten deutlich stärker als jene der Osteoblasten und führt damit zur Osteoporose (Eriksen 1985). Eine langdauernde Behandlung mit Heparin führt ebenfalls zur Osteoporose (Griffith 1965). Heparin senkt den Kalziumspiegel im Plasma durch Bindung von Kalzium einerseits und durch Verminderung der Bildung von 1,25(OH)2-D3 andererseits (Aarskog 1980).
Eine langdauernde Therapie mit einem Diuretikum, entweder aus Gründen der Diurese oder der Antihypertension, muß bei einer Neigung zur Osteoporose ebenfalls sorgfältig gewählt werden. Schleifendiuretika senken nämlich den Kalziumspiegel, während Hydrochlorothiazide nicht nur die Kalziumrücksorption steigern sondern tatsächlich auch der Entwicklung einer Osteoporose entgegenwirken (Wasnich 1990, Aubin 1996).
Schließlich begünstigen auch Barbiturate und Diphenylhydantoin die Entstehung und die Progredienz der Osteoporose (Weinstein 1984).
Als toxische Ursachen einer Osteoporose sind in erster Linie Alkohol und Nikotin zu nennen. Alkohol hemmt die Aktivität der Osteoblasten (Baron 1980), während Nikotin die Kalziumabsorption hemmt, den Östrogenabbau in der Leber beschleunigt und bei den Männern den Testosteronspiegel senkt (Briggs 1973, Jensen 1985).

Die Diagnose der Osteoporose

Laboratoriumsdiagnostik

Die üblichen laborchemischen Untersuchungen geben üblicherweise keine ent-

Tabelle 109. Parameter des Knochenumbaues

	Knochenneubildung	Knochenresorption
Zelluläre Bestandteile	knochenspezif. alkal. Phosphatase	saure Phosphatase
Knochematrix	Osteocalcin Prokollagen-I-Peptid	Hydroxyprolin Hydroxylysin gamma-Carboxyglutaminsäure
Low-turnover-Osteoporose:	Normalwerte oder leichter Abfall aller Parameter	
High-turnover-Osteoporose:	Anstieg aller Parameter des Knochenumbaues	

scheidenden Hinweise auf eine Osteoporose, sondern unterstützen eine solche Diagnose oder tragen gegebenfalls zur Differentialdiagnose gegen andere Skeletterkrankungen bei (Tabelle 109).

Als spezifischen Parameter einer osteoporotischen Knochenerkrankung, besonders aber als Hinweis für die Aktivität des Knochenabbaues können das Osteocalcin im Serum und das Hydroxyprolin im Harn bestimmt werden.

Das Osteocalcin wird als Indikator der Osteoblastenaktivität generell bei jenen Knochenerkrankungen erhöht gefunden, die mit einem erhöhten Knochenumbau einhergehen (Brown 1984). Die Synthese des Osteocalcin wird gesteuert durch das 1,25(OH)2-Vit.D3. Seine Ausscheidung erfolgt durch die Niere. Aus diesen Gründen finden sich hohe Osteocalcinspiegel nicht nur bei der Osteoporose sondern auch unter einer Behandlung mit 1,25(OH)2.Vit.D3 und bei einer Niereninsuffizienz.

Die Aminosäure Hydroxyprolin wird als Abbauprodukt des Gesamtkörper-Kollagen durch die Niere ausgeschieden, kann im Harn aber doch als Ausdruck der Knochenabbaurate gesehen werden (Hodgkinson 1982).

Röntgenuntersuchung

Die Röntgenuntersuchung des Skelettes läßt die morphologischen Veränderungen einer bereits manifesten Osteoporose erkennen. Eine bestimmte Reihenfolge der Skelettuntersuchungen erweist sich als vorteilhaft. In dieser Abfolge eines Screening sollte jeweils in 2 Ebenen der Schädel, die Brustwirbelsäule, die Lendenwirbelsäule und schließlich das Becken untersucht werden. Zuletzt folgen die Hände und die Füße.

Eine erhöhte Strahlentransparenz wird jedoch erst bei Abnahme der Knochenmasse um etwa 30% gefunden. Eine bessere Diagnostik der Osteoporose ist mit Hilfe der Knochendichtemessung möglich, wofür

– die Singlephotonenabsorptiometrie (SPA),
– die Dualphotonenabsorptiometrie (DPA),
– die Dualröntgenabsorptiometrie (DXA) und
– die quantitative Computertomographie (QCT) zur Verfügung stehen.

Während die SPA gut einsetzbar ist bei peripheren Skelettanteilen und zur Beurteilung der Knochen-Kortikalis, läßt sich mit der DXA schon sehr früh der trabekuläre Knochenverlust der Wirbelkörper feststellen und messen (Smith 1996). Auch die quantitative Computertomographie der Wirbelkörper erlaubt eine gute Beurteilung der Knochendichte und ermöglicht die Identifikation jener Personen, welche ein Risiko für eine Knochenfraktur besitzen (Resch 1995). Die Beckenkammbiopsie zur histologischen Diagnose der Osteoporose ist kaum notwendig, ist aber bei der Differentialdiagnose gegen andere Skeletterkrankungen von Bedeutung.

Die Differentialdiagnose der Osteoporose

In der Differentialdiagnose des Knochenmasseverlustes stehen das maligne Myelom und die Knochenmetastasen maligner Erkrankungen (besonders Bronchuskarzinom, Mammakarzinom, Prostatakarzinom und Schilddrüsenkarzinom) zahlenmäßig weit im Vordergrund. Sie werden gefolgt vom primären und vom sekundären Hyperparathyreoidismus. Selten muß noch die Osteomalazie differentialdiagnostisch in Erwägung gezogen werden. Veränderungen der Serumspiegel für Kalzium, Phosphor und alkalische Phosphatase sowie die Lokalisation und die Röntgenmorphologie der Skelettveränderungen ermöglichen jedoch fast immer eine diagnostische Zuordnung (Tabelle 110).

Die Prävention der Osteoporose

Die Prävention einer Osteoporose sollte ähnlich wie die Vermeidung von Stürzen als Maßnahme zur Reduktion von Knochenfrakturen gesehen werden. Dies auch deshalb, weil die Verhinderung oder die Verzögerung des Rückganges der Knochenmasse leichter und erfolgreicher betrieben werden kann als die Stabilisierung und Festigung einer bereits osteoporotischen Knochenstruktur.

Das Erreichen einer möglichst großen Knochenmasse („peak bone mass") sollte in jedem Lebensalter das Ziel einer Prävention sein. Eine hohe Knochenmasse ist gemeinsam mit der Vermeidung von Stürzen die beste Gewähr für die Vermeidung von Knochenfrakturen. Voraussetzungen für die Erreichung dieses Zieles sind im Idealfalle ein

Tabelle 110. Differentialdiagnose der Störungen des Mineralstoffwechsels

	Serumkalzium	Serumphosphor	Alkalische Phosphatase	Serum-PTH	Typische Skelettzeichen
Osteoporose	0	0	0 (b. Frakt. +)	0	Abnahme der Knochendichte, Schmorlsche Kn.
Multiples Myelom	+ bis 0	+ bis −	0	0	Osteolytische Herde in Schädel, Rippen
N. bronchi, N. mammae, N. prostatae	+ bis −	0 bis −	0 bis +	+ bis −	Osteolytische oder osteoplast. Herde in WBS, Becken und Röhrenknochen
Primärer Hyperparathyreoidismus	+	0 bis −	+ bis 0	+	Knochenzysten, subperiostale Resorption, Weichteilverkalkung
Sekundärer Hyperparathyreoidismus	− bis 0	+	+	+	
Osteomalazie	− bis 0	− bis 0	+	+	Osteoidsäume, Knochenverbiegungen, Loosersche Umbauzonen

+ erhöht; *0* unverändert (Normal); − vermindert

Leben in Licht, Luft und Sonne mit ausreichender körperlicher Aktivität. Die zusätzliche Gewichtsbelastung des Skeletts fördert die Zunahme der Knochenmasse. Unverzichtbar für die Erzielung einer großen Knochenmasse ist eine ausgewogene Ernährung mit ausreichender Zufuhr von Eiweiß, Kalzium, Vitamin D und Vitamin K. Dazu ist notwendig, daß jene Genußmittel, welche die Knochenzelle schädigen und die Osteoporose begünstigen wie z.B. Alkohol und Nikotin ebenso vermieden werden wie alle Arzneimittel, welche den Knochenabbau beschleunigen und den Kalziumverlust begünstigen (Cortison, Thyroxin, Heparin). Überall dort, wo durch Krankheit oder durch eine Operation die Sexualhormone von Mann und Frau (Testosteron und Östrogene), welche für den Knochenaufbau eine entscheidende Rolle spielen, reduziert oder überhaupt eliminiert wurden, sollten diese Hormone im Sinne einer Osteoporose-Prävention substituiert werden.

Die Behandlung der Osteoporose

Die Therapie einer Osteoporose wird dann dringlich, wenn bereits eine Knochenfraktur erfolgt ist. In diesem Falle ist es sehr wichtig, daß z.B. bei Vorliegen des Deckplatteneinbruches eines Wirbelkörpers auch eine Schmerztherapie eingeleitet wird, damit die weitere Immobilisierung des Patienten vermieden wird. Ansonst kann auf keine Maßnahme, welche auch zur Prävention der Osteoporose gehört, verzichtet werden. Erst darüber hinaus sollte die Behandlung mit Kalzium, Vitamin D, Fluor, Bisphosphonaten usw. eingesetzt werden.

Kalzium und Vitamin D3 als Prävention und Basistherapie

Der Kalziumbedarf des älteren Menschen kann mit 1000–1500 mg/Tag angenommen werden. Dieser Bedarf wird mit der üblichen Ernährung nur dann gedeckt, wenn täglich etwa zwei Tassen Milch konsumiert werden und die Kalziumabsorption unbehindert stattfindet. Nachdem die Konstellation einer ausreichenden Kalziumzufuhr und einer normalen Kalziumabsorption beim älteren Menschen nur selten zutrifft, muß eine tägliche medikamentöse Zufuhr von 1000 mg angeraten werden (Lindsay 1994, Murphy 1994). Um die Absorption dieses oral zugeführten Kalziums zu gewährleisten, ist es jedoch notwendig, daß gleichzeitig Vitamin D supplementiert wird. Die Zufuhr von Vitamin D sollte täglich 500–800 I.E. (15–20 Mikrogramm) betragen (Chapuy 1987). Eine besonders günstige Verabreichungsform stellt Kalzium als Zitrat-Malat dar (Dawson-Highes 1990).

Tatsächlich erhöht eine Supplementierung der Ernährung mit Kalzium und Vitamin D nicht nur die Knochendichte, sondern sie senkt auch die Frakturrate nach Stürzen älterer Menschen (Dawson-Hughes 1990, Kanis 1992, Chapuy 1992).

Keineswegs kann aber die Substitution mit Kalzium und Vitamin D jenen Knochenabbau, welcher in der ersten postmenopausalen Phase durch den Östrogenmangel erfolgt, komplett verhindern. In dieser Phase müssen Östrogene zusätzlich substituiert werden (Bottermann 1994).

Östrogene

Es besteht heute kein Zweifel, daß die Substitution mit östrogenen Hormonen bei der Frau zu den wirkungsvollsten Maßnahmen zur Verhinderung einer Osteoporose gehört (Writing Group 1996). Diese Substitution wurde zunächst jenen Frauen empfohlen, welche ein besonders hohen Risiko zur Entwicklung einer Osteoporose besitzen. Eine späte Menarche, Kinderlosigkeit oder eine frühe Ovarektomie gehören zu diesem Risiko. Zurückhaltung mit der Östrogen-Prophylaxe war zunächst deshalb geboten, weil die Verabreichung östrogener Hormone das Risiko des Auftretens eines Endo-

metriumkarzinoms um das 3–4fache steigert. Erst der konsequenten Zusatz eines Gestagens reduziert dieses Risiko wieder auf das „Normalmaß" (Persson 1989).
Das Risiko des Auftretens eines Mammakarzinoms nimmt nur äußerst geringfügig zu, wobei das Risiko auf jüngere Frauen (20–34 Jahre) beschränkt scheint und ältere Frauen (45–54 Jahre) ohne zusätzliches Risiko bleiben (Colditz 1995, Wingo 1993).
Eine zusätzliche Unterstützung erfährt die Prophylaxe der Osteoporose mittels Hormonsubstitution durch den starken Rückgang der koronaren Herzkrankheit unter einer solchen Prophylaxe (Stampfer 1988). Es kann nämlich mit Hilfe einer Östrogen-Substitution eine Risikoreduktion für die koronare Herzkrankheit um bis zu 50% erzielt werden. Auch die Kombination der Östrogene mit Progesteron kann diesen günstigen Effekt der Östrogene nicht minimieren (Thompson 1989).
Das Maximum an Knochendichte kann mit Hilfe der Östrogensubstitution dann erzielt werden, wenn diese möglichst früh in der Menopause begonnen und bis ins hohe Alter fortgesetzt wird (Ott 1992, Schneider 1997).

Applikation und Dosierung der Östrogene

Während bei der hysterektomierten Frau Östrogene alleine gegeben werden können, muß im Hinblick auf die Zunahme des Risikos für das Endometriumkarzinom bei der nicht hysterektomierten Frau eine Kombination von Östrogenen und Gestagenen gegeben werden. Die Verabreichung dieser Kombination erfolgt entweder peroral oder transdermal. Bei der transdermalen Anwendung wird der Leberstoffwechsel umgangen, sodaß die Dosierung entsprechend niedriger gehalten werden kann.
Die perorale Verabreichung kann sequentiell erfolgen, wobei von Tag 1 bis Tag 21 das Östrogen und überlappend von Tag 11 bis Tag 21 das Gestagen gegeben wird. Die Tage 21 bis 28 bleiben substitutionsfrei. In dieser Zeit erfolgt die Abstoßungsblutung. Wird die Hormonkombination nicht sequentiell sondern kontinuierlich gegeben, dann sinkt die Frequenz der Abbruchsblutungen. Die Dosierung der Östrogene sollte dergestalt erfolgen, daß peroral täglich 0,625 mg konjugierte Östrogene oder 2,0 mg Östradiol Valerat verabreicht werden, während transdermal täglich 50 Mikrogramm eines 17-beta-Östradiols zur Anwendung kommen sollten.

Kalzitonin

Die Hemmung der Osteoklastenaktivität durch Kalzitonin führt zu einem Rückgang des osteoklastischen Knochenabbaues. Die Hemmung ist besonders wirkungsvoll, wenn ein hoher Knochen-Turnover wie z.B. in der ersten postmenopausalen Phase vorliegt. Bei längerer Anwendung von Kalzitonin kommt es auch zu einem Rückgang der Osteoklastenzahl. Damit hemmt Kalzitonin besonders in dieser postmenopausalen Phase die Progredienz der Osteoporose. Empfehlenswert ist die Anwendung von Kalzitonin in dieser Phase des hohen Knochen-Turnovers dann, wenn exogene Östrogene von Frauen nicht akzeptiert werden oder wenn gegen deren Anwendung eine Kontraindikation besteht (Reginster 1991). Bei Männern ist Kalzitonin nur bei Vorliegen einer idiopathischen Osteoporose indiziert.
Die analgetische Eigenschaft des Kalzitonins macht seine Anwendung darüber hinaus bei jenem Knochenabbau empfehlenswert, der mit Schmerzen für den Patienten verbunden ist (Lyritis 1991).
Die Tagesdosen von Kalzitonin, welche sowohl subkutan wie auch als Nasenspray verabreicht werden können, liegen zwischen 50–100 E. und sollten am besten in Form einer Intervalltherapie von 2–3 Monaten vorgesehen werden. Synthetisches

Lachskalzitonin ist zwar deutlich wirksamer als synthetisches humanes Kalzitonin, doch ist es häufig mit einer Antikörperbildung und damit mit einem Wirkungsverlust verbunden. Die intranasale Verabreichung niedriger Dosen des Lachskalzitonin senkt dieses Risiko der Resistenzbildung (Reginster 1991).

Bisphosphonate

Bisphosphonate sind Analoge der Pyrophosphate, welche im Organismus natürlicherweise vorkommen und eine hohe Affinität zu Kalziumphosphat besitzen. Pyrophosphate wirken als physiologische Regulatoren der Deposition aber auch der Lösung von Mineralsalzen im Knochen. Bisphosphonate hemmen den Knochenumbau und die Knochenresorption (Storm 1990). Sie kommen bei Knochenmetastasen, besonders dann wenn sie zur Hyperkalzämie führen, und bei M. Paget, aber auch bei der Osteoporose zum Einsatz (Delmas 1996).

Unter ihrem Einfluß geht die osteoklastische Knochenresorption zurück, sodaß der Knochenanbau den Knochenabbau überwiegt. Bisphosphonate der ersten Generation hemmen die Knochenresorption und die Mineralisation der neu gebildeten Knochenmatrix gleichermaßen und machen damit eine intermittierende Anwendung notwendig (Watts 1990). Die Entwicklung immer neuer Pyrophosphat-Analoge läßt die Mineralisationshemmung jedoch immer weiter in den Hintergrund treten (Tabelle 111).

Die Anwendung von Alendronat bei Osteoporose in einer Dosierung von 10 mg täglich über mehrere Jahre führt sowohl zur Steigerung der Knochendichte wie auch zur Senkung der Frakturrate des proximalen Oberschenkels und der Wirbelkörper (Watts 1990, Karpf 1997).

Fluor

Natrium-Fluorid (NaF) besitzt eine mitogene Wirkung auf Osteoblasten. Damit führt es zur Proliferation dieser Osteoblasten, wobei eine gesteigerte DNS-Synthese die Basis für die gesteigerte Osteoblastentätigkeit darstellen könnte (Farley 1983, Marie 1992). Die Anwendung von NaF beim Menschen erhöht bei Frauen die Knochendichte der Lendenwirbelkörper um 8% und des proximalen Femur um 4%, senkt allerdings die kortikale Knochendichte des Radius um 2% (Riggs 1990). Charakteristisch für die Fluortherapie ist die Zunahme des Osteoids innerhalb der ersten 1–2 Jahre. Unter der Behandlung mit NaF kommt es aber nicht nur zu einer gesteigerten Knochenneubildung sondern auch zu einer verminderten Knochenresorption. Der Grund dafür liegt in der Bildung von Fluorapatit anstelle des Kalziumapatit, wobei das Fluorapatit eine deutlich geringere Löslichkeit besitzt (Grynpas 1988). Exzessiv hohe Dosen von NaF führen zu einer abnormen Knochenstruktur mit

Tabelle 111. Hemmung von Knochenresorption und Knochenmineralisation durch verschiedene Bisphosphonate im Verhältnis

	Hemmung der Knochenresorption	Hemmung der Mineralisation
Etidronat	1	1
Chlodronat	10	1
Alendronat	1000	1
Ibandronat	über 1000	1

gesteigerter Knochenbrüchigkeit und sollten deshalb vermieden werden. Jedenfalls sollte eine tägliche Dosis von 50 mg NaF nicht überschritten werden. Umgekehrt darf das NaF auch nicht zu niedrig dosiert werden, weil dann die Wirkung auf den Knochen überhaupt ausbleibt. Bei richtigem „therapeutischem Fenster" (Bottermann 1994), sollte die Serumfluoridkonzentration zwischen 4–6 mikromol liegen. Die Dauer der Fluorbehandlung sollte 4–6 Jahre betragen. Eine zu lange dauernde Behandlung führt zum Auftreten einer trabekulären Sklerosierung als Zeichen einer leichten Fluorose. Sollte die Behandlung tatsächlich zu lange dauern und sollte sie mit einer zu hohen Dosierung durchgeführt werden, dann kann die Frakturrate der mit Fluor behandelten Personen über der Frakturrate unbehandelter Patienten liegen (Riggs 1990).

Die Zunahme der Knochendichte in trabekulärem Knochen und die gleichzeitige Abnahme der Knochendichte in kortikalem Knochen, welche unter einer Fluorbehandlung auftreten, sind auch Hinweis dafür, daß Kalzium aus dem kortikalen Knochen für die Knochenneubildung mobilisiert wird (Riggs 1992). Zur Verhinderung dieser Kalziummobilisierung ist eine Supplementierung mit Kalzium unbedingt angezeigt (Pak 1994).

Die tägliche Kalziumzufuhr sollte unter einer Behandlung mit Fluor 1000 mg betragen (Ringe 1982), allerdings sollten Kalzium und Fluor nicht gleichzeitig oral eingenommen werden, weil sich ansonst im Magen das nicht resorbierbare Kalziumfluorid bildet.

Die zusätzliche Supplementierung mit Vitamin D bringt keine weiteren Vorteile. Eher ist zu befürchten, daß durch die Verabreichung von Vitamin D die Zahl der Osteoklasten zunimmt und die Kalziumbilanz verschlechtert wird.

Als Nebenwirkungen einer Behandlung mit NaF treten häufig Magenbeschwerden als Ausdruck einer Gastritis und Schmerzen im Bereich der Sprunggelenke als Ausdruck einer Osteoidbildung oder Streßfraktur auf. Eine Dosisreduktion verhindert diese Beschwerden.

Androgene in der Therapie der Osteoporose

Androgene finden zwar seit vielen Jahren Einsatz in der Therapie der Osteoporose, doch gelingt es erst seit der Einführung einer modernen Knochen-Densitometrie, bei Männern mit Testosteronmangel den Nachweis einer Zunahme der Knochendichte unter androgenen Stoffen zu erbringen. Dazu läßt sich auch ein Anstieg der Kalziumabsorption nachweisen (Need 1993).

Der Nachweis einer therapeutischen Wirksamkeit androgener Stoffe bei Männern mit normaler Gonadenfunktion ist allerdings noch ausständig. Dementsprechend sollten androgene Hormone nicht zuletzt wegen ihrer möglichen Nebenwirkungen (Bardin 1991) nur bei einem Testosteronmangel zur Therapie einer Osteoporose eingesetzt werden (Kasperk 1992).

Wachstumshormon

Die mitogene Wirkung von Wachstumshormonen auf osteoblastisches Gewebe, welche durch Wachstumsfaktoren (IGF-I) vermittelt wird und welche auch die Knochendichte erhöht, ermöglicht deren Einsatz zur Behandlung einer Osteoporose auch im höheren Lebensalter. Unter ihrem Einfluß kommt es zur Reduktion von Körperfett und zur Zunahme des Körpertrockengewichts (Baum 1996).

Praktisches Vorgehen zur Prävention oder Therapie der Osteoporose

In der allgemeinen Lebensführung sollten besonders bei hohen Risikofaktoren eine Steigerung der körperlichen Aktivität, Sonnenlichtexposition und eine kalziumreiche Ernährung empfohlen werden.

Aus ärztlicher Sicht sind bei den gefährdeten Personen alle jene Arzneimittel, welche die Progredienz der Osteoporose beschleunigen, mit besonderer Vorsicht zu verwenden. Cortison steht hier weit an der Spitze, doch müssen auch Schilddrüsenhormone, Heparin und Schleifendiuretika mit Vorsicht zur Anwendung kommen.

Frauen sollten in der Menopause mit einer Kombination von Östrogen und Gestagen behandelt werden. Bei Vorliegen einer high-turnover Osteoporose kann zusätzlich Kalzitonin verabreicht werden.

Die senilen Osteoporosen der Männer oder aber jede Osteoporose, welche bereits zu Knochenfrakturen geführt hat, sollte täglich mit 1,0 g Kalzium und 500 I.E. Vitamin D behandelt werden.

Der Einsatz von Fluorverbindungen sollte auf die senile Osteoporose beschränkt bleiben. Bisphosphonate stellen bei vorsichtiger Dosierung durch ihre hemmende Wirkung auf die Knochenresorption ein wirkungsvolles Therapeutikum dar.

Literatur

Aarskog D, Aksens L, Lehmann V (1980) Low 1,25-dihydroxyvitamin D in heparin-induced osteopenia. Lancet ii: 650–651

Adinoff AD, Hollister JR (1983) Steroid-induced fractures and bone loss in patients with asthma. N Engl J Med 309: 265–268

Aredia Breast Cancer Study Group (1996) Efficacy of Pamidronate in reducing skeletal complications in patients with breast cancer and lytic bone metastases. N Engl J Med 335: 1785–1791

Armbrecht HJ (1990) Effect of age on calcium and phosphate absorption: role of 1,25-dihydroxy vitamin D. Miner Electrolyte Metab 16: 159–166

Aubin R, Menard P, Lajeunesse D (1996) Selective effect of thoazides on the human osteoblast-like cell line MG-63. Kidney Int 50: 1476–1482

Bardin CW, Swerdloff RS, Santen RJ (1991) Androgens: risks and benefits. J Clin Endocrinol Metab 73: 4–7

Baron DT, Teitelbaum SL, Bergfeld MA, Parker G, Cruvant EM, Aviolo EV (1980) Effect of alcohol ingestion on bone and mineral metabolism in rats. Am J Physiol 238: E507–510

Basle MF, Mauras Y, Audran M, Clochon P, Rebel A, Allain P (1990) Concentration of bone elements in osteoporosis. J Bone Miner Res 5: 41–47

Baum HBA, Biller BMK, Finkelstein JS, Cannistraro KB, Oppenheim DS, Schoenfeld DA, Michel TH, Wittink H, Klibanski A (1996) Effects of physiologic growth hormone therapy on bone density and body composition in patients with adult-onset growth hormone deficiency. Ann Intern Med 125: 883–890

Benz DJ, Haussler MR, Thomas MA, Speelman B, Komm BS (1991) High-affinity androgen binding and androgenic regulation of alpha-1(I)-procollagen and transforming growth factor-beta steady-state messenger RNA levels in human osteoblast-like osteosarcoma cells. Endocrinology 128: 2723–2730

Binkle NC, Suttie JW (1995) Vitamin K nutrition and osteoporosis. J Nutr 125: 1812–1821

Boonen S, Lesaffre E, Dequeker J, Aerssens J, Nijs J, Pelemans W, Bouillon R (1996) Relationship between baseline insulin-like growth factor-I (IGF-I) and femoral bone density in women aged over 70 years: potential implications for the prevention of age-related bone loss. J Am Geriatr Soc 44: 1301–1306

Bottermann P (1994) Moderne Behandlung der primären Osteoporose. Internist 35: 1105–1116

Briggs MH (1973) Cigarette smoking and infertility in men. Med J Austr 1: 616–617

Bröll H (1996) A clinical survey of osteoporosis. In: Bröll H, Dambacher MA (eds) Osteoporosis: a guide to diagnosis and treatment. Karger, Basel

Bronner F (1989) Renal calcium transport: mechanism and regulation. Am J Physiol 257: F707–F711

Brown JP, Malaval J, Chapuy MC, Delmas PD, Edouard D, Meunier PJ (1984) Serum bone GLA-protein: a specific marker for bone formation in postmenopausal osteoporosis. Lancet ii: 1091–1093

Chapuy MC, Chapuy P, Meunier PJ (1987) Calcium and vitamin D supplements: effects on calcium metabolism in elderly people. Am J Clin Nutr 46: 324–328

Chapuy MC, Arlot ME, Duboeuf F, Brun J, Crouzet B, Arnaud S, Delmas PD, Meunier PJ (1992) Vitamin D3 and calcium to prevent hip fractures in elderly women. N Engl J Med 327: 1637–1642

Colditz G, Hankinson S, Hunter J, Willett W, Manson J, Stampfer M, Hennekens C, Rosner B, Speizer F (1991) The use of oestrogens and progestins and the risk of breast cancer in postmenopausal women. N Engl J Med 332: 274–277

Compston JE (1992) Risk factors for osteoporosis. Clin Endocrinol 36: 223–224

Consensus Development Conference (1991) Conference Report: prophylaxis and treatment of osteporosis. Osteoporosis Int 1: 114–117

Dawson-Hughes B, Dallal GE, Krall EA, Sadowski L, Sahyoun N, Tannenbaum S (1990) A controlled trial of the effect of calcium supplementation on bone density in postmenopausal women. N Engl J Med 323: 878–883

Delmas PD (1996) Biphosphonates in the treatment of bone diseases. N Engl J Med 335: 1836–1837

Dempster DW, Lindsay R (1993) Pathogenesis of osteoporosis. Lancet 341: 797–801

Douglas AS, Robins SP, Hutchinson JD, Proter RW, Stewart A, Reid DM (1995) Carboxylation of osteocalcin in post-menopausal osteoporotic women following vitamin K and D supplementation. Bone 17: 15–20

Duursma SA, Slootweg MC, Bijlsma JWJ (1988) How does oestrogen prevent postmenopausal osteoporosis? In: Bergener M, Ermini M, Stähelin HB (eds) Crossroads in aging. Academic Press, New York

Duursma SA, Raymakers JA, Scheven BAA, Jansen PAF (1993) Osteoporosis. Rev Clin Gerontol 3: 135–146

Eastell R, Yergey AL, Vieira NE (1991) Interrelationship among vitamin D metabolism, true calcium absorption parathyroid function, and age in women: evidence of an age-related intestinal resistance to 1,25-dihydroxyvitamin D action. J Bone Miner Res 6: 125–132

Eriksen EF, Mosekilde L, Melsen F (1985) Trabecular bone remodeling and bone balance in hyperthyroidism. Bone 6: 421–428

Eriksen EF, Colvard DS, Berg NJ, Graham ML, Mann KG, Spelsberg TC, Riggs BL (1988) Evidence of estrogen receptors in normal human osteoblast-like cells. Science 241: 84–86

Ernst M, Schmid C, Froesch ER (1988) Enhanced osteoblast proliferation and collagen gene expression by estradiol. Proc Natl Acad Sci 85: 2307–2310

Farley JR, Wergedal JE, Baylink DJ (1983) Fluoride directly stimulates proliferation and alkaline phosphatase activitiy of bone-forming cells. Science 227: 320–332

Finkelstein JS, Neer RM, Biller BMK, Crawford JD, Klibanski JA (1992) Osteopenia in men with a history of delayed puberty. N Engl J Med 326: 600–604

Gloth FM, Gundberg CM, Hollis BW, Haddad JG, Tobin JD (1995) Vitamin D deficiency in homebound elderly persons. J Am Med Assoc 274: 1683–1686

Goodman CE (1985) Osteoporosis: protective measures of nutrition and exercise. Geriatics 40/4: 59–70

Grey AB, Stapleton JP, Evans MC, Tatnell MA, Reid IR (1996) Effect of hormone replacement therapy on bone mineral density in postmenopausal women with mild primary hyperparathyroidism. Ann Intern Med 125: 360–368

Griffith GC, Nichols G, Asher JD, Flanagan B (1965) Heparin osteoporosis. J Am Med Assoc 193: 85–88

Grynpas MD, Cheng PT (1988) Fluoride reduces the rate of dissolution of bone. Bone Miner 5: 1–9

Hahn TJ, Halsstead LR, Baran DT (1981) Effects of short-term glucocorticoid administration on intestinal calcium absorption and circulating vitamin D metabolite concentrations in man. J Clin Endocrinol Metab 42: 111–115

Heaney RP, Recker RR, Saville PD (1978) Menopausal changes in bone remodeling. J Lab Clin Chem 92: 964–970

Hock JM, Centrella M, Canalis E (1988) Insulin-like growth factor I has independent effects on bone matrix formation and cell replication. Endocrinology 122: 254–260

Hodgkinson A, Thompson T (1982) Measurement of the fasting urinary hydroxyproline: creatinine ratio in normal adults and its variation with age and sex. J Clin Pathol 35: 807–811

Holick MF, Matsuoka LY, Wortsman J (1989) Age, vitamin D, and solar ultraviolet. Lancet ii: 1104–1105

Jensen J, Christiansen C, Rodbro P (1985) Cigarette smoking, serum estrogens and bone loss during hormone-replacement therapy early after menopause. N Engl J Med 313: 973–975

Jilka RL, Hangoc G, Girasole G, Passeri G, Williams D, Abrams J, Broxmeyer H, Manolagas SC (1992) Increased osteoclast development after estrogen loss: mediation by Interleukin 6. Science 257: 88–91

Joborn C, Ljunghall S, Larsson K, Lindh E, Naessen T, Wide L, Akerström G, Rastaad J (1991) Skeletal responsiveness to parathyroid hormone in healthy females: relationship to menopause and oestrogen replacement. Clin Endocrinol 34: 335–339

Kanis JA, Johnell O, Gullberg B, Allander E, Dilsen G, Gennari C, Vaz AA, Lyritis GP, Mazzuoli G, Miravet L, Passeri M, Cano RP, Rapado A, Ribot C (1992) Evidence for efficacy of drugs affecting bone metabolism in preventing hip fracture. Br Med J 305: 1124–1128

Kannus P, Palvanen M, Niemi S, Parkkari J, Järvinen M, Vuori I (1996) Increasing number and incidience of osteoporotic fractures of the proximal humerus in elderly people. Br Med J 313: 1051–1052

Kannus P, Parkkari J, Niemi S (1995) Age-adjusted incidence of hip fracture. Lancet 346: 50–51

Karpf DB, Shapiro DR, Seeman E, Ensrud KE, Johnston CC, Adami S, Harris ST, Santora AC, Hirsch LJ, Oppenheimer L, Thompson D (1997) Prevention of nonvertebral fractures by alendronat. J Am Med Assoc 277: 1159–1164

Kasperk CH, Ziegler R (1992) Androgene und Knochenstoffwechsel. Dtsch Med Wochenschr 117: 990–996

Krexner E, Resch H, Pietschmann P, Bernecker P, Woloszuk W, Vukovich Th, Geyer G, Willvonseder R (1996) Vitamin D status in residents of a long-term-care geriatric hospital in Vienna. Osteologie 5: 13–18

Krischker U, Frank A, Schröter T, Donath G (1994) Wertigkeit der Osteodensitometrie mittels peripheren quantitativen CT am distalen Radius zur Frühdiagnose der präklinischen Osteoporose. Prävent Rehab 6: 60–64

Kurokawa K (1996) How is plasma calcium held constant? Milieu interieur of calcium. Kidney Int 49: 1760–1764

Lewis AF (1981) Fracture of the neck of the femur: changing incidence. Br Med J: 283: 1217–1220

Lindsay R, Nievers J (1994) Milk and bones. You are what you drink. Br Med J 308: 930–931

Lukert BP, Raisz LG (1990) Glucocorticoid-induced osteoporosis: pathogenesis and management. Ann Intern Med 112: 352–364

Lyritis GP, Tsakalakos N, Magiasus B, Karachalios T, Yatzides A, Tsekoura M (1991) Analgesic effect of salmon calcitonin in osteoporotic vertebral fractures: a double-blind placebo-controlled clinical study. Calcif Tissue Int 49: 369–372

Marie PJ, DeVernejoul MC, Lomri A (1992) A stimulation of bone formation in osteoporosis patients treated with flouride associated with increased DNA synthesis by osteoblastic cells in vitro. J Bone Miner Res 7: 103–113

McCarthy TL, Centrella M, Canalis E (1989) Regulatory effects of insulin-like growth factors I and II on bone collagene synthesis in rat calvarial cultures. Endocrinology 124: 301–309

Menon RK, Gill DS, Thomas M, Kernoff PB, Dandona P (1987) Impaired carboxylation of osteocalcin in warfarin-treated patients. J Clin Endocrinol Metab 64: 59–61

Moore EW (1970) Ionized calcium in normal serum, ultrafiltrates and whole blood determined by ion-exchange electrodes. J Clin Invest 39: 318–320

Mosekilde L (1996) Can we influence the degenerative diseases (osteoporosis and osteoarthritis)? In: Viidik A, Hofecker G (eds) Vitality, mortality and ageing. Facultas, Wien

Murphy S, Khaw K-T, Prentice A, Compstone JE (1993) Relationship between parathyroid hormone, 25-hydroxyvitamin D, and bone mineral density in elderly men. Age Ageing 22: 198–204

Murphy S, Khaw KT, May H, Compton JE (1994) Milk consumption and bone mineral density in middle aged and elderly women. Br Med J 308: 939–941

Need AG, Durbridge TC, Nordin BEC (1993) Anabolic steroids in postmenopausal osteoporosis. Wien Med Wochenschr: 392–395

Nicolas V, Prewett A, Mohan S, Finkelman RD, Baylink DJ, Farley JR (1994) Age-related decreases in insulin-like growth factor-I and transforming growth factor-ß in femoral cortical bone from both men and women: implications for bone loss with aging. J Clin Endocrinol Metab 78: 1011–1016

Nordin BEC (1989) Calcium requirement and the menopause. Med J Aust 141: 114–119

Ott SM (1992) Estrogen therapy for osteoporosis. Even in the elderly. Ann Intern Med 117: 85–86

Pak CY, Sakhaee K, Piziak V, Peterson RD, Breslau NA, Boyd P (1994) Slow release sodium fluoride in the management of postmenopausal osteoporosis. A randomized controlled trial. Ann Intern Med 120: 625–632

Persson I, Adami H, Bergkvist L (1989) Risk of endometrial cancer after treatment with oestrogens alone or in conjunction with progestogens: results of a prospective study. Br Med J 298: 147–151

Philip WJ, Martin JC, Richardson JM, Reid DM, Webster J, Douglas AS (1995) Decreased axial and peripheral bone density in patients taking long-term warfarin. Q J Med 88: 635–640

Prince RL, Smith M, Dick IM, Price RI, Webb PG, Henderson NK, Harris MM (1991) Prevention of postmenopausal osteoporosis: a comparative study of exercise, calcium supplementation, and hormone replacement therapy. N Engl J Med 325: 1189–1195

Reginster TY, Deroisy R, Albert A (1989) Relationship between whole plasma calcitonin levels, calcitonin secretion capacity, and plasma levels of estron in healthy women and postmenopausal osteoporotics. J Clin Invest 83: 1073–1077

Reginster JY (1991) Effect of calcitonin on bone mass and fracture rate. Am J Med 91: 19–22

Reid IR (1989) Pathogenesis and treatment of steroid osteoporosis. Clin Endocrinol 30: 83–103

Riggs BL, Melton LJ (1986) Involutional osteoporosis. N Engl J Med 314: 1676–1684

Riggs BL, Hodgson SF, O'Fallou WM, Chao EYS, Wachner H, Muhs JM, Cedel SL, Melton JL (1990) Effect of fluoride treatment on the fracture rate in postmenopausal women with osteoporosis. N Engl J Med 332: 802–809

Riggs BL, Melton LJ (1992) The prevention and treatment of osteoporosis. N Engl J Med 327: 620–627

Ringe JD, Kruse HP, Kuhlencordt F (1982) Natriumfluorid und Calzium zur Therapie der primären Osteoporose. Med Klin 77: 86–89

Resch A, Schneider B, Bernecker P, Battmann A, Wergedal J, Willvonseder R, Resch H (1995) Risk of vertebral fractures in men: relationship to mineral density of the vertebral body. Am J Radiol 164: 1447–1450

Rudman D, Kutner MH, Rogers CM, Lubin MF, Fleming GA, Bain RP (1981) Impaired growth hormone secretion in the adult population. J Clin Invest 67: 1361–1369

Rutherford OM, Jones DA (1992) The relationship of muscle and bone loss and activity levels with age in women. Age Ageing 21: 286–293

Scane AC, Francis RM (1993) Riskfactors for osteoporosis in men. Clin Endocrinol 38: 15–16

Schneider DL, Barrett-Connor EL, Morton DJ (1997) Timing of postmenopausal estrogen for optimal bone mineral density. J Am Med Assoc 277: 543–547

Sherman SS, Hollis BW, Tobin JD (1990) Vitamin D status and related parameters in a healthy population. The effects of age, sex and season. J Clin Endocrinol Metab 71: 405–413

Smith R (1996) Investigation of osteoporosis. Clin Endocrinol 44: 371–374

Smith R (1993) Molecular, cellular and metabolic mechanisms of osteoporosis. Rev Clin Gerontol 3: 107–116

Stampfer MJ, Colditz GA (1988) Estrogen replacement therapy and coronary heart disease, a quantitative assessment of the epidemiologic evidence. Prev Med 17: 201–223

Storm T, Thamsborg G, Steiniche T, Genant HK, Soerensen OH (1990) Effect of intermittent cyclical etidronate therapy on bone mass and fracture rate in women with postmenopausal osteoporosis. N Engl J Med 322: 1265–1271

Wasnich R, Davis J, Ross P, Vogel J (1990) Effect of thiazide on rates of bone mineral loss: a longitudinal study. Br Med J 301: 1303–1305

Watts NB, Harris ST, Genant HK, Wasnich RD, Miller PD, Jackson RD, Licata AA, Ross P, Woodson GC, Yanover MJ, Mysinde WJ, Kohre L, Rao MB, Steiger P, Richmond B, Chesmont CH (1990) Intermittend cyclical etidronate treatment of postmenopausal osteoporosis. N Engl J Med 323: 73–79

Weinstein RS, Bryce GF, Sappington LJ, King DW, Gallagher BB (1984) Decreased serum ionized calcium and normal vitamin D metabolite levels with anticonvulsant drug therapy. J Clin Endocrinol Metab 58: 1003–1009

Wilson RJ, Rao DS, Ellis B, Kleerekoper M, Parfitt AM (1988) Mild asymptomatic primary hyperparathyroidism is not a risk factor for vertebral fractures. Ann Intern Med 109: 959–962

Wingo P, Lee N, Ory H, Beral V, Peterson H, Rhodes P (1993) Age specific differences in the relationship between oral contraceptive use and breast cancer. Cancer 71/4: 1506–1517

Writing Group for the PEPI Trial (1996) Effects of hormone therapy on bone mineral density. J Am Med Assoc 276: 1389–1396

Stürze im Alter

Epidemiologie

Die Stürze älterer Menschen können nur im weiten Umfeld der Unfälle, der Krankenhausaufenthalte und letztlich auch der Todesursachen betagter Personen gesehen und beurteilt werden.

Landesweite statistische Daten zu Stürzen und zu deren Ursachen sind äußerst spärlich. Dazu kommt, daß ältere Menschen ihre Stürze bei Geringfügigkeit häufig vergessen oder aber auch verheimlichen, wenn sie weitere Folgen wie z.B. die Unterbringung in einem Heim befürchten müssen. Erst wenn Stürze häufig erfolgen und besonders wenn sie zur Verletzung der Gestürzten führen, können sie erfaßt und in epidemiologische Untersuchungen eingebracht werden. Diese Untersuchungen zeigen (Tabelle 112), daß für Verletzungen überwiegend Stürze verantwortlich gemacht werden müssen, während Hieb- und Stichverletzungen oder Verletzungen durch Autounfälle deutlich darunter liegen (Barancik 1983). Solche Erhebungen zeigen außerdem, daß die Altersgruppe der 6–16jährigen zwar die relativ meisten Stürze zu verzeichnen hat, daß jedoch Betagte die meisten Verletzungen nach Stürzen erleiden (Hogue 1982). Dementsprechend ereignen sich auch drei Viertel aller Todesfälle nach Stürzen in der Altersgruppe der über 65jährigen (Rubenstein 1994). Außerdem weisen Stürze älterer Menschen, welche in einem Pflegeheim leben, eine andere Epidemiologie auf als Stürze von Betagten, welche ihren Lebensabend im eigenen Heim verbringen können (Blake 1986, Rubenstein 1994). Für Stürze im eigenen Heim ist noch erschwerend, daß viele von ihnen über lange Zeit unentdeckt bleiben und damit eine hohe Mortalität aufweisen (Tinetti 1988). In Krankenanstalten und in Pflegeheimen muß mit einer Sturz-Inzidenz von etwa 1,5 Stürzen/Bett/Jahr gerechnet werden (Blake 1986, Morgan 1985), wobei Verwirrtheit und Desorientiertheit wesentliche Gründe für diese Stürze darstellen. Die häufig verordneten Schlafmittel, Beruhigungsmittel und Antidepressiva, aber auch die gefäßerweiternden Mittel begünstigen das Auftreten der Stürze. Auch eine

Tabelle 112. Verletzungsursachen der Gesamtbevölkerung von 5 Bezirken in Ohio (Barancik 1983)

1. Stürze	24,4%
2. Stiche und Schnitte	14,2%
3. Herabfallende Objekte	13,8%
4. Autounfälle	11,6%
5. Überanstrengung	8,2%
6. Tätliche Angriffe	3,4%
7. Sonstige und Unbekannte	23,5%

unpassende Betthöhe begünstigt das Sturzrisiko in Krankenanstalten und Pflegeheimen, während die Verletzungsgefahr beim Überklettern von Steckgittern zunimmt (Tinnetti 1989).

Die Disposition für Stürze

Viele Änderungen physiologischer Abläufe disponieren im höheren Lebensalter für Stürze (Wayne 1961). Bewegungsarmut und die Einschränkung der körperlichen Aktivität leisten dem Muskelschwund Vorschub und begünstigen den orthostatischen Blutdruckabfall. Dazu kommt ein Rückgang der Empfindlichkeit der Barorezeptoren, wodurch bei einem Blutdruckabfall die Kompensation durch einen Anstieg der Herzfrequenz nur unzureichend erfolgen kann. Zur Blutdruck-Dysregulation tragen auch der Elastizitätsverlust der Blutgefäße aber auch der extra- und intrazelluläre Flüssigkeitsverlust bei (Tragl 1986). Eine weitere Disposition für Stürze stellen der altersabhängige Rückgang der Herzfrequenz einerseits und die Verlangsamung der Reflexabläufe andererseits dar (Franke 1963).

Ursachen von Stürzen

Die Ursachen der Stürze im Alter lassen sich in vier größere Gruppen einteilen, wobei Interaktionen zwischen diesen Gruppen durchaus die Regel sind:

1. Umwelteinflüsse;
2. Änderungen der Physiologie;
3. Auftreten von Krankheiten und Leiden;
4. iatrogene Ursachen.

Im einzelnen stehen Unfälle, Balance- und Haltungsstörungen sowie Drop-Attacken als Sturzursachen weit im Vordergrund (Tabelle 113).
Eine Reihung der Sturzursachen nach anderen Gesichtspunkten ergibt, daß Stolpern, Ausrutschen und Fehltritte mit etwa 70% zu den weitaus häufigsten Ursachen gehören (Berg 1997). Im zeitlichen Ablauf ereignen sich die Stürze älterer Menschen häufiger am Nachmittag und in den Wintermonaten.

Das Umfeld

Das Umfeld sturzgefährdeter Menschen beginnt bereits bei den Wetterbedingungen, wobei sowohl der Sommer wie auch der Winter für Stürze disponieren können:
Im Sommer ist es vor allem das heiß-schwüle Wetter, welches einen Blutdruckabfall und damit eine Orthostaseneigung begünstigen bzw. provozieren kann. Im Winter führen dagegen Schneefall und Glatteis besonders häufig zu Stürzen (Lord 1996, Robbins 1995).

Tabelle 113. Stürze im Alter – Ursachen (Rubenstein 1988)

1. Unfälle	36,9%
2. Schwäche, Balance- und Haltungsstörungen	12,3%
3. Drop-Anfälle	11,4%
4. Schwindel	6,1%
5. Orthostatische Dysregulation	5,1%
6. ZNS-Läsion	1,2%
7. Synkopen	1,0%
8. Unbekannt	7,9%
9. Sonstige	18,1%

Tabelle 114. Das Umfeld als Ursache von Stürzen (Tideiksaar 1989)

1. Beleuchtung (zu schwach, Blendung)
2. Fußboden (glatt)
3. Teppiche (zu hoch, nicht rutschfest)
4. Stühle (instabil, zu niedrig, ohne Armstützen)
5. Badezimmer (glatt)
6. Küche (Regale zu hoch, unkenntliche Armaturen)

Eine unzureichende Beleuchtung, ein instabiles Stiegengeländer, zu hohe oder zu niedrige Stiegen, zu hohe Küchenregale, eine Rutschgefahr im Bad, rutschende Teppiche usw. gehören zu den häufigsten Ursachen von umweltbedingten Stürzen (Clemson 1996) (Tabelle 114).

Die Änderung physiologischer Abläufe

Bei den altersbedingten Änderungen physiologischer Abläufe sind es vor allem die Störungen des Sensoriums und der Rückgang neurologischer und muskulärer Funktionen, welche zu einem Sturz führen können (Tabelle 115). Im Vordergrund der Visusverschlechterung stehen ein Rückgang der Pupillenreaktion mit Blendungsgefahr des Betagten, die Abnahme der Fähigkeit zur Tiefenschärfenwahrnehmung, die Einengung des Gesichtsfeldes und eine zunehmende Konvergenzschwäche (Felson 1989, Dargent-Molina 1996, Lord 1994).

Der Rückgang der Leistungen des Gleichgewichtsorganes verunsichert den Gang und die Haltung des Betagten. Diese Vestibularisschwäche wird noch verstärkt durch die Abnahme der Sehleistung, weil damit die Kompensation der Vestibularisschwäche mit Hilfe der Fixation durch das Auge unmöglich wird (Kehr 1990).

Die altersbedingten Veränderungen neurologischer Strukturen und Abläufe betreffen sowohl das zentrale wie auch das periphere Nervensystem. Im Vordergrund stehen eine Verlangsamung der Nervenleitgeschwindigkeit mit einer Verzögerung der Reflexabläufe, ein Rückgang der Vibrationsempfindung und der propriozeptiven Empfindung und schließlich die multifaktorielle Störung der Balancefähigkeit (Sudarsky 1990, Lord 1991, Robbins 1995, Pyykkö 1990). Im ZNS kommt es noch zu einem Rückgang der Dopaminsekretion mit dem Auftreten eines M. Parkinson und der damit verbundenen Propulsion (Bennett 1996).

Die Muskulatur erleidet mit zunehmendem Alter einen deutlichen Substanzverlust mit einem Rückgang der Muskelkraft, für welchen allerdings auch ein Verlust an motorischen Endplatten verantwortlich ist (Dargent-Molina 1996, Lord 1994).

Der Rückgang der sensorischen und neurologischen Leistungen, aber auch die zunehmende Muskelschwäche und die Beeinträchtigung der Gelenksexkursionen führen zur Schwächung sowohl der Fähigkeit zur aufrechten Haltung wie auch des Ablaufes der Gehbewegung. Damit ändern sich der Gang und die Balancefähigkeit des betagten Menschen (Pyykkö 1990, Sudarsky 1990). Unmittelbare Folge dieser Gang- und Balancestörung ist eine Einbuße an Haltungsstabilität (Rubenstein 1988).

Schwindel- und Drop-Attacken

Der Begriff „Schwindel" wir üblicherweise einer Vielzahl von subjektiven Empfindungen und körperlichen Beschwerden zugeordnet. Unter diesem Begriff werden plötzliche Schwächegefühle ebenso verstanden wie kurze Bewußtseinstrübungen, Balancestörungen, ein rotatorischer Vertigo, eine Fallneigung usw. (Kerr 1990, Venna 1986). Tatsächlich sind für das Schwindelgefühl im

Tabelle 115. Änderung physiologischer Abläufe als disponierende Faktoren für Stürze

1. Rückgang sensorischer Leistungen (Sehvermögen, Gleichgewichtssinn)
2. Rückgang von Muskelmasse und Muskelkraft
3. Abnahme des Extra- und Intrazellulärvolumens
4. Änderung von Reflexabläufen
5. Abnahme der Gefäßelastizität
6. Neigung zur Bradykardie
7. Rückgang der Balancefähigkeit
8. Rückgang der Propriozeption und der Vibrationsempfindung

engeren Sinn neben Innenohrerkrankungen überwiegend zerebrale und zerebellare Durchblutungsstörungen in Betracht zu ziehen. Besonders Durchblutungsstörungen im Versorgungsgebiet der A. vertebralis und der A. basiliaris sind als vertebrobasiläre Insuffizienz für Schwindelgefühle verantwortlich. Sie werden durch atherosklerotische Gefäßveränderungen, durch zervikale Spondylopathien mit osteophytärer Gefäßkompression (Sheehan 1960) aber auch durch einen Rückgang der Auswurfleistung des Herzens verursacht. Die vertebrobasiläre Insuffizienz tritt häufig intermittierend auf und ist nicht selten von Dysarthrien, von Dysphagien, vom Auftreten von Doppelbildern oder vom Verlust motorischer und/oder sensorischer Funktionen begleitet.

Drop-Attacken stellen sehr häufig eine besondere Form der vertebrobasilären Insuffizienz dar. Bei diesen Attacken kommt es zum Sturz des Patienten ohne Bewußtseinsverlust und Frauen sind viel häufiger betroffen als Männer (Stevens 1973). Subjektiv verspürt der Patient vielfach plötzlich Nachgeben der Beine.

Vor jedem Behandlungsversuch sollte die Ursache des Schwindelgefühls oder der Drop-Attacke gesucht werden.

Degenerative Veränderungen der Halswirbelsäule, wie eine zervikale Spondylose oder Arthrose mit Einengung der Blutgefäße und mit nachfolgender Hirnstammischämie gehören im höheren Lebensalter zu den häufigen Ursachen. Halskrausen, welche die Retroflexion der HWS verhindern, stellen vielfach eine rasche und effiziente Hilfe dar.

Dysregulation des Blutdruckes

Sowohl die Dysregulation des Blutdruckes nach unten wie auch die Dysregulation nach oben kann einen Sturz auslösen. Bei der Hypertonie kommt es zur Engstellung der Hirngefäße, sodaß bei Blutdruckabfall die Autoregulation der Hirndurchblutung zu langsam mit einer Gefäßdilatation reagieren kann und somit die Hirndurchblutung unzureichend wird.

Der niedrige Blutdruck und besonders die orthostatische Hypotonie spielen als Ursache von Stürzen eine prominente Rolle. Diese Hypotonie ist im höheren Lebensalter meistens bedingt durch den Elastizitätsverlust der großen Blutgefäße, durch eine Anämie oder Hypovolämie, durch eine Herzschwäche oder Rhythmusstörung, durch eine Dysregulation des autonomen Nervensystems bei Diabetes mellitus oder bei Alkoholabusus. Jedenfalls bleibt die sympathikotone Reaktion, welche den Blutdruckabfall kompensieren sollte, unzureichend.

Es ist charakteristisch für die orthostatische Hypotonie, daß sie sich besonders morgens beim Aufstehen oder mittags nach dem Essen manifestiert. Die Diagnose kann vielfach schon mit dem von Thulesius modifizierten Schellong-Test gestellt werden (Thulesius 1976), ansonsten muß die Kipptischuntersuchung herangezogen werden (Raviele 1990).

Iatrogene Ursachen von Stürzen

Arzneimittel können ganz unterschiedliche, unerwünschte Wirkungen zur Folge haben und besonders im höheren Lebensalter gehören auch Stürze zu diesen Folgeerscheinungen (Kapoor 1991) (Tabelle 116).

Betroffen sind überwiegend Arzneimittel, welche entweder bereits geschwächte Kreislaufverhältnisse weiter kompromitieren oder welche zerebrale Funktionen einschränken. Dabei besitzen sowohl die Qualität des Arzneimittels wie auch seine Quantität Bedeutung. Unter den Arzneimitteln, welche Einfluß auf den Kreislauf nehmen sind es vor allem jene, welche den Blutdruck durch abrupte Gefäßdilatation senken, jene, welche die Herzfrequenz senken, und jene, welche durch Diurese das Plasmavolumen reduzieren. Die Folgen

Tabelle 116. Arzneimittel als disponierende Faktoren für Stürze (Tragl 1991)

1. Diuretika
2. Antihypertensiva
   - Gefäßdilatierende Mittel
   - Betablocker
3. Psychotrope Arzneimittel
   - Narkotika
   - Tranquilizer
   - Antidepressiva
4. Antiparkinsonmittel
5. Vestibulär toxische Arzneimittel (Aminogylkoside)

sind eine orthostatische Hypotonie einerseits und eine Bradykardie mit Rückgang des Herzzeitvolumens andererseits (Ray 1989, Lipsitz 1989). Zu den psychotropen Arzneimitteln, welche das Auftreten von Stürzen vor allem durch Reduktion des Reaktionsvermögen begünstigen, gehören Tranquilizer, Narkotika, Antidepressiva, aber auch Antiparkinsonmittel (Cumming 1991, Ray 1987).

Synkopen

Synkopen sind kurzdauernde Bewußtseinsverluste, welche mit Tonusverlust und mit Reaktionslosigkeit, jedoch ohne retrograde Amnesie einhergehen. Sie sind Folge verschiedener Leiden oder Erkrankungen, führen aber immer zu einer zerebralen Minderdurchblutung (Senger 1986, Tragl 1991).
Nicht zuletzt aus diesem Grunde stellen Synkopen ein potentiell bedrohliches Ereignis dar, auch wenn sie gelegentlich von den Betroffenen unbemerkt ablaufen. Die Häufigkeit synkopaler Anfälle nimmt mit dem Lebensalter zu, vor allem wird die Gefahr von Frakturen bei Stürzen immer größer.
Bei einem Sturz steigt allerdings nicht nur das Frakturrisiko, sondern es nehmen auch Verunsicherung und Angst vor einem nächsten Sturz in einem Maße zu, daß die betroffenen Personen nicht mehr aus dem Hause zu gehen wagen und sich immer mehr zurückziehen (Vellas 1997).
Synkopen besitzen am häufigsten eine kardiale Ursache (Kapoor 1986, 1991), wobei einerseits Rhythmusstörungen mit der Tendenz zur Bradykardie und andererseits die Sklerosierung der intrakardialen Bindegewebsstrukturen mit nachfolgender Klappen-/Aortenstenose die größte Rolle spielen. Daneben sind auch ein Sick-Sinus-Syndrom und eine hypertrophe, obstruktive Kardiomyopathie von Bedeutung. Die im Alter häufige Koronarsklerose löst gelegentlich auf dem Wege einer Rhythmusstörung oder über eine kardiale Dekompensation eine zerebrale Ischämie mit Synkope aus (Tabelle 117).

Die Abklärung der Ursache einer Synkope

Die Untersuchungen nach erfolgter Synkope beginnen mit der Erhebung aller Umstände, welche zeitlich und örtlich mit ihr in Zusammenhang zu bringen sind. Diese Umstände sollten am besten nicht nur von der betroffenen Person, sondern – wenn möglich – auch von einem Beobachter erfragt werden.
Das Auftreten unter einer körperlichen oder psychischen Belastung oder aus einer Ruhestellung heraus, der Ort des Auftretens (Toilette), Begleiterscheinungen wie Husten, Schweißausbruch, Gesichtsblässe, die Dauer der Bewußtlosigkeit, Verwirrtheit nach der Synkope und eine exakte Medikamentenanamnese können wichtige diagnostische Hinweise geben.
Ebenso wichtig ist die sorgfältige klinische Untersuchung mit Blutdruckmessung im Stehen, mit Auskultation des Herzens und der Halsschlagader sowie mit Untersuchung der unteren Extremitäten (Varizen, Fußpulse). Damit können bereits orthostatische Hypotonien, Carotisstenosen, Aortenklappenstenosen, Rhythmusstörungen und auch Blut-Pooling in ausgedehnten Varizen festgestellt werden.

Tabelle 117. Ursachen der Synkopen (Tragl 1991)

1. Kardiale Ursachen
2. Dysregulation des Blutdruckes
3. Pulmonalembolien
4. Zentralnervöse Ursachen
5. Änderung des Reflexverhaltens
6. Vasovagale Synkopen
7. Hustensynkopen
8. Miktionssynkopen
9. Defäkationssynkopen
10. Metabolische Synkopen
11. Iatrogene Synkopen

Tabelle 118. Kardiale Ursachen der Synkopen (Tragl 1991)

1. Herzklappenveränderungen (bes. Aortenstenosen)
2. Rhythmusstörungen
   - Bradykardien
   - Sick-Sinus-Syndrom
   - Reizleitungsstörungen (AV-Block)
   - Ventrikuläre Tachykardien
3. Herzinsuffizienz
4. Hypertrophe, obstruktive Kardiomyopathie

Tatsächlich ermöglichen die Anamnese und die klinische Untersuchung bei über 50% aller abklärbaren Synkopen die Diagnose (Kapoor 1983).
Laboratoriumsuntersuchungen (Hypoglykämie, Hyponatriämie, Hypokalziämie usw.) tragen nur unwesentlich zur Abklärung von Synkopen bei (Kapoor 1992). Dagegen ist die weitere Herz-Kreislauf-Diagnostik wesentlich erfolgversprechender, weil der überwiegende Teil aller Synkopen eine Ursache besitzt, welche im Herz-Kreislauf-System zu suchen ist (Kapoor 1992) (Tabelle 118).
Vasovagale Synkopen werden durch einen Vagusreiz ausgelöst, welcher aus dem Zentralnervensystem, aus dem Carotissinus oder aus dem Herzen (Mechanorezeptoren) kommen kann. Sie sind für einen nicht unwesentlichen Anteil aller Synkopen verantwortlich, welche sich bislang der Diagnostik entzogen haben. Die Untersuchung am Kipptisch imitiert Voraussetzungen für eine vasovagale Reaktion (Blut-Pooling mit Hypotonie) und provoziert bei disponierten Patienten auch die Synkopen. Bei Belastung dieser Patienten mit einem Kippwinkel von 60 Grad durch 40 Minuten können meistens schon nach 15–20 Minuten synkopale Beschwerden ausgelöst werden (Grubb 1991, Raviele 1990). Die Verabreichung eines Noradrenalinpräparates (Isoproterenol) erhöht die Empfindlichkeit der Kipptischuntersuchung nicht unwesentlich (Almquist 1989). Betablocker erhöhen den Gefäßtonus und reduzieren das Blut-Polling. Sie senken aber auch den gesteigerten inotropen Tonus des Herzens und senken damit die vagalen afferenten Reize der Mechanorezeptoren (Abboud 1989). Damit bieten sich Betablocker auch als Therapie oder Prophylaxe bei rezidivierenden vasovagalen Synkopen an (Almquist 1989).
Die Steigerung des Carotissinus-Reflexes und der Rückgang des Baroreflexes mit zunehmendem Lebensalter sind ebenfalls bedeutsame Ursachen für das Zustandekommen von Synkopen (Franke 1963, Gribbin 171). Schon ein enger Hemdkragen kann über den gesteigerten Carotissinus-Reflex einen bedrohlichen Frequenzabfall auslösen. Umgekehrt führt der Rückgang der Baroreflexaktivität dazu, daß bei einem Blutdruckabfall der kompensatorische Frequenzanstieg nicht mehr in einem ausreichendem Ausmaß ausgelöst wird.

Zentralnervöse Ursachen von Synkopen

Das Kriterium der nur Sekunden dauernden Bewußtlosigkeit schließt viele zentralvenöse Ereignisse wie z.B. den zerebralen Insult,

den zerebralen Tumor und die zerebrale Krampfkrankheit von der Zuordnung zu den Synkopen aus. Als häufigste, primär zerebral ausgelöste Synkope muß aber die Vorstufe des Insultes, die transitorisch ischämische Attacke (TIA) angesehen werden. Eine Sonderform der zerebralen Durchblutungsstörung stellt die vertebrobasiläre Insuffizienz dar, die durch Ischämie des retikulären Systems im Hirnstamm direkt zum Bewußtseinsverlust führt.
Als zentralnervöse Ursachen verbleiben noch Petit Mal-Anfälle, wie z.B. Absencen, Nick- und Salaam-Anfälle und Pyknolepsien. Ebenso können Störungen der Schlaf-Wach-Regulation, vegetative Anfälle und akute psychogene Bewußtseinsstörungen zur Synkope führen (Zeiler 1988).

Synkopen anderer Genese

Vasovagale Synkopen spielen im höheren Lebensalter eine etwas geringere Rolle, dennoch sind auch sie für viele Stürze verantwortlich (Kapoor 1986, Tragl 1991). Entsprechend dem Ursprung vagaler Reflexabläufe können sie im Zentralnervensystem ausgelöst werden (Erwartungsangst) (Engel 1987), aber auch im Carotissinus oder im Herzen ihren Ursprung nehmen.
Auch Hyperventilationssynkopen sind keine für das höhere Lebensalter typische Erscheinungen. Im Ablauf führt die Abnahme des arteriellen CO_2-Partialdruckes reflektorisch zur Zunahme des Gefäßwiderstandes mit Rückgang der zerebralen Blutversorgung (McHenry 1961).
Die Hustensynkope („Hustenschlag"), die Miktionssynkope und die Defäkationssynkope werden in erster Linie durch die Zunahme des intrathorakalen Druckes mit Drosselung des venösen Rückstromes zum Herzen ausgelöst (McIntosh 1956). Bei der Miktionssynkope der Männer kommt oft noch eine orthostatische Komponente dazu (Proudfit 1959), während bei der Defäkationssynkope eine Reflexhypotonie, ausgelöst durch die Dekompression des Rektums, eine Rolle spielt (Lipsitz 1983).

Das Sturzrisiko

Nach einem erfolgten Sturz ist es von großer Bedeutung, das Risiko für einen nächsten Sturz zu kennen, um dieses Risiko gegebenenfalls zu verringern. Tatsächlich lassen prospektive und retrospektive Untersuchungen den Schluß zu, daß bei Kenntnis bestimmter anamnestischer Abfolgen und bei Vorliegen entsprechender klinischer Daten eine Sturzvoraussage getroffen werden kann (Tinetti 1989). Von besonderem Interesse sind dabei die Anzahl der Stürze im abgelaufenen Jahr und eventuelle Verletzungen als Folge dieser Stürze. Es ist auch nicht unerheblich, ob die ältere Person eine Gehhilfe benötigt, und ob sie die täglichen Verrichtungen alleine durchführen kann. Auch das Ausmaß des Arzneimittelkonsums ist von Bedeutung (Tabelle 119).
Die Wahrscheinlichkeit eines Sturzes beträgt 10%, wenn im abgelaufenen Jahr mindestens 3 Stürze erlitten wurden, jedoch keine weiteren Risikofaktoren nachweisbar sind. Die Wahrscheinlichkeit eines Sturzes

Tabelle 119. Risikofaktoren für Stürze (nach Nevitt 1989)

1. Drei oder mehr Stürze im abgelaufenen Jahr
2. Ein Sturz mit schwerer Verletzung im abgelaufenen Jahr
3. Vorliegen eines Morbus Parkinson
4. Unfähigkeit, alleine aus einem Sessel aufzustehen
5. Haltungsfehler beim Gehen (Propulsion, Trippeln)
6. Abstützen beim Tandemgehen
7. Anamnese mit Krampfanfällen
8. Verschlechterung der visuellen Tiefenwahrnehmung
9. Fehlender Patellarsehnenreflex

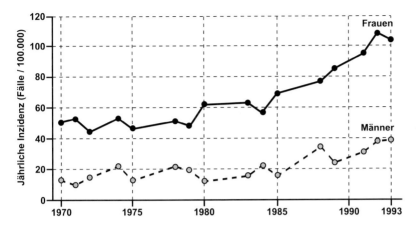

Abb. 40. Zunahme der Frakturen des proximalen Humerus bei Männern und bei Frauen über 60 Jahre in den letzten Jahrzehnten (Kannus 1996)

steigt auf 70%, wenn für eine Person vier oder mehr Risikofaktoren nachweisbar sind.

Das Frakturrisiko

Knochenfrakturen weisen in den letzten Jahrzehnten eine steil ansteigende Inzidenz auf (Kannus 1995, Kannus 1996). Ursachen dafür sind das zunehmende Lebensalter mit der Zunahme der Sturzneigung, jedoch auch die Abnahme der Knochendichte mit Zunahme der Knochenbrüchigkeit (Abb. 40). Eine Hochrechnung der Prävalenz von proximalen Femurfrakturen, den dafür notwendigen Krankenhausaufenthalten und den daraus erwachsenden Krankenhauskosten ergibt für mitteleuropäische Verhältnisse einen jeweiligen Anstieg von etwa 50% bis zum Jahre 2030 (Kunczik 1994).

Das Frakturrisiko nach Stürzen beträgt etwa 5% (Berg 1997).

Noch viel stärker ist das Lebensalter mit dem Auftreten einer Knochenfraktur korreliert. Etwa 15% der Frauen in der Menopause erleiden eine Fraktur des distalen Radiusende und bei über 25% dieser Frauen kommt es zu einer Kompressionsfraktur von Wirbelkörpern (Jensen 1982). Die Inzidenz von Schenkelhalsfrakturen verdoppelt sich nach dem 50. Geburtstag alle 5 Jahre (Lewis 1981) (Tabelle 120).

In den industrialisierten Ländern sind Frauen von einer Schenkelhalsfraktur etwa 2–3mal häufiger betroffen als Männer (Erikson 1989, Nyberg 1996). Umgekehrt wird die Mortalität nach einer Schenkelhalsfraktur bei Männern höher gefunden als bei Frauen (Nickens 1983). So betrug noch vor kurzem die Überlebensrate bei über 75jährigen Männern nach der Fraktur des proximalen Femur im ersten Jahr nur 38% (Gordon 1971). Besonders ungünstig ist die Prognose bei Vorliegen einer ernsten Begleiterkrankung oder bei Auftreten eines Verwirrtheitszustandes.

Tabelle 120. Altersabhängige Zunahme der Schenkelhalsfrakturen (Lewis 1981)

Alter (Jahre)	Zahl der Frakturen pro 10^4 der Bevölkerung
45–54	2
55–64	5
65–74	12
75–84	50
über 85	150

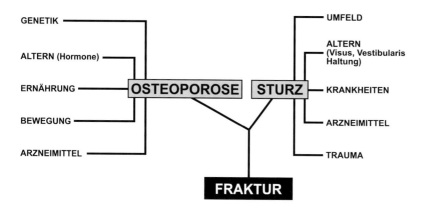

Abb. 41. Die Knochenfraktur mit den Ursachen der Osteoporose und mit den Ursachen der Stürze

Die Risikofaktoren für eine sturzbedingte Fraktur sind vielfältig. Es addieren sich dabei die Risikofaktoren für den Sturz und die Risikofaktoren für eine Osteoporose. Die Schwergewichte der einzelnen Faktoren sind individuell unterschiedlich (Abb. 41). Die Verletzungsgefahr steigt unter anderem, wenn eine besondere Schwäche der unteren Extremität vorliegt oder wenn Stürze unmittelbar hintereinander erfolgen (Kelsey 1987).

Die Prävention von Stürzen

Der erste Sturz eines Menschen ist meistens nicht zu verhindern. Nach diesem ersten Sturz muß es allerdings vorrangiges Ziel sein, jeden weiteren Sturz zu verhindern.
Die Prävention beginnt schon damit, daß jeder ältere Patient, der auch nur den Verdacht auf einen Sturz aufweist, wie z.B. ein Hämatom, nach einem eventuell durchgemachten Sturz befragt werden muß. Sollte ein Sturz tatsächlich bekannt werden, dann muß er immer ernst genommen werden, bzw. darf kein Sturz bagatellisiert werden.
In der nun folgenden Sturz-Vorsorge müssen alle exogenen und endogenen Risikofaktoren systematisch kontrolliert werden. In diese Kontrolle fallen die Wohn- und Lebensverhältnisse ebenso wie Untersuchung des Gesundheitsstatus des Patienten (Ford 1989, Tideiksaar 1989, Tragl 1991).
Wenn der Sturz in häuslicher Umgebung stattgefunden hat, müssen die Wohnverhältnisse sorgfältig im Rahmen eines Hausbesuches kontrolliert werden. Eine unzureichende Beleuchtung muß verstärkt werden, lockere Teppiche sind zu befestigen und glatte Fliesen im Bad sind mit Gummimatten rutschfest zu machen. Bei diesen Hausbesuchen ist auch das Schuhwerk auf seine Griffigkeit hin zu untersuchen. Im weiteren Präventionsprogramm ist besonders Wert auf die Untersuchung der Sensorik und der Herz-Kreislaufverhältnisse des Patienten zu legen. Es sind das Sehvermögen, die Blutdruckverhältnisse und der Herzrhythmus zu untersuchen sowie die Muskelkraft und die Beweglichkeit der großen Gelenke zu überprüfen. Die konsequente Durchführung dieses Programmes ist jedenfalls imstande, das Sturzrisiko um mindestens 30% zu reduzieren (Tinetti 1994).
Sturzgefährdete Personen sollten aber auch nach dem Vorliegen einer Osteoporose als eminentem Frakturrisiko untersucht und bei Bedarf behandelt werden.

Literatur

Almquist A, Goldenberg IF, Milstein S, Chen M-Y, Chen X, Hansen R, Gornick CC, Benditt DG (1989) Provocation of bradycardia and hypotension by isoproterenol and upright posture in patients with unexplained syncope. N Engl J Med 320: 346–351

Barancik JI, Chaatterjee BF, Greene YC, Michenzi EM, Fife D (1983) Northwestern Ohio trauma study: I. Magnitude of the problem. Am J Public Health 73: 746–751

Bennett DA, Beckett LA, Murray AM, Shannon KM, Goetz CG, Pilgrim DM, Evans DA (1996) Prevalence of parkinsonian signs and associated mortality in a community population of older people. N Engl J Med 334: 71–76

Berg WP, Alessio HM, Mills EM, Tong C (1997) Circumstances and consequences of falls in independent community-dwelling older adults. Age Ageing 26: 261–268

Blake C, Morfitt JM (1986) Falls and staffing in a residential home for elderly people. Public Health 100: 385

Clemson L, Cumming RG, Roland M (1996) Case-control study of hazards in the home and risk of falls and hip fractures. Age Ageing 25: 97–101

Cumming RG, Miller JP, Kelsey JL, Davis P, Orfken CL, Birge SL, Peck WA (1991) Medications and multiple falls in elderly people: the St. Louis OASIS study. Age Ageing 20: 455–461

Dargent-Molina P, Favier F, Gradnjean H, Baudoin C, Schott AM, Hausherr E, Mennier PJ, Breart G (1996) Fall-related factors and risk of the hip fracture: the EPIDOS prospective study. Lancet 348: 145–149

Engel GL (1978) Psychologic stress, vasodepressor (vasovagal) syncope, and sudden death. Ann Intern Med 89: 403–412

Erikson SAV, Lindgren JU (1989) Outcome of falls in women: endogenous factors associated with fracture. Age Ageing 18: 303–308

Ford AB (1989) Reducing the threat of hip fracture. Am J Public Health 79: 269–270

Franke H (1963) Über das Karotissinus-Syndrom und den sogenannten hyperaktiven Karotissinus-Reflex. Schattauer, Stuttgart, S 149

Furberg CD, Psaty BM, Meyer JB (1995) Nifedipine. Dose-related increase in mortalitiy in patients wih coronary heart disease. Circulation 92: 1326–1221

Gordon PC (1971) The probabilitiy of death following a fracturs of the hip. Can Med Assoc J 105: 47–62

Gribbin B, Pickering TG, Sleight P, Peto R (1971) Effect of age and high blood pressure on baroreflex sensitivity in man. Circ Res 29: 424–431

Grubb BP, Temesy-Armos P, Hahn H, Elliott L (1991) Utility of upright tilt-table testing in the evaluation and management of syncope of unknown origin. Am J Med 90: 6–10

Heinzi S, Stanga Z, Ludin HP (1990) Vestibuläre Störungen bei Parkinsonpatienten. Schweiz Med Wochenschr 120: 1297–1303

Hogue CC (1982) Injury in late life: epidemiology. J Am Geriatr Soc 30: 183–190

Jensen GF, Christiansen C, Boesen J, Hegedus V, Transbol I (1982) Epidemiology of postmenopausal spinal and long bone fractures: a unifying approach to postmenopausal osteoporosis. Clin Orthop 166: 75–81

Kannus P, Palvanen M, Niemi S, Parkkari J, Järvinen M, Vuori I (1986) Increasing number and incidence of osteoporotic fractures of the proximal humerus in elderly people. Br Med J 313: 1051–1052

Kannus P, Parkkari J, Niemi S (1995) Age-adjusted incidence of hip fractures. Lancet 346: 50–52

Kapoor WN (1991) Diagnostic evaluation of syncope. Am J Med 90: 91–106

Kapoor WN (1992) Evaluation and management of the patient with syncope. J Am Med Assoc 268: 2553–2560

Kapoor W, Karpf M, Wieand S, Petersen J, Levey GA (1983) A prospective evaluation and follow-up of patients with syncope. N Engl J Med 309: 197–200

Kapoor WN, Snustad D, Peterson J, Wieland HS, Cha R, Karpf M (1986) Syncope in the elderly. Am J Med 80: 419–428

Kelsey JL, Hoffman S (1987) Risk factors for hip fracture. N Engl J Med 316: 404–406

Kerr AG (1990) Aspects of vertigo. J Royal Soc Med 83: 348–351

Lewis AF (1981) Fracture of the neck of the femur: changing incidence. Br Med J 283: 1217–1220

Lipsitz LA (1983) Syncope in the elderly. Ann Intern Med 99: 92–105

Lipsitz LA (1989) Orthostatic hypotension in the elderly. N Engl J Med 321: 952–957

Lord SR, Clark RD, Webster IW (1991) Physiological factors associated wih falls in an elderly population. J Am Geriatr Soc 39: 1194–1200

Lord SR, Ward JA, Williams P, Austey KJ (1994) Physiological factors associated with falls in older communitiy dwelling women. J Am Geriatr Soc 42: 1110–1117

Lord SR, Bashford GM (1996) Shoe characteristics and balance in older women. J Am Geriatr Soc 44: 429–433

Maki BE, Holliday PJ, Fernie GR (1990) Ageing and postural control. A comparison of spontaneous- and induced-sway balance tests. J Am Geriatr Soc 38: 1–9

McHenry LC, Fazekas JF, Sullivan JF (1961) Cerebral hemodynamics of syncope. Am J Med Sci 241: 173–178

McIntosh HD, Estes EH, Warren JV (1956) The mechanism of cough syncope. Am Heart J 51: 70–82

Morgan VR, Mathison JH, Rice JC, Glemmer DI (1985) Hospital falls: a persistent problem. Am J Public Health 75: 775–777

Nevitt MC, Cummings SR, Kidd S, Black D (1989) Risk factors for recurrent nonsyncopal falls. J Am Med Assoc 261: 2663–2668

Nickens HW (1983) A review of factors affecting the occurrence and outcome of hip fractures with special reference to psychosocial issues. J Am Geriatr Soc 31: 166–170

Nyberg L, Gustafson Y, Berggren D, Brännström B, Bucht G (1996) Falls leading to femoral neck fractures in lucid older people. J Am Geriatr Soc 44: 156–160

Proudfit WL, Forteza ME (1959) Micturition syncope. N Engl J Med 260: 328–333

Pyykkö I, Jäntti P, Aalto H (1990) Postural control in elderly subjects. Age Ageing 19: 215–221

Raviele A, Gasparini G, DiPede F, Delise P, Bonso A, Piccolo E (1990) Usefulness of head-up tilt in evaluation of patients with syncope of unknown origin and negative electrophysiologic study. Am J Cardiol 65: 1322–1327

Ray WA, Griffin MR, Schaffner W, Baugh DK, Malton LJ (1987) Psychotropic drug use and the risk of hip fracture. N Engl J Med 316: 363–369

Ray WA, Griffin MR, Downey W, Melton LJ (1989) Long-term use of thiazide diuretics and the risk of hip fracture. Lancet i: 726–728

Robbins S, Waked E, McClaran J (1995) Proprioceptiom and stability: foot position awareness as a function of age and foot-wear. Age Ageing 24: 67–72

Rubenstein LZ, Robbins AS, Schulman BL, Rosado J, Ostereil D, Josephson KR (1988) Falls and instability in the elderly. J Am Geriatr Soc 36: 266–278

Rubenstein LZ, Josephson KR, Robbins AS (1994) Falls in the nursing home. Ann Intern Med 121: 442–451

Senges J, Lengfelder W (1985) Differentialdiagnosen von Synkopen. Med Klinik 80: 651–656

Sheehan S, Bauer RB, Meyer JS (1960) Vertebral artery compression in cervical spondylosis. Neurology 10: 968–986

Stevens DL, Metthews WB (1973) Cryptogenic drop attacks: an affliction of women. Br J Med 1: 439–442

Sudarsky L (1990) Geriatrics: gait disorders in the elderly. N Engl J Med 322: 1441–1446

Thulesius O (1976) Pathophysiological classification and diagnosis of orthostatic hypotension. Cardiology 61 [Suppl 1]: 180–190

Tideiksaar R (1989) Geriatric falls: assessing the cause, preventing recurrence. Geriatrics 7: 57–64

Tinetti ME, Speechley M (1989) Prevention of falls among in the elderly. N Engl J Med 320: 1055–1059

Tinetti ME, Baker DI, McAvay G, Claus EB, Garrett P, Gottschalk M, Koch ML, Trainor K, Horwitz RI (1994) A multifactorial intervention to reduce the risk of falling among elderly people living in the community. N Engl J Med 331: 821–827

Tragl KH (1986) Störungen des Elektrolytstoffwechsels im Alter. Fortschr Med 104: 223–227

Tragl KH (1991) Synkopen, Stürze und Frakturen des betagten Menschen. Maudrich, Wien München Bern

Vellas BJ, Wayne SJ, Romero LJ, Baumgartner RN, Garry PJ (1997) Fear of falling and restriction of mobility in elderly fallers. Age Ageing 26: 189–193

Venna N (1986) Dizziness, falling, and fainting: differential diagnosis in the aged. Geriatrics 4: 30–42, 7: 31–45

Wayne HH (1961) Syncope. Physiological considerations and an analysis of the clinical characteristics in 510 patients. Am J Med 30: 418–438

Zeiler K, Zeitlhofer J (1988) Synkopale Bewußtseinsstörungen und Sturzanfälle aus neurologischer Sicht. Wien Klin Wochenschr 100: 93–99

Die Karzinomkrankheit

Epidemiologie und Ursachen

Epidemiologie

Die Krebserkrankungen nehmen in der westlichen Welt insgesamt gering zu, auch wenn es einzelne Karzinome gibt, deren Inzidenz eine rückläufige Tendenz aufweist. So wird z.B. der Rückgang des Magen- oder des Zervixkarzinoms durch den weiteren Anstieg des Bronchuskarzinoms in einer Globalstatistik maskiert (Austoker 1994a, Travis 1995) (Tabelle 121).

Die Ursache für den Anstieg der Karzinomkrankheit liegt vor allem in der Zunahme der Lebenserwartung, mit welcher besonders jene Altersgruppe zunimmt, die ein hohes Risiko für eine Karzinomkrankheit trägt.

Die Inzidenz der Karzinome steigt bis zum 55.–60. Lebensjahr bei den Frauen rascher als bei den Männern. In diesem Alter treffen sich die Inzidenzkurven beider Geschlechter bei etwa 700 Erkrankungen pro 100.000 Bevölkerung. Mit weiter zunehmendem Alter nimmt die Inzidenz der Krebserkrankungen bei den Männern rasch zu und erreicht um das 80. Lebensjahr eine Inzidenz von etwa 2.500 pro 100.000. Der Anstieg bei den Frauen ist geringer, sodaß mit dem 80. Lebensjahr etwa 1.250 Erkrankungen erwartet werden können (Patterson 1992).

Ursachen

Die Ursachen der Krebserkrankungen sind vielfältig und selbst für ein bestimmtes Karzinom multipel. Etwa 70% aller Karzinomerkrankungen sind dem Lebensstil und Umweltfaktoren zuzuschreiben. Dem Lebensstil werden u.a. die Konsumgewohnheiten (Tabak, Alkohol, Nahrungsfette), aber auch eine starke Sonnenexposition zugeordnet. Als Umweltfaktoren sind vor allem die Luftverschmutzungen, besonders die Industrie- und Autoabgase anzusehen. Genetische Faktoren spielen als Krebsursache ebenfalls eine beträchtliche Rolle. Bei den familiär gehäuft auftretenden Karzinomen, welche vielfach einem autosomal dominanten Erbgang folgen, liegen vielfach Mutationen vor, welche Onkogene aktivieren und/oder Suppressoren inaktivieren (Dunlop 1997a, Warmuth 1997, Nemunaitis 1998). Genetische Faktoren sind allerdings nicht nur als Krebsursache von Bedeutung sondern können auch Einfluß auf den Krankheitsverlauf nehmen.

Die Symptome der Karzinome sind im höheren Alter oft uncharakteristisch. Müdigkeit, Schwäche, Gewichtsverlust und Anämie stehen in diesen Fällen im Vordergrund und werden dann eher dem Alter als einer Karzinomkrankheit zugeschrieben. Besondere Erwähnung verdient die spontan auftreten-

Tabelle 121. Häufigkeit neu aufgetretener Karzinome im Jahre 1988 in Großbritannien. Die Hautkarzinome (ohne Melanome) sind bei einem 5-Jahres-Überleben von 97% getrennt angeführt (nach Austoker 1994a)

	Männer 140.300 Karzinome	Frauen 165.430 Karzinome	Gesamt 305.730 Karzinome
Bronchus-Ca.	21,5%	8,2%	14,3%
Kolorekt. Ca.	10,8%	9,5%	10,1%
Mamma-Ca.	–	18,1%	9,8%
Prostata-Ca.	9,6%	–	4,6%
Harnblasen-Ca.	6,6%	2,2%	4,2%
Magen-Ca.	5,6%	3,0%	4,2%
Ovarial-Ca.	–	3,5%	1,9%
Uterus-Ca.	–	2,5%	1,4%
Haut-Ca. (ohne Melanome)	13,4%	10,6%	11,9%

de tiefe Beinvenenthrombose, welche im Verlaufe einer Krebskrankheit als Paraneoplasie zu verstehen ist und welche auch der erste Hinweis auf ein malignes Geschehen sein kann. Jedenfalls sollte eine spontan auftretende, eventuell sogar rezidivierende Thrombose zu einer sorgfältigen Karzinomsuche Anlaß geben (Prandoni 1992).

Der Verlauf eines Karzinoms ist von mehreren Faktoren abhängig, jedoch kaum vom Lebensalter per se. Den stärksten Einfluß besitzen das Karzinomstadium und die Histologie des Karzinoms. Darüber hinaus sind besonders im höheren Alter der Allgemeinzustand oder eine vorliegende Multimorbidität für den Verlauf von Bedeutung. Das höhere Lebensalter nimmt auch kaum Einfluß auf die Wirksamkeit der Krebsbehandlung, sei es eine Chemotherapie, eine Strahlentherapie oder seien es chirurgische Eingriffe (Fentiman 1990).

Die Behandlung der Karzinomkrankheit im Alter

Die Wirkung einer Krebsbehandlung wird mit zunehmendem Alter nicht geringer (Walsh 1989). Die chirurgische Therapie wie auch die Strahlenbehandlung oder die Chemotherapie besitzen bei älteren Patienten eine ähnliche Effektivität wie bei jüngeren (Fentiman 1990, Jack 1997, Westeel 1998). Deshalb sollte das Lebensalter bei den Überlegungen zur Einleitung einer Tumortherapie keine Rolle spielen. Vielmehr stehen dabei die Beschwerden des Patienten, die Möglichkeiten einer wirksamen Behandlung und auch die Progredienz der Erkrankung im Vordergrund. Ein Darmverschluß, ein Wirbelkörpereinbruch oder heftige Schmerzen verlangen ebenso wie ein rasches Tumorwachstum ein rasches Handeln.

Umgekehrt sollte in jenen Fällen, in welchen der Tumor ein Endstadium erreicht hat und entscheidende Therapieerfolge nicht erzielt werden können, von belastenden diagnostischen Eingriffen oder nutzlosen therapeutischen Maßnahmen abgesehen werden.

In der Strategie des therapeutischen Vorgehens besitzen die kurativen Behandlungsmethoden Vorrang. Moderne chirurgische Methoden ermöglichen aufwendige Operationen auch an älteren Patienten. Limitierend ist jedenfalls nicht das Alter der

Patienten sondern deren Herz-, Nieren- und Leberfunktion oder aber vorliegende schwere Begleiterkrankungen (Patterson 1989). Bei Berücksichtigung dieser Faktoren übersteigen die chirurgischen Therapieerfolge bei weitem die unmittelbare postoperative Mortalität.

Ähnliches gilt auch für die zytostatische Chemotherapie. Auch diese Behandlung alleine stellt kein höheres Risiko und damit keine Kontraindikation für ältere Menschen dar. Vielmehr limitiert das biologische Alter, welches durch den Allgemeinzustand, durch die einzelnen Organfunktionen und durch eventuelle Begleiterkrankungen definiert ist, den Einsatz der Zytostatika. Genauso wie bei jüngeren Patienten muß jedoch auch beim älteren Menschen die Indikation zum Einsatz des Zytostatikums gesichert sein.

Besondere Berücksichtigung müssen die Pharmakokinetik und die Pharmakodynamik der einzelnen Arzneimittel finden, wobei deren Clearance die größte Bedeutung zukommt. Die wichtigsten Einzelfaktoren für die Clearance stellen die Nierenfunktion und die Leberfunktion dar. Erstere wird durch die Kreatininclearance bestimmt und die Leberfunktion wird am besten durch die Serumwerte für das Bilirubin, die GOT und die alkalische Phosphatase ermittelt. Eine große Rolle kommt auch der Regenerationsfähigkeit des Knochenmarks zu, wobei beachtet werden muß, daß das Volumen des blutbildenden Markes im Alter reduziert ist und daß auch die Regenerationsreserve des Markes eingeschränkt ist. Umgekehrt spricht das Knochenmark älterer Menschen gut auf Granulozyten-stimulierende Faktoren (G-CSF) an.

Die Dosisanpassung einer zytostatischen Chemotherapie berücksichtigt in erster Linie die Knochenmarkstoxizität der eingesetzten Arzneimittel. Die Dosisreduktion am Beginn der Chemotherapie älterer Patienten verkleinert das Risiko für nicht vorhersehbare Nebenwirkungen. Sie ist bei älteren Menschen in einer Weise ausgelegt, daß im ersten Therapiezyklus nur etwa zwei Drittel der Solldosis verabreicht werden. Die Dosisreduktion im weiteren Verlauf der Therapie wird an die (vorwiegend hämatologischen) Nebenwirkungen angepaßt. Laufende Blut- und Blutbildkontrollen führen derart zur Dosierung der weiteren Therapiezyklen.

Die Strahlentherapie kommt im höheren Lebensalter – ähnlich wie bei jüngeren Patienten – sowohl kurativ wie auch palliativ mit guter Wirksamkeit und mit guter Verträglichkeit zum Einsatz. Darüber hinaus steht sie vielfach in jenen Fällen zur Verfügung, in welchen die chirurgische oder die Chemotherapie aus Gründen eines schlechten Allgemeinzustandes oder einer schweren Begleiterkrankung nicht angewendet werden können. Für diese Therapiealternative kommen überwiegend Kopftumoren, Halstumoren oder Tumoren im Thoraxbereich in Frage (Zachariah 1995).

Die Schmerztherapie bei Karzinomkrankheit

Eine ganz hervorragende Bedeutung besitzt die Schmerztherapie des Karzinoms, die in jedem Lebensalter zur Anwendung kommen sollte. Besonders Patienten mit nicht (mehr) behandelbarem oder mit ausbehandeltem Karzinom bedürfen einer solchen Behandlung, die ihnen allerdings oft nur unzureichend zuteil wird. Die hohe Prävalenz der Karzinome im höheren Alter bringt es mit sich, daß dann gerade ältere Menschen ohne ausreichende Schmerztherapie bleiben (Cleeland 1998). Vielfach wird die Verabreichung eines Schmerzmittels aus Angst vor einer Gewöhnung des Patienten verweigert. Eine solche Angst ist auch bei einer Opiattherapie unbegründet, solange sie nur richtig angewendet wird. Die Analgesie durch regelmäßige Verabreichung und die Schmerzfreiheit des Patienten bilden ausreichenden Schutz vor einer Gewöhnung (Bernabei 1998).

Entsprechend einer WHO-Klassifikation sollten stufenweise 3 verschiedene Ebenen der Analgetikatherapie zur Anwendung kommen (Stjernsward 1988):

- In einer ersten Stufe sollten Salizylate, Pyrazolonderivate und nicht-steroidale Antirheumatika zur Anwendung kommen.
- In der zweiten Stufe sind schwächer wirksame Opiate, wie z.B. Codein und Codeinabkömmlinge, Buprenorphin, Tramadol und Pentazocine entweder alleine oder in Kombination mit Analgetika der Stufe 1 zu verabreichen.
- In der dritten Stufe sind schließlich die stark wirksamen Opiate der Morphin- und Methadonabkömmlinge vorgesehen.

Prävention – Screening

Ein Rückgang der Krebsmortalität kann nur erwartet werden, wenn es Fortschritte auf dem Gebiet der Prävention, bei der Frühdiagnose und/oder in der Behandlung gibt. Solche Erfolge zeigen sich bei der Krebsbehandlung von Kindern, bei hämatologischen Malignomen und bei einigen soliden Tumoren des Erwachsenenalters.

Zu den präventiven Maßnahmen gehören die Reduktion der Rauchgewohnheiten und des Alkoholkonsums, Verminderung der Umweltbelastung am Arbeitsplatz und durch Abgase, aber auch die Vermeidung einer exzessiven Sonnenexposition sowie die Vermeidung eines zu hohen Fettkonsums bzw. die Vermeidung von Übergewicht (Austoker 1994a).

Das Krebs-Screening hat mit der Einführung des Papanicolaou-Tests einen Höhepunkt erlebt, weil mit dieser Untersuchung die Mortalität des Zervix-Karzinoms drastisch gesenkt werden konnte. Seither werden für alle Karzinome Screening Programme gesucht und ausgearbeitet.

Solche Programme erweisen sich zwar im Einzelfall manchmal erfolgreich, sind aber oft als Screening-Programm für die Gesamtbevölkerung wegen einer zu geringen Erfolgsrate und/oder wegen zu hoher Kosten ungeeignet.

Die Anforderungen an ein Screening-Programm sind im Detail vielfältig, lassen sich aber auf drei wesentliche Belange reduzieren (Austoker 1994b):

1. Sie müssen geeignet sein, die Mortalität zu senken.
2. Der Aufwand (Zeitaufwand, medizin. Prozedur usw.) muß für den einzelnen (Patienten) tragbar sein.
3. Der finanzielle Aufwand des gesamten Screening-Programms muß für das Gesundheitssystem tragbar sein.

Unter diesen Voraussetzungen sind neben der Papanicolaou-Untersuchung z.B. das Screening bei familiärem Dickdarmkarzinom und bei hohem Risiko für ein Mammakarzinom angezeigt. Wenigstens bei familiär gehäuften Karzinomen werden genetische Untersuchungen immer stärker eingesetzt. Damit erfolgt eine Selektion jener Patienten, welchen in der Folge körperlich und psychisch belastende Untersuchungen zugemutet werden müssen.

Das kolorektale Karzinom

Das kolorektale Karzinom ist in der westlichen Welt nach dem Bronchuskarzinom das zweithäufigste Karzinom (Tabelle 121) und seine Inzidenz ist weiter im Steigen begriffen (Irvin 1988, Austoker 1994a). Es ist – ähnlich wie das Prostatakarzinom oder wie das Bronchuskarzinom – ein Karzinom des höheren Lebensalters. Seine Inzidenz verdoppelt sich mit jeder Lebensdekade mit dem Gipfel zwischen dem 75. und 85. Lebensjahr. Bei dieser Zunahme der Karzinominzidenz bleiben jedoch sowohl das Tumorstadium wie auch die histologische Differenzierung des Tumors bei seiner Entdeckung unverändert (Curless 1994). Mit

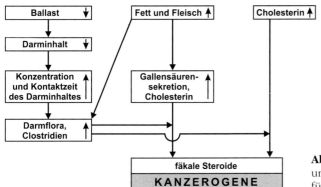

Abb. 42. Fett, Fleisch, Cholesterin und Ballastmangel als Risikofaktoren für das kolorektale Karzinom

der Zunahme des Karzinoms im höheren Lebensalter nehmen die Karzinome im proximalen Dickdarmabschnitt zu während sie im Rektum-Sigma-Bereich eher abnehmen. Die Ursachen des Dickdarmkarzinoms sind keineswegs geklärt, doch spielen eine genetische Disposition einerseits und die Ernährung andererseits eine Rolle.

Als häufigste Ursachen des Dickdarmkarzinoms sind Umweltfaktoren anzusehen, unter denen Ernährungsgewohnheiten die größte Rolle spielen.

Kalorienreiche Kost mit reichlichem Konsum an tierischem Fett führt nicht nur zur Zunahme der koronaren Herzkrankheit sondern erhöht auch die Inzidenz des kolorektalen Karzinoms. Der Weg dazu führt über eine Zunahme der anaeroben Darmbesiedelung durch Clostridien und konsekutiv zu einer gesteigerten Umwandlung der primären in die sekundären, kanzerogenen Gallensäuren (Willet 1990) (Abb. 42).

Auch ein niedriger Ballastgehalt der Nahrungsmittel begünstigt die Entstehung der Dickdarmkarzinome, weil durch den Ballastmangel die Passagezeit und damit die Kontaktzeit der karzinogenen Stoffe verlängert werden (Klurfeld 1992).

Die genetische Disposition spielt für das Auftreten des Karzinoms eine wichtige Rolle. Zwei Erkrankungen, welche einem autosomal dominantem Erbgang folgen, nämlich die familiäre adenomatöse Polyposis und das hereditäre nicht-polypöse kolorektale Karzinom sind für bis zu 10% aller kolorektalen Karzinome verantwortlich. Dazu kommen noch das Peutz-Jeghers-Syndrom und die juvenile Polyposis. Andere, zahlenmäßig geringere Erkrankungen mit familiärer Disposition bestehen zusätzlich, sind allerdings genetisch wenig definiert.

Für das Auftreten der familiären, adenomatösen Polyposis, welche schon im Alter von 20–30 Jahren auftritt, ist ein einzelnes Gen (APC) am Chromosom 5 verantwortlich.

Das hereditäre nicht-polypöse kolorektale Karzinom folgt dem dominanten Erbgang weniger häufig. Für sein Auftreten ist das Zusammenspiel von 4 Genen verantwortlich, welches darüber hinaus noch zum Auftreten eines Uterus-, eines Ovarial-, eines Nieren- oder eines Magenkarzinoms führen kann (Dunlop 1997b). Für Träger dieser genetischen Disposition beträgt das Risiko zum Auftreten eines Karzinoms 80% (Dunlop 1997a).

Die bedeutsamste Konsequenz dieser genetischen Charakterisierung ist die Möglichkeit zum genetischen Screening bei den Familienmitgliedern der genannten Dickdarmerkrankungen. Dieses Screening erlaubt die genetische Identifikation und damit die laufende koloskopische Überwachung (Burke 1997), mit welcher letztlich ein Rückgang der Mortalität des kolorektalen Karzinoms verbunden ist.

Klinik und Diagnose des kolorektalen Karzinoms

Verzögerungen bei der Diagnose kolorektaler Karzinome ergeben sich sowohl aus dem späten Auftreten der z.T. uncharakteristischen Symptome wie auch aus dem Verzug der Diagnose nach dem Auftreten der ersten Symptome (Kemppainen 1993).

Die Symptomenarmut ist auch dafür verantwortlich, daß viele kolorektale Karzinome erst zufällig bei Obduktionen gefunden werden.

Die Prävalenz dieser erst post mortem entdeckten Karzinome beträgt bei Personen zwischen dem 50. und 60. Lebensjahr 1,6% und steigt bei den über 75jährigen Personen auf 3,0% an (Delendi 1989).

Zu den häufigsten Symptomen des kolorektalen Karzinoms gehören die Änderungen der Stuhlgewohnheiten, das Auftreten von Blutabgängen mit dem Stuhl bzw. das Auftreten von Anämie, Bauchschmerzen, Stuhldrang und Tenesmen, ein Krankheitsgefühl, eine Anorexie und nicht zuletzt der Gewichtsverlust.

Unter diesen Beschwerden stehen im höheren Lebensalter das allgemeine Krankheitsgefühl, die Bauchschmerzen, der Gewichtsverlust und die Anämie im Vordergrund (Berger 1979, Curless 1994) (Tabelle 122).

Erste Hinweise zur Diagnose des kolorektalen Karzinoms geben positive Blutuntersuchungen des Stuhls und die rektale Untersuchung des Patienten.

Tabelle 122. Klinik des Dickdarmkarzinoms beim älteren Menschen

Gewichtsabnahme	etwa 80%
Rektaler Blutverlust	etwa 75%
Leistungsabfall	über 70%
Abdominaler oder rektaler Schmerz	über 70%
Tastbarer Tumor	über 50%
Änderung der Stuhlgewohnheiten	über 30%
Ileus	über 10%

Die Diagnose selbst wird am besten mit Hilfe der endoskopischen Untersuchung (Rektoskopie, Sigmoidoskopie, Kolonoskopie) erzielt.

Die radiologische Doppelkontrastmethode führt gelegentlich zu falsch negativen Ergebnissen und weist demnach eine geringere Sensitivität als die Endoskopie auf (Kemppainen 1993). Nach Möglichkeit sollte deshalb der endoskopischen Untersuchung der Vorzug gegeben werden (Jensen 1986). Außerdem sollte die Diagnose vor jedem therapeutischen Vorgehen histologisch gesichert sein. Das Gewebe dafür wird endoskopisch ohne zusätzlichen Aufwand gewonnen. In über 90% liegen Adenokarzinome vor, die restlichen 10% verteilen sich auf Basalzellkarzinome, Siegelringkarzinome und undifferenzierte Karzinome und weisen eine besonders schlechte Prognose auf.

Die Klassifizierung der kolorektalen Karzinome erfolgt nach dem TNM-Schema, die Stadieneinteilung unverändert nach Dukes (Tabelle 123).

Das kolorektale Karzinom ist in einem hohen Maße durch eine Sekundärabsiedelung des Tumors in die Leber belastet. Etwa 30% aller Patienten, die einer scheinbar kurativen Resektion des Karzinoms unterzogen werden, weisen bereits okkulte Lebermetastasen auf (Filay 1982). Ihr Nachweis gelingt am besten mittels der Computertomographie, gefolgt von der Sonographie. Aus Gründen der Verfügbarkeit bietet sich zu ihrem Nachweis bei der postoperativen Nachsorge der Ultraschall an.

Blutuntersuchungen zur Bestimmung der Leberfunktion, einer eventuell vorliegenden Cholestase und des CEA sollten dem chirurgischen Eingriff vorausgehen.

Die Behandlung des kolorektalen Karzinoms

Das therapeutische Ziel ist auch im höchsten Lebensalter die radikale Tumorentfernung. Dabei hat die chirurgische Therapie zur Zeit

Tabelle 123. Stadieneinteilung des kolorektalen Karzinoms

TNM-System

Tis	Tumor in situ
T1	Tumor – infiltriert die Submukosa
T2	Tumor – infiltriert die Muscularis propria
T3	Tumor – infiltriert in die Subserosa oder in nicht-peritonealisiertes Gewebe
T4	Tumor – perforiert das viszereale Peritoneum oder infiltriert in andere Organe oder Strukturen
N	Regionärer Lymphknotenbefall
N1	Metastasen in 1–3 perikolische bzw. perirektale Lymphknoten
N2	Metastasen in 4 oder mehr perikol. bzw. perirekt. Lymphknoten
N3	Metastasen entlang eines Blutgefäßes
M1	Fernmetastasen (spezifiziert nach Organen)

Stadieneinteilung nach Dukes

Stadium A: T1, N0, M0 sowie T2, N0, M0
Stadium B: T3, N0, Mo sowie T4, N0, M0
Stadium C: T1–2, N1–3, M0 sowie T3–4, N1–3, M0
Stadium D: T1–4, N0–3, M1

---

keine Alternative. Karzinome des rechtsseitigen Kolons werden von der Regel mittels Hemikolektomie rechts behandelt. Für Karzinome des Colon transversum kommt entweder die erweiterte Hemikolektomie rechts, die Resektion des gesamten Colon transversum oder die erweiterte Hemikolektomie links in Frage. Bei Tumoren im Colon descendens erfolgt die Hemikolektomie links. Bei Karzinomen des Rektums spielt die Kontinenzerhaltung eine wichtige Rolle. Solange ein Sicherheitsabstand von 2–3 cm gewahrt ist, kann die Rektumexstirpation vermieden und eine kontinenzerhaltende Operation gewählt werden.

Für das Rektumkarzinom ist besonders bei größerer Ausdehnung die präoperative Strahlentherapie zu empfehlen. Sie reduziert das Auftreten von postoperativen Rezidiven und senkt auch die Mortalität der operierten Patienten (Swedish Rectal Cancer Trial, 1997). Eine Chemotherapie für das kolorektale Karzinom bringt mit den zur Verfügung stehenden Mitteln kaum Erfolge. Am erfolgreichsten wird 5-Fluorouracil eingesetzt, doch bleiben die erzielbaren Reduktionen der Tumormasse bescheiden. Seine intraarterielle Anwendung bei Lebermetastasen bringt Teilerfolge, doch steigt auch die Toxizität bei dieser Anwendung. Die Kombination von 5-Fluorouracil (5-FU) mit Leucovorin, einem Folsäurederivat, welches die Bindung von 5-FU an die Thymidylsynthetase erhöht, steigert die Suppression der DNS-Synthese und damit die Wirkung von 5-FU (Nobile 1998). Weitere Hemmstoffe der Thymidylsynthetase versprechen in der Behandlung des fortgeschrittenen kolorektalen Karzinoms eine gesteigerte Wirkung ohne Zunahme der Toxizität (Blackledge 1998).

Adjuvantes 5-FU bei Stadium C des kolorektalen Karzinoms reduziert das Auftreten von Rezidiven und verlängert das Überleben geringfügig. Diese Wirkung der adjuvanten Chemotherapie wird durch die Kombination mit einer adjuvanten Strahlentherapie jedoch verstärkt (Parshad 1997).

Nicht immer läßt sich bei der Operation des kolorektalen Karzinoms die Kolostomie vermeiden. Bei ausgedehntem Karzinom, bei Akutoperationen, bei Resektionen des Rektums usw. wird sie unvermeidbar sein und stellt für den älteren Menschen eine große Belastung dar. Bei ihm kommen nämlich zum psychischen Trauma noch die vielen Unzulänglichkeiten des Alters hinzu. Diese beginnen bei der manuellen Ungeschicklichkeit, setzen sich zur Sehschwäche fort und enden oft bei einer sozialen Abhängigkeit. Oft ist der ältere Mensch auch nicht imstande, sich diätetisch an die individuellen Erfordernisse einer Kolostomie anzupassen. Zum klärenden und aufklärenden präoperativen Gespräch muß eine geduldige postoperative Schulung des Patienten kommen, die ihm hilft, regelmäßige Stuhlentleerungen zu erreichen und notwendige Darmspülungen komplikationsfrei zu bewältigen (Beart 1978, Gomez 1984). Moderne (magnetische) Stomaverschlüsse erleichtern die notwendigen Manipulationen zusätzlich (Prager 1984).

Für die Prognose des kolorektalen Karzinoms spielen das Karzinomstadium zum Zeitpunkt der Diagnose und die histologische Klassifikation die größte Rolle (Tabelle 124 und Tabelle 125).

Für die Prognose des kolorektalen Karzinoms des älteren Menschen sind außerdem sein Allgemeinzustand und seine Organfunktionen von größter Bedeutung, wobei den kardiopulmonalen Funktionen oder aber Komplikationen eine Schlüsselrolle zukommt (Fielding 1989). Das Alter per se nimmt jedoch keinen signifikanten Einfluß auf die Prognose des Patienten (Irvin 1988).

Die Früherkennung des Dickdarmkarzinoms

Vorsorgeuntersuchungen zur frühzeitigen Entdeckung eines Dickdarmkarzinoms sind vielfach erfolgreich. Wesentlichen Einfluß auf die Erfolgsrate nehmen Aufklärung und Erziehung der Risikogruppen und die gezielte Anwendung der zur Verfügung stehenden Untersuchungsmöglichkeiten bei diesen Risikogruppen (Agrez 1998).

Höchstes Risiko zur Entwicklung eines kolorektalen Karzinoms tragen Mitglieder von Familien mit dem hereditären, nicht-polypösen kolorektalen Karzinom aber auch mit der familiären, adenomatösen Polyposis. Soferne diese Personen auch das genetische Merkmal aufweisen (Dunlop 1997b), sollte ab dem 25. Lebensjahr in 1–3 Jahresintervallen eine Kolonoskopie durchgeführt werden (Burke 1997). Abgesehen von diesen Risikogruppen ist es empfehlenswert, ab dem 45. Lebensjahr, spätestens ab dem 50. Lebensjahr, den Stuhl aller Personen in jährlichen Intervallen auf das Vorhandensein von Blut zu untersuchen. Mit diesem Screening läßt sich tatsächlich die Mortalität

Tabelle 124. Einflüsse auf die Prognose des kolorektalen Karzinoms

1. Stadium zum Zeitpunkt der Diagnose
    a. Lymphknotenbeteiligung
    b. Penetration durch die Darmwand
    c. Einbruch in eine Vene
2. Darmperforation
3. Tumorlokalisation mit besserer Prognose für distale Tumoren
4. Histologische Klassifikation mit besserer Prognose für höher differenzierte Karzinome
5. Chromosomenanomalien (Aneuploidie)
6. Hohes CEA für schlechtere Prognose

Tabelle 125. Einfluß des Tumorstadiums auf die Prognose

Stadium	5-Jahres-Überlebensrate
Stadium 1 (Dukes A)	85–95%
Stadium 2 (Dukes B)	60–80%
Stadium 3 (Dukes C)	30–60%
Stadium 4 (Dukes D)	unter 5%

des Dickdarmkarzinoms senken (Mandel 1993, Kronborg 1996).

Das Mammakarzinom

Das Mammakarzinom ist das häufigste Karzinom der Frau. Es ist im deutschsprachigen Raum für über 23% der Krebsmorbidität und für 18% der Krebsmortalität verantwortlich. Bis zum Jahre 1985 wies das Mammakarzinom eine steigende Mortalitätsrate auf, seither ist die Mortalität mit etwa 31 bis 32 Todesfällen pro 100.000 konstant. Die Altersverteilung der Neuerkrankungen weist einen Gipfel zwischen dem 75. und 79. Lebensjahr auf während die Todesfälle ab dem 75. Lebensjahr besonders stark zunehmen (Österr. Statist. Zentralamt) (Abb. 43).

Dieser Statistik steht die Altersverteilung jener Frauen gegenüber, bei welchen das Mammakarzinom anläßlich einer Obduktion entdeckt wird. In diesen Fällen beträgt die Inzidenz bei Frauen zwischen dem 70. und 74. Lebensjahr 6,4% und bei Frauen zwischen dem 90. und 95. Lebensjahr 13,4% (Holtenius 1977).

Das Mammakarzinom zeigt eine klare familiäre Disposition. Für einen Teil dieser familiären Erkrankungen sind Mutationen in BRCA1, einem Gen auf dem Chromosom 17 verantwortlich. Bei diesem Gen handelt es sich offenbar um ein Tumor-Suppressor Gen, dessen Mutationen bei der Frau noch das Ovarialkarzinom, beim Manne auch die Entstehung eines Prostata- oder eines Dickdarmkarzinoms begünstigen (Ford 1994, Warmuth 1997).

Studien an Einwanderern aus Japan in die USA lassen erkennen, daß auch Umweltfaktoren eine Bedeutung für die Entstehung des Mammakarzinoms besitzen (Lilienfeld 1963). Dazu sind Frauen, die nicht geboren haben, mit einer erhöhten Inzidenz des Mammakarzinoms belastet, aber auch bei Frauen mit früher Menarche oder später Menopause findet sich das Mammakarzinom gehäuft. Die Inzidenz des Mammakarzinoms steigt ab jenem Alter der Frau, zu dem sie ihr erstes Kind geboren hat, und überschreitet sogar die Inzidenz des Karzinoms bei nulliparen Frauen, wenn das erste Kind nach dem 35. Lebensjahr geboren wurde (Abb. 44).

Für Frauen in der Menopause steigt das Risiko zum Auftreten eines Karzinoms, wenn die Frau übergewichtig ist (Miller 1982). Mastopathien, zurückliegende Traumen der

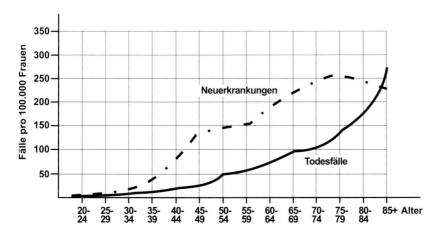

Abb. 43. Die Altersverteilung der Neuerkrankungen und der Todesfälle des Mammakarzinoms (Österr. Statist. Zentralamt)

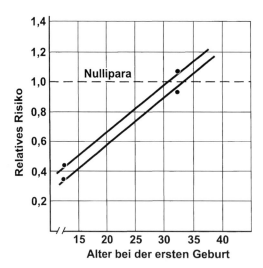

Abb. 44. Relatives Risiko eines Mammakarzinoms bei nulliparen Frauen und in Abhängigkeit vom Alter zum Zeitpunkt der ersten Geburt

Mamma, aber auch Frauen mit einem operierten Mammakarzinom tragen ein erhöhtes Risiko für ein (Zweit-)Karzinom.

Auch der chronische Konsum von Alkohol begünstigt die Entstehung des Mammakarzinoms, besonders dann, wenn der tägliche Alkoholkonsum über 30,0 g beträgt (Van den Brandt 1995). Die Beziehung zwischen dem Fettkonsum und dem Mammakarzinom ist dagegen nicht gesichert (Hunter 1996).

Großes Interesse, aber ebenso große Bedeutung besitzt die mögliche Assoziation zwischen der Einnahme von Östrogen-Präparaten und der Entstehung des Mammakarzinoms. Eine solche Beziehung kann zwischen oralen Kontrazeptiva und dem Mammakarzinom nicht nachgewiesen werden (Colditz 1994). Zwischen der postmenopausalen Östrogensubstitution und dem Mammakarzinom besteht jedoch dieser Zusammenhang. Zwar kommt es bis zu einer Einnahmedauer von 5 Jahren zu keinem Anstieg der Inzidenz des Mammakarzinoms. Bei einer über 15 Jahre dauernden Östrogensubstitution steigt diese Inzidenz allerdings um 30% und eventuell noch höher an, wenn zusätzliche Risikofaktoren vorliegen (Steinberg 1991).

Die Klinik und die Diagnose des Mammakarzinoms

Nur äußerst selten verursacht das Frühstadium eines Mammakarzinoms subjektive Beschwerden, die zur Entdeckung des Karzinoms führen. Vielmehr muß seine Frühdiagnose durch eine systematische und regelmäßige Selbstuntersuchung der Frau (Miller 1982) und durch die sorgfältige Untersuchung anläßlich der regelmäßigen gynäkologischen Untersuchungen durch den Arzt erfolgen. Die Untersuchung selbst sollte in entspannter, sitzender oder liegender Position erfolgen. Es sind die Brüste miteinander zu vergleichen und es ist auf Verwölbungen, Einziehungen, Absonderungen, Ekzeme, Ödeme und auf verstärkte Venenzeichnungen zu achten (Council 1984). Die Untersuchung der Mamma inkludiert neben der Palpitation des Drüsengewebes zwischen den Fingern und gegen die Thoraxwand auch die Verschieblichkeit der Haut gegen den Drüsenkörper und des Drüsenkörpers gegen die Thoraxwand. Die Austastung der Axillen erfolgt sowohl bei hängenden wie auch bei erhobenen Armen. Die Mammographie als Weichteil-Röntgenuntersuchung der Brust besitzt eine hohe Sensitivität und eine hohe Spezifität (Mushlin 1985, Lamas 1984) und ist die effektivste Methode zur Diagnose nicht tastbarer Mammakarzinome. Sie wird deshalb nicht nur zur Kontrolle suspekter Tastbefunde, sondern auch zum Screening von Frauen mit hohem Mammakarzinom-Risiko eingesetzt (Kerlikowske 1993).

Moderne Röntgengeräte, die speziell für die Mammauntersuchung konzipiert sind, verwenden besonders weiche Röntgenstrahlen, erlauben eine Kompression der untersuchten Brust und halten auch die Strahlenbelastung so niedrig, daß Frauen mit besonders hohem Karzinomrisiko gefahrlos in 1–2jährlichen Intervallen untersucht werden können (Lamas 1984). Suspekte, tastbare Läsionen der Mamma bedürfen einer histologisch-zytologischen Abklärung, die durch die Feinnadelbiopsie ermöglicht wird. Die Punktion wird auch zur Abklärung des Inhaltes von Zysten der Mamma herangezogen. Sie sollte allerdings nicht bei den nicht-tastbaren, radiologisch entdeckten Mammaläsionen herangezogen werden, weil bei Minimalläsionen die Möglichkeit des falsch negativen Befundes zu groß wird. Histologisch stehen die duktalen und die lobulären Karzinome weit im Vordergrund. Die Histologie des Mammakarzinoms hat zwar keine entscheidende prognostische Bedeutung, ihre Kenntnis ist aber deshalb wertvoll, weil lobuläre Karzinome zur Bilateralität und intraduktale Karzinome zum Rezidiv auf der homolateralen Seite neigen.

Hormonrezeptoren besitzen eine große prognostische Bedeutung. Etwa 65% der Tumoren prä- und etwa 70% der Tumoren postmenopausaler Frauen sind Östrogenrezeptor-positiv und etwa 35% der Tumoren prä- und 40% der Tumoren postmenopausaler Frauen sind Progesteronrezeptor-positiv (Margreiter 1980), wobei die Inzidenz der Hormonrezeptoren mit dem Differenzierungsgrad der Tumoren korreliert ist (Canellos 1982). Östrogenrezeptor-positive Tumoren sind gekennzeichnet durch ihre Empfindlichkeit nicht nur für eine ablative (Ovarektomie) oder medikamentöse (Tamoxifen) antiöstrogene Behandlung, sondern auch für eine Polychemotherapie.

Die Behandlung des Mammakarzinoms

Ähnlich wie bei dem Screening nach einem Mammakarzinom erfahren Frauen im höheren Lebensalter seltener als jüngere Patientinnen ein ausreichendes Staging sobald die Diagnose des Karzinoms gestellt ist. Seltener als bei jüngeren Frauen wird auch eine Therapie durchgeführt, welche dem letzten Stand des Wissens entspricht (de Graaf 1994).

Dabei ist die Therapie bei älteren Frauen ähnlich gut wirksam wie bei jüngeren Frauen. Aus diesem Grund sollte nicht das Lebensalter in Jahren sondern vielmehr das Karzinomstadium, das Vorliegen einer Zweiterkrankung oder Multimorbidität und

Tabelle 126. Stadieneinteilung des Mammakarzinoms

TNM-System	
Tis	Tumor – in situ
T1	Tumor – Größe 2,0 cm oder kleiner
T1a	Tumor – Größe 0,5 cm oder kleiner
T1a	Tumor – größer als 0,5 cm, kleiner als 1,0 cm
T1c	Tumor – größer als 1,0 cm, kleiner als 2,0 cm
T2	Tumor – größer als 2,0 cm, kleiner als 5,0 cm
T3	Tumor – größer als 5,0 cm
T4	Tumor – jede Ausdehnung mit Beteiligung der Brustwand oder der Haut
N	Regionärer Lymphknotenbefall
N1	Metastasen in mobilen, ipsilateralen axillären Lymphknoten
N2	Metastasen in fixierten, ipsilateralen axillären Lymphknoten
N3	Metastasen in ipsilateralen Lymphknoten entlang der A. mammaria int.
M1	Fernmetastasen (spezifiziert nach Organen)

zuletzt das biologische Alter des Patienten entscheidend für die Wahl des therapeutischen Vorgehens sein. Der Therapie des Mammakarzinoms sollte bei älteren Frauen ebenso wie bei jüngeren Frauen ein Konzept zugrunde gelegt werden, welches in Abhängigkeit vom Tumorstadium den chirurgischen Eingriff, die Chemotherapie (ev. präoperativ) und die Strahlentherapie vorsieht (Tabelle 126).

Nach zytologischer oder histologischer Sicherung der Diagnose aus Punktions- oder Exstirpationsmaterial ist die brusterhaltende chirurgische Therapie wenigsten bei Tumoren unter 3,0 Durchmesser angezeigt. Stets ist Gewebsmaterial für die Bestimmung der Östrogenrezeptoren zu gewinnen bzw. zu reservieren. Die Kombination des chirurgischen Vorgehens mit einer präoperativen Chemotherapie ermöglicht in über 80% aller Fälle eine komplette oder partielle Remission auch im höheren Alter. Bei einer kleinen Brust bzw. bei hoher Tumor: Brust Relation kann die Ablation notwendig sein. Die brusterhaltenden Operation ist mit einer axillären Lymphknotendissektion und mit einer postoperativen Strahlenbehandlung verbunden. Das Resektionsmaterial muß durchwegs tumorfrei sein.

Die modifizierte radikale Mastektomie ist bei komplizierten oder fortgeschrittenen Tumoren angezeigt. Sie sollte den Tumor ebenfalls, so wie bei der brusterhaltenden Operation, weit im Gesunden entfernen und dazu das gesamte axilläre Lymphknotenfettgewebe ausräumen. Diese Operation ist angezeigt:

1. bei zentralem Tumorsitz,
2. bei Multizentrizität des Tumors,
3. bei Karzinomzellen im Mamillenexprimat,
4. bei M. Paget,
5. bei fortgeschrittenem Lymphknotenstadium,
6. bei inflammatorischem Mammakarzinom nach der präoperativen Chemotherapie.

Die adjuvante Therapie des Mammakarzinoms

Als adjuvante Therapie wird jede therapeutische Maßnahme bezeichnet, welche ergänzend zur chirurgischen Therapie durchgeführt wird. Ihre Wirksamkeit steigt mit dem (Rezidiv-)Risiko der Patientin, wobei dieses Risiko vor allem in Beziehung zur Ausdehnung des axillären Lymphknotenbefalles aber auch in Beziehung zur Tumorgröße steht. Potentiell gesunde Patientinnen sollten von einer adjuvanten Therapie ausgenommen sein.

A. Präoperative adjuvante Chemotherapie

Präoperativ ist die adjuvante Chemotherapie beim inflammatorischen Mammakarzinom, bei einem lokal weit fortgeschrittenen Mammakarzinom vor der Mastektomie und bei Tumoren über 3,0 cm Durchmesser zur Tumorverkleinerung angezeigt.

B. Postoperative adjuvante Therapie

Lokale adjuvante (Strahlen-) Therapie

Die Strahlentherapie des Mammakarzinoms hat zum Ziele, Lokalrezidive nach dem chirurgischen Eingriff zu verhindern. Sie ist beim älteren Menschen gut wirksam und wird von ihm auch gut toleriert (Scalliet 1991).

Wenn keine adjuvante Chemotherapie eingeleitet wurde, wird mit der Bestrahlung 2–5 Wochen nach der Operation begonnen. Die Strahlentherapie wird nach brusterhaltenden Operationen obligatorisch zur Bestrahlung des restlichen Mammagewebes aber auch nach einer Ablatio eingesetzt. In beiden Fällen kann das Risiko eines Lokalrezidivs gesenkt werden, nach einer Ablatio mammae wird durch die Strahlentherapie auch die Überlebenszeit der Patientinnen verlängert. Als Indikationen gelten:

1. größere Tumoren (über 4 cm Durchmesser),
2. mediozentrale Tumoren,
3. brustwandnahe Tumoren,
4. eine Tumorentfernung, die nicht im Gesunden gelungen ist,
5. bei Tumorinfiltration der Haut oder der Pektoralisfaszie,
6. bei axillären Lymphknotenmetastasen,
7. im Falle eines Kapseldurchbruches bei Lymphknotenmetastasen,
8. bei Vorliegen von supra- und infraklavikulären Lymphknotenmetastasen.

Eine Kontraindikation für eine Strahlentherapie liegt dann vor, wenn ein Zweitkarzinom besteht, wenn das Stadium einer ausgedehnten Fernmetastasierung erreicht ist und wenn Hautkrankheiten vorliegen.
Eine Multimorbidität und ein sehr hohes Lebensalter werden als relative Kontraindikationen angesehen.

Adjuvante Chemotherapie

a. Bei prämenopausalen Frauen wird die adjuvante Therapie unabhängig vom Hormonrezeptor-Status als Chemotherapie durchgeführt, wenn nicht mehr als 3 axilläre Lymphknoten befallen sind. Ist kein Lymphknoten befallen, dann ist die adjuvante Chemotherapie nur mehr bei einer Tumorgröße von über 1,0 cm gerechtfertigt. Liegen mehr als 3 befallene Lymphknoten vor, dann profitieren die Frauen von der 6 Monate dauernden adjuvanten Therapie nach Bonadonna mit Cyclophosphamid, Methotrexat und Fluorouracil (CMF-Schema) nicht; dann sollte die Therapie mit Adriblastin durch 3 Monate eingeleitet und anschließend mit dem CMF-Schema fortgesetzt werden (A-CMF-Schema).

b. Bei postmenopausalen Frauen wird die adjuvante Therapie vom Hormonrezeptor Status abhängig gemacht.
Hormonrezeptor-positive Karzinomzellen benötigen Östrogene zur ihrem Wachstum. Tamoxifen bindet an den Östrogenrezeptor und erweist sich dabei überwiegend als Östrogen-Antagonist. In dieser Eigenschaft stellt Tamoxifen eine sehr wirksame Therapie des Mammakarzinoms dar. Tamoxifen wird bei nachgewiesenem Lymphknotenbefall (1–9 Lymphknoten) oder aber bei Tumoren über 1,0 cm Durchmesser über einen Zeitraum von 3–5 Jahre verabreicht. Bei operierten Frühkarzinomen beträgt die Reduktion der Rezidivrate nach 1 Jahr Behandlung 21%, nach 2 Jahren Behandlung 29% und nach 5 Jahren Behandlung 47% (Early Breast Cancer Trialists Collaborative Group 1998). Nachdem Tamoxifen in seltenen Fällen die Rezeptoren des Endometriums stimuliert und zum Endometriumkarzinom führt, sind unter einer Tamoxifenbehandlung gynäkologische Kontrollen mit Sonographie mindestens einmal jährlich erforderlich.
Die Wirkung des Tamoxifen wird durch den Einsatz von Aromatasehemmern verstärkt, welche die Umwandlung der in den Nebennieren gebildeten Androgenen zu Östrogenen blockieren. Darüber hinaus befinden sich Anti-Östrogene im ersten klinischen Einsatz, welche sich sowohl spezifischer wie auch wirkungsvoller als Tamoxifen erweisen (Howell 1997).
Bei Hormonrezeptor-negativen Karzinomen ist Tamoxifen nicht wirksam und es bleibt als adjuvante Chemotherapie nur das Bonadonna-Schema als Alternative. Dieses Schema wird zwar auch von Frauen im höheren Lebensalter gut vertragen (Bonadonna 1981), doch ist im Einzelfall zu entscheiden ob es der Patientin zugemutet werden kann, ob ihre Organfunktionen für die Bewältigung dieser Therapie ausreichen und ob eventuell vorliegende Zweiterkrankungen (Kardiomyopathie, Nephropathie, Hepatopathie) diese Therapie überhaupt erlauben.
Wenn allerdings keine Einwände vorliegen, dann sollte auch die postmenopausale Frau von der adjuvanten Chemotherapie nach

Bonadonna profitieren. Sind allerdings 10 oder mehr Lymphknoten befallen, dann steigt das Risiko der Patientin derart hoch an, daß unabhängig vom Hormonrezeptor-Status die adjuvante Chemotherapie mit Adriblastin (A-CMF-Schema) zur Anwendung kommen sollte.

Die Stammzelltransplantation stellt eine wesentliche Bereicherung der zytostatischen Chemotherapie dar. Mit ihrer Hilfe kann die Dosis des Zytostatika deutlich erhöht und damit auch der Therapieerfolg angehoben werden.

c. Die palliative Therapie

Die palliative Therapie hat die Verbesserung der Lebensqualität der Frauen mit weit fortgeschrittenem Mammakarzinom zum Ziel. Dieses Ziel wird dann erreicht, wenn die Tumormasse reduziert und die Nebenwirkungen der Therapie gering gehalten werden können.

Bei einem Rezeptor-positiven Karzinom einer prämenopausalen Frau wird dieses Ziel am besten mit einem LH-RH-Agonisten (Zoladex R) erreicht.

Handelt es sich um ein Rezeptor-positives Karzinom einer postmenopausalen Frau, dann ist die Verabreichung von Tamoxifen angezeigt. Bei weiterer Progredienz des Karzinoms werden Aromatasehemmer eingesetzt, welche die Steroidsynthese noch stärker hemmen.

Wenn die Therapie mit Tamoxifen, dem LH-RH-Agonisten und dem Aromatasehemmer unwirksam ist, dann muß die zytostatische Chemotherapie mit einem Anthracyclin eingeleitet werden. Als Therapieschema steht die Kombination von Fluorouracil, Adriblastin und Cyclophosphamid (FAC-Schema) im Vordergrund. Diese Therapie sollte bis zur Tumorverkleinerung, eventuell bis zur weiteren Tumorprogression durchgeführt werden. In diesem Stadium ist zu überlegen, ob nicht in weiterer Folge einer symptomatischen Therapie der Vorzug gegeben werden sollte.

Die Strahlentherapie ist als palliative Maßnahme dort einzusetzen, wo mit ihrer Hilfe lokale Probleme, wie z.B. neurologische Ausfälle bei Wirbelsäulenmetastasen verbessert oder gelöst werden können.

Die Nachsorge nach der Operation eines Mammakarzinoms muß klinisch alle 3 Monate erfolgen mit Kontrollen der Laborparameter, des Lungenröntgen und mit einer Oberbauchsonographie alle 6 Monate sowie mit einer Mammographie alle 12 Monate. Nach 3 Jahren verbleiben die Mammographie und das Lungenröntgen als jährliche Untersuchung gemeinsam mit der Oberbauchsonographie. Die klinische Untersuchung sollte in halbjährlichen Intervallen fortgesetzt werden.

Die Frühentdeckung des Mammakarzinoms

Die Vorsorgeuntersuchung hat für die frühzeitige Entdeckung des Mammakarzinoms große Bedeutung. Die regelmäßige Untersuchung der Brust durch die Frau selbst und die regelmäßige Kontrolle durch den Arzt lassen das Stadium A des Mammakarzinoms in 40–50% entdecken und etwa 70% der Frauen mit Selbstuntersuchung finden ihr Mammakarzinom (Greenwald 1978). Der Nutzen der Selbstuntersuchung spiegelt sich auch in der Größe eines entdeckten Tumors wieder: Er ist durchschnittlich um 6,1 mm kleiner als der zufällig entdeckte Mammatumor. Als Argumente gegen die Selbstuntersuchung der Frau werden gelegentlich eine dadurch ausgelöste Krebsangst, die Angst vor einer Mastektomie, aber auch die Angst vor einer falschen Interpretation ihres Tastbefundes angeführt. Diese Bedenken sind bei sorgfältiger Aufklärung der Patientin und unter dem Hinweis, daß etwa 80% aller tastbaren tumorösen Veränderungen der Brust nicht kanzerös sind, zu zerstreuen (Miller 1982).

Frauen sollten möglichst früh in der Selbstuntersuchung unterwiesen werden. Allge-

mein akzeptierte Richtlinien sehen folgende Vorgangsweise vor (Dodd 1992):
Schon ab dem Alter von 20 Jahren sollte die monatliche Selbstuntersuchung der Frau beginnen, ergänzt und unterstützt durch eine ärztliche Untersuchung in jedem dritten Jahr. Ab dem Alter von 50 Jahren sollte in Abständen von 1–2 Jahren eine Mammographie durchgeführt werden. Bei Frauen mit hohem Risiko (familiäre Belastung, Nullipara usw.) sollten die genannten ärztlichen Untersuchungsintervalle halbiert und die Mammographie schon prämenopausal begonnen und jährlich durchgeführt werden. Dieses Mammographieprogramm führt bei Frauen über dem 50. Lebensjahr 5mal öfter zur Entdeckung eines Mammakarzinoms als bei Frauen unter 50 Jahren (Kerlikowske 1993), vor allem aber führt es zum Rückgang der Mortalität des Mammakarzinoms.
Trotz dieser Erfolge wird das Screening der Frauen über dem 65. Lebensjahr kaum durchgeführt (Butler 1992).

Das Prostatakarzinom

Das Prostatakarzinom ist das am häufigsten diagnostizierte Karzinom des Mannes und es ist ein typisches Karzinom des höheren Lebensalters. Während es selten vor dem 40. Lebensjahr diagnostiziert wird, beträgt seine Prävalenz um das 80. Lebensjahr etwa 80% und fast 100% bei den hundertjährigen Männern. Allerdings bleiben etwa 75% aller histologisch verifizierten Prostatakarzinome funktionell gutartig (Moon 1992).
Histologisch liegt das Prostatakarzinom in über 95% als Adenokarzinom und der Rest als Urothelkarzinom vor. Die Tumorverdoppelungszeit des Prostatakarzinom ist 4 Monaten bis zu 2 Jahre lang und es kann davon ausgegangen werden, daß zwischen der initialen malignen Transformation und einer Tumorgröße von 1,0 cm etwa 10 Jahre vergehen. Die lokale Metastasierung findet in die Obturatoriuslymphknoten statt, die ossäre Metastasierung erfolgt in 65–85% und bevorzugt das Becken, die Lenden- und die Brustwirbelsäule sowie die Rippen. Die ossären Metastasen weisen in über 50% eine osteoblastische und in weniger als 10% eine osteoklastische Aktivität auf, der Rest ist gemischt osteoblastisch-osteoklastisch.

Zur Entstehung des Prostatakarzinoms tragen genetische, hormonelle und Umweltfaktoren bei (Tabelle 127). Eine positive Familienanamnese erhöht das Risiko weiterer Familienangehöriger, und es kann davon ausgegangen werden, daß der Bruder eines Karzinomträgers ein 4fach höheres Risiko aufweist, ebenfalls ein Prostatakarzinom zu entwickeln (Moon 1989).

Die Empfindlichkeit der Adenokarzinome der Prostata auf Androgene bzw. auf den Androgenentzug ist belegt und hat in die Therapie Eingang gefunden. Die Verabreichung von Testosteron erhöht die Inzidenz des Prostatakarzinoms im Sinne einer permissiven, co-karzinogenen Wirkung (Moon 1989).

Die Rolle der Umweltfaktoren bei der Entstehung des Prostatakarzinoms ist weniger gesichert. Es gibt allerdings Hinweise, daß ein hoher Fettkonsum, daß Abgase, chemi-

Tabelle 127. Risikofaktoren für die Entstehung eines Prostatakarzinoms

A. Karzinogene
   1. Genetische Faktoren
   2. Androgene Stoffe
   3. Chem. Karzinogene (Abgase, Schwermetalle, Druckereiprodukte, Farbenindustrie)
B. Wachstumsfaktoren
   1. Sexualhormone
   2. Peptidhormone (Prolaktin, Insulin, TSH)
   3. Wachstumsfaktoren
C. Andere Faktoren
   1. Konsumgewohnheiten
   2. Sexuelle Aktivität
   3. Prostatahypertrophie

sche Produkte der Farbenindustrie und auch Schwermetalle die Inzidenz des Prostatakarzinoms erhöhen.

Die Klinik des Prostatakarzinoms

Das Prostatakarzinom ist im Frühstadium symptomlos. Sobald der Tumor die hintere Harnröhre erreicht kommt es zunächst zu Miktionsbeschwerden, zur Restharnbildung und auch zur Hämaturie. Schmerzen im Bereich der Lendenwirbelsäule oder des Beckens können beim Mann bereits auf ossäre Metastasen dieser Skelettanteile hinweisen.

Die Diagnose des Prostatakarzinoms

Die Diagnose des Prostatakarzinoms erfolgt histologisch nach einer Prostatabiopsie. Zu dieser Biopsie kommt es, weil entweder ein suspekter rektaler Tastbefund erhoben wurde, weil ein erhöhtes Prostata spezifisches Antigen (PSA) bestimmt wurde, oder weil es andere, z.B. ossäre Hinweise auf das Vorliegen eines Prostatakarzinoms gibt.

Die Histologie des Adenokarzinoms der Prostata reicht vom völlig unreifen bis zum hochdifferenzierten Karzinom.

Ansonst folgt die Stadieneinteilung des Prostatakarzinoms der TNM-Klassifizierung (Tabelle 128).

Die Metastasierung des Prostatakarzinoms erfolgt in der Regel zunächst in die regionären Lymphknoten des Beckens und erst anschließend in die abdominellen Lymphknoten und/oder in das Skelett bzw. in die Lungen und in das Gehirn (Klein 1979). Die Beckenlymphknoten sind zwar mit der Computertomographie zu erfassen, jedoch gelingt mit dieser Methode nicht die Identifikation der kanzerös entarteten Lymphknoten. Wesentliche diagnostische Beiträge

Tabelle 128. Stadieneinteilung des Prostatakarzinoms

TNM-System

T1	Tumor – klinisch und durch bildegebende Verfahren nicht nachweisbar
T1a	Tumor – zufällig histolog. Befund in weniger als 5% des resezierten Gewebes (operierte Prostatahypertrophie)
T1b	Tumor – zufällig histolog. Befund in mehr als 5% des Gewebes
T1c	Tumor – identifiziert durch Stanzbiopsie (bei erhöhtem PSA)
T2	Tumor – auf die Prostata begrenzt
T2a	Tumor – befällt die Hälfte eines Lappens oder weniger
T2b	Tumor – befällt einen Lappen, aber mehr als die Hälfte
T2c	Tumor – befällt beide Seitenlappen
T3	Tumor – hat die Prostatakapsel durchbrochen
T3a	Tumor – durchbricht die Kapsel unilateral
T3b	Tumor – durchbricht die Kapsel bilateral
T3c	Tumor – befällt die Samenblase
T4	Tumor – ist fixiert oder infiltriert Nachbarstrukturen
T4a	Tumor – infiltriert Blasenhals und/oder Sphinkter ext. und/oder Rektum
T4b	Tumor – infiltriert Levator–Muskeln und/oder Beckenwand
N	Regionäre Lymphknoten
N1	Metastase in solitärem Lymphknoten, Größe 2,0 cm oder kleiner
N2	Metastasen solitär oder multipel, aber kleiner als 5,0 cm
N3	Metastasen in Lymphknoten, größer als 5,0 cm
M1	Fernmetastasen (spezifiziert nach Organen)

sowohl beim Staging wie auch bei der Therapiebeurteilung liefert die transrektale Sonographie, auch wenn sie den Rezidivbeginn des Karzinoms nicht erfassen kann (Resnick 1980).
Bei der Suche nach Skelettmetastasen ist die Szintigraphie dem Skelettröntgen überlegen und sollte für ein exaktes Staging zur Anwendung kommen (Klein 1979). Am häufigsten treten Knochenmetastasen im Becken, in der Wirbelsäule und in den Rippen auf.
Die Prognose des Prostatakarzinoms ist weniger abhängig von seiner Ausbreitung als vielmehr von seiner Histologie. Die Progressionsrate ist bei wenig differenzierten Karzinomen etwa 20mal höher und die Mortalitätsrate etwa 200mal höher als bei hoch differenzierten Karzinomen (Johanssen 1989).

Die Früherkennung des Prostatakarzinoms

Die Einführung des Prostata-spezifischen Antigens (PSA) hat die Früherkennung und die Diagnostik des Prostatakarzinoms wesentlich beeinflußt. Es wird in hohem Maße zur Frühentdeckung des Prostatakarzinoms eingesetzt. Der Bewertung der Ergebnisse dieser Bestimmung sind allerdings Grenzen gesetzt, weil die Bildung des PSA nicht alleine auf das Karzinomgewebe beschränkt ist, sondern weil es auch in hyperplastischem Gewebe synthetisiert wird (Stamey 1987). Darüber hinaus steigen die PSA-Werte auch mit dem Lebensalter an. Umgekehrt gehen nicht alle Prostatakarzinome mit einer gesteigerten Bildung von PSA einher. Bis zu 40% aller Patienten mit Prostatektomie weisen bei einem auf die Prostata beschränkten Karzinom kein erhöhtes PSA auf (Oesterling 1991). Dies bedeutet, daß die Zahl der falsch-positiven aber auch der falsch-negativen PSA-Befunde hoch ist.
Unter Beachtung dieser möglichen Fehlbefunde erscheinen im Hinblick auf die Praktikabilität folgende altersbezogenen Referenzwerte sinnvoll (Oesterling 1993):

Alter	PSA-Werte (ng/ml)
40–49	0,0–2,5
50–59	0,0–3,5
60–69	0,0–4,5
70–79	0,0–6,5

Die Bestimmung des „freien PSA" steigert die Sensibilität des PSA-Screening vor allem bei PSA-Werten über 4,0 ng/ml, aber auch schon bei Werten über 2,6 ng/ml (Catalona 1997).
Im praktischen Vorgehen eines Screenings für das Prostatakarzinom sind sowohl die digitale rektale Untersuchung der Prostata wie auch die Bestimmung des PSA unverzichtbar. Beide Untersuchungen ergänzen sich zur Minimierung von negativen Fehlbefunden.

Die Behandlung des Prostatakarzinoms

A. Erfassung des Karzinomstadiums (Staging)

Der Behandlung des Prostatakarzinoms muß die Erfassung des Karzinomstadiums vorausgehen. Dabei ist die Trennung zwischen dem auf die Prostata beschränkten, lokalisierten Karzinom und jenem Karzinom, welches bereits die Organgrenzen überschritten oder metastasiert hat, von größter Bedeutung. Solange sich nämlich das Karzinom nicht über die Organgrenzen ausgebreitet hat, ist es als heilbar anzusehen.
Die Untersuchung der Prostata erfolgt zunächst digital rektal, im weiteren mittels der transrektalen Sonographie und/oder der Magnetresonanztomographie. Die Lymphknotenausbreitung wird mit den gleichen Methoden erfaßt, letztlich kann jedoch nur die Lymphadenektomie über den Lymphknotenbefall Auskunft geben. Für die Suche

nach Skelettmetastasen wird am besten die Knochenszintigraphie eingesetzt.

B. Behandlung

Bei der Behandlung des Prostatakarzinoms ist prinzipiell zwischen einer kurativen und einer palliativen Therapie zu unterscheiden. Die kurative Therapie besteht in der radikalen Prostatektomie oder in der Strahlentherapie des Karzinoms. Die Prostatektomie des auf die Prostata beschränkten Karzinoms weist nach 10 Jahren eine Überlebensrate von über 85% auf (Paulson 1990). Bei Patienten über 75 Jahre und bei Vorliegen eines höher differenzierten Karzinoms ist auch ein kontrolliertes Zuwarten vertretbar (Moon 1992).

Die Strahlentherapie weist keine mit der radikalen Prostatektomie vergleichbaren Erfolgsraten auf, weil nach der Bestrahlung doch immer wieder eine positive Histologie und auch eine Tumorprogredienz nachzuweisen sind. Dafür besitzt die Bestrahlung die Vorteile der fehlenden Operationsmortalität und einer geringeren Häufigkeit der Impotenz, doch treten nach der Strahlentherapie nicht selten eine Strahlenzystitis und Strikturen der Urethra sowie eine Proktitis mit Durchfällen auf.

Im Stadium T3 des Prostatakarzinoms besitzen die unbehandelten Patienten eine 5-Jahres-Überlebensrate von 50%. Weder die chirurgische Intervention oder die Strahlentherapie noch die Hormontherapie ermöglichen eine effektive Kontrolle dieses Karzinomstadiums (Gibbons 1989). Eine Hormonbehandlung mit anschließender Prostatektomie oder aber eine Brachytherapie ergeben die besten Resultate.

Das gleiche Behandlungsschema ergibt ähnliche Behandlungsergebnisse im Stadium T4N+.

Für das Stadium T4M1, d.h. dem Vorliegen von Knochenmetastasen, ist die Hormontherapie oder die Orchidektomie unverändert die Therapie der Wahl. Was die Wirksamkeit der Hormontherapie anlangt, macht es wenig Unterschied ob Östrogene (Stilböstrol – Honvan R) oder Gonadotropin-Agonisten (Zoladex R), welche bei nichtpulsatiler Verabreichung zur Reduktion der GnRH-Rezeptoren in der Hypophyse mit nachfolgendem Sistieren der Hormonproduktion aus den Gonaden führen, verabreicht werden. Der Nachteil der Östrogene liegt allerdings im Auftreten einer Gynäkomastie und im Auftreten von Thrombosen. Die gleichzeitige Verabreichung von Anti-Androgenen (Fugerel R) zum GnRH hemmt kompetitiv jenes Androgen, welches aus der Nebenniere und unabhängig von GnRH sezerniert wird (Crawford 1989).

Die Behandlung von Hormon-refraktären Prostatakarzinomen mit zytostatischer Chemotherapie ist kaum erfolgreich (Berlin 1998). Eher ist noch mit Bisphosphonaten eine Suppression der Knochenresorption bei Knochenmetastasen zu erzielen (Pelger 1998).

Die Nachsorge des Patienten ist seit der Einführung des PSA wesentlich vereinfacht: Nach der radikalen und erfolgreichen Prostatektomie ist das PSA im Blut nicht mehr nachweisbar und bei halbjährlichen Kontrollen gibt jeder Anstieg einen Hinweis auf das Persistieren der Karzinomkrankheit bzw. auf die Nicht-Radikalität des urologischen Eingriffes.

Nach einer Strahlentherapie oder nach einer Hormontherapie geht das PSA nur langsam zurück, sodaß durch den Rückgang einerseits eine prognostische Aussage möglich wird und andererseits bei einem neuerlichen Anstieg des PSA ein Zeichen für die Progredienz des Karzinoms gesetzt ist.

Das Bronchuskarzinom

Das Bronchuskarzinom ist der häufigste maligne Tumor in der industrialisierten Welt (Tabelle 121). Es ist darüber hinaus bei den Männern mit über 30% und bei den Frauen mit über 20% für die jeweils meisten Krebstodesfälle verantwortlich. Die Lebenserwartung der Patienten mit einem Bronchuskarzinom ist sehr kurz. Es sterben weit über 80% der Patienten 5 Jahre nachdem die Diagnose gestellt wird. Selbst von den Patienten mit noch lokaler Erkrankung sterben fast 50% innerhalb der nächsten 5 Jahre.

Das Bronchuskarzinom ist – ähnlich wie das Prostatakarzinom und das Dickdarmkarzinom – ein Karzinom des höheren Lebensalters. Die höchste Inzidenz des Karzinoms wird zwischen dem 55. und 65. Lebensjahr registriert. Insgesamt ist bei den Männern zuletzt ein leichter Rückgang der Tumorinzidenz festzustellen, allerdings nimmt dafür die Inzidenz des Bronchuskarzinoms bei den Frauen zu (Stolley 1983).

Mit allen diesen epidemiologischen Veränderungen hat auch die Inzidenz des Adenokarzinoms stark zugenommen und jene des Plattenepithelkarzinoms überholt (Travis 1995).

Die Diagnose des Bronchuskarzinoms erfolgt in der Regel erst spät, bzw. ist das Karzinom zum Zeitpunkt seiner Entdeckung bereits weit fortgeschritten. Bei nur 15% aller Patienten mit einem Bronchuskarzinom handelt es sich zum Zeitpunkt der Entdeckung um eine lokale Erkrankung, weitere 25% weisen einen Befall der regionären Lymphknoten auf und mehr als 55% müssen bereits als systemische Erkrankung betrachtet werden.

Trotz dieser zahlreichen negativen Aspekte hat die 5-Jahres-Überlebensrate zwischen 1960 und 1990 vor allem durch das koordinierte chirurgische, strahlentherapeutische und chemotherapeutische Vorgehen von 8% auf 14% zugenommen.

Als Ursache des Bronchuskarzinoms steht das Zigarettenrauchen weit an der Spitze. Etwa 90% aller Bronchuskarzinome werden auf diese Ursache zurückgeführt, wobei das Alter bei Rauchbeginn, die Dauer der Rauchgewohnheit und die Anzahl der gerauchten Zigaretten die größte Bedeutung besitzen. Das Risiko der Raucher, ein Bronchuskarzinom zu entwickeln, ist 10–15mal höher als jenes der Nichtraucher, während das Risiko der Passiv-Raucher um 1,5mal höher liegt (Tabelle 129).

Neben dem Zigarettenrauchen spielen auch berufliche Expositionen wie z.B. eine Asbest-Exposition (Landrigan 1998) oder auch eine Nickel-Exposition eine Rolle. Auch Umweltfaktoren wie Luftverschmutzung oder ionisierende Strahlen durch Radon besitzen Bedeutung (Vähäkangas 1992). Der genetischen Disposition kommt bei Bronchuskarzinom weniger Bedeutung zu. Zur Tumorbildung bedarf es offenbar sowohl einer Aktivierung von Onkogenen, hauptsächlich der K-ras-Gene wie auch der Inaktivierung einiger Suppressor-Gene (Nemunaitis 1998).

Klinik und Diagnose des Bronchuskarzinoms

Das lokale, endobronchiale Tumorwachstum verursacht in der Regel sehr wenige Symptome. Wenn es solche tatsächlich gibt, dann stehen Hustenreiz und Hüsteln, Hämoptysen, ein Stridor und auch eine Dyspnoe im Vordergrund. Bei weiterem Tumorwachstum kommt es zur Atelektase, die häufig zur Pneumonie führt.

Bei den Symptomen des Bronchuskarzinoms ist zu beachten, daß das Karzinom die Oberlappen und die Hauptbronchi bevorzugt.

Die Symptome des Bronchuskarzinoms sind beim älteren Menschen nicht nur spärlich sondern vielfach auch uncharakteristisch

Tabelle 129. Hochrisikogruppen für das Bronchuskarzinom

1. Starke Raucher (über 20 Zigaretten pro Tag)
2. Alter über 45 Jahre
3. Berufsanamnese
4. Familienanamnese

und können schwer zugeordnet werden. Der durch das Bronchuskarzinom des chronischen Rauchers ausgelöste Hustenreiz ist selten ein neues Symptom, sondern wird in der Regel dem Rauchen zugeordnet werden.

Auch die Dyspnoe wird eher der chronischen Bronchitis bzw. dem Empyhsem zugeschrieben. Für den mit dem Karzinom in Verbindung stehenden Gewichtsverlust gibt es im höheren Alter viele Gründe, es muß ihm in jedem Fall nachgegangen werden.

Wenn der Tumor die Lungenperipherie erreicht, addiert sich ein pleuraler Schmerz, der die Dyspnoe weiter steigert. Die Größenzunahme des Tumors kann zur Kompression des N. recurrens, des N. phrenicus aber auch des Ösophagus führen mit Heiserkeit, Zwerchfellhochstand und einer Dysphagie. Die Beteiligung des zervikalen Sympathikus löst gelegentlich ein Horner-Syndrom aus. Periphere Metastasen führen zu einem sehr variablen Bild, häufig sind ossäre Metastasen mit Knochenschmerzen verbunden.

Paraneoplastische Syndrome treten beim Bronchuskarzinom besonders häufig auf. Sie sind vielfach geprägt durch ektope Hormonproduktionen des Tumors und den durch sie verursachten klinischen Bildern. Die Synthese von ACTH, PTH, ADH und des natriuretischen Peptids stehen dabei im Vordergrund. Andere Symptome werden durch immunologische Vorgänge ausgelöst, wobei neurologische und myopathische Bilder, die von einer Polymyositis bis zu

Tabelle 130. Stadieneinteilung des Bronchuskarzinoms

TNM-System

Tis	Tumor in situ
T1	Tumor – Größe 3,0 cm oder weniger
T2	Tumor – größer als 3,0 cm oder Befall des Hauptbronchus, 2,0 cm oder weiter distal der Carina, oder Befall der viszeralen Pleura, oder mit Atelektase bis zum Hilus
T3	Tumor – jeder Größe mit Infiltration der Brustwand, oder des Zwerchfells, oder der mediastinalen Pleura
T4	Tumor – jeder Größe mit Infiltration des Mediastinums, des Herzens, großer Gefäße, des Ösophagus, der Carina oder eines Wirbelkörpers, oder Tumor mit malignem Pleuraerguß
N	Regionärer Lymphknotenbefall
N1	Metastasen in ipsilateralen, peribronchialen Lymphknoten oder in ipsilateralen Hiluslymphknoten
N2	Metastasen in ipsilateralen mediastinalen u./od subcarinalen Lymphknoten
N3	Metastasen in kontralateralen mediastinalen oder kontralateralen Hiluslymphknoten
M1	Fernmetastasen (spezifiziert nach Organen)

Stadieneinteilung

Stadium I:	T1–2, N0, M0
Stadium II:	T1–2, N1, M0
Stadium IIIa:	T1–2, N2, M0 sowie T, N0–2, M0
Stadium IIIb:	jedes T, N3, M0 sowie T4, jedes N, M0
Stadium IV:	jedes T, jedes N, M1

kortikalen Ausfällen reichen, überwiegen. Zu den paraneoplastischen Syndromen gehören noch die spontane Thrombose (Prandoni 1992) und die hypertrophe Osteoarthropathie (Trommelschlegelfinger).
Bei Verdacht auf ein Bronchuskarzinom wird zunächst ein Lungenröntgen in 2 Ebenen und zur Beurteilung der Lymphknotenstationen sowie des Mediastinums eine Computertomographie durchgeführt. Die Bronchoskopie mit einem flexiblen Gerät ermöglicht dazu nicht nur eine exakte Lokalisation sondern durch die angeschlossene Biopsie auch die histologische Zuordnung. Diese Untersuchungen ermöglichen auch die Stadieneinteilung des Karzinoms (Tabelle 130).
Die Diagnose des Bronchuskarzinoms bedarf einer zellmorphologischen Bestätigung. Das Material dazu muß aus dem Sputum, aus einer bronchoalveolären Lavage oder aus dem Biopsiematerial nach Bronchoskopie, aus einer transbronchialen Biopsie oder aus einer transthorakalen Lungenbiopsie gewonnen werden. Für periphere, pleuranahe Tumoren ist gelegentlich eine Thorakoskopie notwendig.
Tumormarker im Serum besitzen eine geringe Sensitivität und damit geringe Bedeutung für die Diagnose des Bronchuskarzinoms. Ihre Sensitivität steigt aber, wenn sie in der bronchoalveolären Lavage (BAL) bestimmt werden, sodaß ihre Anwendung sowohl beim Screening wie auch bei der Risikoabschätzung Bedeutung gewinnt (Kobayashi 1994). Histologisch dominieren die Adenokarzinome und die Plattenepithelkarzinome bei weitem, jedoch weisen die kleinzelligen Bronchuskarzinome die schlechteste Prognose auf (Tabelle 131).

Die Behandlung des Bronchuskarzinoms

Die Behandlung des Bronchuskarzinoms bedarf der intensiven Kooperation zwischen dem Pulmologen, dem Thoraxchirurgen und dem Strahlentherapeuten.
Nach Möglichkeit sollte die radikale chirurgische Tumorentfernung angestrebt werden, doch ist eine solche von der Tumorausbreitung (Staging), von der histologischen Klassifizierung und von der Operabilität des Patienten abhängig. Das Alter per se nimmt weder auf die postoperative Mortalität noch auf die Überlebenszeit des Patienten Einfluß (Jack 1997). Bei der Behandlung wird prinzipiell zwischen den nicht-kleinzelligen und den kleinzelligen Bronchuskarzinomen unterschieden, weil die nicht-kleinzelligen Karzinome in den Stadien I und II einer chirurgischen Therapie gut zugänglich sind. Auch das Stadium IIIa ist für eine Resektion geeignet, wenn die Lokalisation des Karzinoms einerseits und der gesundheitliche Zustand des Patienten andererseits günstig

Tabelle 131. Histologie, Häufigkeit und 5-Jahres-Überlebensrate der Lungenkarzinome (Tarvis 1995)

	Häufigkeit	5-Jahres-Überlebensrate
Adenokarzinome (mit allen Subtypen)	32%	17%
Plattenepithelkarzinome	29%	15%
Kleinzellige Karzinome	18%	5%
Großzellige Karzinome	9%	11%
Bronchioalveoläre Karzinome	3%	42%
Karzinoide	1%	84%
Andere	8%	

sind. Im Stadium IIIa verbessert eine präoperative Chemotherapie die Prognose des Patienten (Rosell 1994).
Nicht-kleinzellige Karzinome sprechen auf eine primäre Chemotherapie nur gering an, dagegen sind die kleinzelligen Bronchuskarzinome, die eine sehr rasche Ausbreitungstendenz aufweisen, gut empfänglich für eine Chemotherapie.
Die Operabilität des Patienten spielt gerade im höheren Lebensalter eine große Rolle und ist in erster Linie von seinem kardiorespiratorischen Zustand abhängig. Weder bei einer bestehenden Herzinsuffizienz noch bei einer deutlichen Einschränkung der Lungenfunktion kann eine Resektion durchgeführt werden. Dazu kommt, daß die postoperative Lungenfunktion schon präoperativ ins Kalkül gezogen werden muß. Eine solche Aussage wird durch die quantitative Perfusionsszintigraphie ermöglicht. Jedenfalls sollte der präoperative FEV-1-Wert bei geplanter Pneumektomie über 2,5 Liter und bei geplanter Lobektomie über 1,75 Liter liegen. Parenchymsparende, bronchoplastische Resektionsverfahren wie z.B. die Manschettenresektion erreichen die notwendige Radikalität, erhalten aber soviel an Lungengewebe, daß ausreichend Lebensqualität für den Patienten verbleibt.
Die Strahlentherapie des Bronchuskarzinoms kommt entweder als definitive Therapie oder als kombinierte Therapie mit chirurgischer oder Chemotherapie, oder aber als palliative Therapie zum Einsatz.
Als definitive Therapie kommt die Strahlentherapie in jenen Fällen zum Einsatz, in welchen aus technischen oder aus funktionellen Gründen die chirurgische Resektion nicht möglich ist.
Als kombinierte Behandlung ist die Strahlentherapie beim nicht-kleinzelligen Bronchuskarzinom ab dem Stadium II zur Verbesserung der regionalen Tumorkontrolle angezeigt. Inoperable Tumorstadien sollten der definitiven Bestrahlung zugeführt werden. Hoch dosierte Strahlentherapie alleine (Willers 1998) oder eine Kombination mit Chemotherapie kommen zum Einsatz.
Beim kleinzelligen Bronchuskarzinom ist die Bestrahlung der primären Tumorregion und der regionären Lymphknoten anzuraten. Bei dieser Histologie ist nach Erreichen einer kompletten lokoregionären Remission auch die Ganzhirnbestrahlung zu empfehlen. Eine solche senkt beim kleinzelligen Bronchuskarzinom aber auch bei Adenokarzinom und beim anaplastischen Karzinom das Auftreten von Hirnmetastasen signifikant (Smith 1996). Die palliative Strahlentherapie besitzt gerade für die Lebensqualität der karzinomkranken Patienten große Bedeutung. Gleichgültig ob es sich um strategisch bedeutsame Metastasen im Skelett oder im Gehirn handelt, ist mit dieser Behandlungsform in der Regel eine Besserung der Beschwerden und Symptome zu erzielen.
Die Chemotherapie besitzt beim nicht-kleinzelligen Bronchuskarzinom vor allem als adjuvante oder als neoadjuvante Behandlung Bedeutung. Beim kleinzelligen Bronchuskarzinom ist die Chemotherapie jedoch die Therapie der Wahl. Sie ist beim älteren Menschen ähnlich gut wirksam wie beim jüngeren Patienten, wenn auch Nebenwirkungen wie Fieber, Leukopenie oder Kardiotoxizität etwas häufiger auftreten (Westeel 1998).
Unter den Patienten mit nicht-kleinzelligem Karzinom ist der Anteil der nicht primär resezierbaren Tumorstadien etwa 70% hoch. Sie weisen eine schlechte Prognose auf und werden mit einer Kombination von Strahlentherapie und Chemotherapie behandelt. Damit gelingt es, das Überleben um Monate zu steigern, eine klinische Tumorregression wird in etwa 5% erzielt.
Kleinzellige Bronchuskarzinome weisen in unbehandeltem Zustand eine mittlere Überlebenszeit von 6–20 Wochen auf. Unter einer mit chirurgischer Resektion oder Strahlentherapie kombinierten Chemothe-

rapie kann dieses Überleben auf 40–70 Wochen angehoben werden. Die z.Z. erfolgreichste Chemotherapie besteht aus einer Kombination von Etoposid und Cisplatin oder aus einer Kombination von Adriamycin, Cyclophosphamid und Oncovin (ACO) (Westeel 1998), welche nach einer Initialdosis dem Blutbildverlauf entsprechend individuell dosiert fortgesetzt werden. Die Verabreichung von Erythropoietin und Granulozytenkolonie stimulierenden Faktoren unterstützt diese Therapie.

Literatur

Agrez MV, Coory M, Cockburn J (1998) Population screening for colorectal carcinom with fecal-occult blood testing. Cancer 81: 1803–1807

Austoker J (1994a) Cancerprevention: setting the scene. Br Med J 308: 1415–1420

Austoker J (1994b) Screening for ovarian, prostatic, and testicular cancers. Br Med J 309: 315–320

Beart RW, Curlee F (1978) Intestinal stomas: managing the „unmentionable". Geriatrics 33/11: 45–50

Berger HG, Gögler H, Kraas E, Schulz E, Bittner R (1979) Ergebnisse der chirurgischen Therapie des Dickdarmkarzinoms beim über 70jährigen Patienten. In: Rehn J (Hrsg) Der alte Mensch in der Chirurgie. Springer, Berlin Heidelberg New York, S 174–176

Berlin JD, Propert KJ, Trump D, Wilding G, Hudes G, Glick J, Burch P, Keller A, Loehrer P (1998) 5-Fluorouracil and leucovorin therapy in patients with hormone refractory prostate cancer: an Eastern Cooperative Oncology Group Phase II Study (E 1889). Am J Clin Oncol 21: 171–176

Bernabei R, Gambassi G, Lapane K, Landi F, Gatsonis C, Dunlop R, Lipsitz L, Mor V, for the SAGE Study Group (1998) Management of pain in elderly patients with cancer. J Am Med Assoc 279: 1877–1882

Blackledge G (1998) New developments in cancer treatment with the novel thymidylate synthase inhibitor raltitrexed („Tomudex"). Br J Cancer 77 [Suppl 2]: 29–37

Bonadonna G, Valagussa P (1981) Dose-response effect of adjuvant chemotherapy in breast cancer. N Engl J Med 304: 10–15

Burke W, Petersen G, Lynch P, Botkin J, Daly M, Garber J, Kahn MJE, McTiernan A, Offit K, Thomson E, Varricchio C, for the Cancer Genetics Studies Consortium (1997) Recommensations for follow-up care of individuals with an inherited predisposition to cancer. I. Hereditary nonpolyposis colon cancer. J Am Med Assoc 277: 915–919

Butler AN (1992) Screening mammography for older women: a case of mixed messages. Arch Intern Med 152: 922–925

Canellos GP, Hellman S (1982) The management of early breast cancer. N Engl J Med 306: 1430–1432

Catalona WJ, Smith DS, Ornstein DK (1997) Prostate cancer detection in men with serum PSA concentrations of 2,6 to 4,0 ng/ml and benign prostate examination. J Am Med Assoc 277: 1452–1455

Cleeland CS (1998) Undertreatment of cancer pain in elderly patients. J Am Med Assoc 279: 1914–1915

Colditz GA (1994) Oral contraceptive use and mortality during 12 years of follow-up: The Nurses Health Study. Ann Intern Med 120: 821–826

Council on Scientific Affairs (1984) Early detection of breast cancer. JAMA 252: 3008–3011

Crawford ED, Eisenberger MA, McLeod DG, Spaulding JT, Benson R, Dorr FA, Blumenstein BA, Davis MA, Goodman PJ (1989) A controlled trial of leuprolide with and without flutamide in prostatic carcinoma. N Engl J Med 321: 419–424

Curless R, French JM, Williams GV, James OF (1994) Colorectal carcinoma: do elderly patients present differently? Age Ageing 23: 102–107

de Graaf H, Willemse PHB, Sleijfer DT (1994) Review: breast cancer in elderly patients. Age Ageing 23: 424–427

Delendi M, Gardison D, Ribol E, Sasco AJ (1989) Latent colorectal cancer found at necropsy. Lancet ii: 1331–1332

Dodd GD (1992) American Cancer Society guidelines on screening for breast cancer: an overview. Cancer 69: 177–180

Dukes CE, Bussey HJR (1958) The spread of rectal cancer and its effect on prognosis. Br J Cancer 12: 1860–1864

Dunlop M, Campbell H (1997a) Screening for people with a family history of colorectal cancer. Br Med J 314: 1779–1780

Dunlop MG (1997b) Colorectal cancer. Br Med J 314: 1882–1885

Early Breast Cancer Trialists Collaborative Group (1998) Tamoxifen for early breast cancer: an overview of the randomised trials. Lancet 351: 1451–1467

Fentiman IS, Tirelli U, Monfardini S, Schneider M, Festen J, Cognetti F, Aapro MS (1990) Cancer in the elderly: why so badly treated? Lancet 335: 1020–1022

Fielding LP, Phillips RKS, Hittinger R (1989) Factors influencing mortality after curative resection for large bowel cancer in elderly patients. Lancet i: 595–597

Finlay IG, Meek DR, Gray HW, Duncan JG, McArdle CS (1982) Incidence and detection of occult hepatic metastases on colorectal carcinoma. Br Med J 284: 803–805

Ford D, Easton DF, Bishop DT, Narod SA, Goldgar DE (1994) Risk of cancer in BRCA1-mutation carriers. Lancet 343: 692–695

Gibbons RP, Correa RJ, Bannen GE, Weissman RM (1989) Total prostatectomy for clinically localised prostatic cancer: long-term results. J Urol 141: 564–566

Gomez ER, Rosenthal D (1984) Management of a subcutaneous colostomy perforation. Dis Col Rect 27: 651–653

Greenwald P, Nasca PC, Lawrence CE, Horton J, McGarrah RP, Gabriele T, Carlton K (1978) Estimated effect of breast self-examination and routine pyhsician examinations on breast cancer mortality. N Engl J Med 299: 271–273

Howell A, Dowsett M (1997) Recent advances in endocrine therapy of breast cancer. Br Med J 315: 863–866

Hubay CA, Pearson OH, Marshall JS, Rhodes RS, DeBanne SM, Rosenblatt J, Mansour EG, Hermann RE, Jones JC, Flynn WJ, Eckert C, McGuire WL (1980) Adjuvant chemotherapy, antiestrogen therapy and immunotherapy for stage II breast cancer: 45-month follow-up of a prospective, randomized clinical trial. Cancer 46: 2805–2808

Hunter DJ, Spiegelman D, Adami HO, Beeson L, Van den Brandt P, Folsom AR, Fraser GE, Goldbohm RA, Graham S, Howe GR, Kushi LH, Marshall JR, McDermott A, Miller AB, Speizer FE, Wolk A, Yaun SS, Willett W (1996) Cohort studies of fat intake and the risk of breast cancer – pooled analysis. N Engl J Med 334: 356–361

Irvin TT (1988) Prognosis of colorectal cancer in the elderly. Br J Surg 75: 419–421

Jack CI, Lye M, Lesley F, Wilson G, Donnelly RJ, Hind CR (1997) Surgery for lung cancer: age alone is not a contraindication. Int J Clin Pract 51: 423–426

Jensen J, Kewenter J, Haglind E, Lycke G, Svensson C, Ahren C (1986) Diagnostic accuracy of double contrast enema and rectosigmoidoscopy in connection with faecal occult blood testing of rectosigmoid neoplasms. Br J Surg 73: 961–964

Johansson JE, Adami HO, Andersson SO, Bergström R, Krusemo UB, Kraaz W (1989) Natural history of localised prostatic cancer. Lancet i: 799–803

Kemppainen M, Räihha I, Rajala T, Sourander L (1993) Delay in diagnosis of colorectal cancer in elderly patients. Age Ageing 22: 260–264

Kerlikowske K, Grady D, Barclay J, Sickles EA, Eaton A, Ernster V (1993) Positive predictive value of screening mammography by age and family history of breast cancer. J Am Med Assoc 270: 2444–2450

Klein LA (1979) Prostatic carcinoma. N Engl J Med 300: 824–833

Klurfeld DM (1992) Dietary fiber-mediated mechanism in carcinogenesis. Cancer Res 52 [Suppl]: 2055S–2059S

Kobayashi T, Kawakubo T (1994) Prospective investigation of tumor markers and risk assessment in early cancer screening. Cancer 73: 1946–1953

Kronborg O, Fenger C, Olsen J, Jorgensen OD, Sondergaard O (1996) Randomised study of screening for colorectal cancer with faecal-occult-blood test. Lancet 348: 1467–1471

Lamas AM, Horwitz RI, Peck D (1984) Usefulness of mammography in the diagnosis and management of breast disease in postmenopausal women. JAMA 252: 2999–3002

Landrigan PJ (1998) Asbestons – still a carcinogen. N Engl J Med 338: 1618–1619

Lilienfeld AM (1963) The epidemiology of breast cancer. Cancer Res 23: 1503–1513

Mandel JS, Bond JH, Church TR, Snover DC, Bradley GM, Schuman LM, Ederer F, for the Minnesota Colon Cancer Control Study (1993) Reducing mortality from colorectal cancer by screening for fecal occult blood. N Engl J Med 328: 1365–1371

Margreiter R (1980) Die Bedeutung der Hormonrezeptor-Analyse für die Therapie des Mammakarzinoms. Berichte Öst Ges Klin Chemie 3: 80–85

Miller AB, Bulbrook RD (1982) Screening, detection, and diagnosis of breast cancer. Lancet i: 1109–1111

Moon TD, Sloane BB (1989) Prostatic adenocarcinoma. J Am Geriatr Soc 37: 55–64

Moon TD (1992) Prostate cancer. J Am Geriatr Soc 40: 622–627

Mushlin AI (1985) Diagnostic tests in breast cancer. Ann Intern Med 103: 79–85

Nemunaitis J, Klemow S, Tong A, Courtney A, Johnston W, Mack M, Taylor W, Solano M, Stone M, Mallams J, Mues G (1998) Prognostic value of K-ras mutations, ras oncoprotein, and c-erb B2 oncoprotein expression in adenocarcinoma of the lung. Am J Clin Oncol 21: 155–160

Nobile MT, Barzacch MC, Sanguineti O, Gozza A, Vincenti M, Lavarello A, Cognein P, Lionetto R, Oercivale PL, Bertoglio S, Murolo C, Esposiot M, Vannozzi MO, Rosso R (1998) Activity of high dose 24 hour 5-fluorouracil infusion plus l-leucovorin in advanced colorectal cancer. Anticancer Res 18: 517–521

Oesterling JE (1991) Prostate-specific antigen: a critical assessment of the most useful tumor marker for adenocarcinoma of the prostate. J Urol 145: 907–923

Oesterling JE, Jacobsen SJ, Chute CG, Guess HA, Girman CJ, Panser LA, Lieber MM (1993) Serum prostate-specific antigen in an community-based population of healthy men. J Am Med Assoc 270: 860–864

Papatestas AE, Mulvihill M, Josi C, Ioannivich J, Lesnick G, Aufses AH (1980) Parity and prognosis in breast cancer. Cancer 45: 191–194

Parshad R (1997) Adjuvant therapy in colorectal cancer. Trop Gastroenterol 18: 139–144

Patterson WB (1989) Surgical issues in geriatric oncology. Semin Oncol 16: 57–65

Patterson WB (1992) Cancer in old people: an overview. In: Evans JG, Williams TF (eds) Oxford textbook of geriatric medicine. Oxford University Press, Oxford New York Tokyo

Paulson DF, Moul JW, Walther PJ (1990) Radical prostatectomy for clinical stage T1–2N0M0 prostatic adenocarcinoma: long-term results. J Urol 144: 1180–1184

Pelger RC, Hamdy NA, Zwinderman AH, Lycklama A, Nijholt AA, Papapoulos SE (1998) Effects of the bisphosphonate olpadronate in patients with carcinoma of the prostate metastatic to the skeleton. Bone 22: 403–408

Prager E (1984) The continent colostomy. Dis Col Rect 27: 235–237

Prandoni P, Lensing AWA, Büller HR, Cogo A, Prins MH, Cattelan AM, Cuppinie S, Noventa F, ten Cate JW (1992) Deept-vein thrombosis and the incidence of subsequent symptomatic cancer. N Engl J Med 327: 1128–1133

Rosell R, Gomez-Codina J, Camps C, Maestre J, Padille J, Canto A, Mate JL, Li S, Roig J, Olazabal A, Canela M, Ariza A, Skacel Z, Morera-Prat J, Abad A (1994) A randomized trial comparing preoperative chemotherapy plus surgery with surgery alone in patients with non-small-cell lung cancer. N Engl J Med 330: 153–158

Scalliet P (1991) Radiotherapy in the elderly. Eur J Cancer 27: 3–5

Smith IE (1996) Prophylactic cranial irradiation for small-cell lung cancer. Lancet 348: 350

Stamey TA, Yang N, Hay AR, McNeal JE, Freiha FS, Redwine E (1987) Prostate-specific antigen as a serum marker for adenocarcinoma of the prostate. N Engl J Med 317: 909–916

Steinberg KK, Thacker WD, Smith SJ, Stroup DF, Zack MM, Flanders WD, Berkelman RL (1991) A meta-analysis of the effect of estrogen replacement therapy on the risk of breast cancer. J Am Med Assoc 265: 1985–1900

Stjernsward J (1998) WHO cancer pain relief program. Cancer Surv 7: 195–208

Stolley PD (1983) Lung cancer in women – five years later, situation worse. N Engl J Med 309: 428–429

Swedish Rectal Cancer Trial (1997) Improved survival with preoperative radiotherapy in resectable rectal cancer. N Engl J Med 336: 980–987

Travis WD, Travis LB, Devesa SS (1995) Lung cancer. Cancer Suppl 75: 191–202

Vähäkangas KH, Samet JM, Metcalf RA, Welch JA, Bennett WP, Lane DP (1992) Mutations of p53 and ras genes in radon-associated lung cancer from uranium miners. Lancet 339: 576–580

Van den Brandt PA, Goldbohm RA, Vant Veer P (1995) Alcohol and breast cancer: results from the Netherlands Cohort Study. Am J Epidemiol 141: 907–915

Walsh SJ, Begg CB, Carbone CC (1989) Cancer chemotherapy in the elderly. Semin Oncol 16: 66–75

Warmuth MA, Sutton LM, Winer EP (1997) A review of hereditary breast cancer: from screening to risk factor modification. Am J Med 102: 407–415

Westeel V, Murray N, Gelmon K, Shah A, Sheehan F, McKenzie M, Wong F, Morris J, Grafton C, Tsang V, Goddard K, Murphy K, Parsons C, Amy R, Page R (1998) New combination of the old drugs for elderly patients with small-cell lung cancer: a phase II study of the PAVE regimen. J Clin Oncol 16: 1940–1947

Willers H, Wurschmidt F, Bunemann H, Heilmann HP (1998) High-dose radiation therapy alone for inoperable non-small cell lung cancer – experience with prolonged overall treatment times. Acta Oncol 37: 101–105

Willett WC, Stampfer MJ, Colditz GA, Rosner BA, Speizer FE (1990) Relation of meat and fiber intake to the risk of colon cancer in a prospective study among women. N Engl J Med 323: 1664–1672

Zachariah B, Casey L, Balducci L (1995) Radiotherapy of the oldest old cancer patients: a study of effectiveness and toxicity. J Am Geriatr Soc 43: 793–795

Die Operation des älteren Menschen aus internistischer Sicht

Neue Erkenntnisse im Fach der Anästhesie und neue Techniken der Chirurgie ermöglichen immer größere Eingriffe an älteren Menschen. Diese Zunahme großer Eingriffe verlangt aber ununterbrochen das Überdenken der Operationsrisiken und die entsprechende Anpassung der Operationsvorbereitung. Auch wenn die postoperative Morbidität und Mortalität in den letzten Jahrzehnten deutlich gesunken sind, weisen ältere Menschen weiterhin eine höhere postoperative Mortalität auf als jüngere Patienten (Santos 1975). Nahezu 75% aller postoperativen Todesfälle ereignen sich bei Patienten nach dem 65. Lebensjahr, wobei ab diesem Lebensalter ein nahezu linearer Anstieg der Mortalität zu beobachten ist (Thomas 1995). Dieser relative Anstieg der Mortalität mit dem Lebensalter ist unverändert geblieben, auch wenn die Gesamt-Mortalität der über 65jährigen Patienten seit dem Jahre 1960 für viele Operationen von 10–15% auf etwa 2–3% im Jahre 1990 gesunken ist (Thomas 1995).

Selbst bei herzkranken Patienten ist in diesem Zeitabschnitt ein deutlicher Rückgang der Operationsmortalität zu beobachten (Foster 1986).

Die Ursachen für den Rückgang der postoperativen Mortalität sind vielfältig. Sie liegen in erster Linie an den Fortschritten der Narkose- und Operationstechniken (Milamed 1994), sie haben aber auch damit zu tun, daß in der Vergangenheit viele Operationen wegen des höheren Risikos bei älteren Menschen aufgeschoben wurden aber wenig später als Notfalloperation mit noch viel höherem Risiko durchgeführt werden mußten. Die Rückführung dieser Notfalloperationen zu elektiven Operationen durch Vorverlegung des Operationszeitpunktes hat das Risiko für diese Patienten drastisch verringert. Die unverändert zunehmende Lebenserwartung stellt einen zusätzlichen Anreiz zu Operationen an älteren Menschen dar und bietet darüber hinaus die Möglichkeit, diesen Patienten den Operationserfolg auch länger erleben zu lassen. Die stark zunehmende Zahl der Operationen an älteren Menschen ist nicht nur für den Chirurgen eine Herausforderung sondern auch für den betreuenden Internisten, der bei den vielfach multimorbiden Patienten nicht nur zur Risikoabschätzung sondern auch zur Operationsvorbereitung aufgerufen ist.

Die Fragen, die vor einer Operation an den Internisten gerichtet werden, betreffen im wesentlichen das Risiko des Patienten und die damit zu wählenden prophylaktischen Maßnahmen (Goldman 1983):

1. Liegen patientenspezifische, allgemeine Risikofaktoren vor?
2. Liegen organspezifische Risikofaktoren vor?
3. Welcher chirurgische Eingriff ist geplant?
4. Wie kann das individuelle Risiko vermindert werden?

Die beste Vorgangsweise zur Beantwortung dieser Fragen ist zunächst die Bewertung und Beurteilung (Assessment) des präoperativen Zustandes des Patienten, wobei die Kenntnis der häufigsten, präoperativ festgestellten Krankheit und Leiden logistisch von Vorteil ist. Die Bewertung dieser Krankheiten und Leiden im Hinblick auf den peri- und postoperativen Verlauf stellt den nächsten Schritt im Assessment dar. Aber auch die Kenntnis der häufigsten postoperativen Komplikationen stellt eine große Hilfe bei der Beurteilung des Operationsrisikos dar. Die präoperative Untersuchung der über 65jährigen Patienten ergibt, daß nur 20% von ihnen keinerlei medizinische Probleme aufweisen (Vaz 1989). Krankheiten und Leiden des Respirationstraktes stehen an der Spitze der Erhebungen, gefolgt von Erkrankungen des Herzens (Tabelle 132). Besonders die kardialen Erkrankungen nehmen mit dem Lebensalter weiter zu. Darüber hinaus beginnt gerade in diesem Lebensabschnitt die zerebrale Leistungsfähigkeit abzusinken. Eine außerordentliche Bedeutung als präoperativer Risikofaktor besitzt die mit dem Lebensalter zunehmende Multimorbidität.

Wie schon aus den Ergebnissen der präoperativen Untersuchungen zu erwarten ist, stehen auch bei den postoperativen Komplikationen die pulmonalen Erkrankungen weit im Vordergrund (Tabelle 133), gefolgt von neurologischen und kardialen Veränderungen (Seymour 1989).

Das individuelle Risiko des Patienten muß jedoch stets vom epidemiologischen, statistischen Risiko getrennt betrachtet werden. Die Anamnese und die exakte Untersuchung des Patienten stellen die wichtigste präoperative Maßnahme dar.

Tabelle 132. Ergebnisse der präoperativen Untersuchung von über 65jährigen Patienten (nach Vaz 1989)

1. Probleme des Respirationstraktes	29%
2. Herzinsuffizienz in der Anamnese	14%
3. Angina pectoris	9%
4. Zustand nach Schlaganfall	5%
5. Reduzierte Hirnleistung (mental score)	9%
6. Keine medizinischen Probleme	20%

Tabelle 133. Postoperative Komplikationen bei über 65jährigen Patienten (nach Seymour 1989)

1. Unkomplizierte Atelektase	17%
2. Akute Bronchitis	12%
3. Pneumonie	10%
4. Akute Verwirrtheit	7%
5. Herzinsuffizienz/Herzinfarkt	6%
6. Frische fokale neurologische Symptome	1%
7. Postoperative in-hospitale Todesfälle	5%
a. nach Ausschluß der Karzinomfälle	4%

Die Beurteilung des Operationsrisikos

Die Beurteilung des Operationsrisikos erfolgt am besten nach drei Kriterien, welche einerseits vom Patienten bzw. dessen Untersuchung und andererseits vom geplanten chirurgischen Eingriff bestimmt werden:

A. patientenspezifische, allgemeine Kriterien;
B. organspezifische Kriterien;
C. Art des chirurgischen Eingriffes.

A. Patientenspezifische, allgemeine Kriterien

Lebensalter

In Kenntnis der mit dem Lebensalter zunehmenden Mortalität besitzt das Lebensalter als Risikofaktor hohes Gewicht. Ob allerdings das Lebensalter für sich einen unabhängigen Risikofaktor darstellt, wird gerade in den letzten Jahren immer stärker in Frage gestellt (Goldman 1977, Velanovich 1993). Vielmehr kommt der Schwere der Erkrankung, welche zur Operation führt, oder aber der mit dem Alter zunehmenden Multimorbidität Bedeutung als Risikofaktor zu (Dunlop 1993).

Neben dem Lebensalter muß auch die Lebenserwartung des Patienten in die Diskussion um das Operationsrisiko und um die Operationsindikation eingebracht werden. Die in den letzten Jahren registrierte, weitere Zunahme der Lebenserwartung sollte im Zweifelsfalle ein Argument für die Durchführung einer Operation sein.

Allgemeinzustand

In die Beurteilung des allgemeinen Status eines Patienten fließen seine Mobilität, seine Selbständigkeit aber auch seine geistige Leistunsfähigkeit ein. Eine Klassifikation des allgemeinen, klinischen Status des Patienten, welche von der Amerikanischen Gesellschaft für Anästhesiologie (ASA) erarbeitet wurde, erlaubt zwar nur grobe, nichts desto weniger sehr nützliche Hinweise zur Beurteilung des individuellen Risikos (Dripps 1961) (Tabelle 134).

Wenn das Alter des Patienten mit der ASA-Klassifikation in Beziehung gebracht wird, kommt sehr deutlich zum Ausdruck, daß die postoperative Mortalität kaum vom Lebensalter sondern fast ausschließlich vom allgemeinen klinischen Status des Patienten abhängig ist (Tabelle 135) (Marx 1973). Nur bei den in Gruppe IV nach ASA-Klassifikation gereihten Patienten ist eine Abhängigkeit der postoperativen Mortalität vom Lebensalter zu erkennen. Das Fehlen dieser Abhängigkeit in Gruppe V mag mit der besonderen Vorsicht in Zusammenhang stehen, welche bei jedem Patienten dieser Gruppe zur Anwendung kommt.

In unmittelbarem Zusammenhang mit dem allgemeinen Status des Patienten stehen sein Ernährungszustand, sein funktioneller Status und seine Hirnleistung.

Die Malnutrition eines zu einer Operation anstehenden Patienten muß dann als Risikofaktor gesehen werden, wenn entweder ein unmittelbar präoperativer Gewichtsverlust von über 10% vorliegt, wenn der Serumalbuminspiegel 35 g/L oder noch weniger beträgt, oder wenn grob klinische Hinweise für einen Vitaminmangel vorliegen. Allerdings sollte eine dringliche Operation nicht hinausgeschoben werden, um eine parenterale Ernährung zu ermöglichen (Detsky 1991).

Der funktionelle Zustand eines Patienten wird nach seinen Fähigkeiten beurteilt, die

Tabelle 134. ASA-Klassifikation des Operationsrisikos unter Berücksichtigung des klinischen Status des Patienten (Dripps 1961)

Klasse I	Gesunder Patient
Klasse II	Patient mit leichter systemischer Erkrankung
Klasse III	Patient mit schwerer, jedoch nicht behindernder Krankheit
Klasse IV	Behindernde, vital bedrohende Krankheit
Klasse V	Patient mit weniger als 24 Stunden Lebenserwartung

Tabelle 135. Abhängigkeit der postoperativen Mortalität vom Lebensalter des Patienten und von seinem allgemeinen klinischen Status (nach Marx 1973)

Alter (Jahre)	Mortalität (%) nach ASA-Klassifikation				
	I	II	III	IV	V
1–30	6	8	22	28	36
31–50	2	11	25	37	25
51–70	1	8	29	39	23
über 70	–	5	25	45	25

Aktivitäten des täglichen Lebens zu verrichten, wobei der aktive Patient mindestens zweimal wöchentlich und ohne Hilfe seine Wohnung verläßt. Wenn diese Aktivität des Patienten massiv beeinträchtigt ist, dann kann auch der postoperative Erfolg in Frage stehen. Jedenfalls steigt bei solchen Patienten das Operationsrisiko auf das 10fache an. Auch die geistigen Fähigkeit eines Patienten stehen mit dem Operationsrisiko in enger Verbindung und eine präoperative Demenz bedeutet auch ein hohes Operationsrisiko (Bernstein 1991).

B. Organspezifische Kriterien

1. Herzerkrankungen

Herzerkrankungen sind für über 10% aller postoperativen Komplikationen und für etwa 20% aller postoperativen Todesfälle verantwortlich (Seymour 1983). Den stärksten Vorhersagewert für eine postoperative kardiale Komplikation hat das Vorliegen einer koronaren Herzkrankheit (Asthon 1993) (Abb. 45).

Ein Herzinfarkt innerhalb der letzten 3 Monate erhöht das Risiko für einen perioperativen Re-Infarkt oder Todesfall auf 8–30%. Dieses Risiko sinkt auf 3,5–5%, wenn der Herzinfarkt länger als sechs Monate zurückliegt (Goldman 1983). Ein multifaktorieller Index für das kardiale Risiko ist natürlich dem singulären Index an Aussagekraft überlegen: Verschiedene Kombinationen von koronarer Herzkrankheit, Rhythmusstörungen und Herzinsuffizienz führen zu einer entsprechenden Steigerung des Risikos (Tabelle 136) (Goldman 1977).

Der Anstieg des Risikos für eine postoperative Mortalität ist aber nicht nur bei einer Kombination verschiedener kardialer Erkrankungen zu erkennen. Auch das Vorliegen von pulmonalen oder von renalen Erkrankungen erhöht das kardiale Risiko ebenso wie eine präoperative Anämie (Abb. 45) (Carson 1996).

Während bei Patienten ohne jede kardiale Anamnese mit Ausnahme des Ruhe-EKG andere nicht-invasive Untersuchungen nicht gerechtfertigt erscheinen (Goldmann 1994), verstärkt bei geringen koronaren

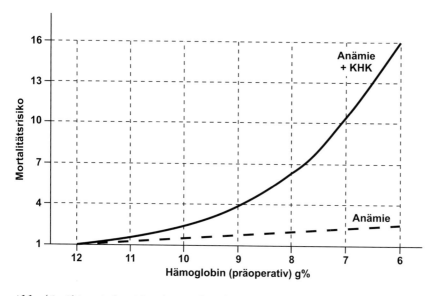

Abb. 45. Chirurgisches Mortalitätsrisiko als Summationseffekt einer koronaren Herzkrankheit und des Ausmaßes einer Anämie

Tabelle 136. Risikofaktoren für kardiale Komplikationen und Risikograde nach dem Goldman-Punktesystem (nach Goldman 1983)

	Punkte
1. Hinweis für eine kardiale Insuffizienz	11
2. Herzinfarkt vor weniger als 6 Monaten	10
3. Herzrhythmus: kein Sinusrhythmus	7
mehr als 5 VES/min	7
4. Alter über 70 Jahre	5
5. Notfall-Operation	4
6. Aortenstenose	3
7. Operation: intrathorakal	3
intraperitoneal	3
Aortenoperation	3
8. Allgemeinzustand (Organfunktionen): PO2 unter 60 mm Hg	3
PCO2 über 50 mm Hg	3
K+ unter 3 mäqu/l	3
BUN überr 50 mg%	3
Kreatinin über 3 mg%	3
Allgemeinschwäche	3

Risikograde:
- Grad I   0–5 Punkte
- Grad II   6–12 Punkte
- Grad III   13–25
- Grad IV   26 und mehr Punkte
- Ab Grad III Hohes Risiko für kardiale Komplikationen
- Ab Grad IV   Hohes Mortalitätsrisiko

Beschwerden eine Ergometrie die präoperative Risikovorhersage beträchtlich. Bei Vorliegen von Herzbeschwerden bleibt die beste nicht-invasive Methode zur präoperativen Beurteilung des Operationsrisikos (Streß-Echokardiographie, Thalliumszintigraphie mit Dipyridamol, Ventrikulographie) kontroversiell (Thomas 1995). Deshalb sollte auch die jeweils vorliegende, lokale Erfahrung bei der Auswahl der Methoden den Ausschlag geben (Goldman 1994). In jedem Falle aber bedeutet eine gute Belastungstoleranz ein geringes kardiales Risiko (Foster 1986, Baron 1994).

2. Lungenerkrankungen

Lungenerkrankungen tragen sehr wesentlich zum Risiko von postoperativen Komplikationen bei und etwa 20% aller postoperativen Todesfälle müssen auf sie zurückgeführt werden (Seymour 1983). Prädisponierend für pulmonale Komplikationen sind Dyspnoe, Husten, Rauchgewohnheiten, eine Adipositas, eine Lungenkrankheit in der Anamnese und eine Narkosedauer über drei Stunden. Auch zwerchfellnahe, abdominelle Operationen lassen das Operationsrisiko ansteigen (Celli 1993).

Eine Untersuchung der Lungenfunktion ist bei geplanten Resektionen an einer Lunge angezeigt. Ein erhöhtes Risiko ist bei einer Vitalkapazität von unter 50% des Sollwertes und einem Atemstoßwert (FEV 1) von ebenfalls unter 50% des Sollwertes, bei einer Hypoxämie oder bei einer Hyperkapnie anzunehmen.

Bei anderen Operationen ist die Beziehung zwischen Lungenfunktion und postoperativen Komplikationen nicht eindeutig nachgewiesen, in Zweifelsfällen (z.B. bei schweren Rauchern) kann sie aber zusätzliche Informationen bringen (Zibrak 1990).

3. Nierenerkrankungen

Präoperative Nierenerkrankungen gehören zwar nicht zu den häufigsten postoperativen Todesursachen, sie besitzen jedoch großen Einfluß auf die postoperative Morbidität. Das Serum-Kreatinin stellt gerade im höheren Lebensalter keinen guten Indikator der Nierenfunktion dar, jedoch bedeutet ein präoperativer Wert von über 1,2 mg% ein Risiko für eine postoperative Verschlechterung der Nierenfunktion (Hou 1983). Auch eine reduzierte Linksventrikelfunktion stellt ein erhöhtes Risiko für ein postoperatives Nierenversagen dar. Von großer Bedeutung für die Erhaltung einer guten postoperativen Nierenfunktion sind ein ausreichendes Plasmavolumen und die Vermeidung nephrotoxischer Stoffe (intravenöse Röntgenkontrastmittel, nephrotoxische Antibiotika usw.) und ein möglichst infektfreier präoperativer Patient.

C. Die Operation

Zwei Faktoren nehmen entscheidenden Einfluß auf den postoperativen Erfolg und Mißerfolg. Zum einen ist es von großer Bedeutung ob eine Operation elektiv vorgenommen werden kann oder ob eine Notfalloperation durchgeführt werden muß. Zum anderen ist es auch von Bedeutung, ob die Operation innerhalb oder außerhalb einer Körperhöhle zur Durchführung gelangt.

Zu den häufigsten Operationen, welche elektiv an älteren Menschen durchgeführt werden, gehören Eingriffe an der Prostata, am Herzen, am Zentralnervensystem, an der Gallenblase und am Auge (Tabelle 137) (Roizen 1994).

Notfalloperationen haben zuletzt zwar gerade beim älteren Patienten an Zahl abgenommen bzw. sind sie zunehmend durch elektive Operationen ersetzt worden, dennoch bleiben sie gelegentlich unumgänglich.

Zu den Gründen für Notfalloperationen an älteren Patienten gehören einerseits die Symptomenarmut vieler Krankheiten gerade im höheren Lebensalter, aber auch die Tatsache, daß manche Krankheiten mit atypischer Symptomatik oder auch besonders rasch verlaufen (Burns 1985). Wenn tatsächlich eine Notfalloperation vorgenommen werden muß, erhöht sich das Operationsrisiko um das 3–5fache (Tabelle 136), wobei das Mortalitätsrisiko parallel zur Dringlichkeit ansteigt. Zu den häufigsten Notfalloperationen gehören Eingriffe am Dickdarm (25%), gefolgt von Hernienoperationen

Tabelle 137. Chirurgische Eingriffe an 65jährigen und älteren Personen (Eingriffe pro 100.000 Personen)

1. Prostata-Operationen	861,2
2. Koronare Bypass-Operationen	781,7
3. Schrittmacherimplantationen	661,7
4. Operationen am Zentralnervensystem	659,3
5. Behebung von Koronarverschlüssen	594,4
6. Cholezystektomien	571,8
7. Augenoperationen	535,0
8. Behandlung von Knochenfrakturen	529,2
9. Resektionen im Dickdarm	411,6
10. Totale Knieendoprothesen-Operationen	391,1

(17%), von Magenoperationen (17%) und von Eingriffen an den Gallenwegen (11%) (Keller 1987).

D. Die Anästhesie

Die Methode der für einen Patienten gewählten Anästhesie besitzt – ähnlich wie das Alter des Patienten – kaum Einfluß auf Erfolg oder Mißerfolg der Operation (Duey 1992). Bei Patienten, welche eine Schenkelhalsfraktur erlitten haben, wird entweder überhaupt kein Unterschied zwischen einer Epiduralanästhesie, einer Neuroleptanalgesie, einer Ketamin-, Enfluran- oder einer Halothannarkose gefunden (Wickstrom 1982, Valentin 1986) oder die Unterschiede sind gering.

Wenn tatsächlich Unterschiede beobachtet werden, dann betreffen sie häufiger auftretende pulmonale Komplikationen nach inhalativen Anästhesien (Pedersen 1990).

E. Operationsvorbereitung bei laufender Arzneimitteltherapie

Die anästhesiologischen Erfahrungen zeigen, daß die Fortsetzung einer laufenden medikamentösen Therapie auch am Operationstag für den zu einem chirurgischen Eingriff anstehenden Patienten vorteilhaft ist. Aus diesem Grunde sollte eine solche Behandlung am Operationstag nicht unterbrochen, sondern mit der Operationsvorbereitung und wenig Flüssigkeit oral verabreicht werden. Dieses gilt besonders für eine laufende antihypertensive oder antiarrhythmische Therapie. Sollte allerdings eine Antikoagulation mit Marcoumar, mit Heparin oder mit niedermolekularen Heparinoiden vorliegen, dann sollten vor einem chirurgischen Eingriff normale bis akzeptable Gerinnungswerte erzielt werden. Auch Aggregationshemmer müssen präoperativ abgesetzt werden, weil unter ihrem Einfluß die perioperative Blutungsneigung stark zunimmt.

F. Strategie für die präoperative Untersuchung

Die wichtigsten Maßnahmen als Vorbereitung vor einem chirurgischen Eingriff bilden eine sorgfältige Anamnese und eine gründliche klinische Untersuchung. Auf dieser Grundlage sollte über alle weiteren präoperativen Untersuchungen entschieden werden.

Vielen Untersuchungen ist zu entnehmen, daß das Lebensalter nur einen geringen Risikofaktor darstellt (Roizen 1995, Thomas 1995), sondern daß vielmehr die im Alter vermehrt und auch gehäuft auftretenden Krankheiten das eigentliche Risikopotential darstellen. Dementsprechend halten sich auch präoperative Untersuchungen an älteren Menschen, wenn Anamnese und klinische Untersuchung unauffällig geblieben sind, in Grenzen (Tabelle 138).

G. Vorhersehbare, allgemeine postoperative Komplikationen

1. Infektionen

Infektionen stellen eine sehr bedeutsame, weil oft folgenschwere Komplikation eines chirurgischen Eingriffes dar. Tatsächlich gehören Harnwegsinfekte mit etwa 30%, Wundinfektionen mit über 20% und Infektionen der kleinen Bronchien mit über 10% zu den häufigsten in einem Krankenhaus erworbenen Infektionen.

Fast alle nosokomialen Harnwegsinfekte sind die Folge von Harnblasenkathetern, besonders wenn diese länger als drei Tage liegen bleiben.

Wundinfektionen erfolgen durch exogene oder endogene bakterielle Kontamination entweder schon im Operationssaal oder anschließend auf der Bettenstation. Eine exakte chirurgische Vorgangsweise und eine geeignete antibiotische Prophylaxe tragen neben einer gründlichen Desinfektion und Sterilisation zur Vermeidung einer bakteriellen Kontamination bei (Nicolle 1992). Risikofaktoren für eine Wundinfektion stellen die Art des chirurgischen Eingriffes, das Alter des Patienten, eine eingeschränkte Mobilität des Patienten und eine vorbestehende Leukozytose dar.

Unter den postoperativen Infektionen weist die Pneumonie die höchste Mortalität auf. Bis zu 25% aller Patienten mit postoperativer Pneumonie sterben daran. Infektionen im oro-naso-pharyngealen Bereich gehören zu den stärksten disponierenden Faktoren für eine postoperative Pneumonie (Harkness 1990).

Eine antibiotische Prophylaxe gegen peri- und postoperative Infektionen kann dann als ideal angesehen werden, wenn zum Zeitpunkt der bakteriellen Kontamination ein ausreichender Gewebsspiegel eines geeigneten Antibiotikums vorliegt. Die einmalige Verabreichung eines Antibiotikums etwa 30 Minuten vor Beginn der Operation stellt die beste Prophylaxe dar. Nur bei länger dauernden Operationen oder bei „unreinen" Operationen ist eine Fortsetzung der Antibiotikaverabreichung angezeigt.

2. Thromboembolische Komplikationen

Die tiefe Beinvenenthrombose und nachfolgende Lungenembolien gehören zu den häufigen postoperativen Komplikationen besonders nach orthopädischen Operationen oder nach Fixationen nach Knochenfrakturen.

Für die Zunahme des postoperativen Risikos im Alter sind viele Faktoren verantwortlich. Diese Faktoren betreffen einerseits das Gerinnungssystem unmittelbar (Tabel-

Tabelle 138. Strategie für die präoperative Untersuchung (nach Roizen 1995)

Präoperative Bedingungen	Hb M	F	Leuco	E-Lyte	BUN oder Kreat.	BZ	Rö C/P	EKG
Operation								
mit Blutverlust	X	X						
ohne Blutverlust								
Alter								
unter 40a		X						
40–64a		X						X
65–74a	X	X			X	X	ev.	X
über 75a	X	X			X	X	ev.	X
Herzerkrankung					X		X	X*
Lungenerkrankung							X	X*
Nierenerkrankung	X	X		X	X			
Maligne Erkrankung	X	X				X		
ZNS-Erkrankung			X	X	X			X
Diabetes mellitus				X	X	X		X
Behandlung mit								
Diuretikum				X	X			
Digitalis				X	X			X
Steroiden				X		X		

* Ev. mit weiterführenden Untersuchungen

le 139), andererseits nehmen altersbedingte Änderungen von Lebensabläufen, Veränderungen des Flüssigkeitshaushaltes, aber auch Erkrankungen indirekten Einfluß auf die Gerinnungsvorgänge (Tabelle 140).

Der Rückgang der körperlichen Aktivität und die Zunahme des Fettgewebes mit Übergewicht im Alter reduzieren die Blutflußgeschwindigkeit und disponieren ebenfalls zur Thrombose. Ebenso stellt der altersabhängige Flüssigkeitsverlust und noch mehr eine krankheitsbedingte oder auch eine iatrogen bedingte Exsikkose mit Zunahme der Plasmaviskosität ein Thromboserisiko dar.

Ärztlich verordnete Östrogene steigern das Thromboserisiko durch Erhöhung der Gerinnungsfaktoren VII und VIII und senken gleichzeitig die fibrinolytische Aktivität durch Senkung von Antithrombin III, besonders wenn die tägliche Östrogendosis 50 Mikrogramm überschreitet.

Der direkte Einfluß des Alters auf die Gerinnung betrifft den Anstieg der Faktoren I, VII und VIII, aber auch den Anstieg von HMW-Kininogen und Präkallikrein. Außerdem kommt es im Alter zu einem Rückgang von Antithrombin III. Unabhängig vom endogenen Gerinnungssystem ist auch eine Zunahme der Thrombozytenaktivierung zu beobachten (Hager 1990).

Tabelle 139. Thromboembolisches Risiko im Alter – Gerinnungsfaktoren

1. Anstieg der Faktoren I, VII, VIII
2. Anstieg von HMW Kininogen und Präkallikrein
3. Verminderung von Antithrombin III
4. Zunahme der Thrombozytenaktivierung

Tabelle 140. Thromboembolisches Risiko im Alter – Allgemeine Faktoren

1. Reduktion der körperlichen Aktivität
2. Übergewicht (Adipositas)
3. Exsikkose
4. Arzneimittel (Östrogene, Cortison)
5. Erkrankungen (Karzinom, Infektionen, Herz-Kreislauf-Erkrankung)

Literatur

Ashton CM, Petersen NJ, Wray NP, Kiefe CI, Dunn JK, Wu L, Thomas JM (1993) The incidence of perioperative myocardial infarction in men undergoing noncardiac surgery. Ann Intern Med 118: 504–520

Baron J-F, Mundler O, Bertrand M, Vicaut E, Barre E, Godet G, Samama CM, Coriat P, Kiefer E, Viars P (1994) Dipyridamole-thallium scintigraphy and gated radionuclide angiography to assess cardiac risk before abdominal aortic surgery. N Engl J Med 330: 663–669

Bernstein GM, Offenbartl SK (1991) Adverse surgical outcomes among patients with cognitive impairments. Am Surg 57: 682–690

Carson JL, Duff A, Poses RM, berlin JA, Spence RK, Trout R, Noveck H, Strom BL (1996) Effect of anaemia and cardiovascular disease on surgical mortality and morbiditiy. Lancet 348: 1055–1060

Celli BR (1993) What is the value of preoperative pulmonary function testing? Med Clin North Am 77: 309–326

Detsky AS (1991) Parenteral nutrition – is it helpful? N Engl J Med 325: 573–575

Dripps RD, Lamont A, Eckenhoff JE (1961) The role of anesthesia in surgical mortality. J Am Med Assoc 178: 261–266

Dunlop WE, Rosenblood L, Lawrason L (1993) Effects of age and severity of illness on outcome and length of stay in geriatric surgical patients. Am J Surg 165: 577–580

Foster ED, Davis KB, Carpenter JA, Abele S, Fray D (1986) Risk of noncardiac operation in patients with defined coronary disease: the Coronary Artery Surgery Study (Cass) registry experience. Ann Thorac Surg 41: 42–50

Goldman L (1983) Cardiac risks and complications of noncardiac surgery. Ann Intern Med 98: 504–513

Goldman L (1994) Assessment of perioperative risk. N Engl J Med 330: 707–709

Goldman L, Caldera DL, Nussbaum SR, Southwick FS, Krogstad D, Murray B, Burke DS, O'Malley TA, Goroll AH, Caplan CH, Nolan J, Carabello B, Slater EE (1977) Multifactorial index of cardiac risk in noncardiac surgical procedures. N Engl J Med 297: 845–850

Hager K, Platt D (1990) Hämostase im Alter. Med Welt 41: 786–790

Harkness GA, Bentley DW, Roghmann KJ (1990) Risk factors for nosocominal pneumonia in the elderly. Am J Med 89: 457–463

Hosking MP, Warner MA, Lobdel CM, Offord KP, Melton LJ (1989) Outcomes of surgery in patients 90 years of age and older. J Am Med Assoc 261: 1909–1915

Hou SH, Buskinsky DA, Wish JB (1983) Hospital acquired renal insufficiency: a prospective study. Am J Med 74: 243–248

Keller SM, Markovitz LJ, Wilder JR, Aufses AH (1987) Emergency and ellective surgery in patients over age 70. Am Surg 53: 636–640

Marx GF, Mateo CV, Orkin LR (1973) Computer analysis of postanesthetic deaths. Anesthesiology 39: 54–58

Milamed DR, Hedley-Whyte J (1994) Contributions of the surgical sciences to a reduction of the mortality rate in the United States for the period 1968 to 1988. Ann Surg 219: 94–102

Nicolle LE, Hutchcroft SA, Cruse PJE (1992) Risk factors for surgical wound infection among the elderly. J Clin Epidemiol 45: 357–364

Pedersen T, Eliasen K, Henriksen E (1990) A prospective study of mortality associated with anaesthesia and surgery: risk indicators or mortality in hospital. Acta Anaesthesiol Scand 34: 176–182

Roizen MF (1995) Preoperative assessment: what makes it valuable to managed care providers and patients? Int Anesth Res Soc, Rev Course Lectures 41–47

Santos AL, Gelperin A (1975) Surgical mortality in the elderly. J Am Geriatr Soc 23: 42–46

Seymour DG, Pringle R (1983) Post-operative complications in the elderly surgical patients. Gerontology 29: 262

Seymour DG, Vaz FG (1989) A prospective study of elderly general surgical patients. II. Post-operative complications. Age Ageing 18: 316–326

Thomas DR, Ritchie CS (1995) Preoperative assessment of older adults. J Am Geriatr Soc 43: 811–821

Vaz FG, Seymour DG (1989) A prospective study of elderly general surgical patients. I. Pre-operative medical problems. Age Ageing 18: 309–315

Velanovich V (1993) The effects of age, gender, race and concomitant disease on postoperative complications. J R Coll Surg Edinb 38: 225–230

Zibrak JD, O'Donell CR, Marton K (1990) Indications for pulmonary function testing. Ann Intern Med 112: 763–771

Arzneimittel im Alter

Die Zunahme der Lebenserwartung und damit der älteren Bevölkerung, aber auch die Entwicklung immer neuer Arzneimittel haben in den letzten Jahrzehnten dazu geführt, daß der Arzneimittelverbrauch stark angestiegen ist. Diese Beobachtung wird zwar weltweit gemacht, dennoch liegen gründliche Untersuchungen zu diesem Thema nur aus dem anglo-amerikanischen Sprachraum vor. Danach werden in der über 75jährigen Bevölkerung etwa dreimal so viele Medikamente verschrieben wie in der übrigen Bevölkerung, und Frauen dieser Altersgruppe nehmen etwa doppelt so viele Medikamente ein wie die Männer (Law 1976).

Zu den häufigsten eingenommenen Arzneimittel gehören Entwässerungsmittel, Herzglykoside und Psychopharmaka (Tabelle 141) (Lindley 1992).

In (amerikanischen) Pflegeheimen und in Bettenstationen von Pflegeheimen kommen jeweils unterschiedliche Arzneimittel zur Anwendung. Man kann davon ausgehen, daß ein großer Teil der Patienten psychoaktive Medikamente erhält, unter denen Sedativa, Hypnotika, Benzodiazepine und Antidepressiva im Vordergrund stehen (Beers 1988).

Dazu werden auch Laxantien, Phenazetine, Antazida, nicht-steroidale Antirheumatika, Digitalis und Diuretika sowie Multivitamin-Präparate in hohem Ausmaß verwendet (Avorn 1995).

In Pflegeheimen kommen vielfach andere Arzneimittel als in Krankenanstalten zur Anwendung, es kommen aber auch viele Arzneimittel ohne ausreichende Indikation an die Patienten (Nolan 1988). Zu diesen gehören vor allem Benzodiazepine, Analgetika und Antipyretika, trizyklische Antidepressiva, Antihypertensiva u.a.m. (Avorn 1995) (Tabelle 142).

Zur deutlichen Kennzeichnung der mit höherem Risiko zu Nebenwirkungen verbundenen Arzneimittel ist eine Skala erarbeitet, nach der für zahlreiche Arzneimittel die Eignung auch im höheren Lebensalter beurteilt werden kann (Beers 1991). In dieser Liste der wenig oder gar nicht geeigneten Arzneimittel stehen das psychomotorisch sedierende Amitriptylin, nicht-steroidale Antirheumatika, Barbiturate, Reserpinpräparate und Mischpräparate von antidepressiven und antipsychotischen Arzneimitteln im Vordergrund (Abb. 46).

Pharmakokinetik

Die Inzidenz unerwünschter Arzneimittelwirkungen weist im höheren Lebensalter der Patienten eine deutliche Zunahme auf. Diese Zunahme besitzt mehrere Ursachen,

Tabelle 141. Arzneimittel im Alter, verordnet außerhalb von Pflegeheimen

1. Diuretika (Furosemid, Thiazide, kaliumsparende Diuretika)
2. Digitalispräparate (Digoxin, Digitoxin)
3. Psychopharmaka (Antidepressiva, Sedativa, Antiparkinson-Mittel)
4. Antihypertensiva
5. Nitroglyzerin
6. H2-Rezeptorenblocker
7. Bronchospasmolytika
8. Antibiotika
9. Analgetika, Antirheumatika

Tabelle 142. Arzneimittel, verordnet ohne ausreichende Indikation

1. Verzögert wirksame Benzodiazepine
2. Dipyridamol
3. Analgetika und Antipyretika
4. Trizyklische Antidepressiva
5. Neuroleptika
6. Antihypertensiva
7. Sulfonylharnstoffe
8. Muskelrelaxantien
9. Antazida

unter welchen der Pharmakokinetik aber auch der Pharmakodynamik eine größere Rolle zukommt.
Die wesentlichen Komponenten der im Alter veränderten Pharmakokinetik oral verabreichter Arzneimittel betreffen

1. die intestinale Absorption,
2. die Verteilung im Organismus,
3. den Arzneimittelstoffwechsel,
4. die Ausscheidung der Arzneimittel oder deren Stoffwechselprodukte.

Die intestinale Absorption wird im höheren Alter durch die verlangsamte Darmmotorik, durch die verzögerte Magenentleerung, durch ein höheres Magensaft-pH, durch eine verringerte intestinale Resorptionsfläche und auch durch einen reduzierten Blutfluß im Splanchnikusbereich beeinflußt, auch wenn das Ausmaß dieser Einflüsse gering bleibt. Größere Bedeutung für die Plasmaspiegel verschiedener Arzneimittel besitzen die im Alter veränderten Verteilungsvolumina (Novak 1972). Der Rückgang des Flüssigkeitsanteiles am Gesamtkörpergewicht und der Rückgang der Muskulatur reduzieren das Verteilungsvolumen der hydrophilen Arzneimittel, während das Verteilungsvolumen der lipophilen Stoffe durch die Zunahme des Fettgewebes steigt. Auf diesem Wege kommt es zu einem Rückgang des Verteilungsvolumens u.a. für Digoxin, für Cimetidin, während das Verteilungsvolumen für Diazepam, Amitriptylin und Tolbutamid ansteigt (Abb. 47).
Ebenso verändert der Rückgang der Proteinsynthese, besonders im Hinblick auf das Serumalbumin und auf die Serumglobuline die Bindungsmöglichkeiten und damit die Verteilungsvolumina (Tabelle 143).
Die verminderte Bindung an Serumalbumine erhöht die Konzentration der wirksamen Arzneimittelkomponente und betrifft u.a. Salizylate und nicht-steroidale Antirheumatika sowie Digitoxin, Furosemid, Sulfonamide, Marcoumar und Diazepam (Lowenthal 1987). Die Stoffwechselfunktion der Leber geht, gemessen an der Clearanceleistung der Cytochrom P450-Enzyme, geringfügig zurück. Es sinkt der Phase-I-Arzneimittelstoffwechsel (Oxydation, Reduktion, Hydrolyse), während der Phase-II-Stoffwechsel (Konjugation, Azetylierung) weitgehend unverändert bleibt (Durnas 1990). Damit sinkt die Clearance für Benzodiazepine, für Cumarinderivate, für Theophyllin und für Indometacin. Außerdem steigt durch einen verminderten „first-pass-effect" die Bioverfügbarkeit der Kalziumantagonisten Verapamil und Nifedipin, des Betablockers Propranolol sowie von Molsidomin.
Das Ausscheidungsvermögen der Niere sinkt mit zunehmendem Alter und beträgt

Pharmakokinetik

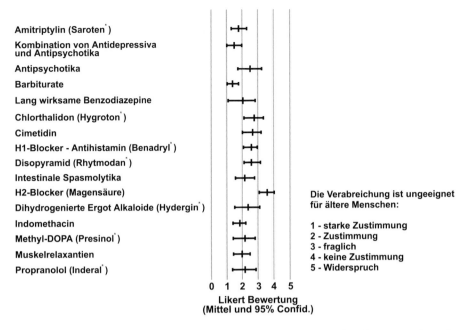

Abb. 46. Skala zur Beurteilung der Eignung von Arzneimitteln für die Anwendung beim älteren Menschen (Beers 1991)

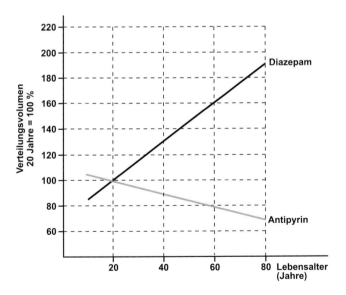

Abb. 47. Änderung der Verteilungsvolumina für Diazepam und Antipyrin in Abhängigkeit vom Lebensalter (Greenblatt 1982)

Tabelle 143. Ursachen geänderter Verteilungsvolumina im höheren Alter

1. Rückgang des Flüssigkeitsanteiles am Körpergewicht
2. Abnahme der Muskelmasse
3. Zunahme des Fettanteiles
4. Rückgang der Serumalbumine mit Rückgang der Eiweißbindung
5. Absinken des Herzzeitvolumens
6. Umverteilung des Blutvolumens zugunsten der zerebralen, der koronaren und der muskulären Durchblutung
7. Änderung der Zahl und der Affinität der Rezeptoren
8. Kompetitive Verdrängung der Arzneimittel aus Bindungsstellen durch die im Alter häufige Polypragmasie

bei den über 80jährigen nur mehr 50% der Leistung von 30jährigen Personen. Dafür sind ein in ähnlichem Ausmaß reduzierter renaler Blutfluß sowie der zunehmende Verlust vorwiegend kortikaler Nephrone verantwortlich (Epstein 1979). Nach dem Prinzip der intakten Nephron-Hypothese ist damit ein proportionaler Verlust an Tubulusleistung zu erwarten. Dieser Funktionsverlust hat besondere Bedeutung für jene Arzneimittel, die unverändert von der Niere ausgeschieden werden (Montamat 1989).

Dies bedeutet, daß im höheren Alter bei allen überwiegend renal ausgeschiedenen Arzneimitteln ein Anstieg der Plasmaspiegel erwartet werden muß, solange die Arzneimitteldosierung unverändert bleibt.

In Kenntnis der Clearance einer Substanz und in Kenntnis ihrer Absorption läßt sich auch ihr steady-state Blutspiegel errechnen, wobei dieser Blutspiegel direkt proportional zur absorbierten Dosis, aber verkehrt proportional zu ihrer Clearance und zum Dosierintervall sein muß:

$$\text{Plasmaspiegel} = \frac{\text{absorbierte Dosis}}{\text{Clearance (ml/min)} \times \text{Dosierungsintervall (min)}}$$

Für Diuretika allerdings bedeutet der Rückgang der Nierenfunktionen, daß ihre Wirksamkeit zurückgeht. In erster Linie deshalb, weil das Diuretikum wegen des Rückganges der Nierendurchblutung in geringerer Konzentration an ihren Wirkungsort, an die Tubuluszelle gelangt (Oberbauer 1995).

Pharmakodynamik

Die Pharmakodynamik spielt neben der Pharmakokinetik eine weitere Rolle für die Wirksamkeit eines Arzneimittels, weil nicht nur die Konzentration des Arzneimittels an der Effektor-Zelle, sondern auch die Zahl und die Affinität der Rezeptoren an der Zelle, die Signalübertragung innerhalb der Zelle und schließlich auch gegenregulatorische Prozesse für die endgültige Wirksamkeit des Arzneimittels verantwortlich sind. Tatsächlich sind die Arzneimittelrezeptoren vielen, auch altersabhängigen Einflüssen unterworfen und auch die Signaltransduktion, z.B. über das zyklische Adenosinmonophosphat (cAMP) ist im Alter reduziert (Lefkowitz 1984, Lakatta 1993). Die Signaltransduktion ist aber keineswegs generell im Alter abgeschwächt. In anderen Fällen sind Arzneimittel, sobald sie nur ihren Rezeptor erreicht haben, im Alter wirksamer als bei jüngeren Patienten (Greenblatt 1982).

Compliance

Unabhängig von Pharmakokinetik und Pharmakodynamik ist der Erfolg oder Mißerfolg einer Behandlung auch von der Compliance des Patienten abhängig. Auf diese Compliance nehmen viele Faktoren Einfluß und eine mangelhafte Kooperation des Patienten hinsichtlich seiner regelmäßigen Medikamenteneinnahme ist oft schwierig nachzuweisen. Manchmal läßt sich seine Adhärenz zur Therapie schon durch Befra-

gung feststellen. Manchmal wird man darauf zurückgreifen müssen, daß der Patient seine Pillen und Tabletten auch tatsächlich vorweist und vorzählt, und selten wird der Medikamentennachweis im Blut oder im Harn zur Bestätigung der Compliance geführt werden müssen (Gillum 1974).
Untersuchungen über jene Faktoren, welche die Compliance eines Patienten beeinflussen, ergeben (Ouslander 1981):

1. psychologische Faktoren,
2. soziale Faktoren,
3. Faktoren, welche mit der Komplexität der Dosierungsschemata in Zusammenhang stehen.

Ein entscheidender psychologischer Faktor für die Compliance eines Patienten ist seine Beziehung zum behandelnden Arzt. Ein offenes, vertrauensvolles Verhältnis, gemeinsam mit guter Aufklärung und Information, wird die Compliance wesentlich steigern. Dagegen reduzieren Angst, Mißtrauen und unzureichende Kenntnis von Diagnose und Therapie die Compliance und verhindern die notwendige Zusammenarbeit (Gillum 1974).
Psychologische Faktoren für eine Non-Compliance sind besonders bei jenen Patienten festzustellen, welche sich von der Krankheit nicht bedroht fühlen, welche sich mit ihrer Gesundheit überhaupt nicht beschäftigen und auch bei jenen Personen, welche von der Medizin ganz allgemein keine positive Meinung besitzen. Es weisen aber auch jene Patienten eine schlechte Compliance auf, welche sich von einer Krankheit ganz besonders stark bedroht fühlen und welche diese Krankheit verdrängen.
Unter den sozialen Umweltfaktoren, welche die Compliance beeinträchtigen, sind vor allem Armut und Beschäftigungslosigkeit zu nennen. Auch schwere familiäre Probleme verschlechtern die Compliance.
Schließlich spielt für eine gute Compliance hochbetagter Personen auch das therapeutische Regime eine entscheidende Rolle. So ist die einmalige Einnahme eines Medikamentes pro Tag für ältere Menschen am leichtesten zu befolgen, während die Einnahme verschiedener Tabletten zu verschiedenen Tageszeiten Probleme bringt. Das Bereitstellen einer vorgepackten Tagesration und das Versehen der Packung mit Klebeetiketten, auf denen die Indikation in einfacher Ausdrucksweise (z.B. Herzmittel oder Blutdruckmittel usw.) aber auch Dosierung und Ablaufdatum angeführt sind, verbessern die Compliance entscheidend (Kiernan 1981).

Arzneimittelinteraktionen

Arzneimittelinteraktionen ereignen sich wegen der veränderten Pharmakokinetik und wegen der vielfach gepflogenen Polypragmasie überwiegend im höheren Lebensalter, in Krankenanstalten und ganz besonders in Pflegeheimen (Lamy 1986).
Zu den von Interaktionen am häufigsten betroffenen Arzneimittel gehören jene, welche auch am häufigsten verordnet werden, d.s. Diuretika, Digitalispräparate, Sulfonylharnstoffe, Cumarinderivate, H2-Blocker und nicht-steroidale Antirheumatika (Abb. 46). Ungewollte Arzneimittelreaktionen steigen mit der Zahl der eingenommenen Arzneimittel nahezu exponentiell an (Abb. 48) (May 1977).
Die pharmakokinetischen Interaktionen betreffen gegenseitige Störungen der Absorption und Verteilung, aber auch die gegenseitige Verdrängung der Arzneimittel aus Bindungsstellen (Rezeptoren). Unabhängig von den pharmakokinetischen Interaktionen ist zu beachten, daß unterschiedliche Arzneimittel gleich oder ähnliche Nebenwirkungen aufweisen. Ihre gleichzeitige Anwendung führt zu einer Verstärkung der Nebenwirkungen. Besonders häufig ist die Addition von hepatotoxischen, nephrotoxischen und orthostati-

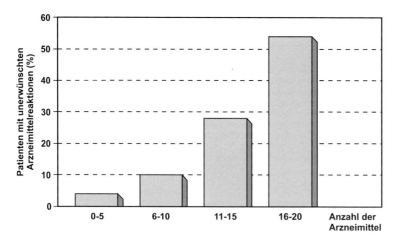

Abb. 48. Beziehung zwischen der Anzahl der verordneten Arzneimittel und dem Auftreten unerwünschter Arzneimittelreaktionen (May 1977)

schen Nebenwirkungen, sowie die Kumulation von hämolytischen oder anticholinergen Eigenschaften.

Schließlich ist von Bedeutung, daß auch Alkohol zur Kumulation von Nebenwirkungen führen kann, besonders bei jenen Arzneimitteln, welche im Zentralnervensystem wirksam sind (Gerbino 1982).

Arzneimittelunverträglichkeit und Arzneimittelintoxikationen

Der mit dem Alter steigende Arzneimittelkonsum ist nicht nur von Behandlungserfolgen begleitet, sondern auch mit der Zunahme von unerwünschten Arzneimittelwirkungen verbunden. Diese Nebenwirkungen sind natürlich primär vom verwendeten Arzneimittel abhängig, doch spielen im Alter geänderte Pharmakokinetik und Pharmakodynamik für die Erscheinungsform der Nebenwirkung eine ebenso wichtige Rolle (Turnheim 1995) wie verschiedene disponierende Faktoren.

Jedenfalls ist die Wahrscheinlichkeit für das Auftreten einer Arzneimittelunverträglichkeit ganz besonders von der Zahl der vorliegenden Krankheiten, aber auch von der Zahl der eingenommenen Arzneimittel abhängig (Carbonin 1991) (Tabelle 144). Aus allen diesen Gründen nehmen unerwünschte Arzneimittelreaktionen mit dem Alter zu, wobei der Zuwachs vor dem 60. Lebensjahr etwa 1,4% pro Dekade und nach dem 60. Lebensjahr etwa 3,3% pro Dekade beträgt (Classen 1991) (Abb. 49).

Unter geriatrischen Patienten tragen unerwünschte Arzneimittelreaktionen bei 7,7% der Patienten zur stationären Aufnahme bei und für 2,8% der Patienten sind diese Reaktionen der einzige Grund für die stationäre Aufnahme (Williamson 1980). Bis zu

Tabelle 144. Faktoren mit höherer Wahrscheinlichkeit für das Auftreten einer Arzneimittelunverträglichkeit

1. Einnahme von mehr als 4 verschiedenen Arzneimittel
2. Längerer Krankenhausaufenthalt als 14 Tage
3. Krankenhausaufenthalt (anstelle eines Pflegeheimaufenthaltes)
4. Mehr als 4 Krankheiten
5. Regelmäßiger Alkoholkonsum
6. Dem Alter per se und dem Geschlecht ist kein eindeutiges, höheres Risiko zuzuordnen

20% aller in ein Krankenhaus aufgenommenen, älteren Patienten weisen zumindest ein Problem in Zusammenhang mit der laufenden Arzneimittelbehandlung auf (Grymonpre 1988). Schließlich führen unerwünschte Arzneimittelwirkungen in etwa 0,1% zum Tod (Pirohamed 1998) (Tabelle 145).

Besonders deutlich wird der Einfluß des Alters auf Komplikationen und deren Folgen nach Einnahme nicht-steroidaler Antirheumatika, weil sich 50% aller letal endenden Magenblutungen und Magenperforationen bei Patienten nach dem 60. Lebensjahr ereignen (Castleden 1988).

Zu den Arzneimitteln, welche am häufigsten mit Problemen assoziiert sind, gehören Cortisonpräparate, Digoxin, nicht-steroidale Antirheumatika, Blutdruckmittel und Entwässerungsmittel (Grymonpre 1988). Sie gehören zu jenen Arzneimitteln, welche im höheren Lebensalter auch am häufigsten verordnet werden.

Das „outcome" der Patienten nach unerwünschten Arzneimittelreaktionen hängt vorwiegend vom Arzneimittel ab, welches die Reaktion verursacht hat. Etwa 80% aller Patienten, welche eine Digitalisintoxikation erlitten haben, erholen sich vollständig und etwa 70% aller Patienten, welche unerwünschte Reaktionen und Wirkungen nach einer diuretischen Therapie erfahren mußten, erholen sich vollständig. Jedoch erholen sich nur knapp 50% aller jener Patienten, bei welchen eine unerwünschte Reaktion nach einer Parkinson-Therapie aufgetreten ist (Williamson 1980).

Im allgemeinen stellt das Lebensalter nur einen sekundären Faktor für das Zustandekommen unerwünschter Arzneimittel dar. Bei psychotropen Arzneimitteln allerdings kommt dem Alter durchaus eine primäre Rolle für solche Reaktionen zu (Walker 1994).

Tabelle 145. Arzneimittelprobleme bei der stationären Aufnahme älterer Patienten

1. Unbeabsichtigte Arzneimittelwirkung
2. Bewußte Non-Compliance
3. Behandlungsmißerfolg
4. Alkoholbedingte Arzneimittelprobleme
5. Einnahmefehler

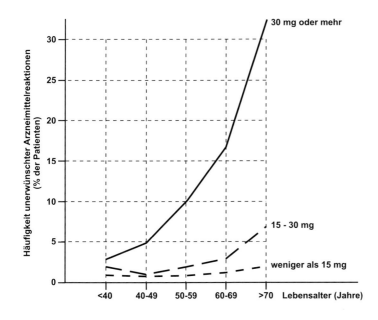

Abb. 49. Inzidenz unerwünschter Arzneimittelreaktionen in Abhängigkeit vom Lebensalter und von der täglichen Dosis eines Benzodiazepins (Gurwitz 1991)

Herzglykoside im Alter

Epidemiologische Untersuchungen zeigen, daß in der Altersgruppe zwischen 30 und 69 Jahren etwa 7% der Bevölkerung mit Herzglykosiden behandelt werden. Unter diesen Patienten sind zwei Drittel zwischen 60 und 69 Jahren und Frauen sind wesentlich stärker vertreten (König 1984). In der Altersgruppe der über 70jährigen Patienten nehmen etwa 25% regelmäßig Digitalispräparate ein.

Aus diesen epidemiologischen Untersuchungen geht auch hervor, daß von den mit Herzglykosiden behandelten Patienten kaum einer klinische Zeichen einer Digitalisintoxikation aufweist, daß aber bis zu 25% eine zu hohe und bis zu 45% eine zu niedrige Erhaltungsdosis einnehmen (Middke 1985). Jedoch muß zwischen Digoxin und Digitoxin differenziert werden. Patienten, welche Digoxin einnehmen, weisen in bis zu 45% subtherapeutische Plasmaspiegel auf, während sich bei Patienten mit einer Digitoxinbehandlung in etwa 70% therapeutische Plasmaspiegel nachweisen lassen (König 1987).

Die Herzglykoside besitzen direkte und indirekte Wirkungen. Die direkten Wirkungen werden über spezifische Rezeptoren des Erregungsleitungssystems und des Myokards vermittelt. Dabei kommt es unabhängig von der Vorlast (Vordehnung des Herzmuskels) zur Erhöhung der Kontraktilität. Im Bereich des Reizleitungssystems werden durch die Herzglykoside die durch K+ und Na+ aktivierbare ATPase gehemmt und durch Verlust des intrazellulären K+ bei gleichzeitigem Anstieg von Na+ die elektrophysiologischen Eigenschaften verändert. Unter den indirekten Wirkungen wird eine Steigerung des Vagotonus im Herzen mit Reduktion der Herzfrequenz und der Impulsbildung im AV-Knoten verstanden. Zusätzlich wird die Empfindlichkeit der Adrenorezeptoren herabgesetzt. Für den Stoffwechsel und für die Ausscheidung von Digitalispräparaten ist von eminenter Bedeutung, daß Digitoxin nahezu ausschließlich extrarenal metabolisiert wird, während Digoxin zum größten Teil renal ausgeschieden wird.

Im Alter ist die Resorption der Herzglykoside nur geringfügig verzögert.

Das Verteilungsvolumen jedoch ist eingeschränkt und die renale Ausscheidung von Digoxin deutlich reduziert (Cusack 1979). Damit steigen für Digoxin bei unveränderter Dosierung die Plasmahalbwertzeit und die Plasmaspiegel an. Digitoxin hingegen, welches in der Leber metabolisiert wird, bleibt von der Nierenfunktion weitgehend unberührt (König 1987).

Für die Plasmaspiegel der Herzglykoside spielt u.a. auch ihre Lipoidlöslichkeit eine wesentliche Rolle. Digitoxin besitzt eine höhere Lipoidlöslichkeit als Digoxin und damit auch eine bessere Resorption und eine stärkere Eiweißbindung, allerdings eine schlechtere renale Ausscheidung. Eine hohe Lipoidlöslichkeit verlängert auch die Plasma-Halbwertzeit der Glykoside.

Die gleichzeitige Verabreichung von Herzglykosiden mit anderen Arzneimitteln kann ihre Kinetik und auch ihre Toxizität wesentlich beeinflussen. Sehr häufig werden Diuretika mit Herzglykosiden verordnet. Sie führen, abhängig von der Dauer und der Intensität ihrer Anwendung gelegentlich zu Hypokaliämien und/oder Hypomagnesämien, welche wiederum die Wirkung aber auch die Toxiät der Glykoside sehr nachhaltig verändern können.

Die Kombination einer Glykosidbehandlung mit Chinidin senkt die renale Clearance für das Glykosid und kann durch Hemmung der tubulären Sekretion den Plasmaspiegel des Glykosids verdoppeln (Manyari 1981).

Aber auch nicht-steroidale Antirheumatika wie Azetylsalizylsäure, Ibuprofen und Indometacin senken die Glykosid-Clearance und erhöhen den Glykosidspiegel (Wilkerson 1980).

Die gleichzeitige Verabreichung von Herzglykosiden mit Antazida verzögert und beeinträchtigt die Glykosidresorption und führt damit zu einem insuffizienten Plasmaspiegel des Arzneimittels. Dieser negative Einfluß der Antazida auf die Glykosidresorption wird dann vermieden, wenn sie 1 bis 2 Stunden nach dem Glykosid gegeben werden (Kuhlmann 1984).

Eine ähnliche Wirkung auf die Ausscheidung der Herzglykoside wie Chinidin hat auch der Kalziumantagonist Verapamil, der die Clearance für Digoxin durch Hemmung der tubulären Sekretion dosisabhängig reduziert (Klein 1982). Diese Wirkung von Verapamil verdient deshalb besondere Aufmerksamkeit, weil es häufig mit Glykosiden kombiniert wird. Während die retinierende Wirkung auf die Herzglykoside auch für Nifedipin vorzuliegen scheint, ist eine solche für Diltiazem nicht bekannt (Elkayam 1985).

Unter diesen Voraussetzungen wird beim älteren Menschen die Überdigitalisierung mit Digoxin viel häufiger beobachtet als bei jüngeren Personen. Im Alter sind aber auch die Intoxikationserscheinungen durch Herzglykoside modifiziert. Es stehen neben den Rhythmusstörungen nicht so sehr die Xanthopsie, die Übelkeit und der Brechreiz im Vordergrund, als vielmehr die sehr uncharakteristischen Zeichen der Müdigkeit, der Anorexie, einer leichten Übelkeit und geringer Sehstörungen. Gelegentlich dominieren psychische Symptome mit Unruhe, Nervosität und Schlaflosigkeit aber auch mit Agitiertheit und Pseudohallucinationen.

Aus all diesen erwünschten und unerwünschten Wirkungen der Herzglykoside ergeben sich für die Digitalisbehandlung des älteren Menschen folgende Empfehlungen:

1. Nur bei eindeutiger Indikation sollten Digitalispräparate verabreicht werden. Der primäre Einsatz eines Herzglykosids bei kardialer Insuffizienz sollte nur bei gleichzeitigem Vorliegen einer anhaltenden Tachykardie oder eines Vorhofflimmerns erfolgen (Aronow 1997).
2. Im höheren Alter kann bei dem eingeschränkten Verteilungsvolumen und/oder der verzögerten renalen Ausscheidung auf eine initiale Sättigung in aller Regel verzichtet werden.
3. Bei der Anwendung von Digoxin muß sich die Dosierung nach der Nierenfunktion richten.
4. Bei der Anwendung von Digitoxin spielt zwar die Nierenfunktion keine Rolle, doch ist das Verteilungsvolumen deutlich eingeschränkt, sodaß in der Regel mit einer Tagesdosis von 0,07 mg das Auslangen gefunden wird.

Diuretika

Diuretika gehören zu den Arzneimitteln, welche gerade im höheren Alter sehr häufig zur Anwendung kommen. Sie werden entweder alleine oder in Kombination mit anderen Medikamenten bei der Herzinsuffizienz und bei der Hypertonie, aber auch bei allen Erkrankungen verwendet, welche mit einer Flüssigkeitsretention einhergehen.

Ähnlich wie bei anderen Arzneimitteln führen auch Diuretika vor allem dann zu unerwünschten Wirkungen, wenn sie ohne ausreichende Indikation verabreicht werden, wenn sie zu hoch dosiert werden und wenn ihre Anwendung nicht regelmäßig kontrolliert wird.

Die verschiedenen Diuretika werden unter anderem nach dem Ort ihrer Wirkung unterschieden (Abb. 50).

1. Die Carboanhydratase-Hemmer werden im proximalen Tubulus wirksam. Durch Hemmung der Carboanhydratase wird die Ausscheidung von H+ in den Tubulusharn reduziert, dafür aber die Na+-Ausscheidung gesteigert.
2. Diuretika, die im aufsteigenden Schenkel der Henleschen Schleife zur Wirkung

kommen, werden als Schleifendiuretika bezeichnet. Einer ihrer hervorragenden Vertreter ist das Furosemid.
3. Im distalen Tubulus der Niere kommt die große Gruppe der Benzothiadiazine zur Wirkung.
4. Noch weiter distal im Tubulusapparat liegt der Angriffspunkt der kaliumsparenden Diuretika.
5. Ebenfalls im distalen Tubulus erfolgt die Blockade der Aldosteronwirkung auf die Elektrolytausscheidung der Niere durch die Spironolaktone.

Tabelle 146. Unerwünschte Wirkungen einer diuretischen Therapie

1. Hypovolämie bis Exsikkose
2. Hypokaliämie
3. Glukoseintoleranz (Hyperglykämie)
4. Hyperurikämie
5. Hyperlipidämie
6. Hyponatriämie (bes. bei Thiaziden)
7. Hypokalzämie (Schleifendiuretika)

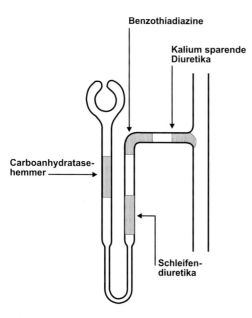

Abb. 50. Angriffspunkt der verschiedenen Diuretika am Nephron

Nebenwirkungen

Generell stehen als unerwünschte Nebenwirkungen die Hypovolämie, die Hyponatriämie, die Hypokaliämie sowie Einflüsse auf den Glukosestoffwechsel, den Harnsäurestoffwechsel und den Lipidstoffwechsel im Vordergrund (Tabelle 146).

Nachdem das höhere Lebensalter bereits zum Flüssigkeitsmangel, zur Hyponatriämie und zur Glukoseintoleranz disponiert, besitzen diese Nebenwirkungen eine besonders hohe Bedeutung. Ein weiterer Risikofaktor für das Auftreten der Nebenwirkungen ist – so wie bei anderen Arzneimitteln – die Multimorbidität des höheren Alters, welche sehr häufig noch mit einer Polypragmasie assoziiert ist.

1. Hypovolämie

Siehe Kapitel „Störungen des Flüssigkeits- und des Elektrolytstoffwechsels" (Seite 154).

2. Hyponatriämie

Siehe Kapitel „Störungen des Flüssigkeits- und des Elektrolytstoffwechsels" (Seite 156).

3. Hypokaliämie

Siehe Kapitel „Störungen des Flüssigkeits- und des Elektrolytstoffwechsels" (Seite 158).

4. Unerwünschte Wirkungen bei Anwendung kaliumsparender Diuretika oder Spironlaktone

Die Verwendung kaliumsparender Diuretika oder Aldosteronantagonisten begünstigt die Entstehung einer Hyperkaliämie. Besonders die häufig verwendete Kombination eines kaliumsparenden Diuretikums mit einem ACE-Hemmer führt zum Anstieg des Kaliumspiegels. Ebenso führen diese Diuretika bei bestehender Niereninsuffizienz zur Hyperkaliämie. Das klinische Bild der Hyperkaliämie wird durch ihre Wirkung auf die

Reizleitung des Herzens geprägt (Finnegan 1984). Im EKG imponieren zunächst hohe und steile T-Wellen, die bei weiterem Kaliumanstieg wieder abflachen, während der QRS-Komplex breiter wird. Dazu kommen Überleitungsstörungen, Blockbilder und schließlich auch ein Kammerflimmern. Unter der Behandlung mit Spironolaktonen treten beim Mann gelegentlich Potenzstörungen und häufiger noch Gynäkomastien auf. Selten führen diese Arzneimittel zu einem Hirsutismus der Frau.

5. Metabolische Wirkungen der Diuretika

Unerwünscht sind in der Regel auch die metabolischen Wirkungen. Diuretika vermindern die Glukosetoleranz und führen bei längerer Anwendung zum Anstieg des Nüchternblutzuckers (Amery 1978, Murphy 1982). Für diese Wirkung der Diuretika werden eine Hemmung der Insulinsekretion und ein Anstieg der Glykogenolyse durch Hemmung der hepatalen Phosphodiesterase verantwortlich gemacht, doch spielen der Kaliumverlust bzw. die Hypokaliämie dabei die größte Rolle.

Bedeutung besitzen auch der Anstieg des Gesamtcholesterins (Ames 1984) und der LDL-Fraktion im Serum, die 10% bzw 20% erreichen können (Goldman 1980). Unter dem Eindruck dieser metabolischen Wirkungen ist zu beachten, daß die Diuretika zur Blutdrucksenkung niedrig dosiert werden. Unter der Verabreichung von täglich 12,5 mg bis maximal 25 mg eines Thiazid-Präparates oder bei Verwendung eines Indapamid-Präparates sind Stoffwechselwirkungen kaum zu befürchten (Franz 1996). Diuretika erhöhen auch den Harnsäurespiegel im Serum und ähnlich wie bei ihrer cholesterinsteigernden Wirkung ist der Mechanismus weitgehend unklar. Eine erhöhte tubuläre Rückresorption könnte durch die Volumsverminderung ausgelöst werden, doch ist auch eine gesteigerte Harnsäurebildung nicht ausgeschlossen.

Diese Vielzahl ernst zu nehmender, unerwünschter Wirkungen der Diuretika verlangt gerade beim älteren Menschen eine gute Überwachung der diuretischen Behandlung. Deshalb sollten Diuretika nur dann gegeben werden, wenn sie und solange sie indiziert sind. Ist dennoch eine längere Behandlung notwendig, dann sollten gerade beim älteren Menschen der Hydratationszustand und der Elektrolythaushalt sorgfältig überwacht werden

Die nicht-steroidalen Antirheumatika (NSA)

Die antiphlogistische und analgetische Behandlung älterer Patienten wird durch die Entwicklung immer neuer Prostaglandinsynthesehemmer vom Typ der NSA laufend bereichert. Die großzügige und z.T. auch unkritische Anwendung nicht nur bei rheumatischen Erkrankungen sondern auch bei den primär degenerativen Gelenkserkrankungen hat die Zahl der unerwünschten Wirkungen dieser Arzneimittel beträchtlich erhöht (Dubach 1991) (Abb. 51).

Der NSA gehören verschiedene Stoffgruppen an. Ohne Anspruch auf Vollständigkeit werden folgende Stoffgruppen zu den NSA gerechnet:

1. Azetylsalizylsäure
2. Pyrazolone und Phenylbutazone
3. Indolsäurederivate
    a. Indometacin
    b. Sulindac
4. Propionsäurederivate
    a. Fenoprofen
    b. Ibuprofen
    c. Ketoprofen
5. Naproxen
6. Tolmetin

Die nicht-steroidalen Antirheumatika liegen durchwegs als saure Substanzen vor und besitzen einen hydrophilen und einen lipo-

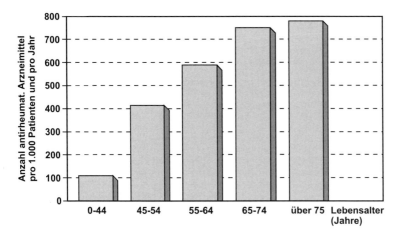

Abb. 51. Beziehung zwischen dem Lebensalter und der Anwendungshäufigkeit einer systemischen, antirheumatischen Therapie (FDA 1985)

philen Molekülanteil. Ihre Pharmakokinetik wird im wesentlichen durch die genannte Struktur bestimmt. Sie werden im oberen Intestinaltrakt rasch resorbiert und haben zum größten Teil einen Wirkungseintritt innerhalb von Stunden sowie eine ebenfalls in Stunden gemessene Serum-Halbwertzeit. Die gute Proteinbindung der Antirheumatika führt zur starken Anreicherung im entzündeten Gewebe, ihre Eigenschaft als Säure bewirkt aber auch hohe Konzentrationen in der Magenschleimhaut. Die Anreicherung in der Niere ist Folge des renalen Ausscheidungsmechanismus, der aktiven Sekretion, aber auch der passiven Rückdiffusion im distalen Tubulus bei saurem Harn. Unabhängig von der Zugehörigkeit zu einer der angeführten Stoffgruppen kommt die entzündungshemmende Wirkung der NSA stets durch die Hemmung bestimmter Schritte der Arachidon-Kaskade zustande.

Nebenwirkungen

Der Großteil der Nebenwirkungen der NSA ist auf diese Wirkung der NSA auf die Arachidon-Kaskade zurückzuführen. Daneben sind die Dosis des verabreichten NSA, die chemische Struktur, aber auch die Disposition des Patienten für das Zustandekommen von Nebenwirkungen verantwortlich (Keusch 1988).

Zu den gravierendsten Nebenwirkungen der NSA gehören die peptischen Schleimhautläsionen im Magen und im Duodenum, Störungen der Nierenfunktion und eine depressive Wirkung auf das Knochenmark (Tabelle 147).

1. Entzündungen und Läsionen der Schleimhaut in Magen und Duodenum

Die Irritation der Schleimhäute des oberen Intestinaltraktes wird nach der Verabreichung aller NSA beobachtet, welche über eine Hemmung der Prostaglandinsynthese wirksam werden. Prostaglandine steigern die Durchblutung der Magenschleimhaut, senken die Sekretion der Magensäure und besitzen darüber hinaus eine protektive Wirkung auf die Schleimhaut. NSA führen zu fokalen Zellrupturen und zu einem Verlust von Schleimgranula aus der Zelle. Im höheren Lebensalter und bei Frauen steigt das Risiko für NSA-induzierte Erosionen der Magenschleimhaut, welche über die im Alter gesteigerte Anwendung von NSA hinausgeht (Somerville 1986). Im Alter steigt aber auch das Risiko für eine Perforation dieser Ulzera, nicht zuletzt deshalb, weil die bereits höhere Schmerzschwelle durch die NSA noch weiter angehoben wird (Walt 1986). Die besten Vorkehrungen gegen die Entwicklung der NSA-induzierten Schleimhautläsionen sind einerseits die Verwendung von NSA mit kurzer Halbwertzeit, eine möglichst kurz dauernde Anwendung der NSA, aber auch die gleichzeitige Verabreichung von H2-Blockern mit den NSA.

2. Störungen der Nierenfunktion und Nierenerkrankungen

Zu den schwerwiegendsten Nebenwirkungen der NSA zählen Störungen der Nierenfunktion und Nierenerkrankungen. Zu den Störungen gehören die hemmende Wirkung auf die Autoregulation des renalen Blutflusses mit einem Anstieg der Reninsekretion, die Hemmung der Vasopressinwirkung auf den Tubulusapparat, die Reduktion der renalen Arzneimittelausscheidung und schließlich toxische Wirkungen auf das Nierenparenchym (Carmichael 1985) (Abb. 52). Die Autoregulation des renalen Blutflusses wird durch Prostaglandine gesteuert und ermöglicht durch die alternierende Dilatation und Kontraktion der Vasa afferentia und Vasa efferentia die glomeruläre Filtration auch in Phasen des Blutdruckabfalles. Die toxische Wirkung auf das Nierenparen-

Tabelle 147. Nebenwirkungen der nicht-steroidalen Antirheumatika

1. Hyperazidität und peptische Schleimhautläsion in Magen und Duodenum
2. Nierendurchblutungsstörungen und Nierenerkrankungen
3. Knochenmarksdepression
4. Anaphylaktische Reaktionen
5. Zentralnervöse Störungen
6. Hautexantheme
7. Teratogene Wirkungen

chym beginnt mit der Azetylierung von Strukturproteinen, führt zur interstitiellen Nephritis und endet mit der Papillennekrose, welche durch die medulläre Ischämie weiter begünstigt wird (Sandler 1989). Das klinische Korrelat dieser Nierenschäden sind eine Proteinurie mit Epithelzellen im Harnsediment, ein Rückgang der Konzentrierfähigkeit der Nieren und schließlich eine Hemmung der Natrium- und Wasserausscheidung (Carmichael 1985). Während diese Wirkungen beim gesunden, jüngeren Patienten nur geringe Bedeutung besitzen, erhalten sie bei einem Patienten mit Salzverlust und/oder Hypovolämie hohes klinisches Gewicht (Clive 1984) und sind beim älteren Patienten zusätzlich betont (Keusch 1988). Zur Verhinderung von Nierenschäden durch NSA bei älteren Menschen sollte die Anwendung von NSA an den Ausschluß folgender Risikofaktoren gebunden werden:

1. Niereninsuffizienz
2. Hypovolämie
3. Natriummangel
4. Herzinsuffizienz
5. Chronische Hepatopathie mit Aszites
6. Zusätzliche potentiell nephrotoxische Arzneimittel
   a. Aminoglykoside
   b. ACE-Hemmer
   c. Röntgenkontrastmittel

Auch wenn diese Risikofaktoren vor der Anwendung von NSA ausgeschlossen sind, ist es notwendig, daß unter der Verabreichung von NSA laufend geprüft wird, ob entweder eine Proteinurie oder ob Beinödeme auftreten. In einem solchen Fall sollte das NSA sofort abgesetzt werden.

3. Wirkung auf das Knochenmark

Die depressive Wirkung von Antirheumatika auf die Hämatopoese wird fast ausschließlich nach Phenylbutazon oder nach Oxyphenbutazon registriert (Inman 1977, Sakai 1978). Bekannt sind vorwiegend apla-

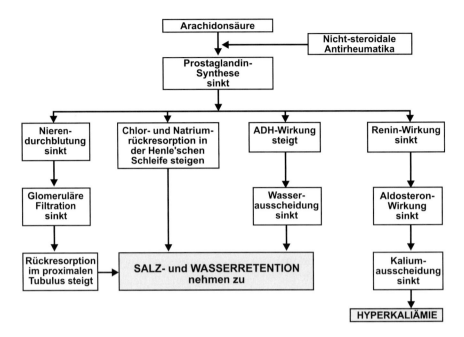

Abb. 52. Wirkung der nicht-steroidalen Antirheumatika auf verschiedene Nierenfunktionen und auf den Flüssigkeits- und Elektrolythaushalt (Carmichael 1985)

stische Anämien bei älteren Personen und besonders bei älteren Frauen.

4. Überempfindlichkeitsreaktionen

Überempfindlichkeitsreaktionen gehen vorwiegend auf eine Hemmung der Prostaglandinsynthese zurück und werden nur selten immunologisch ausgelöst (Szczeklik 1977). Prostaglandine bewirken eine Bronchusdilatation und besitzen eine stabilisierende Wirkung auf die Histaminspeicher der Mastzellen. Dementsprechend führen ihre Synthesehemmer zum Asthma bronchiale, zum urtikariellen Exanthem, zum Angioödem oder auch zum Schockzustand.

5. Zentralnervöse Störungen

Unter der Behandlung mit Indometacin treten gelegentlich zentralnervöse Störungen mit Kopfschmerzen, Schwindelgefühl, Konzentrationsschwäche, Ataxie und Verwirrtheit auf.

Psychopharmaka

Bei den Psychopharmaka handelt es sich um zentral wirksame Substanzen, welche therapeutisch zur Beeinflussung gestörter psychischer Funktionen wie z.B. Erleben, Befinden und Verhalten angewendet werden. Ihrer Anwendung entsprechend erfolgt auch ihre Einteilung:

1. Neuroleptika (Antipsychotika) – Phenothiazine und Butyrophenone,
2. Antidepressiva – (trizyklisch) – Amitriptylin, Imipramin,
3. Lithiumsalze,
4. Tranquilizer (Psychosedativa, Anxiolytika) – Benzodiazepine,
5. Psychostimulantien – Amphetamine.

Psychopharmaka bilden einen hohen Anteil an der medikamentösen Behandlung älterer Menschen, besonders dann, wenn es sich um Personen handelt, welche in Pflegeheimen oder in Bettenstationen dieser Heime leben bzw. dort behandelt werden. In den USA erhalten mehr als die Hälfte der Patienten solcher Bettenstationen eine psychoaktive Behandlung (Beers 1988). Eine Differenzierung dieser Therapie ergibt, daß in 28% sedierende Arzneimittel überwiegend als Benzodiazepine oder als H1-(Histamin)-Blocker verabreicht werden bzw. in 26% antipsychotische Arzneimittel überwiegend als Antidepressiva zur Anwendung kommen.

In allen Fällen werden Arzneimittel mit starker anticholinerger Wirkung bevorzugt, Diphenhydramin (Benadryl R) bei sedierenden Mitteln und Amitriptylin (Saroten R) bei den antidepressiven Medikamenten.

Die anticholinergen Nebenwirkungen bestehen vor allem in einer Hypotonie, in Mundtrockenheit, in Obstipation und in verschwommenem Sehen. Unter Benzodiazepinen werden leider jene Arzneimittel bevorzugt, welche eine lange Halbwertzeit aufweisen, wie z.B. Diazepam oder Flurazepam.

Diazepam

Diazepam (Valium R) gehört zu den weltweit am weitesten verbreiteten Benzodiazepinen. Es wird aus dem oberen Intestinaltrakt rasch resorbiert, erreicht nach wenigen Stunden die höchsten Serumkonzentrationen und wird schließlich in der Leber zu Desmethyldiazepam und zu Oxazepam metabolisiert. Die Halbwertzeit von Diazepam beträgt bei jüngeren Menschen 20–40 Stunden, die Halbwertzeit seines wirksamen Metaboliten Desmethyldiazepams jedoch 30–90 Stunden, sodaß es bei täglicher Verabreichung dieses Arzneimittels schon bei jüngeren Personen zur Kumulation kommt.

Im Alter steigt die Plasma-Halbwertzeit kontinuierlich bis auf etwa 90 Stunden im 80. Lebensjahr an (Ochs 1980). Bei dem ebenfalls mit dem Alter zunehmenden Verteilungsvolumen für das lipoidlösliche Diazepam, das mit dem zunehmenden Fettanteil des alternden Körpers in Zusammenhang steht, bleibt die Plasma-Clearance von Diazepam auch im höheren Lebensalter zwischen 20 und 32 ml/min weitgehend unverändert. Eine Bestätigung der Rolle des Fettanteils für das erweiterte Verteilungsvolumen liefern jene Benzodiazepin-Analoge, die noch stärker fettlöslich sind als Diazepam und die ein noch größeres Verteilungsvolumen vorfinden. Die rasche Abwanderung von Diazepam in das Fettgewebe wird im Alter durch das Absinken des Albuminspiegels und der damit verringerten plasmatischen Verteilung begünstigt (Abb. 46).

Die Wirkung von Diazepam ist an die Anwesenheit der endogenen gamma-Aminobuttersäure (GABA) gebunden und durch GABA-Antagonisten auch hemmbar. Sie gliedert sich in vier verschiedene Qualitäten (Reidenberg 1978):

a. Anxiolyse,
b. Sedierung bis Schlafförderung,
c. Muskelrelaxierung,
d. Antikonvulsive Wirkung.

Bei Steigerung der Diazepam-Dosierung wird die Sedierung bis zur Schläfrigkeit gesteigert, es kommt zur verlängerten Reaktionszeit mit Verschlechterung der intellektuellen und motorischen Leistung.

Selbst bei unveränderter Dosierung nehmen die unerwünschten Wirkungen des Diazepams im höheren Alter zu, wobei diese Zunahme der Nebenwirkungen nicht nur eine Folge der geänderten Pharmakokinetik sondern ebenso eine Folge der im Alter erhöhten Empfindlichkeit der Rezeptoren ist (Castleden 1977). Eine der ernsthaftesten Folgen der Sedierung und der Muskelrelaxation ist die Sturzneigung dieser Patienten, welche außerdem noch mit einer Zunahme der Hüftfrakturen verbunden ist (Ray 1989).

Neuroleptika

Neuroleptika ermöglichen die erfolgreiche Behandlung von Psychosen wie Wahn und Halluzination und sie sind auch gut geeignet, eine affektive Vigilanz zu dämpfen, ohne daß dabei die intellektuellen Fähigkeiten der Patienten gemindert werden. Sie werden überwiegend zur Behandlung der Schizophrenie und der Manie eingesetzt. Der Einsatz von Neuroleptika, wie z.B. dem Phenothiazin Melleril R oder dem Butyrophenon Haldol R dient zwar auch in Pflegeheimen der Behandlung von Verhaltensstörungen, aber zufolge ihrer stark sedierenden Wirkung ebenso oft zur Ruhigstellung von Patienten (Arron 1994). Als Nebenwirkungen weisen Neuroleptika anticholinerge Symptome auf, sie lösen extrapyramidale Symptome aus und sie führen selten auch zur Agranulozytose.

Unter den extrapyramidalen Symptomen stehen ein erhöhter Muskeltonus, eine Bradykinesie und das Maskengesicht im Vordergrund, womit die klassische Symptomatik der Parkinson-Krankheit dargestellt wird. Extrapyramidale Symptome sind vor allem von den stark wirksamen Neuroleptika wie z.B. dem Haloperidol zu erwarten, sie treten aber auch bei den schwächer wirksamen Substanzen wie z.B. dem Thioridazin auf, wenn auch bei diesen schwächer wirksamen Neuroleptika die Hypotonie, die Sedierung und auch anticholinerge Symptome als Nebenwirkungen im Vordergrund stehen (Bateman 1986).

Mehr als für andere Arzneimittel muß gerade beim älteren Menschen vor dem Einsatz von Psychopharmaka eine klare und eindeutige Indikation vorliegen, damit mißbräuchliche Anwendungen und Schäden der Patienten vermieden werden.

Literatur

Amery A, Berthaux P, Bulpitt C, Deruyttere M, de Schaedryver A, Dollery C, Fagard R, Forette F, Hellmans J, Lund-Johansen P, Musers A, Tuomilehto J (1978) Glucose intolerance during diuretic therapy. Lancet i: 681–683

Ames RP, Peacock PB (1984) Serum cholesterol during treatment of hypertension with diuretic drugs. Arch Intern Med 144: 710–714

Aronow WS (1997) Treatment of congestive heart failure in older persons. J Am Geriatr Soc 45: 1252–1258

Avron J, Monane M, Everitt DE, Beers MH, Fields D (1994) Clinical assessment of extrapyramidal signs in nursing home patients given antipsychotic medication. Arch Intern Med 154: 1113–1117

Avor J, Gurwitz JH (1995) Drug use in the nursing home. Ann Intern Med 123: 195–204

Bateman DN, Rawlins MD, Simpson JM (1986) Extrapyramidal reactions to prochlorperazine and haloperidol in the United Kingdom. Quart J Med 59: 549–556

Beers M, Avorn J, Soumerai SB, Everitt DE, Sherman DS, Salem S (1988) Psychoactive medication use in intermediate-care facility residents. J Am Med Assoc 260: 3016–3020

Beers MH, Ouslander JG, Rollingher I, Reuben DB, Brooks J, Beck JC (1991) Explicit criteria for determining inappropriate medication use in nursing home residents. Arch Intern Med 151: 1825–1832

Carmichael J, Shankel SW (1985) Effects of nonsteroidal antiinflammatory drugs on prostaglandins and renal function. Am J Med 78: 992–1000

Castleden CM, George CF, Marcer D, Haller C (1977) Increased sensitivity to nitrazepam in old age. Br Med J 1: 10–12

Castleden CM, Pickles H (1988) Suspected adverse drug reactions in elderly patients reported to the Committee on Safety of Medicines. Br J Clin Pharmacol 26: 525–528

Classen DC, Pestotnik SL, Evans RS, Burke JP (1991) Computerised surveillance of adverse drug events in hospital patients. J Am Med Assoc 266: 2847–2851

Clive DM, Stoff JS (1984) Renal syndroms associated with nonsteroidal antiinflammatory drugs. N Engl J Med 310: 563–572

Durnas C, Loi CH, Cusack BY (1990) Hepatic drug metabolism and aging. Clin Pharmacokinet 19: 359–389

Elkayam U, Parikh K, Torkanm B, Weber L, Cohen JL, Rahimtoola SH (1985) Effect of diltiazem on renal clearance and serum concentration of digoxin in patients with cardiac disease. Am J Cardiol 55: 1393–1395

Epstein M (1979) Effects of aging in the kidney. Fed Proc 38: 168–172

FDA Drug Analysis Branch (1985) Washington DC

Finnegan TP, Spence JD, Cape RD (1977) Potassium-sparing diuretics: interaction with digoxin in elderly man. Br Med J 2: 155–156

Gerbino PP (1982) Complications of alcohol use combined with drug therapy in the elderly. J Am Geriatr Soc 30: S88

Gillum RF, Barsky AJ (1974) Diagnosis and management of patients noncompliance. JAMA 228: 1563–1567

Greenblatt DJ, Sellers EM, Shader RI (1982) Drug disposition in old age. N Engl J Med 306: 1081–1088

Grymonpre RE, Mitenko PA, Sitar DS, Aoki FY, Montgomery PR (1988) Drug-associated hospital admissions in older medical patients. J Am Geriatr Soc 36: 1092–1098

Helling DK, Lemke JH, Semla TP, Wallace RB, Lipson DP, Cornoni-Huntley J (1987) Medication use characteristics in the elderly: the Iowa 65+ rural health study. J Am Geriatr Soc 35: 4–12

Inman WHW (1977) Study of fatal bone marrow depression with special reference to phenylbutazone and oxyphenbutazone. Br Med J 1: 1500–1505

Kiernan PJ, Isaacs JB (1981) Use of drugs by the elderly. J Roy Soc Med 74: 196–200

Koenig W, Kreil U, Stieber J, Döring A, Pöppl SJ, Mraz W (1984) Zur Epidemiologie der Digitalismedikation. Dtsch Med Wochenschr 109: 412–418

Koenig W, Rietbrock N, Woodcock BG, Lehmacher W (1987) Determinanten von Digoxin- und Digitoxinplasmakonzentration bei älteren Patienten. Klin Wochenschr 65: 1073–1080

Kuhlmann J (1984) Plasmaspiegel und renale Elimination von Digitoxin bei Langzeittherapie mit Aluminium-Magnesium-Hydroxyd-Gel. Dtsch Med Wochenschr 109: 59–61

Lamy PP (1986) The elderly and drug interactions. J Am Geriatr Soc 34: 586–592

Law R, Chalmers C (1976) Medicines and elderly people: a general practice survey. Br Med J 1: 565–568

Lindley CM, Tully MP, Paramsothy V, Tallis RC (1992) Inappropriate medication is a major cause of adverse drug reactions in elderly patients. Age Ageing 21: 294–300

Lowenthal DT (1987) Drug therapy in the elderly: special considerations. Geriatrics 42/11: 77–82

Manyari DE, Patterson C, Johnson DE, Melendez LJ (1981) Quinidine therapy and digitalis toxicity. J Am Geriatr Soc 29: 31–33

May FE, Steward RB, Cluff LE (1977) Drug interactions and multiple drug administration. Clin Pharmacol Ther 22: 322–325

Middeke M, Meister W, Krüger C, Krahl B, Holzgreve H (1985) Digitalistherapie: Verschreibungshäufigkeit, Serumkonzentrationen und Auslaßversuch. Klin Wochenschr 63: 775–780

Montamat SC, Cusack BJ, Vestal RE (1989) Management of drug therapy in the elderly. N Engl J Med 321: 303–309

Murphy MB, Lewis PJ, Kohner E, Schumer B, Dollery CT (1982) Glucose intolerance in hypertensive patients treated with diuretics; a fourteen-year follow-up. Lancet ii: 1293–1295

Nolan L, O'Malley K (1988) Prescribing for the elderly. Part II: Prescribing patterns: differences due to age. J Am Geriatr Soc 36: 245–254

Novak LP (1972) Aging, total body potassium, fat free mass, and cell mass in males and femals between ages 18 and 85 years. J Gerontol 27: 428–448

Oberbauer R, Krivanek P, Turnheim K (1995) Pharmacokinetics and pharmacodynamics of the diuretic bumetanide in the elderly. Clin Pharmacol Ther 57: 42–51

Ochs HR, Bodem G (1980) Einfluß des Alters auf die Kinetik von Diazepam und Desmethyldiazepam. Verh Dtsch Ges Inn Med 86: 1231–1233

Ouslander JG (1981) Drug therapy in the elderly. Ann Intern Med 95: 711–722

Pirmohamed M, Breckridge AM, Kitteringham NR, Park BK (1998) Adverse drug reactions. Br Med J 316: 1295–1298

Ray WA, Griffin MR, Downey W (1989) Benzodiazepines of long and short elimination half-life and the risk of hip fracture. J Am Med Assoc 262: 3303–3307

Reidenberg MM, Levy M, Warner H, Coutinho CB, Schwartz MA, Yu G, Cheripko J (1978) Relationship between diazepam dose, plasma level, age and central nervous system depression. Clin Pharmacol Ther 23: 371–374

Sakai J, Joseph MW (1978) Tolmetin and agranuloytosis. N Engl J Med 298: 1203

Steiness E (1981) Diuretics, digitalis and arrhythmias. Acta Med Scand [Suppl] 647: 75–78

Szczeklik A, Gryglewski-Mysik G (1977) Clinical patterns of hypertensivitiy to nonsteroidal anti-inflammatory drugs and their pathogenesis. J Allergy Clin Immunol 60: 276–284

Turnheim K (1995) Geriatrische Pharmakologie. Wien Klin Wochenschr 107: 349–356

Walker J, Wynne H (1994) Review: the frequency and severity of adverse drug reactions in elderly people. Age Ageing 23: 255–259

Wilkerson RD, Mockridge PB, Massing GK (1980) Effects of selected drugs on serum digoxin concentration in dogs. Am J Cardiol 45: 1201–1210

Williamson J, Chopun JM (1980) Adverse reactions to prescribed drugs in the elderly: a multicenter investigation. Age Ageing 9: 73–80

Sachverzeichnis

Abciximab 106, 107
Abgase (Autos, Fabriken), siehe Luftverschmutzung
Abmagerung, siehe Gewichtsreduktion
Abnützungserscheinungen 1
Absorption, intestinale 12, 190, 213, 326
Acarbose 214, 215
Acebutolol 46
ACE-Hemmer, siehe Angiotensin Converting Enzyme-Hemmer
Acetylcystein 178
Achalasie 188
Achlorhydrie 188
ACTH, siehe Adrenocorticotropes Hormon
Adenokarzinom 294, 303, 307
Adenosindiphosphat (ADP) 71, 106
Adenosinmonophosphat (AMP), zyklisches 261, 328
Adenylcyclase 129, 152, 261
ADH, siehe Vasopressin
Adipositas 1, 6, 11, 98, 203, 210, 215, 217, 233, 297, 319, 323
    Androide 39, 205
Adrenalin 51
Adrenocorticotropes Hormon (ACTH) 308
Adrenorezeptoren (Adrenozeptoren) 47, 48, 51, 332
Adriamycin 15, 311
Adriblastin, siehe Doxorubicin
Aerosole 179
Aggregationshemmer, siehe Thrombozytenaggregationshemmer
Agranulozytose 219, 340
Aktivität, körperliche 1
    Reduktion 210
    Steigerung 7, 44, 197, 203, 211, 212, 273
Albuminurie 228
Albuminverminderung 6, 135, 140, 317

Aldosteron 39, 43, 46, 50, 51
    Sekretion 38, 152
Alendronat 272
Alkalische Phosphatase, siehe Phosphatase
Alkalose 134, 158
Alkeran 32
Alkohol 14, 58, 73, 162, 166, 188, 219, 222, 264, 265, 289, 292, 298, 330
Alkoholismus 153, 158
Allopurinol 139
alpha-Adrenozeptoren (alpha-Rezeptoren) 162, 163
alpha-1-Antitrypsin 177
alpha-beta-Rezeptorenblocker 45, 48, 52
alpha-Glukosidasehemmer 215
alpha-Hydroxylase 130, 260, 262, 263
alpha-Methyldopa 50
alpha-Interferon 32, 253
alpha-Rezeptorenblocker 45, 47, 52, 88, 89, 162, 167, 169, 171, 211
Alprenolol 46
Altenheime 23–25
Alteplase (t-PA) 115
Aluminium 144
Amilorid 45
Aminoglykoside 136, 139, 182, 282
Amiodarone 41, 74, 77, 78, 245, 247, 249, 253
Amitriptylin 232, 325, 326, 338, 339
Amlodipin 97
Ammoniumchlorid 128, 129
Amoxycillin 136
Amphetamine 338
Amphotericin B 139
Ampicillin 136
Amylase 190
Amyloidose 58, 68, 81, 84, 85, 143
Amyotrophe Neuropathie, siehe Neuropathie
Anaerobier 23

Analgesie 291
Analgetika 139, 325, 326
Analgetikaabusus 137
Anämie 2, 31, 144, 190, 289, 294, 318, 337
  Perniziöse 189, 190
Anästhesie, siehe Narkose
Anazidität, siehe Achlorhydrie
Androgene 263, 273, 303
Androstendion 170
Angina abdominalis 199
Angina pectoris 72, 73, 76, 94, 97, 102, 250, 316
  Differentialdiagnose 95
  Instabile 95, 97
  Klinik 94
  Mortalität 107
Angioplastie 133
Angioplastie, perkutane, transluminale, koronare (PTCA) 83, 96, 97, 107–109, 116, 235, 320
  Indikationen 108
Angiotensin II 38, 51, 99, 127
Angiotensin-Converting-Enzyme (ACE)-Hemmer 41, 43, 45, 49, 52, 88, 89, 92, 100, 113, 133, 153, 154, 157, 211, 228, 229, 334
Angiotensin-Rezeptoren-Blocker (Antagonisten) 43, 45, 49, 88, 89, 92, 100, 113
Anhydrose 231
Anionen 151
Anistreplase 115
Anorexie, siehe Appetitverlust
Anpassungsfähigkeit 71
Antabuswirkung 219
Antazida 325, 326, 333
Anthrachinone 198
Anthracycline 32, 302
Antiandrogene 306
Antiarrhythmika, siehe Herzrhythmusstörungen, Behandlung
Antibiotika 326
Anticholinergika 161, 169, 173, 178, 197
Antidepressiva 11, 161, 197, 198, 282, 325, 338
  Trizyklische 232, 325, 326
Antidiabetika, siehe Diabetes mellitus, Behandlung
Antidiuretisches Hormon (ADH), siehe Vasopressin
Antihypertensiva 57, 59, 282, 325, 326, 331
Antikarzinogene Nahrungsmittel 12, 14
Antikoagulation 75, 97, 105, 107, 251
Antikörper
  Antimikrosomale 253
  Antithyreoidale 246
Antikörperbildung 30
Antioxydative Stoffe 12, 14, 15
Antiparkinsonmittel 162, 282, 331
Antipyretika 325

Antirheumatika, nicht steroidale (NSA) 127, 131, 139, 154, 189, 292, 325, 326, 331, 332, 335
  Nephrotoxizität 337
  Pharmakokinetik 336
Antistreptolysintiter 130
Antithrombin III 323
Antriebslosigkeit 11, 82, 253
Anxiolyse 338, 339
Aortenelongation 71
Aortenisthmusstenose 38
Aortenklappen
  Sklerose 68
  Stenose 81, 84, 96, 282, 319
Aortokoronarer Bypass (CABG) 83, 96, 97, 108, 109, 235, 320
  Indikationen 108
Apathie 248
Apolipoprotein 206
Appetit, Verlust 8, 11, 24, 82, 130, 181, 189, 294, 333
Areflexie 158
Aromatasehemmer 301, 302
Arrhythmie, siehe Herzrhythmusstörung
Arteriosklerose 11, 98, 101, 102, 132, 205, 227
Arzneimittel 325
  Dosierung 331
  Interaktionen 218, 329
  Intoxikation 330
  Nebenwirkungen 129, 325, 329, 330
  Rezeptoren 328
  Unverträglichkeit 330, 331
  Verbrauch 325
  Verpackung 329
  Verteilungsvolumen 326
  Verträglichkeit 129
Asbest 307
Ascorbinsäure, siehe Vitamin C
Aspiration 182, 188
Aspirin 75, 97, 105, 108, 113, 234, 335
Asthmaanfall 184
Asthma bronchiale 174, 182, 184
Asthma cardiale 91
Aszites 156
Ataxie 337
Atelektase 307, 316
Atemfläche 173
Atemmuskellähmung 158
Atemstoßwert (FEV 1) 173, 175, 177, 183, 184, 310, 320
Atenolol 46, 100
Atherosklerose, siehe Arteriosklerose
Atonie, intestinale 231
Atopie 175
Atorvastatin 8, 41, 101, 211
Atriales natriuretisches Peptid (ANP) 83, 129, 152, 308

Sachverzeichnis

Atrioventrikulärer (AV-) Knoten 69
Atrioventrikuläre (AV-) Überleitung 72
Atrioventrikuläre Überleitungsstörung 83, 335
Atrioventrikulärer (AV-) Block 72, 79, 335
    II. Grades 47, 105
    III. Grades 47, 105
Atrophie, braune 69, 191
Augenlinsentrübung 230
Augenmuskellähmung, bei Diabetes mellitus 231
Augensymptome, bei Hyperthyreose 248
Ausrutschen 279
Ausscheidungsschwelle, für Glukose 128, 129
Austauschharze, siehe Ionenaustauscher
Austauschnährstoffe für Kohlenhydrate, siehe Zuckeraustauschstoffe
Auswurffraktion, linksventrikuläre 40, 70, 71, 250
Auswurfleistung, siehe Herzzeitvolumen (HZV)
Autoaggression 253
Autoantikörper 21, 22, 30
Autoimmunität 246
Autoregulation der Hirndurchblutung 42, 281
Autoregulation der Nierendurchblutung 336
Autounfall, siehe Unfall
AV-Knoten, siehe Atrioventrikulärer Knoten
Azetaldehyd 14, 222
Azetyl-Glukosaminidase 141
Azetylierung (Arzneimittel) 326
Azetylsalizylsäure, siehe Aspirin
Azidose 143, 157, 210, 224
    Metabolische 143
    Tubuläre 132
Azithromycin 182

Baclofen 169
Bakteriämie 134, 135, 137, 181
Bakterienkultur 181
Bakteriurie
    Asymptomatische 134, 135
    Signifikante 135, 136
Balancestörung 297, 280
Ballaststoffe 10, 14, 197, 213, 215, 293
Barbiturate 325
Barorezeptoren
    Empfindlichkeit 38, 152, 279
    Reflex 57, 283
Basalmembran, renale 227, 228
    Verdickung 126
Basalzellkarzinom 294
Basis-Bolus-Behandlung 220
Bauchschmerzen 193, 199
Beckenboden 162
    Schwäche 163
    Training 169
Beckenkammbiopsie 32, 268
Beclomethason 184

Beinvenenthrombose, siehe Thrombose
Belastungsdyspnoe 234
Belastungs-EKG 96
Belastungsstenokardie 94, 95, 234
Benzodiazepine 325, 326, 338, 339
Benzothiadiazine, siehe Hydrochlorothiazide
Benzpyrene 189
Betaadrenerge Stimulation 173, 250
Betablocker, siehe Betarezeptorenblocker
Beta-Laktamase-Hemmer 182
Betarezeptoren 38, 57, 163, 250
Beta-2-Rezeptoren-Agonisten 178, 179, 184
Betarezeptorenblocker 41, 46, 63, 72, 74, 77, 90, 97, 104, 113, 161, 211, 234, 245, 249, 252, 283
    Kardioselektive 46
    Pharmakodynamik 46
    Pharmakokinetik 46
    Wirkungen 46
Betasitosterin 170
Betazellen des Pankreas 204
    Destruktion 209
    Erschöpfung 204
Bettlägerigkeit 134
Bewußtseinstrübung 280
Bezafibrat 101, 211
Biguanide 216
Bikarbonat 151
Bilirubinstein, siehe Pigmentstein
Bindegewebe, Zunahme, siehe Fibrosierung
Biofeedback-Behandlung 169
Biotransformation von Arzneimitteln 192
Bisphosphonate 33, 272, 274, 306
Blasenentleerung, siehe Harnblasenentleerung
Blei 139
blind loop syndrome 190
blue bloater 177
Blutdruck 36, 286
    Diastolischer 36, 99
    Dysregulation 57, 281
    Klassifikation 36
    Systolischer 36, 99
Blutdruckabfall, orthostatischer, siehe Hypotonie, orthostatische
Blutdruckamplitude 37, 250
Blutdruckmessung 44
Blutdruckmittel, siehe Antihypertensiva
Bluthochdruck, siehe Hypertonie
Blutnachweis im Stuhl 294
Blutung, Zerebrale 115
Blutverlust im Stuhl 199, 294
Blutviskosität 33, 47, 93, 225, 323
Blutvolumen, siehe Plasmavolumen
Blutzucker 210
    Anstieg 10
    Kontrolle 220, 221
    Nüchtern 207

body mass index (BMI) 5, 11
Bonadonna-Therapieschema 301
Brachytherapie 306
Bradbury-Egglestone-Syndrom 58
Bradykardie 71, 223, 253, 280, 282
Bradykinin 49, 183
Brady-Tachykardie-Syndrom, siehe Sick-Sinus-Syndrom
Broca-Index 174, 175
Bronchialsekret 176, 177
Bronchiolen 173
Bronchitis 316
  Chronische 176, 177, 308
Bronchoalveoläre Lavage 309
Bronchodilatation 93, 173, 178
Bronchokonstriktion 174, 175, 183
Bronchoskopie 309
Bronchospasmolytika 326
Bronchospasmus 47
Bronchuskarzinom 269, 289, 290, 306
  Behandlung 309
  Histologie 309
  Kleinzelliges 309, 310
  Klinik 308
  Mortalität 307, 310, 311
  Stadieneinteilung 308
Budesonid 184
Buprenorphin 292
Butyrophenon 338, 340
Bypass, siehe Aortokoronarer Bypass (CABG)

Cadmium 139
Cafedrin 64
Candida albicans 134
CAPD, siehe Peritonealdialyse
Capreomycin 30
Captopril, Test 43
Carbamazepin 154, 232
Carbimazol 251
Carboanhydratasehemmer 333
Carbutamid 217, 245
Carcinoembryonales Antigen (CEA) 256, 294, 296
Carotissinus 38
  Reflex 283
  Synkope 79
Carotis-Stenose 282
Cataracta, siehe Linsentrübung
Carvedilol 113
CEA, siehe Carcinoembryonales Antigen
Cefotaxim 136
Cephalosporine 131, 136, 182
Cephalexin 136
Cephazidim 136
Cernitin 170
Chemotaxis 8, 235

Chemotherapie 290, 295, 299, 300, 310
  Adjuvante 295, 300–302
Chenodeoxycholsäure 195
Chinidin 332
Chlamydien 98, 181, 182
Chlodronat 272
Chlor 151
Chlorpropamid 154, 217, 219, 245
Chlorthalidon 45
Cholangiographie
  Endoskopisch retrograde (ERCP) 193
  Intravenöse 193
Cholangitis 193, 195
Choledocholithiasis, siehe Gallengangssteine
Cholelithiasis, siehe Gallensteine
Cholestase 193, 294
Cholesterin 7, 100, 293
  Gesamt 7, 41, 100, 103, 233
  HDL- 7, 41, 47, 100, 101, 103, 206, 254
  LDL- 7, 41, 47, 48, 51, 100, 206, 233, 254
  VLDL- 47
  Stoffwechsel 102
Cholesterinsteine 192, 195
Cholezystektomie 320, 321
  Laparaskopische 194
Cholezystitis 95, 193, 235
Cholezystolithiasis, siehe Gallenblasensteine
Chrom 8
Chromosomenanomalie 296, 297
Chronotropie 47, 105, 250
Cimetidin 326
Cimino Shunt 143
Ciprofloxacin 30, 136
Cisplatin 311
Clarithromycin 30, 182
Clenbuterol 179
Clofibrat 101, 154, 211
Clonidin 51
Clostridien 13, 235
Cockroft-Gault-Formel 128
Codein 292
Cold-Pressure-Test 62
Compliance (Einwilligung der Patienten) 86, 210, 211, 220, 328
  Elastizität der Lungen, siehe Lungenelastizität
Computertomographie, quantitative 268
COPD, siehe Lungenerkrankungen
Cor pulmonale 92
  Acutum 94
  Behandlung 93
Corticosteroide 178, 179, 184, 262, 263
Cortisol 11, 39, 261
Cortisontherapie 145, 252, 274, 323, 331
Cotton Wool-Herde 229
Couplets, ventrikuläre 76
Coxsackie-Virus 98, 209

C-Peptid 208
CPK, siehe Kreatinphosphokinase
C-reaktives Protein (CRP) 98
Crescendo-Angina, siehe Angina, instabile
Cromoglicinsäure 184
Cumarine 326
Cushing-Syndrom 264
Cyclophosphamid 154, 301, 302, 311
Cycloserin 30
Cyclosporin 145
Cyproteronazetat 171
Cytokine 32, 98, 130, 253, 262

Darmflora 190
Darmpassage 10, 197
Darmperforation 143
Dauerkatheter, siehe Harnblasenkatheter
Daunomycin 15
Deckplatteneinbruch 266
Defäkationshypotonie 57
Defäkationsreflex 196
Defäkationssynkope 283
Defibrillator, implantierbarer 41, 78
Degeneration, mukoide 69
Dehydratation 23, 134, 138, 140, 153, 154, 181, 225
Dekompensation, kardiale, siehe Herzinsuffizienz
Dekubitalgeschwür 23, 135
Demenz 12, 134, 153, 162, 197, 253, 318
Deoxycholsäure 10
Depression, psychische 11, 12, 51, 162, 164, 197
Desipramin 232
Desoxyribonukleinsäure (DNS) 15, 262, 295
Deszensus, Urogenitaltrakt 163
Detrusoraktivität, siehe Harnblasendetrusor
Dexamethason 32
DHE, siehe Dihydroergotamin
Diabetes insipidus 155
Diabetes mellitus 58, 101, 106, 110, 131, 132, 134, 143, 153, 166, 180, 197, 199, 203, 206, 264
Diabetes mellitus Typ 1 10, 49, 208, 209, 220
Diabetes mellitus Typ 2 1, 6, 10, 11, 39, 49, 67, 106, 203, 205, 206, 209, 211
    Altersverteilung 206
    Behandlung 210
    Geschlechtsverteilung 207
    Inzidenz 7
    Klassifikation 208, 209
    Kriterien 207
    Mortalität 226, 229, 234, 235
    Prävalenz 206
    Screening 208
Diabetikerschulung 210, 236
Diabetische Kardiomyopathie 235
Diabetischer Fuß 236

Dialyse, siehe Hämodialyse
Diarrhoe 2, 138, 153, 156, 158, 215, 231
Diazepam 326, 339
    Pharmakokinetik 339
    Wirkungen 339
Dickdarmdivertikel 196
Dickdarmkarzinom, siehe kolorektales Karzinom
Dickdarmmotilität 196
Dickdarmoperation 320
Dickdarmpolypen 293, 296
Digitalisglykoside 72, 87, 90, 93, 325, 326, 332
    Indikationen 87
    Intoxikation 332
    Kombination
        mit Antazida 333
        mit Chinidin 332
        mit Diuretika 332
    Pharmakokinetik 332
Digitoxin 90, 326, 332
Digoxin 90, 326, 331, 332
Dihydroergotamin (DHE) 63
Dihydropyridine 48, 105
Dihydrotestosteron 170
Dihydroxycholecalciferol 130, 142, 158, 260–262, 266
Diltiazem 48, 74, 105, 333
Dilution, renale 128
Dilutionsschwäche 142, 152
Dilutionsvermögen 128, 152, 153
Diphenhydramin 339
Diphenylhydantoin, siehe Phentoin
Dipyridamol-Test 96
Diskopathie 95
Disopyramid 74
Diurese
    Medikamentöse 86, 93, 138
    Osmotische 155, 157, 226
Diuretika 45, 52, 57, 59, 87, 91, 92, 131, 153, 154, 161, 164, 211, 325, 326, 328, 331, 333
    Angriffspunkt 45
    Kaliumsparende 45, 88, 89, 153, 157, 334
    Wirkungen 45
    Unerwünschte 46, 158
Divertikel
    Dickdarm- 196
    Ösophagus 188
DNS (DNA), siehe Desoxyribonukleinsäure
Dopamin 140, 280
Dopamin-Hydroxylase-Defizit 58
Doppler-Sonographie 133
Dormia-Körbchen 193
Doxazosin 47
Doxorubicin 15, 32, 311
Dranginkontinenz, siehe Harnblase, instabile
Drop-Attacke 279, 280, 281

Dualphotonenabsorptiometrie (DPA) 268
Dualröntgenabsorptiometrie (DXA) 268
Dukes-Stadieneinteilung 294, 295, 296
Dünndarmbiopsie 190
Dünndarmzotten 189
Dünndarmpassage 190
Durchblutungsstörung
  Periphere 143, 236
  Zerebrale 143
Durchfall, siehe Diarrhoe
Durstgefühl 151, 152, 159
Dyslipidämie, siehe Hyperlipoproteinämie
Dysphagie 187, 188, 252, 256, 308
Dyspnoe 72, 73, 78, 82, 85, 93, 94, 111, 130, 176, 181, 183, 248, 249, 307, 308, 319

Echokardiographie 40, 83, 85
E. coli 23, 134, 136
Eisen 8
Eisenmangel 190
Eisenpräparate 198
Eiweißbedarf 6
Eiweißbindung (Arzneimittel) 326, 328, 336
Eiweißmangel 6, 156, 190, 245
Eiweißsynthese 191, 250
EKG, siehe Elektrokardiographie
Eklampsie 42
Elastin 176
Elektroden-Dislokation 80
Elektrokardiographie 40, 71, 96, 111
Elektrolyte
  Bedarf 151, 225
  Bilanz 140–142
  Homeostase 150, 151
  Verteilung 151
Embolie 75
Emphysem 176, 177, 308
Enalapril 89
Encainid 74
Endokarditis 81
Endometriales Karzinom, siehe Uteruskarzinom
Endoplasmatisches Retikulum 191
Endothelin 99, 127
Endotoxin 15
Energiebedarf 4, 5
Enflurannarkose 321
Enoxaparin 107
Enterobacter 23, 134
Enterokokken 23, 134
  Vancomycin-resistente (VRE) 25
Entwässerungsmittel, siehe Diuretika
Enzephalopathie, hypertensive 42
Enzyme, infarkttypische 112
Eosinophilie 132
Epiduralnarkose 321
Erblindung 226

Erbrechen 138, 153, 156, 158
ERCP, siehe Cholangiographie
Ergometrie 96
Ernährung 4
  Fehl- 11
  Mangel- 11, 12
  und Mortalität 11
Ernährungsempfehlungen 16
Ernährungsgewohnheiten 6, 37
Ernährungszustand 317
Erosion der Magenschleimhaut 336
Erysipel 23
Erythromycin 182, 232
Erythropoietin 33, 129, 144, 311
Erythrozytenzylinder, im Harn 130
Etacrynsäure 45
Ethambutol (EMB) 29, 30
Ethionamid 30
Etidronat 272
Etilefrin 64
Etofibrat 101
Etoposid 311
Exkretion, siehe Ausscheidung
Exanthem 219, 336
Exophtalmus 248
Expektorantien 178
Expektoration, siehe Sputum
Exsikkose 46, 88, 135, 154
Extrasystolen (siehe auch Herzrhythmusstörung) 83, 111

Fallneigung, siehe Sturzneigung
Familiäre Disposition, siehe genetische Disposition
Fehltritte 279
Feinnadelbiopsie 256, 299
Felodipin 97
Femurhals, siehe Schenkelhals
Fenofibrat 101, 211
Fenoprofen 335
Fenoterol 179
Fett (Nahrungs-) 7
Fettgewebe 150, 203, 328
Fettkonsum 6, 13, 16, 212, 289, 292
Fettsäuren
  Gesättigte 7, 213
  Nicht veresterte (freie) 47, 105, 205, 213, 223
  Ungesättigte 7, 213
Fettverteilung
  Android 7
  Gynoid 7
FEV1, siehe Atemstoßwert
Fibrate 8, 101
Fibrinogen 101, 103, 106, 206
Fibrinolyse 114, 233, 235
Fibrosierung 68, 69, 126, 244

Sachverzeichnis

Fieber 24, 26, 181
Filtration, glomeruläre 138, 152, 228
Filtrationsrate, glomeruläre 127, 129, 132
Flatulenz 215
Flavoxat 169
Flecainid 74
Fludrocortison 63
Fluor 272, 274
Fluorapatit 272
Fluorose 273
Fluorouracil 295, 301, 302
Flurazepam 339
Flüssigkeit
   Aufnahme 151
   Haushalt 150
   Konservierung 152
   Substitution 155
   Verlust 128, 129, 150, 153, 279, 323, 328
   Zufuhr 150, 197
Flutamid 171
Fluvastatin 101
Folsäure 9, 101
Fraktur, siehe Knochenfrakturen
Frank-Starling-Mechanismus 70, 85, 87
Fruchtzucker 213
Fruktose (Lävulose), siehe Fruchtzucker
Fugerel 306
Furosemid 45, 140–142, 159, 326
Fußpflege 236
Fußpulse 236

Galaktoseausscheidung 192
Gallenblasenempyem 193
Gallenblasenperforation 193
Gallenblasensteine 10, 192, 193, 232
Gallengangsteine 192, 193
Gallensäuren 13, 14
   Primäre 10, 13, 293
   Sekundäre 10, 13, 293
Gallenstein 192
   Auflösung 195
   Extraktion 193
   Ileus 193
   Kolik 193
   Perforation 193
   Mortalität 194
Gamma-Aminobuttersäure (GABA) 339
Gammopathie 30, 31
   Monoklonale 30
   Unbestimmter Signifikanz (MGUS) 30
Gangrän 23, 236
Gastrin 189, 231
Gastritis 187, 189, 273
Gastrokolischer Reflex 196
Gastroparese 232
Gefäßelastizität 39

Gefäßerkrankung, sklerotische 1
Gefäßerweiternde Mittel 103
Gefäßerweiterung (Gefäßdilatation) 47–49, 51, 87, 88
Gefäßkonstriktion 38, 49, 102
Gefäßpermeabilität 183
Gefäßrelaxation 38
Gefäßwiderstand 38, 46, 50, 84, 250
Gemfibrozil 101, 211
Genetische Disposition 289
   bei Bronchuskarzinom 307
   bei Diabetes mellitus 208, 209
   bei kolorektalem Karzinom 292, 293
   bei koronarer Herzkrankheit 99
   bei Mammakarzinom 292, 297
   bei Prostatakarzinom 303
Genetische Untersuchung 292, 293
Gerinnungsstörung 322, 323
Geruchsempfindung 12
Gesamtkörperwasser 150
Geschmacksempfindung 8, 12
Gestagene Hormone 103, 271, 274
Gewichtsreduktion 7, 26, 44, 98, 169, 188, 189, 208, 211, 212, 234, 248, 249, 289, 294, 317
GFR, siehe Filtrationsrate, glomeruläre
Gicht 132
Glaskörperblutung 229
Glaukom 230
Gleitmittel 198
Glibenclamid 217
Glibenese 218
Glibornurid 217, 218
Gliclacid 217, 218
Glimepirid 217, 218
Glipizid 217
Gliquidon 217
Glisoxepid 217
Glomerulonephritis 42, 130
   Akute 130
   Chronische 130
Glomerulosklerose, diabetische 228
Glukagon 204
   Sekretion 204, 223, 226
   Wirkung 204
Glukokortikoide 264
Glukoneogenese 214, 223
Glukose (Dextrose), siehe Traubenzucker
Glukoseabsorption 215
Glukoseintoleranz 203, 334, 335
Glukosetoleranz 6, 203, 204
   Gestörte (IGT) 46, 203, 205
   Test (GTT) 203
      oraler (OGTT) 207
Glukosetransport 216
Glukosurie 208, 210, 221, 224
Glukuronidierung 192

Glutamin 15
Glykierung, siehe Glykosilierung
Glykoprotein-IIb/IIIa-Rezeptor Antagonist
  106–108, 116
Glykoproteine 235
Glykoside, siehe Digitalisglykoside
Glykosilierung, nicht enzymatische 174, 206,
  221, 227, 230
Glyzerin 198
Gold 139
Gonadotropinagonisten 306
Goodpasture-Syndrom 130
GOT (Glutamatoxalsäure Transaminase) 112
Granulozyten, stimulierende Faktoren (G-CSF)
  291
Grippe 225
Grundumsatz 4
Guar 213, 215
Gynäkomastie 306, 335

Halluzination 333, 340
Haloperidol 340
Halothan Narkose 321
Haltungsstörung 279, 280
Hämaturie 304
Hämobilie 193, 195
Hämodialyse 131, 140, 141, 143, 157, 159, 217,
  229
Hämofiltration 144
Hämoglobin 6
Hämoglobin A1c (HbA1c) 110, 210, 214, 219,
  221, 222, 228–230, 232, 235
Hämolyse 51, 157
Hämolytisch urämisches Syndrom 130
Hämophilus influenzae 23, 180, 182
Hämoptyse 307
Harnabflußbehinderung, siehe Uropathie,
  obstruktive
Harnblase, instabile 163, 164
Harnblasendetrusor 162–164, 166
  Hyperreflexie 164
Harnblasenkapazität 161
Harnblasenkarzinom 13, 290
Harnblasenkatheter 23, 137, 321
  Dauer- 134, 137, 138
  Suprapubisch 137
Harnblasenstein 137, 171
Harnblasentraining 168
Harnblasenzentrum
  Frontales 166
  Sakrales 166
Harninkontinenz
  Drang- 164
  Streß- 163, 164
Harnretention, siehe Restharn
Harnröhrenhypotonie 165

Harnröhrenobstruktion 164
Harnsediment 141
Harnstein, siehe Harnblasenstein
Harnstoffsynthese 191
Harnträufeln 165, 170
Harnuntersuchung 168
Harnverlust, siehe Harninkontinenz
Harnwegsinfekt 131, 133, 137, 235, 321
  Nosokomial 135, 321
  Mortalität 138
Harnwegsobstruktion 134
Harnzucker, siehe Glukosurie
Hautjucken 142, 208
Hautkarzinom 290
HbA1c, siehe Hämoglobin A1c
HDL (high density lipoproteins), siehe Choleste-
  rin
Heiserkeit 256, 308
Helicobacter pylori 14, 98, 189
Hemikolektomie 295
Heparin 107, 131, 144, 245, 264, 274, 321
  Niedermolekulares 97, 107, 321
Hepatitis 245
Hepatozyten 191
Hernienoperation 320
Herzachse 71
Herzfrequenz 71, 279
Herzgewicht 68
Herzglykoside, siehe Digitalisglykoside
Herzinfarkt, siehe Myokardinfarkt
Herzinsuffizienz 12, 40, 47, 49, 76, 80, 95, 110,
  130, 140, 141, 153, 180, 217, 226, 250, 281, 282,
  310, 316, 318, 319, 333
  Altersabhängigkeit 80
  Behandlung 86, 91, 92
  Diastolische 83, 84, 90, 91, 235
  Humorale Faktoren 85, 86
  Symptome 82
  Systolische 83, 84, 90
  Ursachen 80
Herzjagen, siehe Tachykardie
Herzklappen 69
  Fehler 76, 84, 86, 93
  Verkalkung 68
Herzklopfen, siehe Palpitationen
Herzkranzgefäße, siehe Koronararterien
Herzminutenvolumen, siehe Herzzeitvolumen
Herzmuskel 69
Herzrhythmusstörungen 71, 72, 75, 86, 95, 112,
  159, 281, 282, 286, 318, 319
  Behandlung 73, 76
  Binodale 75
  Supraventrikuläre 72, 75
  Tachy-Bradykardie, siehe Sick-Sinus-Syndrom
  Ventrikuläre 40, 72, 75, 77
Herzruptur 112

Herzschlagvolumen 70
Herzschrittmacher 75, 78
  Behandlung 78
  Code 80
  Externer 78
  Implantation 78, 320
  Indikationen 79
  Komplikationen 80
  Syndrom 80
  Systeme 79, 80
  Zellen 69
Herzspitzenstoß 82
Herzstolpern 72
Herztod, plötzlicher 40, 77
Herzton 78, 96
  Dritter 82, 95
  Vierter 82, 95
Herzwandaneurysma 112
Herzzeitvolumen 38, 46, 48, 50, 70, 328
Hiatushernie, siehe Zwerchfellhernie
Hirnblutung 42
Hirnmetastasen 310
Hirnödem 42, 156, 225, 226
Hirntumor 284
Hirsutismus 335
Hirudin, rekombinantes 107, 108
His-Bündel 72
Histamin 183
Hitzeintoleranz 248
HLA-Antigene 209, 246
HMG-CoA, siehe Hydroxy-Methylglutaryl-CoA
Holter-EKG 75
Homocystin 9, 101, 233
Honvan 306
Hormonrezeptoren (Mammakarzinom) 299
Horner-Syndrom 256, 308
Hörvermögen 2
Hüsteln 82, 307
Husten 26, 78, 176, 177, 319
Hustenreiz 49, 82, 307
Hydralazin 88, 90
Hydratation 335
Hydrochlorothiazide 45, 88, 139, 153, 159, 267, 334, 335
Hydrolyse (Arzneimittel) 326
Hydronephrose 137
Hydroxyapatit 264
Hydroxy-Methylglutaryl-Coenzym A (HMG-CoA) Reduktase Hemmer 8, 41, 101, 211
Hydroxyprolin 262, 263, 268
Hygiene 134, 135
Hyperaldosteronismus
  Primärer 155
  Sekundärer 155, 158
Hyperästhesie 230
Hyperazidität 336

Hypercholesterinämie 8, 41, 98, 211, 228
Hyperfibrinogenämie 101, 233
Hyperglykämie 205, 208, 212, 214, 219, 224, 227, 232, 233, 235
Hyperinsulinämie 37, 98, 204, 205, 233
Hyperkaliämie 49, 89, 132, 142, 153, 154, 157, 224, 334
Hyperkalzämie 32, 131, 134, 158, 197, 272
Hyperkapnie 320
Hyperkoagulabilität 205, 227
Hyperkortizismus 210
Hyperlipoproteinämie 8, 41, 46, 101, 205, 211, 217, 233, 334
Hypernatriämie 155
Hyperosmolalität 225, 226
Hyperparathyreoidismus 158
  Primärer 269
  Sekundärer 142, 269
Hyperphosphatämie 142
Hyperreaktivität, bronchiale 174, 183
Hyperreflexie 248
Hypertension, pulmonale, siehe pulmonale Hypertension
Hyperthyreose 2, 73, 95, 246, 247, 264
  Altersabhängigkeit 246
  Apathische 247
  Autoimmune 246, 247
  Behandlung 250, 251
  Klinik 248
Hypertonie 1, 11, 36, 59, 60, 67, 72, 73, 81, 84, 86, 98, 130, 132, 142, 205, 217, 227, 228, 233, 250, 333
  Behandlung 43
  Diagnose 39
  Diastolische 39, 42–44, 137, 250
  Essentielle 38, 42
  Prävalenz 38
  Systolische 38, 42, 44
Hypertriglyzeridämie, siehe Hyperlipoproteinämie
Hypertrophie des linken Ventrikels 40, 84, 250
Hyperurikämie 32, 46, 131, 134, 143, 205, 334
Hyperviskosität 31, 199
Hypnotika 167, 325
Hypoalbuminämie, siehe Albuminverminderung
Hypoglykämie 214, 218, 221, 222, 231, 283
  Protrahierte 218, 222
Hypokaliämie 43, 46, 131, 153, 154, 158, 197, 332, 334
Hypokalzämie 142, 190, 283, 334
Hypomagnesämie 332
Hyponatriämie 140, 153, 154, 156, 283, 334
Hypoproteinämie, siehe Eiweißmangel
Hyporeflexie 159
Hypothyreose 197, 246, 250, 252, 253

Hypotonie 24, 56, 91, 223
  Behandlung 63
  Diagnose 61
  Iatrogene 59, 231, 278, 281
  Idiopathisch orthostatische (primäre) 57
  Orthostatische 24, 39, 59
  Postprandiale 59, 60
  Symptome 56, 57, 59
Hypoventilation 253
Hypovolämie (siehe auch Dehydratation) 141, 281, 334
Hypoxämie 173, 320
HZV, siehe Herzzeitvolumen

Ibandronat 272
Ibuprofen 335
IDDM, siehe Diabetes, insulinabhängig
Ig, siehe Immunglobuline
IGT, siehe Glukosetoleranz, gestörte
Ikterus 193
Imidazole 49
Imipramin 169, 338
Immobilität 23, 134, 153, 161, 164, 197, 270, 322
Immunabwehr 9, 15, 21, 25
Immunfixation 32
Immunglobuline (Ig) 21, 30, 132, 175
  Immunglobulin A 190, 191
  Immunglobulin E 132, 175
  monoklonale 30
Immunglobulinsynthese 21
Immunisierung 25
  gegen Influenza-Viren 25, 179, 181
  gegen Pneumokokken 25, 178, 181
  gegen Tetanus 25
Immunität, zelluläre 21
Immunschwäche 8, 134, 191
Immunsuppression 131
Immunsystem 21, 190
Immunthyreoiditis, siehe Thyreoiditis
Impfung, siehe Immunisierung
Impotenz 231, 306
Inaktivität 1, 264
Inappetenz, siehe Appetitlosigkeit
Indapamid 45, 335
Indometacin 326, 332, 335
Infektanfälligkeit, siehe Infektionsneigung
Infektion 2, 73, 130, 153, 220, 321
Infektionskrankheiten 1, 21
Infektionsneigung 15, 32, 208, 235
Influenzaviren 25, 180
Influenzaimpfung, siehe Immunisierung
INH, siehe Isoniazid
Inkontinenz, siehe Harn- oder Stuhlinkontinenz
Inotropie 250
  Negative 47, 48, 105
Interkostalneuralgie 95

Ionenaustauscher 142
Isolation 153, 161
Isosorbit, siehe Sorbit
Insulin
  Bedarf 220
  Behandlung 158, 210, 219
  Empfindlichkeit 7, 51, 203, 208, 211, 214, 233
  Lispro 221
  Mangel 208, 209, 223
  Resistenz 41, 47, 48, 98, 203–205, 209, 211, 212, 214, 216, 226, 227, 233
  Rezeptoren 203, 209, 210
  Sekretion 103, 204
Insulin-like-growth-factor (ILGF) 206, 229, 232, 262, 263, 273
Insulinsensitizer 214
Insult, zerebraler, siehe Schlaganfall
Interferon, siehe alpha-Interferon
Interkostalneuralgie 95
Interleukine 98
Interleukin-1 22
Interleukin-2 22, 191
Interleukin-6 15, 32, 262
Intimaödem 132, 133
Inulin-Clearance 127, 128
Ionenaustauscher 157
Ipratropium 179
Irrigoskopie 199
Isoniazid (INH) 29, 30
Isoproterenol 283
Isosthenurie 142
Isradipin 97

Jod 8, 244, 247, 249, 253, 255
  Aufnahme 245
  Exposition 245, 247
  Mangel 245

Kachexie 82
Kadaverniere 146
Kalium 151
  Chlorid 158
  Glukonat 158
  Mängel 158
Kalorien 4
  Zufuhr 5, 13, 212
Kälteempfindlichkeit 253
Kalzitonin 159, 256, 257, 260–263, 271, 274
  Analgetische Wirkung 271
Kalzium 151, 252, 260, 269, 273, 274
  Absorption 260, 263, 270
  Bedarf 270
  Mangel 261
  Stoffwechsel 260
Kalziumantagonisten 41, 45, 48, 52, 59, 88, 91, 97, 105, 113, 133, 140, 161, 169, 211

Sachverzeichnis

Kalziumphosphat 137, 272
Kammerflimmern 76, 78, 111, 112, 335
Kanamycin 30
Kardiomyopathie
  Dilatative 72, 76, 81
  Hypertrophe 40, 81, 282
  Ischämische 84
  Restriktive 81
Kardiotoxizität 310
Kardiovaskuläre Erkrankungen 1, 143, 211, 212, 216, 234
Kardioversion 74
Karies 12, 187
Karpaltunnel-Syndrom 253
Karzinogene 12, 303
Karzinoid 309
Karzinom 1, 12, 189, 289
  Behandlung 290
  Mortalität 291
  Prävention 292
  Prognose 290
  Screening 292
  Stadium 296
Katecholamine 39, 70, 71, 206, 250
Katheterharn 134
Katheterobstruktion 137
Kationen 151
Kauvermögen 12
Keilwirbel 266
Kernspintomographie, siehe Magnetresonanztomographie (MRT)
Ketaminnarkose 321
Ketoazidose 157, 208, 225
Ketonkörper 223
Ketonurie 224
Ketoprofen 335
Kinderlosigkeit 265, 270, 297
Kininase II 49
Kipptischuntersuchung 62, 63, 281, 283
Klebsiella 23, 134, 182
Kleie 10, 213, 215
Knochen 260–263
  Brüchigkeit 285
  Densitometrie 268, 273
  Dichte 102, 263–266, 272, 273, 285
  Kortikaler 267, 268
  Matrix 262, 264, 268
  Metastasen 132, 158, 272, 303, 305
  Mineralisation 272
  Neubildung 262
  Resorption 262, 266, 272
  Trabekulärer 266, 268
  Zysten 269
Knochenfraktur 9, 31, 264–266, 272, 273, 285, 286, 320, 322, 339
  Mortalität 285

Knochenmark 291
Knochenmarkstoxizität 291, 336
Kobalt 8
Kochsalz (NaCl), Zufuhr 155
Kohlendioxid (CO_2), Partialdruck 176, 183
Kohlenhydrate 6, 213
  Raffinierte 213
Kohlenhydratoleranz, siehe Glukosetoleranz
Kohlenwasserstoffe 13
Kolitis
  Ischämische 198
  Mortalität 199
  Pseudomembranöse 199
  Ulzeröse 199
Kollagen 68, 227, 262
Kollagenase 174, 262
Kolorektales Karzinom 10, 13, 290, 292, 297
  Behandlung 294, 295
  Epidemiologie 292, 293
  Hereditäres 296
  Mortalität 295
  Prognose 296
  Risikofaktoren 293
  Screening 296
  Stadieneinteilung 295
Koloskopie, Kolonoskopie 199, 294, 296
Kolostomie 295, 296
Koma
  Hypernatriämisches 155
  Hypoglykämisches 223
  Hyponatriämisches 156
  Hypothyreotes 253
Koma diabeticum 220
  Hyperosmolares 155, 225
    Behandlung 226
    Mortalität 225
  Ketoazidotisches 223
    Behandlung 224, 225
    Mortalität 223
Komplement 130
Kompressionsfraktur 266, 285
Konjugation (Arzneimittel) 326
Kontinenzerhaltung 275
Kontraktilität, kardiale 71, 84, 87, 332
Kontrastmittel, siehe Röntgenkontrastmittel
Konvergenzschwäche, ophthalm 248
Konzentrierfähigkeit, renale 128, 132, 142, 152, 336
Koronarangiographie 96, 97
Koronararterien 67, 68, 69
Koronardilatation, perkutan transluminale (PTCA), siehe Angioplastie
Koronare Herzkrankheit 2, 72, 76, 81, 83, 94, 99, 100, 102, 103, 205, 219, 229, 234, 271, 318
  Behandlung 103, 235
  Mortalität 94, 105, 107, 109

Koronarinsuffizienz 95, 251
Koronarsklerose 41, 67
Koronarspasmus 95
Koronarsyndrom, akutes 97
Körperfett 5
Körpergewicht 5
Kortikosteroide 93, 131
Kotstau 166, 167
Kotsteine 162, 164
Krämpfe, zerebrale 42, 133, 143, 150, 154, 223, 284
Krankenanstalten 12, 23, 80, 137, 161, 182, 278, 325, 329
Kreatinin, im Plasma 128
   Clearance 127, 128, 145, 291
Kreatinphosphokinase (CPK) 112
Krebs, siehe Karzinom
Kreislaufzeit 250
Kropf, siehe Struma
Kupfer 8
Kupffer-Zellen 191
Kurzatmigkeit, siehe Dyspnoe
Kußmaul-Atmung 224
Kyphoskoliose 93

Laktatazidose (Laktazidose) 216, 217
Lactulose 198
Langzeit-EKG, siehe Holter-EKG
Larynxkarzinom 14
Laxantien 196, 198, 325
   Abusus 153, 154, 158
   Hyperosmolare 198
   Salinische 198
LDH (Laktatdehydrogenase) 112
LDL (Low density lipoproteins), siehe Cholesterin
Lebenserwartung 1, 109
Lebensqualität 3
Lebensstil, westlicher 203, 209, 289
Lebensverlängerung 109
Leber
   Durchblutung 191
   Erkrankung 180
   Funktion 191, 291
   Insuffizienz 217, 222
   Metastasen 294
   Stauung 82
Legionella 23, 182
Leguminosen 7
Leinsamen 198
Leistungsfähigkeit 1, 317
   Geistige 5, 11, 219, 318
   Körperliche 5, 11, 219, 318
Leptin 215
Lethargie 24, 156, 253
Leucovorin 295

Leukopenie 49, 310
Leukotrien 183
Leukozytenfunktion, reduzierte 15, 235
Libido 51
Lidschlag 248
Lidschluß 248
Lignin 10, 215
Linksherz
   Hypertrophie 40, 90
   Insuffizienz 42, 112, 234
   Katheter 83
Linsentrübung 230
Lipase 190
Lipofuszin 69, 191
Lipolyse 105, 223, 224
Lipoprotein a 100, 233
Lipoproteine (HDL, LDL), siehe Cholesterin
Lispro-Insulin, siehe Insulin
Lithium 139, 245, 247, 253, 338
Lithotripsie von Gallensteinen 195
LMWH (Low molecular weight heparin), siehe Heparin
Lobektomie (Lunge) 310
Loosersche Umbauzone 269
Losartan 50
Lovastatin 41, 101
Low-T3-Syndrom, siehe Niedrig-T3-Syndrom
Lown-Klassifikation 75, 76
Luftverschmutzung 176, 178, 289, 292
Lungenelastizität 174
Lungenembolie 93, 94, 322
Lungenemphysem 176, 177
Lungenerkrankung 175, 177, 180, 316, 319
   Chronisch obstruktive (COPD) 12, 93, 153, 175
      Mortalität 176
      Stadien 177
   Chronisch restriktive 93
Lungenfibrose 93
Lungenfunktion 174, 310, 320
Lungeninfarkt 95
Lungenstauung 82, 85, 91, 111, 130
Lungentuberkulose (TBC) 26, 28
Lymphfollikel 190
Lymphozyten
   B-Lymphozyten 22, 30
   T-Lymphozyten 8, 15, 21, 30
      Helfer 21, 22, 191, 246
      Suppressor 22, 246
      Zytotoxische (Effektor) 21, 190, 246
Lysetherapie, siehe Fibronolyse

Maculaödem 229
Magenblutung 189, 331
Magengeschwür 189
Magenkarzinom 13, 14, 189, 289, 290

Magenmotilität 188
Magenoperation 320
Magenperforation 331, 336
Magensäure
    Mangel 190
    Sekretion 336
Magnesium 151
    Mangel 261
    Sulfat 198
Magnetresonanztomographie (MRT) 194
Makroangiopathie, diabetische 208, 211, 212, 214, 226, 232
Makroglobulinämie 31
Makrolid-Antibiotika 182
Makrophagen 22, 183
Makulopathie 8
Malabsorption 9, 156, 189, 215, 264
Malnutrition, siehe Mangelernährung
Maltose, siehe Malzzucker
Malzzucker 213
Mammakarzinom 13, 103, 269, 271, 290, 297
    Altersverteilung 297
    Behandlung 299, 300
    Mortalität 297
    Screening 298
    Stadieneinteilung 299
Mammographie 298, 303
Mangan 8
Mangelernährung 11, 14, 23, 317
Manie 340
Mannit 157
Mantoux-Reaktion 26
Marcoumar 9, 74, 75, 107, 262, 321
Margarine 8
Mastektomie 300
Mastopathie 297
Mastzellen 183
Medikamente, siehe Arzneimittel
Megavolttherapie 257
Meläna 189, 199
Melphalan, siehe Alkeran
Menarche 270, 297
Menopause 103, 263, 265, 266, 285, 297
Metabolisches Syndrom 204, 208, 211
Metastasen
    Fern- 301, 303
    Regionäre 303
Meteorismus 215
Metformin 214, 216
Methadon 292
Methicillin 139
Methotrexat 301
Metoprolol 46, 100
Mexiletin 74, 232
Mibefradil 105
Midodrinhydrochlorid 63

Miglitol 215
Mikroalbuminurie 43, 222, 228
Mikroaneurysma 227, 229
Mikroangiopathie, diabetische 208, 214, 226–228, 236
Miktion
    Beschwerden 39, 232, 304
    Gewohnheiten 167
    Kontrolle 163
    Reflex 161, 164
    Synkope, siehe Synkope
Miliartuberkulose 28
Mineralokortikoide 63
Mitralklappen
    Insuffizienz 82, 112
    Öffnung 70
    Prolaps 68, 81
    Ring 68
    Stenose 85
    Verkalkung 81
Mittelstrahlharn 134
Mobilität 217
Molsidomin (Molsidolat) 97, 104, 326
Molybdän 8
Morbidität 25, 43, 67
Morbus Basedow 246
Morbus Paget 300
Morbus Parkinson 188, 197, 280, 340
Morbus Raynaud 47
Morbus Waldenström, siehe Makroglobulinämie
Moro-Test 26
Morphin 292
Mortalität 11, 23, 25, 26, 28, 40, 43, 67, 72, 75, 77, 79, 84, 89, 94, 98–101, 103, 105
Mortalitätsrisiko 6, 42
Motilin 232
Moxonidin 51, 52
MRSA, siehe Staphylokokken, Methicillin-resistente
Müdigkeit 11, 159, 248
Mukolytika 93
Multimorbidität 1, 86, 140, 143, 301, 316, 317, 330
Musculus detrusor, siehe Harnblasendetrusor
Muskeldystrophie 188
Muskelkraft 280
Muskelmasse 150
Muskelrelaxantien 167, 169, 197
Muskelschmerzen 130
Muskelschwäche 158, 280
Muskelschwund 150, 203, 279, 280, 328
Myasthenie 188
Myelom
    Diagnose 31, 32
    Multiples 31, 132, 140, 158, 264, 269
    Solitäres 31
    Therapie 32

Myelomniere 32
Myelomzellen 32
Mykoplasmen 181, 182
Myokard 68
Myokardfibrose 68
Myokardinfarkt 76, 77, 83, 96, 102, 110, 143
  Behandlung 113
  Inzidenz 110, 111
  Mortalität 110, 112, 113
  Symptome 111
Myokardischämie 95
Myokarditis 81, 95
Myopathie, proximale 253
Myozyten
  Arterielle 103
  Kardiale 68

Nachlast 48, 49, 87, 91
Nachtschweiß 26
Nährmittel 5
  Bedarf 4
  Resorption 189, 190
  Verteilung 213
Nandroparin 107
Naproxen 335
Narkose
  Dauer 319
  Mittel 321
  Technik 315
Narkotika 282
Natrium 151
Natriumfluorid (NaF) 272, 273
Natriumnitroprussid 88
Natriumretention 37
Natriumrückresorption 128, 152, 153, 206
Natriumsulfat 198
Natriumverlust 132
Nebennierenrindeninsuffizienz 159
Neckdissektion 257
Nedocromil 184
Neoplasie, multiple endokrine (MEN) 256
Nephritis 38, 39
  Arzneimittelinduzierte 131
  Interstitielle 131, 134, 137
  Metabolische 131
Nephrokalzinose 159
Nephrolithiasis 39, 159
Nephropathie
  Diabetische 49, 131, 141, 212, 227, 228
  Hypertensive 141
  Ischämische 133
Nephrosklerose 132
  Benigne 132
  Maligne 132
Nephrotisches Syndrom 130, 156
Nephrotoxische Wirkung 139

Nervenleitgeschwindigkeit 280
Nervosität 248, 333
Neurohumorale Steuerung der Herzleistung 86
Neuroleptanalgesie 321
Neuroleptika 326, 338, 340
Neuropathie 166, 212
  Amyotrophische 231
  des autonomen System 231, 281
  Diabetische 227, 230, 236
  Mono- 230
  Poly- 230
  Urämische 142
Neurotransmitter 12, 102
Niedrig-T3-Syndrom 245, 248
Nierenarterienstenose 38, 42, 43, 133
Nierenbiopsie 131, 132
Nierendurchblutung 127
  Autoregulation 337
Nierenentzündung, siehe Nephritis
Nierenersatztherapie 143
Nierenfunktion 320, 328
  Glomeruläre 127, 152
  Tubuläre 127, 128, 152
Nierengewicht 126
Nierenglomerula 126
  Sklerose 126
  Verlust 126
Niereninsuffizienz, chronische 2, 31, 43, 49, 89, 135, 141, 157, 180, 217, 218, 222, 226, 228, 268, 320
  Behandlung 142
  Mortalität 144
Nierenmark 126
Nierenrinde 126
Nierenschwelle für Glukose 128, 129
Nierensteine, siehe Nephrolithiasis
Nierentransplantation 145
Nierentubuli 126, 261
Nierenversagen, akutes 138, 320
  Behandlung 141
  Mortalität 141
  Postoperatives 140
  Postrenales 140
  Prärenales 138
  Renales 139
Nifedipin 188, 326, 333
Nikotinabusus, siehe Zigarettenrauchen
Nisoldipin 97
Nitrate 13, 59, 88–91, 97, 103, 104, 188, 234
Nitrite 13, 15
Nitroglyzerin 91, 104, 113, 236
Nitroprussid, siehe Natriumnitroprussid
Nitrosamine 13, 15, 189
Nitroso-Verbindungen 189
Noradrenalin 11, 38, 50, 51, 57
  Infusionstest 62

Sachverzeichnis

Norepinephrin, siehe Noradrenalin
Norfenefrin 64
Norfloxacin 136, 137
NSA, siehe Antirheumatika, nicht-steroidale
Nullipara, siehe Kinderlosigkeit
Nykturie 82, 164, 170

Obstipation 10, 159, 196
Ödem 82, 85, 93, 156, 177
Ofloxacin 30, 136
Oligosymptomatik 2, 294
Oligurie 82
Omeprazol 189
Onkogene 289, 307
Oncovin 311
Operation 200, 315
   Elektive 320
   Mortalität 315, 317, 318
   Notfall 315, 319, 320
   Technik 315
   Vorbereitung 315
Operationsrisiko 315, 319
   Altersabhängigkeit 315
Ophthalmopathie
   Diabetische 229, 230
   Thyreogene 248
Opiate 162, 197, 291
Orchidektomie 306
Orthostase 57, 60, 279
   Versuch 61, 62
Orthostatische Dysregulation 39, 48, 279
Orthostatische Hypotonie, siehe Hypotonie
Osmolalität des Blutes 152, 153
Osmorezeptoren 151
Ösophagusdilatation 188
Ösophaguskarzinom 188
Ösophagusmanometrie 188
Ösophagusstriktur 188
Osteoarthropathie 309
Osteoblasten 32, 261–263, 272
Osteocalcin 32, 261, 262, 268
Osteoid 269, 272
Osteoklasten 32, 261, 262, 271
Osteolytische Herde 269
Osteomalazie 269
Osteopenie 264
Osteoporose 9, 88, 103, 107, 150, 262, 264, 265, 269, 272, 273, 286
   Einteilung 264
   high-turnover 263, 266, 268, 271
   low-turnover 266, 268
   Postmenopausale 264
   Sekundäre 264, 267
   Senile 264, 266
Östradiol 271
Östrogenbehandlung 168

Östrogene 13, 102, 103, 245, 249, 260–263, 265, 266, 270, 271, 274, 298, 301, 306, 323
Östrogenmangel 163, 165, 233
Östrogenrezeptoren des Mammakarzinoms 299–301
Östrogensubstitution 102, 103, 270, 271
Otitis media 235
Ovarektomie 270, 299
Ovarialkarzinom 290, 297
Oxprenolol 46
Oxybutynin 169
Oxydation (Arzneimittel) 326

Pacemaker, siehe Herzschrittmacher
PAH, siehe Paraaminohippursäure
Palpitation 249
Panarteriitis nodosa 130
Pankreasinsuffizienz 264
Pankreatitis 159, 193, 195
Papanicolaou-Test 292
Papillarmuskel
   Abriß 112
   Nekrose 112
Papilla Vateri 193
Papillennekrose der Niere 131, 139, 336
Papillenödem des Auges 133
Papillotomie 193
Paraaminohippursäure (PAH)-Clearance 127, 128
Paraaminosalizylsäure (PAS) 30
Paraffin 198
Paraneoplastisches Syndrom 290, 308
Paraproteinämie 21, 30, 31
Parästhesie 230
Parathormon (PTH) 158, 210, 260–263, 266, 269, 308
Parkinson-Syndrom, siehe M. Parkinson
Parodontose 12, 98, 187, 235
Passagezeit, intestinale 189, 293
Passiv-Raucher 307
PAVK, siehe Verschlußkrankheit
PCR, siehe Polymerase-Kettenreaktion
peak bone mass 265, 269
Pektine 10, 213, 215
Penicillamin 139
Penicillin 131
Penicillin-resistente Pneumokokken (PRP), siehe Pneumokokken
Pentazocine 292
Perikarderguß 253
Perikarditis 95
Peristaltik 10
Peritonealdialyse 143, 144
   Kontinuierliche ambulante (CAPD) 144, 229
Peritonitis 144
Pessar 169

Peutz-Jeghers-Syndrom 293
Peyersche Plaques 190
Pflegeheime 9, 12, 23–25, 59, 137, 154, 161, 182, 278, 325, 329, 339
Phagozytose 22
Phäochromozytom 47
Pharmakodynamik 326, 328
Pharmakokinetik 1, 86, 192, 325, 326, 329
Phenazetin 325
 -Abusus 131
Phenothiazine 338, 340
Phentoin 245
Phentolamin 47
Phenylbutazon 335
Phosphatase
 Alkalische 189, 261, 268, 269
 Saure 268
Phosphor 151, 261, 269
Photokoagulation 230
Phrenikusparese 308
Phytopharmaka 170
Pigmentsteine 192
Pindolol 46, 64
pink puffer 177
Plasmapherese 33
Plasmarenin-Aktivität (PRA) 38, 46, 48, 51, 133, 152
Plasmavolumen 38, 250
Plasmazellen 30–32
Plasminogenaktivator, siehe tissue plasminogen activator
Plasminogenaktivator-Inhibitor 206, 233
Plasmozytom, siehe Myelom
Plättchenaggregation, siehe Thrombozyten-aggregation
Plattenepithelkarzinom 307
Pleura, Exsudat 82, 253
Pleuritis 95
Pneumektomie 310
Pneumokokken 23, 25, 130, 180, 182
 Penicillin-resistente (PRP) 25
Pneumonie 23, 180, 225, 226, 307, 316, 322
 Mortalität 180, 322
 Nosokomiale 182
Pneumothorax 95
Pollakisurie 135, 170
Polychemotherapie, siehe Chemotherapie
Polydipsie 208, 224
Polyglobulie 93
Polymerase-Kettenreaktion (PCR) 27
Polyneuropathie 231, 232
Polypose des Dickdarms, Familiäre 293
Polypragmasie 2, 86, 328–330
Polyribosomen 6
Polysaccharide 7, 10
Polyurie 208, 224

Polyzythämie 180, 199
Postmenopausale Frauen 102, 103, 266, 274
Postrezeptordefekt 203
Potenzstörung 8, 51, 57, 171, 335
Präkallikrein 323
Präkonditionierung, ischämische 102, 219
Pravastatin 41, 101, 211
Prazosin 47, 169, 171
Prinzmetal Angina 95, 105
Procainamid 74
Progesteron, siehe Gestagene
Progesteronrezeptoren des Mammakarzinoms 299
Proinsulin 204
Prokollagen 262, 263, 268
Proktitis 306
Propafenon 74
Propionsäurederivate 335
Propranolol 46, 64, 326
Propriozeption 280
Propulsion 280
Propylthiourazil 251
Prostaglandine (Prostacycline) 38, 127, 183, 189, 261, 262
Prostaglandinsynthesehemmer 154, 336
Prostatahypertrophie 134, 141, 161, 166, 169, 170, 303
Prostatakarzinom 166, 269, 290, 297, 303
 Altersverteilung 303
 Behandlung 303
 Biopsie 304
 Inzidenz 303
 Mortalität 305, 306
 Screening 305
 Stadieneinteilung 304, 305
Prostataresektion, transurethrale 171, 320
Prostatasekret 134
Prostataspezifisches Antigen (PSA) 170, 304–306
Prostatektomie 306, 320
Prostatitis 135
Protaminsulfat 107, 144
Proteasen 177
Proteine, siehe Eiweiß 336
Proteinurie 132
Proteus mirabilis 23, 134, 137
PRP, siehe Pneumokokken, Penicillin-resistente
Pruritus, siehe Hautjucken
PSA, siehe Prostataspezifisches Antigen
Pseudoinkontinenz 162, 167
Pseudomonas aeruginosa 23, 134, 182, 235
Psychopharmaka 57, 59, 325, 326, 337
Psychosen 340
PTCA, siehe Angioplastie
PTH, siehe Parathormon
Pulmonale Hypertension 93, 180

Sachverzeichnis

Pulmonalembolie 73, 283
Pulsionsdivertikel 188
Pumpversagen, kardiales, siehe Linksherzinsuffizienz
Pupillenreaktion 280
Purinderivate 32
Pyelographie, siehe Urographie
Pyelonephritis 23, 131, 133, 136, 137, 225
  Behandlung 135
  Mortalität 135
Pyrazinamid (PZA) 29, 30
Pyrazolone 292, 335
Pyrophosphate 272

Quecksilber 139
Quinidin 74
Quinolone 136

Radikale, freie 12, 14
Radiojod-Therapie 253–255
  der Hyperthyreose 250–252
  des Schilddrüsenkarzinoms 257
Radionuklidangiographie 83
Radiusfraktur 266, 285
Rauchgewohnheiten, siehe Zigarettenrauchen
R auf T-Phänomen 76
Rauwolfia serpentina 50
Rechtsherzhypertrophie 93
Rechtsherzinsuffizienz 82, 83, 177
Rechtsherzkatheter 83
Reduktion (Arzneimittel) 326
Re-Entry-Mechanismus 74
Reflexschwäche 142, 279, 280
Refluxösophagitis 95, 188
Reizbildung 69, 332
Reizleitung 69, 332
Reizleitungsstörung 71, 72
Rektoskopie 294
Rektumkarzinom 295
Rekurrensparese 252, 308
Relaxation, linksventrikuläre 69, 250
Renin 39, 43, 46, 47, 51
Renin-Angiotension-Aldosteron-System 57, 85, 86, 129, 152
Reninsekretion 38, 336
Reokklusion, koronare 234
Reserpin 325
Residualkapazität 174
Residualvolumen 174
Resignation 2
Resochin 245
Resorption, intestinale, siehe Absorption
Restharn 135, 161, 166, 170, 171, 304
Reteplase 115
Retinopathie, diabetische 212, 227, 229
  Proliferative 229

Revaskularisierung, koronare 97, 108, 109, 114
Rhythmusstörun, siehe Herzrhythmusstörung
Ribonnukleinsäure (RNS) 250, 263
Ribosomen, siehe Polyribosomen
Rifampicin 29, 30, 131
Riley-Day-Erkrankung 58
Rilmenidin 51
Rizinole 198
Rohrzucker 213
Röntgenkontrastmittel
  bei Diabetes mellitus 140, 237
  Nephrotoxizität 139, 140
  und Schilddrüse 247, 249, 253
Roxithromycin 182

Saccharin 213
Saccharose, siehe Rohrzucker
Salbutamol 179, 184
Salmeterol 179
Salizylate (siehe auch Aspirin) 245, 292, 326
Salzkonsum 37
Salzrestriktion 44, 128
Salzverlust, siehe Natriumverlust
Saphena-Interponat, siehe Veneninterponat
Sauerstoffpartialdruck 173, 175, 176, 183
Sauerstoffsättigung 71
Sauerstofftherapie 179, 180, 182, 184
Säure-Basen-Homeostase 128, 140
Schellong-Test 61, 281
Schenkelblock 83
  Rechts- 93
Schenkelhalsfraktur 267, 285
Schilddrüsenadenome 247, 251
  Autonome 254
  Kalte 256
  Toxische 247
Schilddrüsenantikörper 253, 254
Schilddrüsenerkrankungen 245
Schilddrüsenfollikel 244, 247
Schilddrüsenfunktion 78
Schilddrüsenhormone 210, 263, 264, 274
Schilddrüseninvolution 244
Schilddrüsenkarzinom 247, 255
  Behandlung 256
  Histologie 255, 256
Schilddrüsen-Kolloid 244
Schilddrüsenoperation 251–253
Schilddrüsenüberfunktion, siehe Hyperthyreose
Schilddrüsenunterfunktion, siehe Hypothyreose
Schizophrenie 340
Schlafmittel 278
Schlaganfall 73, 75, 96, 100, 107, 115, 143, 188, 197, 234, 284, 316
  Risiko 42, 43
Schlagvolumen, siehe Herzschlagvolumen
Schleifendiuretika 45, 88, 264, 267, 274, 334

Schluckbeschwerden, siehe Dysphagien
Schluckstörung, siehe Dysphagien
Schmerzbehandlung   113, 270, 291
Schmerzschwelle   236
Schmorlsche Knötchen   266
Schock, kardiogener   112
Schönlein Henochsche Purpura   130
Schrittmacher, siehe Herzschrittmacher
Schuhwerk   286
Schwäche, körperliche   24, 289
Schwangerschaft   161
Schweißausbruch   223, 248
Schweißsekretion   155
Schwermetallvergiftung   139
Schwindelgefühl   56, 73, 280
Schwindelattacken   280
Sedativa   162, 164, 167, 278, 325
Sehnenfaden-Ruptur   68
Sehstörung   42, 56, 133
Selbstuntersuchung (Mammakarzinom)   298, 302, 303
Selen   8
Sennesblätter   198
Sensibilitätsstörung   142, 236
Sepsis   23, 193
Serumeisen   7
Sexualhormone   262, 263, 303
Shuntinfektion (Dialyse)   143
Shuntthrombose (Dialyse)   143
Shy-Drager-Syndrom   58, 64
Sick-Sinus-Syndrom   75, 79
Siegelringkarzinom   294
Sigmoidoskopie   294
Silikose   30
Simvastatin   41, 101, 211
Singlephotonenabsorptiometrie (SPA)   268
Singultus   142
Sinusknoten   69
   Arrhythmie   71, 72
   Bradykardie   105
Skelettmetastasen, siehe Knochenmetastasen
Somnolenz   253
Sondenernährung   154
Sonnenlichtexposition   9, 263, 274, 289, 292
Sorbit
   Dinitrat   97, 104
   Mononitrat   97, 104
Sotalol   46, 74, 77
Spasmolytika   169
Spätversagen der Sulfonylharnstofftherapie   219
Speichelfluß   12, 187
Sphinkter d. Urethra   162
Spirometrie   173, 174, 177, 183
Spironolakton   45, 334
Spondylopathie   95, 281
Sprue   264

Spurenelemente d. Ernährung   8
Sputum   176, 177
   Hämorrhagisches   26
   Zytologie   309
Stammfettsucht, siehe Adipositas, androide
Stammzelle   22
Stammzelltransplantation   33, 302
Staphylokokken   23, 182, 235
   Methicillin-resistente (MRSA)   24
Statine, siehe Hydroxy-Methylglutaryl-Coenzym A-Hemmer
Steatorrhoe   190
Stenokardie, siehe Angina pectoris
Stent, koronarer   107, 108
Stickoxyd (NO), Stickstoffmonoxyd   99, 101, 103
Stilböstrol   306
Stolpern   279
Strahlentherapie   257, 290, 291, 295, 300, 306, 310
   Adjuvante   300, 302
Streptokinase   114, 115
Streptokokken   180
   Infekt   130
   Pneumoniae, siehe Pneumokokken
Streptomycin   29, 30
Streß   1
Streßinkontinenz, siehe Harninkontinenz
Stridor   256
Striktur (Harnwege)   166, 169
Struma   252, 254
   Diffuse   254
   Knotige (noduläre)   244, 247, 254, 255
Stuhldrang   294
Stuhlfrequenz   197
Stuhlgewohnheiten   294
Stuhlinkontinenz   134, 231
Stuhlvolumen   197
Stupor   155, 223, 224
Stürze   57, 72, 150, 155, 265, 278, 286, 339
   Inzidenz   278
   Neigung   280, 285
   Mortalität   278
Stützstrümpfe   63
Subarachnoidalblutung   42
Sulfonamide   131, 253, 326
Sulfonylharnstoffe   102, 214, 217, 222, 245, 253, 278, 326
   Pharmakokinetik   217
   Spätversagen   219
   Wirkungen   217, 218
Sulindac   335
Sympathikomimetika   63
Sympathikotonus   37, 51, 85
Sympathikus   38
Sympathoadrenerges System   85
Symptomenarmut, siehe Oligosymptomatik

Sachverzeichnis 361

Synkope 31, 57, 72, 73, 76, 79, 111, 279, 282
  Defäkations- 283, 284
  Husten- 283, 284
  Hyperventilations- 284
  Miktions- 283, 284
  Vasovagale 283, 284

Tabes dorsalis 166
Tachy-Bradykardie-Syndrom, siehe Sick-Sinus-Syndrom
Tachykardie 39, 47, 82, 90, 93, 183, 223, 231, 248, 250, 333
  Reflektorische 48
  Supraventrikuläre 72, 75
  Ventrikuläre 72
Tamoxifen 299, 301
Tegretol 232
Temperaturanstieg, siehe Fieber
Teratogene Wirkung 336
Terbutalin 179, 184
Testosteron
  Derivate 170, 245, 265
  Mangel 273
Tetanusimmunisation, siehe Immunisation
Thallium-201-Szintigraphie 83, 96
Theodrenalin 64
Theophyllin 178, 179
Thiazide, siehe Hydrochlorothiazide
Thiazolidin 214
Thimidylsynthetase 295
Thoraxrigidität 173
Thromboembolie, Risiko 74
Thrombolyse, siehe Fibrinolyse
Thrombose 225
  als Paraneoplasie 290, 306, 309
  Postoperative 322
  Risiko 322, 323
Thromboxan 38, 106, 234
Thrombozytenaggregation 38, 47, 97, 101, 105, 106, 110, 114, 233, 234, 321
  Hemmer 97, 105–107, 113, 114, 116
Thrombozytopenie 31, 107
Thulesius-Test 62, 281
thumbprinting 199
Thymus, Involution 21
Thyreoglobulin 256
Thyreoidektomie 257
Thyreoiditis 247, 252
  Immun- 246
Thyreostatikum 250, 251
Thyreotoxikose 159, 247, 249
Thyreotropin (TSH) 244, 248–250, 253, 254
  Rezeptoren 246, 247
Thyreotropin-Releasing-Hormon (TRH) 244, 254
  Test 249, 250

Thyroxin (T4) 244, 252–254, 262
  Freies (fT4) 244, 248, 253
Thyroxinbindendes Globulin (TBG) 245, 249
Thyroxinresistenz 249
Tiklopidin 105–108
Timolol 46
Tine-Test 26
tissue plasminogen activator (t-PA) 115, 116
TNM-Klassifikation 295, 299, 304, 308
Tocainid 74
Tolbutamid 217, 245
Tolmetin 335
t-PA, siehe tissue plasminogen activator
Trabekel-Harnblase 166
Tracheomalazie 252
Tramadol 292
Tranquilizer 282, 338
Transitorisch ischämische Attacke (TIA) 11, 284
Transkription 191
Transplantation der Niere 145
Transurethrale Prostataresektion (TURP), siehe Prostataresektion
Traubenzucker 213
Tremor 223, 248
TRH, siehe Thyreotropin-Releasing-Hormon
Triglyzeride 41, 47
Trijodthyronin (T3) 244, 245, 249, 250, 253, 254
  Freies (fT3) 248
  Reverses (rT3) 245
Trikuspidalinsuffizienz 82, 83
Trimethoprim-Sulfamethoxazol 136, 137
Tripelphosphat 137
Trommelschlegelfinger 309
Troponin 112
Trospiumchlorid 169
TSH, siehe Thyreotropin
Tuberkelbazillen 26
Tuberkulin-Test 26
Tuberkulose 25
  Behandlung 29
  Diagnose 26, 29
  Inzidenz 26
  Lungen- 27
  Meningeale 28
  Miliare 28
  Skelett- 28
  Urogenitale 28
Tuberkulostatika 29, 30
Tubulusnekrose, renale 138
Tumormarker 294, 309
Tumornekrosefaktor (TNF) 15, 32, 98
Tyramin-Infusionstest 63
T-Zellen, siehe Lymphozyten

Übelkeit 224, 333
Übergewicht, siehe Adipositas

Überlauf-Harnblase 161, 163, 165
Überleitungsstörung, siehe atrioventrikuläre
Überwässerung 154
Ulcus cruris 23
Umweltbelastung (für Atemluft), siehe Luftverschmutzung
Unfälle 279
  Auto- 278
Untergewicht 265
Urämie 58
Urapidil 47
Urethra 161
  Obstruktion 166
  Strikturen 169, 306
  Suspension 169
  Tonus 163
  Zystogramm 16
Urethritis, atrophische 164
Urodynamische Untersuchung 165, 168, 170
Uroflowmetrie, siehe urodynamische Untersuchung
Urolithiasis 135
Uropathie, obstruktive 134
Urosepsis 23
Urothelkarzinom 303
Ursodeoxycholsäure 195
Uteruskarzinom 103, 271, 290, 301

Vagotonus 47
Vakzination, siehe Immunisierung
Valsalva-Test 62
Valsartan 50
Vancomycin 25
Vaskulitis 231, 232
Vasodilatation, siehe Gefäßerweiterung
Vasokonstriktion, siehe Gefäßkonstriktion
Vasopressin 85, 86, 129, 151, 152, 154, 156, 219, 308, 336
Veneninterponat 143
Venenstauung, zervikale 82
Ventrikeldilatation, siehe Kardiomyopathie, dilatative
Ventrikelfüllung 69, 70, 73, 84, 85, 250
Ventrikelseptumdefekt 112
Verapamil 48, 74, 105, 197, 198, 326, 333
Verdauungsstörungen 187
Verlangsamung 253
Verletzungen 278
Verschlußkrankheit, periphere arterielle (PAVK) 47
Verstimmung, depressive, siehe Depression
Vertebrobasiläre Insuffizienz 218
Verteilungsvolumina (Arzneimittel) 326–328, 333
Vertigo, siehe Schwindelattacken
Verwirrtheit 24, 72, 73, 111, 150, 155, 156, 181, 224, 278, 316, 337

Vesikourethraler Reflux 134
Vestibularisschwäche 280
Vibrationsempfindung 280
Vinca-Alkaloid 32
Vincristin 32
Viskosität, siehe Blutviskosität
Visus 286
  Verschlechterung 229, 280
Vitalkapazität (VC) 173, 320
Vitamine
  Vitamin A 9, 14
  Vitamin B1 9
  Vitamin B2 9
  Vitamin B6 9
  Vitamin B12 101
  Vitamin C 9, 14, 15
  Vitamin D 9, 263, 270, 274
    Behandlung 270
  Vitamin E 9
  Vitamin K 9, 262
Vitaminbedarf 9
Vitaminmangel 9
VLDL (very low density lipoprotein), siehe Cholesterin
Vorhofflimmern 70, 72, 79, 250, 251, 333
  Bradykardes 75
  Chronisches 72
  Inzidenz 73
  Klinik 73
  Paroxysmales 72
  Tachykardes 75
  Therapie 73
Vorhoftachykardie 72
Vorlast 47, 49, 87, 91
VRE, siehe Enterokokken, Vancomycinresistente

Wachstumsfaktoren 262, 263
Wachstumshormon 263, 273
Wasserretention, siehe Flüssigkeitsretention
Wasserstoffionenausscheidung 128
Wetterbedingungen 279
Widerstand, peripherer, siehe Gefäßwiderstand
Wirbelkörper 266
Wirbelsäule 266
Wohlbefinden, körperliches 3
Wohnverhältnisse 286
Wundinfektion 321, 322

Xanthinoxydasehemmer 143
Xanthopsie 333
Xenon-133-Durchblutungsmessung, renale 127
Xylose-Test 190

Zahnersatz 12
Zahnschaden 187

Sachverzeichnis

Zahnverlust 12, 187
Zeitintervalle, systolische 69
Zellulose 10, 215
Zentralvenendruck 225
Zerebraler Insult, siehe Schlaganfall
Zerebralsklerose 39, 42
Zerebrovaskuläre Erkrankung 212
Zervixkarzinom 289
Ziel-Neelson 27
Zigarettenrauchen 14, 72, 98, 101, 102, 174, 188, 236, 265, 289, 292, 307, 319
Zink 8, 15
Zoladex 302, 306

Zöliakie 264
Zucker 213
Zuckeraustauschstoffe 213
Zwerchfellatmung 173
Zwerchfellhernie 95, 188
Zwerchfellhochstand 308
Zyanose 93
Zyklamate 13, 213
Zystitis (Harnblasenentzündung) 134, 136, 306
Zytochrom-P- 450 191
Zytologie 256
Zytomegalie-Virus 98
Zytostatika 291

SpringerMedizin

Franz Aichner, Eduard Holzer (Hrsg.)
Schlaganfall

Vorsorge, Behandlung und Nachsorge
Ein Ratgeber für Gesunde, Patienten und Angehörige

1996. XIV, 258 Seiten. 13 Abbildungen.
Broschiert DM 23,–, öS 160,–, sFr 21,50
ISBN 3-211-82851-6

Dank moderner Behandlungs- und Rehabilitationsmethoden können Schlaganfallfolgen verringert und gelindert werden. Ein Schlaganfall-Team bestehend aus erfahrenen Ärzten, Krankenschwestern und Pflegern, Physiotherapeuten, Ergotherapeuten, Logopäden, Sozialarbeitern und Psychologen beschreibt Ursachen, Diagnose, Therapie und insbesondere Rehabilitation und hilft, das Risiko eines drohenden Schlaganfalls abzuschätzen und rechtzeitig Gegenmaßnahmen zu ergreifen.

Inhalt
- „Mein zweites Leben"
- Wie kommt es zu einem Schlaganfall und wie kann man dem Schlaganfall vorbeugen?
- Wie beuge ich nach einem Schlaganfall vor? Sekundärprävention
- Management des akuten Schlaganfalls
- Pflege, Neurorehabilitation und Nachsorge
- Schlaganfallexikon
- Weiterführende Literatur
- Informationen und Kontaktstellen

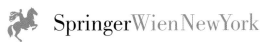

SpringerWienNewYork

Sachsenplatz 4–6, P.O.Box 89, A-1201 Wien, Fax +43-1-330 24 26
e-mail: order@springer.at, Internet: http://www.springer.at
New York, NY 10010, 175 Fifth Avenue • D-14197 Berlin, Heidelberger Platz 3
Tokyo 113, 3–13, Hongo 3-chome, Bunkyo-ku

SpringerMedizin

Ludwig Prokop
Die Verhütung vorzeitiger Alterserscheinungen

1996. VIII, 214 Seiten. 56 z.T. farb. Abbildungen.
Broschiert DM 68,–, öS 476,–, sFr 62,–
ISBN 3-211-82842-7

Ausgehend von den normalen Altersveränderungen des Gehirns, des kardiopulmonalen Systems, des Bewegungsapparates und des Hormonsystems, die große genetische Unterschiede aufweisen können, untersucht der Autor die Bedeutung der unbeeinflußbaren und beeinflußbaren Umweltfaktoren für das Altwerden.

Der Autor ermutigt ältere Menschen, das Altern nicht als völlig unbeeinflußbares Schicksal hinzunehmen, sondern alle jene positiven Möglichkeiten, die ihnen genetisch mitgegeben sind, voll auszuschöpfen. Die Verhütung von vorzeitigen und vermeidbaren Alterserscheinungen verlangt aber eigene konsequente und rechtzeitig einsetzende Maßnahmen und adäquate prophylaktische Strategien aller Verantwortlichen.

Inhalt
Prophylaxe als Lebensprinzip • Altern als Lebensphänomen • Altern als genetisches Schicksal • Das biologische Alter • Alterungsvorgänge und deren mögliche Beeinflußbarkeit • Exogene Einflüsse • Lebensrhythmus – Ökonomie – Prophylaxe • Regeneration, Erholung, Freizeit und Alternsprophylaxe • Altern und soziale Umwelt • Alternsprophylaxe als vielschichtige Aufgabe • Zusammenfassung • Literaturverzeichnis • Sachverzeichnis

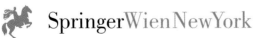

Sachsenplatz 4–6, P.O.Box 89, A-1201 Wien, Fax +43-1-330 24 26
e-mail: order@springer.at, Internet: http://www.springer.at
New York, NY 10010, 175 Fifth Avenue • D-14197 Berlin, Heidelberger Platz 3
Tokyo 113, 3–13, Hongo 3-chome, Bunkyo-ku

SpringerPsychiatrie

H. G. Zapotoczky, P. K. Fischhof (Hrsg.)
Handbuch der Gerontopsychiatrie

1996. XVIII, 537 Seiten. 58 z.T. farbige Abbildungen.
Gebunden DM 148,–, öS 1036,–, sFr 135,–
ISBN 3-211-82833-8

Die ständige Zunahme der Lebenserwartung und des Anteils älterer Menschen an der Gesamtbevölkerung sowie die sprunghafte Entwicklung auf dem Gebiet der Alterspsychiatrie haben die Herausgeber veranlaßt, die neuesten Ergebnisse dieser Wissenschaft zusammenzufassen. Dieses Handbuch stellt eine umfassende Informationsquelle auf dem Fachgebiet der Alterspsychiatrie dar.

Inhalt
Das Altern • Lebensstufen des Gehirns. Neurobiologische Aspekte • Das Altern des Immunsystems • Die psychischen Veränderungen • Gesellschaftliche Probleme des Alterns • Erotik und Sexualität • Die psychopathologischen Syndrome • Die organisch bedingten Psychosen • Die Bewegungsstörungen im höheren Lebensalter • Die schizophrenen und schizophrenieartigen Psychosen • Die affektiven Psychosen • Die psychogenen Störungen • Die psychosomatischen Störungen • Schlaf und Schlafstörungen • Abhängigkeitskrankheiten • Die gerontopsychiatrische Untersuchung • Die Psychometrie • EEG und EP bei normalem und pathologischem Altern • Funktionelle Bildgebung in der Gerontopsychiatrie • Psychopharmakotherapie • Psychotherapie • Validation – ein humaner Zugang zu alten, verwirrten Menschen • Rehabilitation • Die Betreuung und Begleitung Schwerkranker und Sterbender – eine Darstellung aus psychologischer Sicht

SpringerWienNewYork

Sachsenplatz 4–6, P.O.Box 89, A-1201 Wien, Fax +43-1-330 24 26
e-mail: order@springer.at, Internet: http://www.springer.at
New York, NY 10010, 175 Fifth Avenue • D-14197 Berlin, Heidelberger Platz 3
Tokyo 113, 3–13, Hongo 3-chome, Bunkyo-ku

Springer-Verlag
und Umwelt

ALS INTERNATIONALER WISSENSCHAFTLICHER VERLAG sind wir uns unserer besonderen Verpflichtung der Umwelt gegenüber bewußt und beziehen umweltorientierte Grundsätze in Unternehmensentscheidungen mit ein.

VON UNSEREN GESCHÄFTSPARTNERN (DRUCKEREIEN, Papierfabriken, Verpackungsherstellern usw.) verlangen wir, daß sie sowohl beim Herstellungsprozeß selbst als auch beim Einsatz der zur Verwendung kommenden Materialien ökologische Gesichtspunkte berücksichtigen.

DAS FÜR DIESES BUCH VERWENDETE PAPIER IST AUS chlorfrei hergestelltem Zellstoff gefertigt und im pH-Wert neutral.